供临床、预防、口腔、护理、检验、影像

医学计算机应用

第 4 版

主　　编　　杨　翀
副 主 编　　肖　峰

数字负责人　张兵兵　　孙　玮
编　　者　　刘　伟　　中国医科大学
（按姓氏笔画排序）
　　　　　　刘二林　　济宁医学院
　　　　　　孙　玮　　广州卫生职业技术学院
　　　　　　杨　翀　　广州卫生职业技术学院
　　　　　　杨苏彬　　哈尔滨医科大学
　　　　　　肖　峰　　大连医科大学
　　　　　　吴　方　　福建医科大学
　　　　　　宋颜云　　山东第一医科大学
　　　　　　张兵兵　　大连医科大学
　　　　　　张建莉　　长治医学院
　　　　　　苑宁萍　　内蒙古医科大学
　　　　　　黄健忠　　广州市白云区大源街社区卫生服务中心

编 写 秘 书　孙　玮　　广州卫生职业技术学院
数 字 秘 书　张兵兵　　大连医科大学

人民卫生出版社
·北京·

图书在版编目（CIP）数据

医学计算机应用 / 杨翀主编 . -- 4 版 . -- 北京：
人民卫生出版社，2025. 4. --（全国高等学历继续教育
"十四五"规划教材）. -- ISBN 978-7-117-37415-6

Ⅰ. R319

中国国家版本馆 CIP 数据核字第 2025VQ6196 号

医学计算机应用
Yixue Jisuanji Yingyong
第 4 版

主　　编　杨　翀
出版发行　人民卫生出版社（中继线 010-59780011）
地　　址　北京市朝阳区潘家园南里 19 号
邮　　编　100021
E – mail　pmph @ pmph.com
购书热线　010-59787592　010-59787584　010-65264830
印　　刷　北京瑞禾彩色印刷有限公司
经　　销　新华书店
开　　本　787×1092　1/16　印张：31
字　　数　729 千字
版　　次　2007 年 8 月第 1 版　2025 年 4 月第 4 版
印　　次　2025 年 4 月第 1 次印刷
标准书号　ISBN 978-7-117-37415-6
定　　价　82.00 元

打击盗版举报电话　010-59787491　　E-mail　WQ @ pmph.com
质量问题联系电话　010-59787234　　E-mail　zhiliang @ pmph.com
数字融合服务电话　4001118166　　　E-mail　zengzhi @ pmph.com

出版说明

为了深入贯彻党的二十大和二十届三中全会精神，实施科教兴国战略、人才强国战略、创新驱动发展战略，落实《教育部办公厅关于加强高等学历继续教育教材建设与管理的通知》《教育部关于推进新时代普通高等学校学历继续教育改革的实施意见》等相关文件精神，充分发挥教育、科技、人才在推进中国式现代化中的基础性、战略性支撑作用，加强系列化、多样化和立体化教材建设，在对上版教材深入调研和充分论证的基础上，人民卫生出版社组织全国相关领域专家对"全国高等学历继续教育规划教材"进行第五轮修订，包含临床医学专业和护理学专业（专科起点升本科）。

本套教材自1999年出版以来，为促进高等教育大众化、普及化和教育公平，推动经济社会发展和学习型社会建设作出了重要贡献。根据国家教材委员会发布的《关于首届全国教材建设奖奖励的决定》，教材在第四轮修订中有12种获得"职业教育与继续教育类"教材建设奖（1种荣获"全国优秀教材特等奖"，3种荣获"全国优秀教材一等奖"，8种荣获"全国优秀教材二等奖"），从众多参评教材中脱颖而出，得到了专家的广泛认可。

本轮修订和编写的特点如下：

1. 坚持国家级规划教材顶层设计、全程规划、全程质控和"三基、五性、三特定"的编写原则。

2. 教材体现了高等学历继续教育的专业培养目标和专业特点。坚持了高等学历继续教育的非零起点性、学历需求性、职业需求性、模式多样性的特点，贴近了高等学历继续教育的教学实际，适应了高等学历继续教育的社会需要，满足了高等学历继续教育的岗位胜任力需求，达到了教师好教、学生好学、实践好用的"三好"教材目标。

3. 贯彻落实教育部提出的以"课程思政"为目标的课堂教学改革号召，结合各学科专业的特色和优势，生动有效地融入相应思政元素，把思想政治教育贯穿人才培养体系。

4. 将"学习目标"分类细化，学习重点更加明确；章末新增"选择题"，与本章重点难点高度契合，引导读者与时俱进，不断提升个人技能，助力通过结业考试。

5. 服务教育强国建设，贯彻教育数字化的精神，落实教育部新形态教材建设的要求，配备在线课程等数字内容。以实用性、应用型课程为主，支持自学自测、随学随练，满足交互式学习需求，服务多种教学模式。同时，为提高移动阅读体验，特赠阅电子教材。

本轮修订是在构建服务全民终身学习教育体系、培养和建设一支满足人民群众健康需求和适应新时代医疗要求的医护队伍的背景下组织编写的，力求把握新发展阶段，贯彻新发展理念，服务构建新发展格局，为党育人，为国育才，落实立德树人根本任务，遵循医学继续教育规律，适应在职学习特点，推动高等学历医学继续教育规范、有序、健康发展，为促进经济社会发展和人的全面发展提供有力支撑。

新形态教材简介

本套教材是利用现代信息技术及二维码，将纸书内容与数字资源进行深度融合的新形态教材，每本教材均配有数字资源和电子教材，读者可以扫描书中二维码获取。

1. 数字资源包含但不限于PPT课件、在线课程、自测题等。

2. 电子教材是纸质教材的电子阅读版本，其内容及排版与纸质教材保持一致，支持多终端浏览，具有目录导航、全文检索功能，方便与纸质教材配合使用，可实现随时随地阅读。

获取数字资源与电子教材的步骤

❶ 扫描封底**红标**二维码，获取图书"使用说明"。

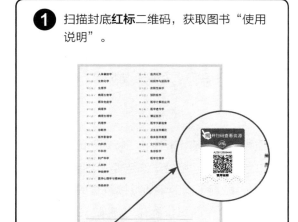

❷ 揭开红标，扫描**绿标**激活码，注册/登录人卫账号获取数字资源与电子教材。

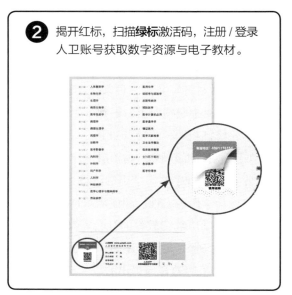

❸ 扫描书内二维码或封底绿标激活码随时查看数字资源和电子教材。

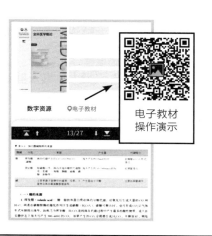

数字资源　●电子教材

电子教材操作演示

❹ 登录 zengzhi.ipmph.com 或下载应用体验更多功能和服务。

扫描下载应用

客户服务热线 400-111-8166

前　言

数智化时代计算机知识已广泛应用并影响着人们的学习、生活及工作等诸多方面，医学计算机应用是当代医药卫生类高等院校各专业大学生必修的通识课程，对学生岗位胜任力和职业素养提升起着重要的作用。

一、教材编写指导思想及目标

本教材修订结合《国务院办公厅关于加快医学教育创新发展的指导意见》和《教育部关于推进新时代普通高等学校学历继续教育改革的实施意见》等文件精神，紧扣医学高等学历继续教育培养目标，遵循医学高等学历继续教育教学规律，将计算机促进健康和医药卫生产业发展的新方法、新技术、新工艺、新标准纳入教材内容，以培养掌握医学计算机应用基础理论知识及实际操作技能的健康、医药卫生类复合型高素质人才。

二、体现教材的传承、创新、适应性和延续性

本版教材传承了第3版中以工作过程为导向，以"任务"为基本写作单元的编写模式。同时，保留了"学习目标""学习小结""复习参考题"等模块。在编写过程中，突出如下特点：

1. 经编写团队认真细致的调研与论证，坚持传承与创新，全面贯彻医学高等学历继续教育专业教学标准，以求突出教材的实用性，如在素材选取、案例安排上尽量考虑医药卫生及健康工作实际，体现医学通识课程的特色，以任务引导下的职业活动为导向，突出岗位计算机应用的核心能力培养来整合、展开教材内容，使教材能满足教师课程结构改革与活动方式的需要，使学习者回归职业岗位真实情境，力求实现职业岗位与学习过程的一体化。

2. 教材每章加入课堂思政元素，以落实立德树人为教育的根本任务。

3. 坚持"三基、五性、三特定"的编写原则。基础理论、基本知识、基本技能是教材建设的主体和框架。思想性、科学性、先进性、启发性、适用性是教材建设的灵魂。"三特定"中，特定对象是专科起点升本科，即大专毕业后继续学习升本科的人群；特定要求如特定专业或专业方向，针对专业方向调整相应的内容；特定限制为2.5年或3年学制。

4. 坚持"够用、实用、会用"原则。针对医药卫生类高等学历继续教育非零起点性、学历需求性、职业需求性、模式多样性的特点，贴近学生的知识水平、学习与生活及工作，本版教材淡化专业理论系统性，从章节设置、内容选材、导学助教等方面，突出了"够用、实用、会用"的原则。

三、教材使用的说明

本版教材的内容在实际教学时，可根据授课对象的知识水平进行适当删减，即有些内容不用讲授而仅作为课后自学参考。本版的数字资源包括在线课程、PPT、自测题等内容，扫描二维码

即可查看。

本版教材可作为高等院校非计算机专业高等学历继续教育计算机通识（基础）课程的教材，也可供相关人员自学使用，还可以作为相关计算机培训教材。

在本版教材编写中得到各位编者单位及众多同仁的大力支持和帮助，各位编者付出了辛勤的劳动，在此致以衷心的感谢！

由于计算机技术的迭代更新速度较快，加之编者水平和时间有限，教材难免有错漏之处，恳请广大同仁及读者给予批评指正，以便再版时修订和完善。

杨　翀

2024 年 11 月

目　录

思政目录

推荐阅读

索　引

计算机基础知识

学习目标

知识目标	1. 掌握计算机系统的基本组成；计算机各部分硬件的功能及搭配原则；数据的存储单位、字符编码和汉字编码；计算机使用的数制及数制之间的转换。 2. 熟悉当前计算机市场的主流机型及配置；安装 Windows 7 操作系统、设备驱动程序及常用软件的使用方法。 3. 了解计算机的发展历程以及应用领域；计算机领域前沿技术发展和动态。
能力目标	能根据信息在计算机内的表示方式计算出存储相应数据所需的存储空间，并根据需求列出一台性价比高的电脑选购清单，完成选购，能安装 Windows 7 操作系统、设备驱动程序。
素质目标	关心互联网技术行业最近发展，积极使用、推广国产软件为健康中国服务。

任务 1-1　选购一台电脑

【任务描述】

根据应用需求选购电脑，首先要了解当前主流微型计算机的性能和配置，了解当前计算机市场各配件的价格及趋势，再根据自己的需求，选择适合的硬件配置，购买一台性价比较高的电脑，然后安装操作系统及硬件驱动程序，并能在 Windows 7 系统下正常运行。

为了能够选择适合自己的电脑，需要学习下面的知识：

- 计算机系统和冯·诺依曼体系结构。
- 计算机分类与微型计算机。
- 台式电脑、一体台式机、笔记本电脑、平板电脑之间的区别。
- 应购买台式电脑还是笔记本电脑？
- 需考虑的硬件及相关性能指标。

- 电脑各部件选购原则。
- 当前计算机市场的主流机型及配置。
- 安装全新的 Windows 7 操作系统。
- 安装、卸载、备份设备驱动程序。

【知识点分析】

1.1.1　计算机系统组成

一、计算机系统和冯·诺依曼体系结构

计算机是指一种能够存储数据和程序，并能自动执行程序，从而快速、高效地自动完成对各种数字化信息处理的电子设备。程序是计算机解决问题的若干指令的集合。软件是指计算机运行所需要的程序、数据和文档的集合。一个完整的计算机系统包括硬件系统和软件系统两部分。硬件系统包括中央处理器（central processing unit，CPU）、存储器和外部设备等，是构成计算机的实体。软件系统包括系统软件和应用软件，是计算机的灵魂，是控制和操作计算机工作的核心。没有安装任何软件的计算机被称为裸机。

自从1946年第一台电子计算机ENIAC在美国诞生以来，电子计算机每隔数年都会在逻辑器件、软件及应用方面有重大发展，至今短短的70多年里经过了电子管、晶体管、中小规模集成电路（integrated circuit，IC）、大规模和超大规模集成电路（very large scale integration，VLSI）四个阶段的发展，体积、重量、功耗进一步减小，而运算速度、存储容量、可靠性等却有了大幅度提高，功能越来越强，价格越来越低，应用越来越广泛。特别是随着微型计算机的普及，计算机技术已渗透到各个领域，并有着十分广泛的应用。例如，在医学领域有计算机辅助诊断和辅助决策系统、医院信息系统（hospital information system，HIS）、卫生行政管理信息系统（management information system，MIS）、医学情报检索系统、疾病预测预报系统、计算机辅助教学（computer aided instruction，CAI）、计算机医学图像处理与图像识别和计算机在医护工作中的应用等。

未来计算机正逐渐向巨型化、微型化、网络化、智能化和多媒体化发展。

芯片制造技术的进步在不断推动计算机技术向前发展的同时，硅技术也越来越接近其物理极限，为此，人们也在研究开发新一代计算机，期望在计算机的体系结构、工作原理与器件及制造技术方面都发生颠覆性的变革，产生一次量与质的飞跃。新一代计算机包括量子计算机、光子计算机、超导计算机、生物计算机等。

2017年5月3日，世界上第一台超越早期经典计算机的光量子计算机在中国诞生。这标志着我国的量子计算机研究领域已迈入世界一流水平行列。量子计算机是指利用量子相干叠加原理，理论上具有超快的并行计算和模拟能力的计算机。

尽管现在的电子计算机与当初的计算机在各方面都发生了惊人的变化，但其基本结构和原理仍然基于冯·诺依曼的存储程序原理，这个体系结构实现了实用化的通用计算机。

冯·诺依曼体系结构的基本思想可概括为三条：

1. 计算机硬件系统由运算器、控制器、存储器、输入设备、输出设备五大部分组成。

2. 程序和数据在计算机中用二进制数表示。

3. 计算机的工作过程由存储程序控制。

二、计算机分类与微型计算机

按照不同的标准对计算机分类，可以有不同的分类方法：

1. 按处理数据信息的形式分类，可分为模拟计算机、数字计算机、数字模拟混合计算机。通常所用的计算机是指数字计算机。

2. 按照1989年由电气与电子工程师协会（Institute of Electrical and Electronics Engineers，IEEE）科学巨型机委员会提出的运算速度分类法，可分为巨型机、大型机、小型机、工作站和微型计算机。

3. 按功能分类，可分为专用计算机和通用计算机。

微型计算机简称微机，俗称电脑，是由CPU、存储器、输入和输出接口、系统总线构成。其特点是体积小、重量轻、价格低，已经广泛应用于各个领域，从工厂生产控制到政府的办公自动化，从商业数据处理到家庭信息管理，到处都有微型计算机的身影。

PC是"personal computer"的缩写，也就是通常说的个人电脑，属于微型计算机。

三、台式电脑、一体台式机、笔记本电脑、平板电脑

随着计算机技术的普及应用，电脑市场产品细分为台式电脑［包含品牌台式电脑和DIY（do it yourself，自己动手，个人组装）电脑］、一体台式机、笔记本电脑、平板电脑等。

（一）台式电脑

台式电脑是桌上型计算机，台式电脑的主机和显示器等设备一般都是分离的，需放置在电脑桌或专门的工作台上。台式电脑优点就是耐用、价格实惠，与笔记本电脑相比，相同价格前提下配置较好，散热性较好，DIY升级方便，配件若损坏，更换价格相对便宜。缺点是占用空间大、耗电量较大、比较笨重、连接线多。

台式电脑适用人群广泛，主要用于日常工作和学习、影音娱乐、高端游戏等，其中DIY电脑性价比也比较高。

（二）一体台式机

一体台式机是指将传统分体的台式电脑的主机集成到特制显示器外壳中，从而形成一体台式电脑。优点是相较传统台式电脑有连线少、体积小的优势，集成度更高。缺点是相同价格下配置相对传统台式机较低，仅能满足部分需求，由于集成度高，散热也相对较差，DIY升级有局限。

（三）笔记本电脑

笔记本电脑（手提电脑或膝上电脑）是一种小型可携带的个人电脑，自带键盘，重量在1~3kg。笔记本电脑秉承的是"移动为王，性能够用"的原则。

笔记本电脑除键盘外，还提供了触控板（touchpad）或触控点（pointing stick），提供了更好的定位和输入功能。

笔记本电脑可以大体上分为商务型、时尚型、多媒体应用型、上网型、学习型、特殊用途型六类。① 商务型笔记本电脑：一般用于办公，需要较好的便携性、电池有长续航能力且能支持稳定运行多种软件；② 时尚型笔记本电脑：主要针对喜好新潮、时尚外观的用户；③ 多媒体应用型笔记本电脑：有较强的图形、图像处理能力和多媒体应用的能力，尤其是播放能力，为享受型产品，而且多媒体笔记本电脑多拥有较为强劲的独立显卡和声卡（均支持高清），并有较大的屏幕；④ 上网型笔记本电脑：即上网本（netbook），是轻便和低配置的笔记本电脑，具备上网、收发邮件和即时信息等功能，并可以实现流畅播放流媒体和音乐，上网本注重便携性，多用于在出差、旅游甚至公共交通上的移动上网；⑤ 学习型笔记本电脑：机身设计为笔记本外形，采用标准电脑操作，全面整合学习机、电子辞典、复读机、点读机、学生电脑等多种机器功能；⑥ 特殊用途型笔记本电脑：是服务于专业人士，可以在酷暑、严寒、低气压、高海拔、强辐射、战争等恶劣环境下使用的机型。

（四）平板电脑

平板电脑（tablet personal computer）简称"Tablet PC、Flat PC、Tablet、Slates"，是一种小型、方便携带的个人电脑，可以通过内建的手写识别、屏幕上的软键盘、语音识别实现输入而不需要通过键盘和鼠标输入。

平板电脑优点是小巧，携带非常方便，非常适合一般的上网娱乐、看电子书及满足一些简单的游戏需求等。外出时，只需将平板电脑装入夹包，就可以随时随地使用。平板电脑多使用移动端ARM架构CPU，性能配置相对传统x86架构CPU电脑较低，且无法运行大多数桌面级软件。

四、应购买台式电脑还是笔记本电脑

在选购电脑时，首先要了解台式电脑和笔记本电脑的各自特点，再根据实际情况决定是否购买。

台式电脑可以根据功能、样式、品牌等购买品牌机或DIY电脑，还可以根据需要对系统和配件随时升级。无论在性能、外观还是各个硬件的选择，可以通过更灵活方式，搭配出相对理想的计算机，如选择不同尺寸和性能的显示器、选择卧式机箱或立式机箱，以及选配自己喜好的鼠标、键盘等。而笔记本电脑基本上不适合自己组装，一般是购买品牌笔记本电脑整机。

台式电脑的硬件与笔记本电脑的硬件虽然功能相同，但对尺寸、散热要求不同。笔记本电脑为了携带方便，需要薄、轻、小些，但散热会有问题，所以对元器件、工艺要求很高，这就增加了成本，购买费用较高。

相对而言，台式电脑的性价比更高，硬件功能也更强，特别是在CPU、显卡、硬盘等配件。例如，笔记本电脑采用的处理器是专用的CPU，简称"mobile CPU"，相比台式电脑的同代、同型号CPU性能要差。

笔记本电脑占地空间小，并配有电池，在没有外接电源的情况下，还可以使用一段时间，而台式电脑使用时必须通电。

台式电脑和笔记本电脑各有优缺点，应根据自己的具体情况选择购买。

如果打算选购台式电脑，还要考虑是购买品牌机还是DIY电脑。

品牌机指由具有一定规模和技术实力的计算机厂商生产并注册商标、有独立品牌的计算机，如联想、戴尔、惠普等。品牌机出厂前经过了严格的性能测试，其优点是电脑性能稳定、故障率低、品质有保证、易用、配置明确、外观美观、带有正版软件。缺点是升级扩展性稍差，价格相对较高，性价比一般。

DIY电脑是购买各种计算机配件，然后将它们组装成计算机，可以自己动手也可以自拟配置清单商家代为组装。组装机的特点是计算机的配置较为灵活，可以组装低配置电脑，也可以组装高配置电脑。性价比略高于品牌机，但有时会遇到兼容性或售后问题。对于选择品牌机还是组装机，主要看用户自身。如果对电脑不是很了解，购买品牌机就是较好的选择，不会出现硬件不兼容及售后服务烦琐等问题。如果对电脑比较了解，希望可以花较少费用，提高电脑配置，并且为将来升级考虑，可以选择DIY电脑。

五、需考虑的硬件及相关性能指标

如何选购一台合适的电脑？首先要了解自己的需求，如这台电脑是用于设计工作，还是用于运行大型软件，出发点不同，很多配置就不同。如今计算机硬件的更新速度非常快，通常每18个月就更新一代。所以在选择购买的时候，要量力而行，从实际情况出发，不必太刻意地追求高配置。选择购买电脑需要考虑的硬件及相关性能指标如下。

（一）中央处理器

中央处理器（CPU）是整台计算机的核心部件，它主要由控制器和运算器组成。运算器又称为算术逻辑单元（arithmetic and logic unit，ALU），是对数据进行加工处理的部件，包括算术运算（加、减、乘、除等）和逻辑运算（与、或、非、亦或等）。控制器负责从存储器中取出指令，对指令进行译码，并根据指令要求，按时间的先后顺序向各部件发出控制信号，保证各部件协调一致地工作，一步一步地完成各种操作。控制器主要由指令寄存器、译码器、程序计数器和操作控制器等组成。计算机运算性能高低，速度快慢，在很大程度上都取决于CPU的等级与层次。CPU如图1-1-1所示。

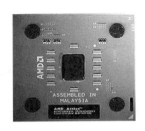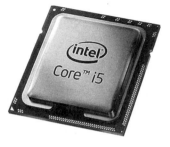

▲ 图1-1-1 中央处理器（CPU）

目前，市场上形成产品线的CPU厂家主要有Intel（英特尔）和AMD两家。Intel占有CPU市场的较高份额，而AMD主要追求的是性价比路线，相较Intel CPU价格较低。

CPU主要的指标有以下几项：

1. 主频　也称时钟频率，单位是MHz（或GHz），用来表示CPU的运算、处理数据的速度。通常主频越高，CPU处理数据的速度越快。CPU的主频 = 外频 × 倍频系数。

2. 外频　是CPU与主板之间同步运行的频率，单位是MHz。外频主要影响主板上各种总线的频率。

3. 倍频系数　是指CPU主频与外频之间的相对比例关系。在相同的外频下，倍频越高，CPU的主频也越高。

4. 前端总线频率　即总线频率，直接影响CPU与内存直接数据的交换速度。数据带宽 =（总线频率 × 数据位宽）/8。数据传输最大带宽取决于所有同时传输的数据的宽度和传输频率。

5. 字长　是CPU在单位时间内能一次处理的二进制数的位数。字长直接影响计算机的功能、用途及应用领域。常见的字长有8位、16位、32位、64位等。

6. 缓存　也是CPU的重要指标之一，其结构和大小对CPU速度的影响非常大。CPU内缓存的运行频率极高，一般是和处理器同频运作，工作效率远超系统内存和硬盘。实际工作中，CPU经常需要重复读取同样的数据块，而缓存容量的增大，可以大幅度提升CPU内部读取数据的命中率，而不用再到内存或硬盘上寻找，进而提高系统性能。但是由于受制于CPU芯片面积和成本，缓存通常都很小。缓存分为一级缓存、二级缓存和三级。

7. 多线程　即同步多线程（simultaneous multithreading，SMT）。SMT可通过复制处理器上的结构状态，使同一个处理器上的多个线程同步执行并共享处理器的执行资源，以提高处理器运算部件的利用率。Core i3/i5/i7 CPU都支持超线程技术，目前较新的14代Core i7拥有20颗核心（8大12小），可同时处理28个线程操作。

8. 多核心　指单芯片多处理器，是将大规模并行处理器中的对称多处理器集成到同一芯片内，各个处理器并行执行不同的进程。

9. 睿频加速技术　英文为"turbo boost"，即加速技术，它通过分析当前CPU的负载情况，智能地完全关闭一些用不上的核心，或在需要多个核心时，动态开启相应的核心。

（二）存储器

存储器是计算机硬件中重要的组成部件，用于存储程序和数据。存储器是由存储体、地址译码器、读写控制电路、地址总线和数据总线组成。由中央处理器直接随机存取指令和数据的存储设备被称为内存储器（或主存储器），不能直接被中央处理器读取的存储设备（如磁盘、磁带、光盘等）被称为外存储器（或辅助存储器）。

计算机存储单位一般用b、B、KB、MB、GB、TB、PB等表示，它们之间的关系是：

b（位，bit，binary digits，比特），存放一位二进制数，即0或1。

B（byte，字节），8个二进制位为一个字节，最常用的单位。

1KB（kilobyte，千字节）= 1 024B = 2^{10}B

1MB（megabyte，兆字节，简称"兆"）=1 024KB=2^{10}KB

1GB（gigabyte，吉字节，又称"千兆"）=1 024MB=2^{10}MB

1TB（trillionbyte，万亿字节，太字节）=1 024GB=2^{10}GB

1PB（petabyte，千万亿字节，拍字节）=1 024TB=2^{10}TB

1. 内存储器　也称主存，简称"内存"。计算机中几乎所有的操作都要通过内存才能实现。它不仅是CPU直接寻址的存储器，而且还是CPU与外部设备交流的桥梁。因为CPU不能直接访问外存储器，当需要某一程序或数据时，首先要将其调入内存，然后再运行。内存分为随机存储器（random access memory，RAM）和只读存储器（read-only memory，ROM）。

RAM既可以进行读操作，也可以进行写操作，但一旦系统断电，RAM中的信息就会丢失。通常DIY电脑使用的内存条，就是RAM条，如图1-1-2所示。

ROM即使断电，其中的内容仍然存在，因此它主要用来存放固定不变、重复使用的程序、数据，最典型的是ROM BIOS（基本输入/输出系统）。

内存对整机的性能影响很大，许多指标都与内存有关，加之内存本身的性能指标有很多，因此，这里只介绍几个最常用，也是最重要的指标。

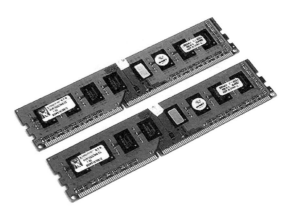

▲ 图1-1-2　内存条

（1）内存速度：指存取一次数据所需的时间［单位纳秒（ns）］，时间越短，速度就越快。只有当内存速度与主板、CPU相匹配时，才能发挥计算机的最大效率，若内存速度低，会影响CPU高速性能的充分发挥，若内存速度过高，主板与CPU不支持，则只能低速度运行，会造成资金浪费。另外，市面上通常用"内存主频"来表示内存的速度，计量单位为兆赫兹（MHz）。

（2）容量：是指该内存条的存储容量，容量的大小直接影响计算机的性能和可靠性。

（3）内存电压：DDR4内存使用1.2V电压，DDR5内存使用1.1V电压。

（4）内存接口标准：目前，主流内存接口有DDR4、DDR5两种类型，且分笔记本电脑专用、台式电脑专用和服务器专用，选购时要分清楚，同时要注意内存的频率，在主板与CPU支持范围内，频率越高越好。DDR4的最低工作频率为1 600MHz，最高工作频率为3 200MHz，而DDR5的最低工作频率为4 800MHz，最高工作频率达6 400MHz（以上数据为用户与厂家均不设置超频的情况下）。

2. 外存储器　又称辅助存储器，简称"外存"或"辅存"。外存储器的特点是容量大，数据在系统断电后不会消失，可长期保存，但存取速度较慢。常用的外存储器有硬盘、光盘和U盘。

硬盘是计算机的主要外部存储设备，操作系统、程序文件和用户数据文件都保存在硬盘上。硬盘分为机械硬盘（hard disk drive，HDD）（图1-1-3）和固态硬盘（solid state drive，SSD）（图1-1-4）。其中，HDD采用磁性碟片来存储，转速越高读写速度越快，一般有5 400r/min、7 200r/min；SSD采用内存颗粒来存储。目前台式电脑基本采用512GB的SSD，如需更大存储空间，可再加一块机械硬盘组成双硬盘。

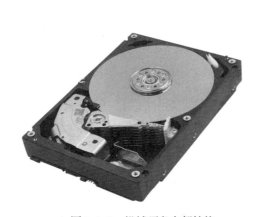 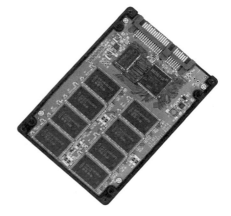

▲ 图1-1-3　机械硬盘内部结构　　　　▲ 图1-1-4　固态硬盘内部结构

（三）显卡

显示接口卡（video card）或显示适配器（graphics card）简称"显卡"。显卡作为电脑主机的一个重要组成部分，是电脑进行数模信号转换的设备，承担输出显示图形的任务。

1. 显卡的分类　按结构可分为三大类：独立显卡、集成显卡（板载显卡）、核心显卡。

（1）独立显卡：是指将显示芯片、显存及其相关电路单独装在一块电路板上，作为一块独立的板卡存在，它需占用主板的扩展插槽。独立显卡按接口类型分为ISA显卡、PCI显卡、AGP显卡、PCI-E显卡等。独立显卡的外观如图1-1-5所示。

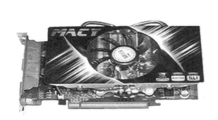 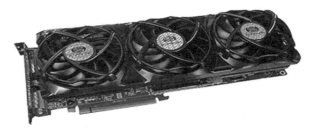

▲ 图1-1-5　独立显卡

独立显卡具有较好的显示效果和性能，可以更换升级，缺点是系统功耗有所加大，发热量也较大，比较适合对显示性能要求较高的用户。高端独立显卡分为专用于绘图和3D渲染的专业显卡和专门为游戏设计的娱乐显卡。

（2）集成显卡：一般是指板载显卡，是将显示芯片、显存及其相关电路都封装在主板上，与主板融为一体。大部分集成显卡没有单独的显存，需使用系统内存来充当显存，集成显卡的显示效果与性能较差，不能对显卡进行硬件升级，优点是不需要单独购买显卡，系统功耗有所减少，主要适合对图形图像处理性能要求不高的用户。

（3）核心显卡：与传统意义上的集成显卡不同，核心显卡将图形核心整合在处理器中，进一步增强了图形处理的效率，并把集成显卡中的"处理器＋南桥＋北桥（图形核心＋内存控制＋显示输出）"三芯片解决方案精简为"处理器（处理核心＋图形核心＋内存控制）＋主板芯片（显示输出）"的双芯片模式，有效降低了核心组件的整体功耗，对采用核心显卡的笔记本电脑，更有利于延长续航时间。

2. 显卡的性能指标

（1）时钟周期和工作频率：是非常重要的性能指标，是指每处理一次数据显存要经过的时间。显存速度越快，单位时间交换数据量也就越大，在同等情况下显卡的性能将会得到明显提升，显存时钟周期一般以纳秒（ns）为单位，工作频率以MHz为单位。显存时钟周期与工作频率一一对应，它们之间的关系为：工作频率（MHz）＝1÷时钟周期（ns）×1 000。

（2）显存容量：显存全称为"显示内存"，其主要功能是用于负责存储显示芯片所处理的各种数据，其容量越大，显示图像精度也会越高，但价格也必然越高。显存与系统内存使用相同的技术，但高端显卡需要比系统内存更快的存储器，所以现在越来越多显卡厂商转向使用第五代DDR5和第六代DDR6技术。显卡用的显存被称为GDDR5、GDDR6，以与系统内存区别（这里"G"代表Graphics，即图像）。显存的响应时间（以ns为单位）越短，意味着其时钟周期越短（因为时钟周期 = 1/运行频率），从而支持更高的运行频率，所以显存的时钟频率（或运行频率，与时钟周期成反比）是显卡选购的关键之一。

（3）显存带宽：主要用于衡量显示芯片与显存之间的数据传输速率，一般来讲带宽越大数据传输速度就越快，单位是字节/秒（B/s）。在频率相同情况下，带宽越高的显卡性能也会越强。就好比同等条件下六车道高速路在同一段时间内车流量大于四车道高速路的道理一样。

（4）显存位宽：即显存在一个时钟周期内所能传送数据的位数，位数越大则单位时间所能传输的数据量越大，这是显存的重要参数之一。

目前市场上的显存位宽有64位、128位、256位、448位和256位×2（或512位）五种。人们习惯上叫的64位显卡、128位显卡和256位显卡就是指其相应的显存位宽。显存位宽越高，性能越好，价格也就越高。

（5）色彩位数（彩色深度）：图形中每个像素的颜色是用一组二进制数来描述，这组描述颜色信息的二进制数位数就称色彩位数。色彩位数越多，显示图形的色彩越丰富。通常所说的标准VGA显示模式是8位显示模式，即在该模式下能显示256种颜色；增强色（16位）能显示65 536种颜色，也称64K色；24位真彩色能显示1 677万种颜色，也称16M色。

（6）显示分辨率：是指组成一幅图像（在显示屏上显示出图像）的水平像素和垂直像素的乘积。显示分辨率越高，屏幕上显示的图像像素越多，则图像显示也就越清晰。显示分辨率与显示器、显卡有密切的关系。显示分辨率通常以"横向点数×纵向点数"表示，如1 024×768。最大分辨率是指显卡或显示器能显示的最高分辨率。

（四）显示器

显示器是计算机最基本的输出设备。计算机通过屏幕显示CPU处理的结果，屏幕上的画面主要通过显卡产生。

显示器根据不同的制造技术，可分为阴极射线管（cathode ray tube，CRT）显示器和液晶显示器（liquid crystal display，LCD）两种。CRT显示器采用阴极射线管技术来呈现影像，体积较大。LCD则是利用存放在液晶面板中的液晶来呈现影像，因其轻、薄、短小，再加上辐射量极小、低耗电量、标准平面直角、画面不会闪烁等多个优点，所以很快就替代了传统的CRT显示器。LCD如图1-1-6所示。

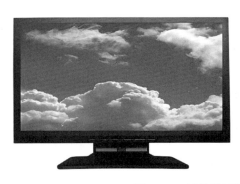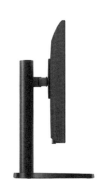

▲ 图1-1-6　液晶显示器

液晶显示器的性能指标如下：

1. 分辨率　此处是指屏幕上每行、每列所有的像素点数量，其中每个像素点都能由计算机单独访问。

2. 点距　是液晶显示器的一个重要的硬件指标。所谓点距，是指一种给定颜色的一个发光点与离它最近的相邻同色发光点之间的距离，这种距离不能用软件来更改，因此与分辨率不同。在任何相同分辨率下，点距越小，显示图像越清晰细腻，分辨率和图像质量也越高。

3. 刷新频率　是指显示帧频，亦即每个像素被该频率刷新的时间，与屏幕扫描速度及避免屏幕闪烁的性能相关，例如，若刷新频率过低，可能出现屏幕图像闪烁或抖动的情况。

4. 防眩光防反射　主要是为了减轻用户眼睛疲劳所增设的功能。

5. 可视角度　LCD的可视角度左右对称，即从左侧（或从右侧）可以看见屏幕上图像的角度和从右侧（或从左侧）看是一样的。例如，左侧为60°可视角度，右侧也一定是60°可视角度，可视角度越大越好。而上下可视角度通常小于左右可视角度。

6. 亮度　TFT LCD的可接受亮度为150cd/m^{2}以上。LCD的亮度值通常在200~250cd/m^2。一般市场中的TFT LCD亮度都在200cd/m^{2}左右［LCD的亮度测量单位为坎德拉/平方米（cd/m^2），也就是一般所称的NIT］。亮度过低会感觉屏幕比较暗，如果希望更亮，前提是要提供足够高的对比度来呈现亮暗差异，确保色彩的真实度和色阶准确度。但是，如果屏幕过亮，人的双眼长时间观看屏幕同样会有疲倦感产生。因此在购买显示器时，要特别注意亮度指标，但是目前还没有一套有效且被公认的标准来衡量对比度和亮度指标，所以最好的识别方法是用双眼来判定，例如，将LCD调至最亮和最暗，分别看看感觉如何。目前可利用这个方法来找到比较适合的LCD。

7. 响应时间　响应时间越短越好，它反映了LCD各像素点对输入信号反应的速度，即像素由暗转亮或由亮转暗的速度。响应时间短的显示器，在观看运动画面时不容易出现尾影拖曳的感觉。

8. 显示器的尺寸　是指液晶面板的可视范围对角线的长度，以英寸为单位，常简称"寸"，市面上显示器的常见尺寸为24寸和27寸。

（五）声卡

声卡也称音频卡，是多媒体技术中最基本的组成部分，是实现声波的模拟/数字信号转换的一种硬件。声卡分为独立声卡和集成声卡（板载声卡），其基本功能是将来自话筒、磁带、光盘等原始声音的信号加以转换，输出到耳机、扬声器、扩音机、录音机等声响设备，或通过音乐设备的数字接口（musical instrument digital interface，MIDI）使乐器发出美妙的声音。独立声卡如图1-1-7所示。

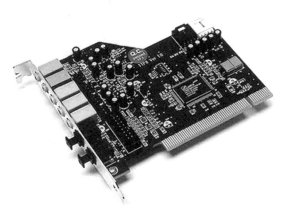

▲ 图1-1-7　独立声卡

声卡主要的指标有：

1. 采样的位数　采样的位数有8位、16位、32位等。位数越大，精度越高，所录制的声音质量也越好。

2. 最高采样频率　即每秒采集样本的数量，一般声卡提供了11.025kHz、44.1kHz的采样频率，高档的声卡采样频率可达48kHz。

3. 数字信号处理器（digital signal processor，DSP）　是一块单独的专用于处理声音的处理器。带DSP的声卡要比不带DSP的声卡处理速度快得多，而且可以提供更好的声音质量和更高的速度；不带DSP的声卡要依赖CPU完成。

4. 还原MIDI声音的技术　现在的声卡都支持MIDI标准，MIDI是电子乐器接口的统一标准。声卡中采用两种技术还原MIDI声音，即FM技术和波表技术。

（六）主板

主板是位于主机箱内的一块大型多层印刷电路板，其上有CPU插槽、内存槽、控制芯片组、总线扩展（ISA、PCI、AGP）槽、外设接口（键盘口、鼠标口、COM口、LPT口）、CMOS和BIOS控制芯片等部件。主板如图1-1-8所示。

主板的主要功能是提供安装CPU、内存条和各种功能卡的插槽；提供常用外部设备的通用接口。

主板的性能直接影响整个计算机系统的性能；同时，它与CPU密切相关，选购主板必须根据CPU类型来确定。主板一般首选大板（ATX主板），相对于小板而言大板最大的优势是有充足的布线空间，有更好的电气性能。供电模块是主板的核心部分，在购买主板时一定要留意供电模块，其中最重要的是CPU供电部分，如图1-1-9所示，需要三相供电才能够满足要求。

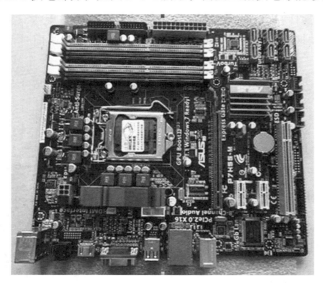

▲ 图1-1-8　主板

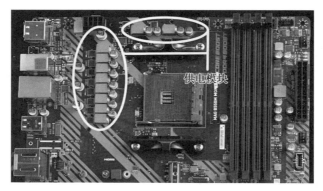

▲ 图1-1-9　主板上的供电模块

六、电脑各部件选购原则

（一）需求原则

购买电脑之前，首先要确定购买电脑的用途，根据用途确定硬件的配置，制定正确的选购方案，切勿盲目追求高性能，也勿盲目贪图低价格。

（二）预算原则

在资金有限的情况下，根据资金情况决定配置相应级别的电脑。

（三）有效分配原则

在资金不足的情况下，根据需求重点决定不同硬件的资金分配。

（四）趋势原则

在选购电脑前，要对市场的主流产品及其价格有所了解并进行分析，观察市场行情，确定选购方案。

（五）市场原则

选购时，不能只听商家推荐，要多方了解市场实际情况，选择正规产品，确定价格合理后再进行购买。

根据上述原则，在购买电脑时应注意以下几个问题：

1. 电脑属于电子产品，更新换代很快，因此，希望买台一次到位的电脑用十几年的可能性不大。

2. 明确购买电脑的用途是什么，不同的用途可选择的配置不同，针对用途选择性价比高的方案，一定要量身定做。特别是选购主板和CPU时，更要慎重考虑性能和价格，还要注意两者之间是否匹配。

3. 针对不同的购买预算，在资金确定的情况下，可以根据硬件性价比进行取舍。例如，是购买Intel的CPU，还是使用AMD的CPU？在显卡、网卡、声卡等硬件的选择上，需要考虑是否使用性能高一些的硬件，以及考虑以后是否有电脑升级换代需求等。

4. 必要的功能是什么？要考虑主板是否实现了必要的功能。例如，是否带有USB3.1 Gen1（旧称USB3.0，通常特点为接口呈蓝色）、IEEE1394、SATA接口，集成声卡、集成网卡是否能满足要求等。

5. 不同的品牌，以及相同品牌不同批次和不同型号的主板的质量是不同的，因此应选购口碑好的品牌和型号。

6. 购买电脑前，尽量上网预先了解价格。

七、当前电脑市场的主流机型的硬件配置

根据所购电脑用途，大致分成下面几种类型：

（一）普通家用类型

一般的家庭中，使用电脑来处理文档、收发邮件、浏览新闻、玩一些小游戏、看看网络视频等，一般不必要配置高性能的电脑，选择一台中低端的配置就可以满足。

（二）商务办公类型

对于办公型电脑，需要电脑能够长时间地稳定运行，性能稳定，能够顺畅地运行办公软件、处理文档、收发邮件及制表等。

（三）专业型和图形设计类型

因为需要处理图形色彩、亮度等数据，图像处理工作量大，所以要配置运算速度快、整体配置高的电脑，尤其在CPU、内存、显卡上要求较高配置，同时为了得到准确的图像色彩，以及减少长时间使用电脑对人体的伤害，还需尽量配置一个显示效果好的显示器。

（四）"发烧友"和娱乐游戏为主类型

对电脑的整体性能要求更高，尤其在内存容量、CPU处理能力、显卡性能、显示器、声卡等

方面都有一定的要求。

1.1.2　全新安装操作系统（以Windows 7为例）

一、准备工作

（一）硬件配置要求

1. 安装32位Windows 7要求CPU主频为1GHz及以上，安装64位Windows 7需要更高性能的CPU支持。

2. 内存在1GB以上，推荐2GB及以上。

3. 如果要开启"AERO"效果，需要支持DirectX9的显存在128M及以上的显卡。

4. 安装32位Windows 7要求16GB以上的可用硬盘空间，安装64位Windows 7要求20GB以上的可用硬盘空间。

（二）准备安装盘

准备好要安装的Windows 7安装盘，并检查光驱是否支持自启动。如果电脑没有光驱，那么可以通过U盘安装，下面以光驱启动安装Windows 7专业版为例进行介绍，其他Windows 7版本安装过程类似。

（三）检查硬盘

可能的情况下，在运行安装程序前，用磁盘扫描程序扫描所有硬盘，检查硬盘是否有错误并进行修复，否则安装程序运行时检查到有硬盘错误将不能正确安装。

（四）产品密钥

准备好Windows产品密钥。

（五）备份C盘

如果C盘有用户重要数据，安装前需要备份。

二、用Windows 7光盘启动系统并安装

首先进入CMOS设置界面，设置开机从光驱启动，将Windows 7安装光盘放入光驱，保存设置并重启。电脑启动时，会出现如图1-1-10所示Windows 7的安装界面。

这里用默认设置，不用修改，单击"下一步"按钮。出现如图1-1-11所示的安装界面。

单击"现在安装"按钮。当出现如图1-1-12所示的安装界面时，勾选"我接受许可条款"，然后单击"下一步"按钮继续安装。

出现如图1-1-13所示的界面，这里有"升级"和"自定义（高级）"两个安装选项，注意要单击"自定义（高级）"模式来安装，这种安装方法即为全新安装。

在出现如图1-1-14所示的"您想将Windows安装在何处"界面中，选择系统的安装分区（一般安装在C盘），如果未列出任何分区，则单击"未分配空间"，然后单击"下一步"按钮。或者，单击"驱动器选项（高级）"，可以重新规划分区，如删除分区、新建分区、格式化分区等。

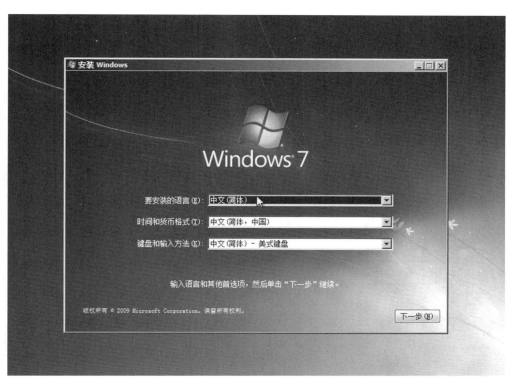

▲ 图1-1-10　输入语言和其他首选项

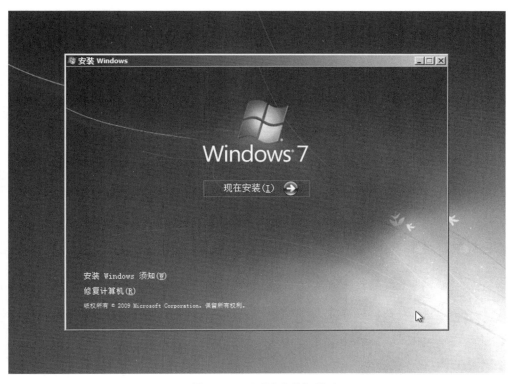

▲ 图1-1-11　"现在安装"界面

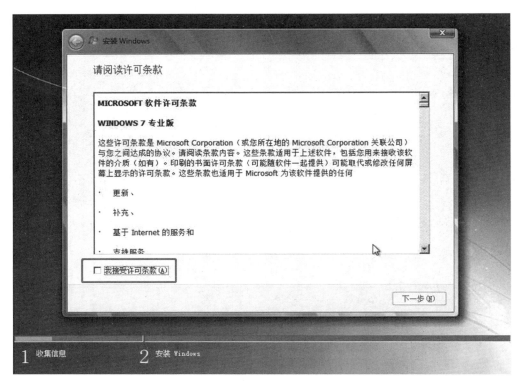

▲ 图1-1-12 勾选"我接受许可条款"

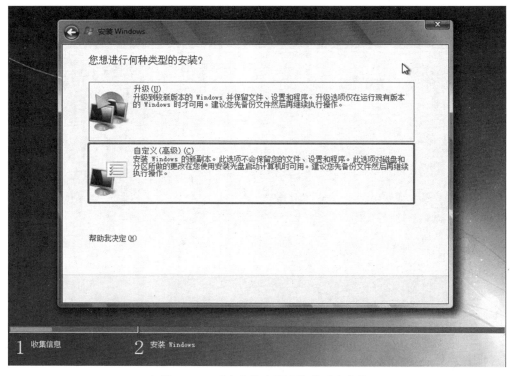

▲ 图1-1-13 "自定义（高级）"模式来安装

第一章 计算机基础知识

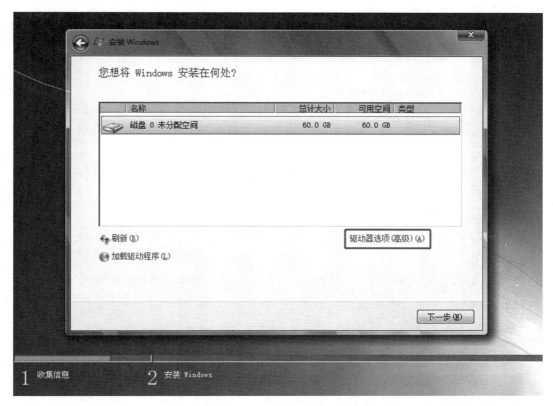

▲ 图1-1-14　选择系统分区和"驱动器选项（高级）"选项

单击"下一步"按钮，出现"正在安装Windows…"界面如图1-1-15所示，这时才真正开始安装，安装过程中会出现重启，此时不需要任何操作，只需等待直到安装完成。

安装好以后，Windows 7第一次启动如图1-1-16所示。

接下来设置用户名和计算机名称，可以根据个人情况设置如图1-1-17所示。

单击"下一步"按钮，在出现如图1-1-18所示的"为帐户设置密码"界面中，设置密码和密码提示信息。

接下来输入Windows 7产品密钥如图1-1-19所示。

输入产品密钥后，单击"下一步"按钮，出现如图1-1-20所示的界面。

单击选择第一项"使用推荐设置"，出现如图1-1-21所示的"查看时间和日期设置"界面。

单击"下一步"按钮，出现如图1-1-22所示的界面，设置网络，根据实际情况进行选择。

单击选择后，出现欢迎和准备桌面界面，如图1-1-23所示。

Windows 7安装完成如图1-1-24所示。

全新安装的Windows 7专业版，占用不到8G存储空间，如图1-1-25所示，剩余的存储空间可用于安装各种软件。

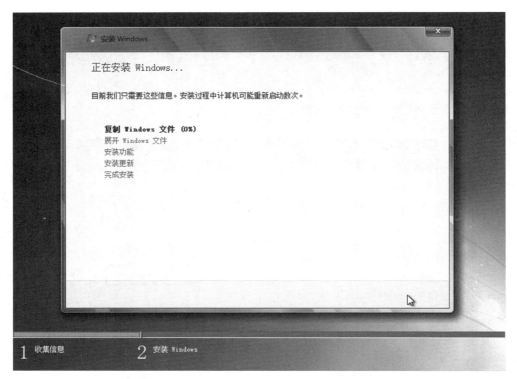

▲ 图1-1-15　复制文件

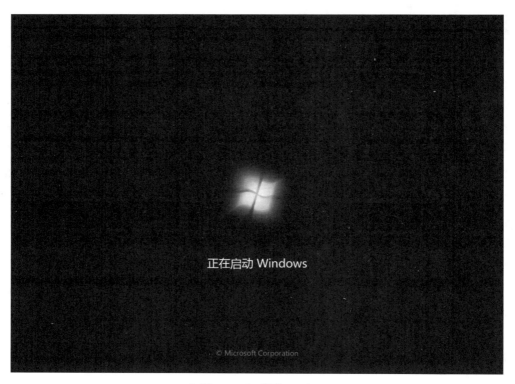

▲ 图1-1-16　启动 Windows

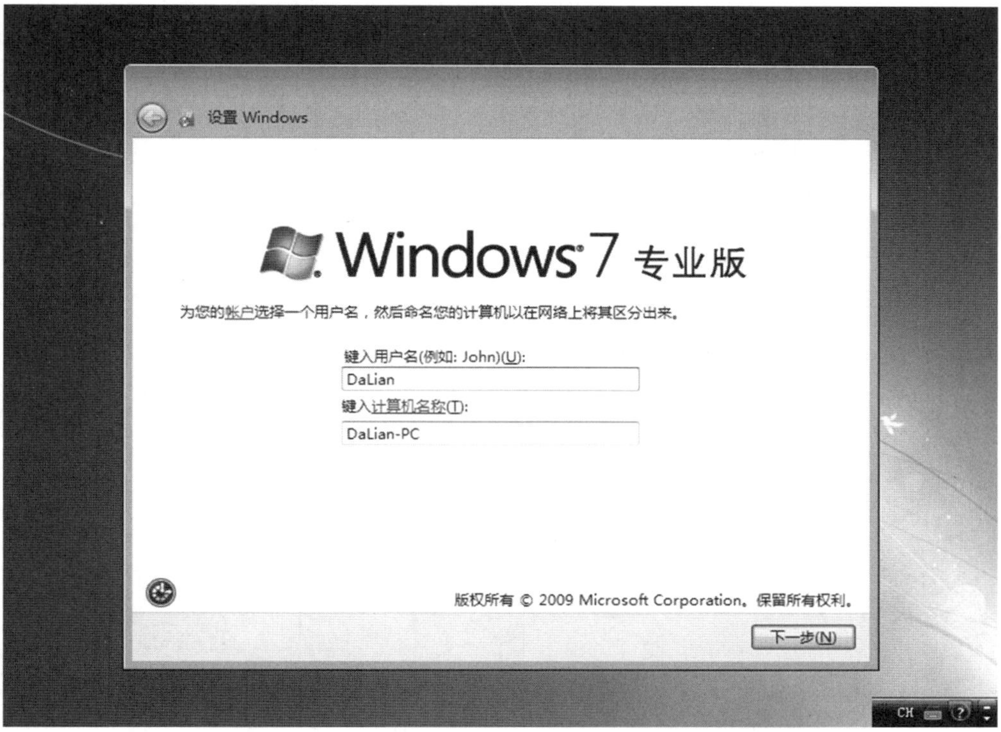

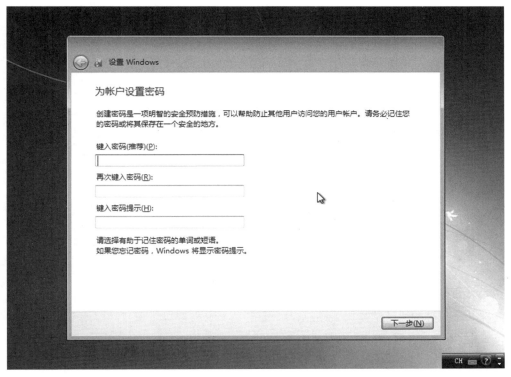

▲ 图1-1-17　输入用户名和计算机名称

▲ 图1-1-18　为帐户设置密码

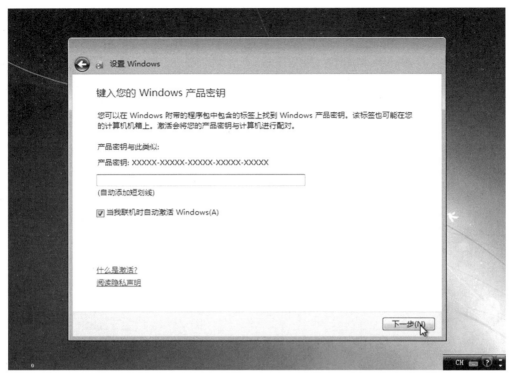

▲ 图 1-1-19　输入 Windows 7 产品密钥

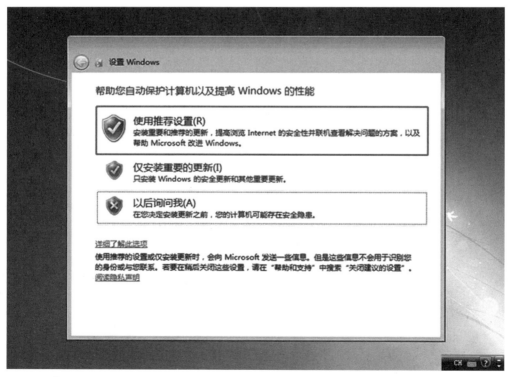

▲ 图 1-1-20　使用推荐设置

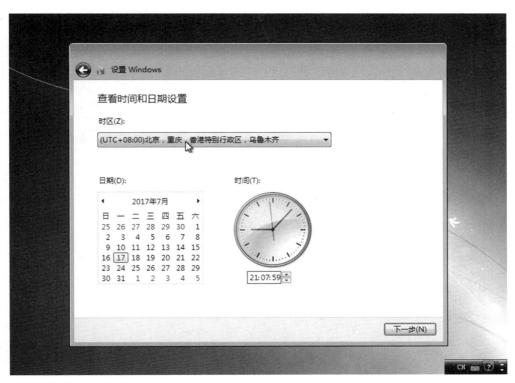

▲ 图1-1-21 "查看时间和日期设置"界面

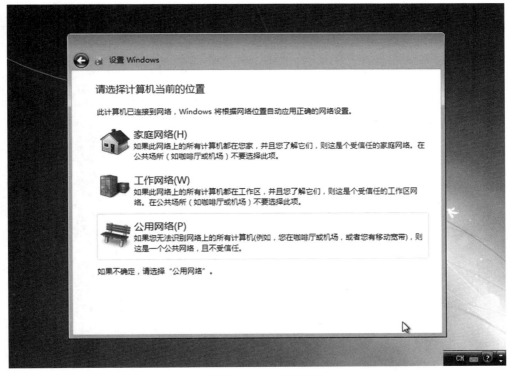

▲ 图1-1-22 设置网络

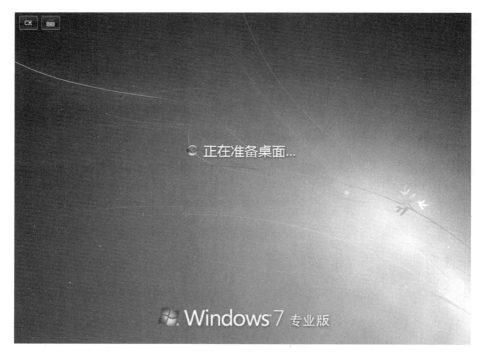

▲ 图1-1-23　准备桌面

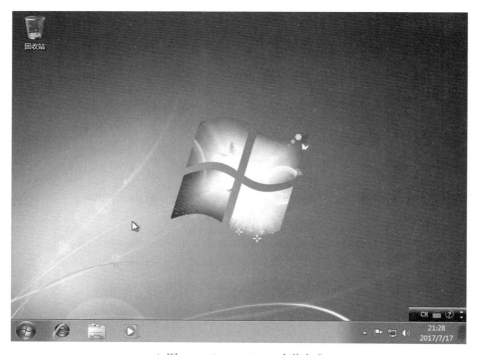

▲ 图1-1-24　Windows 7安装完成

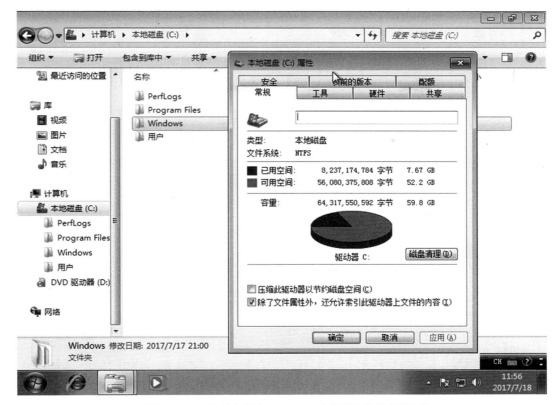

▲ 图1-1-25　全新安装的Windows 7专业版占用的存储空间

　　到现在为止，一个全新的 Windows 7 系统已经安装完成，之后要设置桌面常见的图标，安装设备驱动。

三、设置桌面常见的图标

　　在桌面空白处右击，在弹出的菜单中选择"个性化"，出现如图1-1-26所示的个性化窗口。

　　单击"更改桌面图标"命令，出现如图1-1-27所示的"桌面图标设置"对话框。

　　新安装的系统默认只选择了"回收站"，可以根据个人喜好选择桌面显示的图标，如单击选择"计算机""用户的文件""网络"，然后单击"确定"按钮，将会看到桌面上出现了想要的图标如图1-1-28所示。

1.1.3　安装设备驱动程序

一、安装驱动程序的步骤

　　安装驱动程序是新系统装好后的必经步骤。Windows 7包含的驱动已经很全面，对于近几年的硬件，几乎全部支持，对于较老的硬件或最新的硬件，还需要手动安装驱动程序，安装驱动程序的步骤如下：

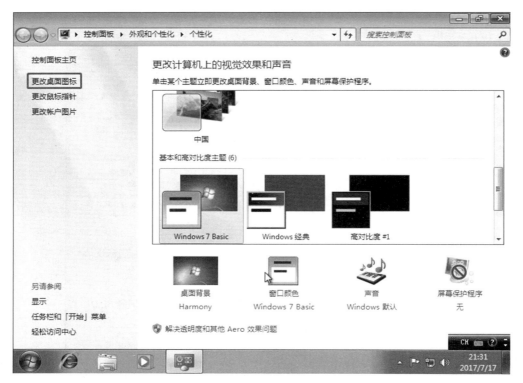

▲ 图 1-1-26　个性化窗口："更改桌面图标"

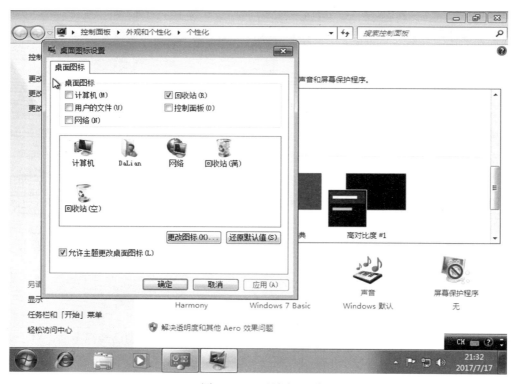

▲ 图 1-1-27　默认桌面图标

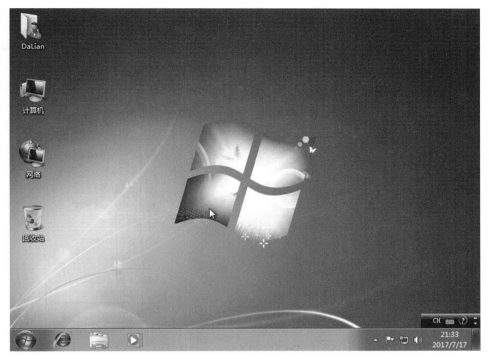
▲ 图1-1-28　常用桌面图标

步骤1：安装Windows操作系统后，首先应给系统打补丁，即安装补丁包（service pack，SP）。驱动程序直接面对的是操作系统与硬件，所以首先应该用SP解决操作系统的兼容性和漏洞问题，这样才能尽量确保操作系统和驱动程序的无缝结合。可以到微软的官方网站下载最新补丁，或通过第三方工具（如360安全卫士等）下载。

步骤2：首先检查主板芯片组驱动是否安装，检查方法是在控制面板中，单击"设备管理器"查看，如图1-1-29所示。

主板驱动主要用来确保主板芯片组内置功能及特性。需要说明的是，主板驱动仅指芯片组驱动（主板芯片组驱动能够识别相应芯片的主板，并自动安装相应的以".inf"为扩展名的文件，以体现芯片组的功能特征），而主板上集成的声卡、网卡等设备还需要安装其对应的驱动。

步骤3：检查是否安装Direct X并确认版本号，检查方法是通过Win+R快捷键，在"运行"中输入"dxdiag"查询。一般Windows 7自带DirectX 11。

步骤4：检查显卡驱动程序是否安装正确。要把安装显卡驱动程序放在安装诸如声卡、网卡等其他设备驱动程序前，因为安装显卡驱动后，不仅能够提供更为舒适的操作界面，还能减少黑屏死机的概率。安装显卡驱动后，推荐重新启动系统，然后再进行其他操作。

步骤5：检查声卡、网卡等其他硬件设备的驱动安装。

步骤6：安装打印机、扫描仪等其他外设驱动。按照这样的顺序安装能使系统文件合理搭配，协同工作，充分发挥系统的整体性能。

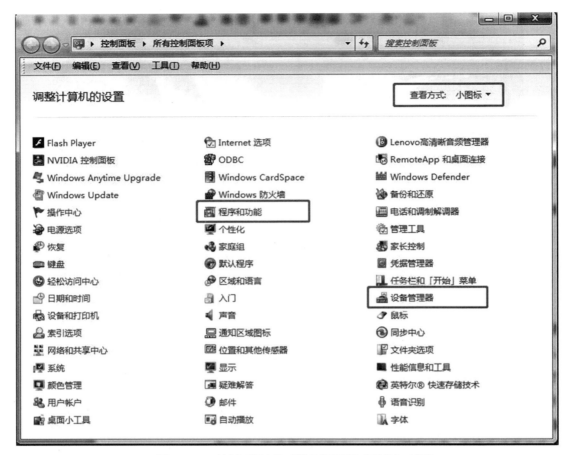

▲ 图1-1-29 控制面板中的"设备管理器""程序和功能"

步骤7：对于键盘、鼠标、显示器等设备也都有专门的驱动程序，尤其是一些大品牌厂商，虽然这些设备能够被系统正确识别并使用，但是在安装对应的驱动后，不仅能提高稳定性和性能，还能获得一些特殊功能，方便不同的用户使用。

二、如何获取驱动程序

要获取驱动程序，首先要知道计算机中各硬件设备的型号，然后才知道需要哪些相应的硬件驱动程序。当然，如果使用"驱动精灵""驱动人生"等软件，就可以自动识别全部驱动，方便快捷。

（一）获取驱动程序前的准备：识别硬件型号

对于硬件型号的识别，首先需要使用检测软件，在Windows下得到相关的硬件信息，直观且方便。推荐使用EVEREST工具来识别硬件型号，如图1-1-30所示。EVEREST软件能够识别绝大部分硬件型号，如果遇到无法识别的硬件，可以按照如下方法识别：

1. 查看说明书或配套盘　在购买硬件之后，一般都附带硬件的说明书和驱动盘。在说明书中会详细介绍此硬件的型号，以及该硬件在各种操作系统中的安装方法。

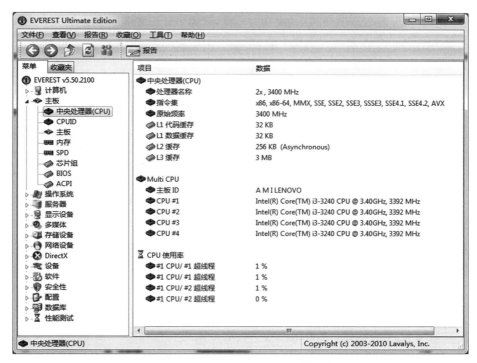

▲ 图1-1-30　EVEREST检测硬件信息

2. 硬件上的型号标识　在一些硬件的外观上，通常会印有型号，如主板的电路板上就印有型号，如果没有，通过查看硬件上的芯片也可以看出该产品的型号，如显卡的显示芯片、主板的北桥芯片等。

（二）获取驱动程序的途径

知道硬件设备的型号后，通常可以从以下几方面获取驱动程序：

1. 驱动程序配套光盘　在购买硬件设备时，厂家都会提供配套光盘，这些盘中存有该硬件设备的驱动程序。但不推荐使用配套光盘中的驱动程序，因为一般配套光盘中的驱动程序都是硬件刚推出时的旧版本，有的厂商会不断对驱动程序进行优化，定期更新驱动程序，而手中硬件的性能（包括兼容性、稳定性和速度）都会随着驱动的升级而不断地趋于完美，并且还会有更多的功能。

2. 操作系统自带的驱动程序　Windows操作系统几乎包含了绝大多数硬件的驱动，原则上是操作系统的版本越高兼容的硬件设备也就越多。但是由于硬件的更新总是领先于操作系统的版本更新，并且硬件厂商为了提高其硬件产品的性能和兼容性，也会不断发布新版本的驱动程序，所以操作系统所包含的驱动程序版本一般较低，不能完全发挥硬件的性能和拥有充分的兼容性。因此，只有在无法通过其他途径获得专用驱动程序的情况下，才会使用操作系统提供的驱动程序。

3. 从官网下载或通过"驱动之家"等网站下载　现在新驱动程序都通过网络发布，所以推荐以这种方式获取驱动。除到硬件厂商网站下载驱动程序外，也可以到驱动下载整合网站，如"驱动之家"下载所需的驱动。特别强调，在网络上下载新驱动时，一定要注意下载操作系统支持的版本，如果是32位Windows系统，就要下载32位的驱动程序；如果是64位Windows系统，就要下载64位的驱动程序。

三、如何安装驱动程序

准备好所有要安装的驱动程序后，就可以开始安装驱动程序了。驱动程序的安装方法也有很多种。

（一）"傻瓜"化安装

硬件厂商已经越来越注重其产品的人性化，其中就包括将驱动程序的安装尽量简单化，有些硬件厂商提供的驱动程序光盘中加入了"Autorun.exe"自启动文件，只要将光盘放入计算机的光驱，便会自动启动。然后，在启动界面中，单击相应的驱动程序名称就可以自动开始安装。另外，很多驱动程序盘都带有一个"Setup.exe"可执行文件，只要双击运行，然后按提示按"Next（下一步）"就可以完成驱动程序的安装。

（二）从设备管理器里指定安装

如果驱动程序文件中没有"Autorun.exe"自启动文件，也没有"Setup.exe"安装可执行文件，这时需自己指定驱动程序文件，进行手动安装。在设备管理器中，通过指定驱动程序的位置完成驱动程序安装的方法也适用于更新驱动程序。

步骤1：单击"控制面板"→"设备管理器"，如图1-1-31所示，"其他设备"中的"基本系统设备"没有安装驱动程序，因其前面有黄色感叹号"！"标记。

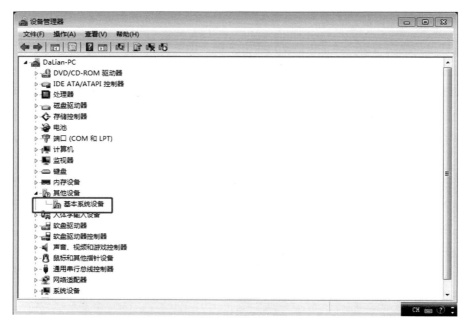

▲ 图1-1-31 "设备管理器"标示的有问题的设备

步骤2：光标移至"基本系统设备"单击右键，然后选择"更新驱动程序软件"，弹出如图1-1-32所示的对话框，询问如何搜索驱动程序，如果知道驱动程序位置，可以浏览选择；如果不知道驱动程序，则选择自动搜索更新的驱动程序软件。

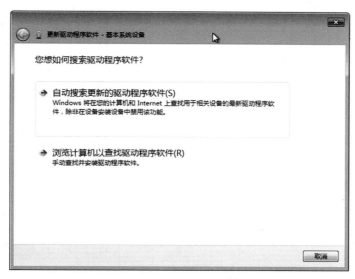

▲ 图1-1-32　搜索驱动程序软件方式

（三）Windows 自动搜索驱动程序

Windows 7操作系统支持"即插即用"，所以当安装了新设备后启动计算机，在计算机进入操作系统时，若安装的硬件设备支持即插即用功能，则在计算机启动的过程中，系统会自动检测新设备，当Windows检测到新的硬件设备时，会提示安装设备驱动程序软件。

四、升级、备份和卸载驱动程序

（一）升级驱动程序

前面已经提到过新版驱动的诸多好处，因此，应该时常关注计算机硬件是否有新的驱动，做到及时更新。升级驱动程序的方法有两种：

1. 手动更新　在硬件设备的官方网站或"驱动之家"等网站下载自己所需的新版本驱动程序，然后安装即可。为了避免出现兼容性问题，建议升级新的驱动程序前，最好先把老版本的驱动程序卸载后再安装新的驱动程序，卸载方法将在后文提到。

2. 软件更新　为了解决驱动更新的麻烦，也可以下载"驱动精灵"等集驱动整合、检测、更新为一体的软件来完成硬件驱动的更新。

（二）备份驱动程序

备份驱动程序是指直接从操作系统提取已经安装好的驱动程序进行备份，而不是对原有的驱动盘进行备份。备份的好处是重装系统后能够快速地恢复原有功能，对于驱动程序的备份，虽然也可以手工备份，但是操作比较烦琐，不推荐。推荐使用工具类软件，如"驱动精灵"等。

（三）卸载驱动程序

为避免出现兼容性问题，在升级新的驱动程序前，建议先将旧版本驱动程序卸载，然后再进行新版本的安装，卸载旧版本驱动程序的方法有：

1. 在设备管理器中卸载　先进入"控制面板"→"设备管理器"，打开设备管理器，找到想要卸载驱动程序的硬件设备，右击，在弹出的快捷菜单中选择"卸载"即可，如图1-1-33所示。

也可以双击该硬件设备，然后在弹出的对话框中选择"驱动程序"，单击"卸载"。

2. 在"程序和功能"中卸载　对于有些驱动程序，安装后会自动添加到控制面板的"程序和功能"，对此类驱动程序，也可以在"程序和功能"中将其卸载。

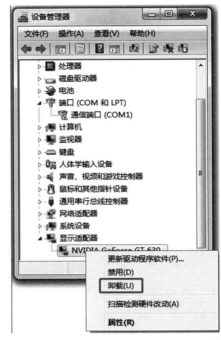

▲ 图1-1-33　设备管理器–卸载

任务 1-2　计算机中数据的表示与存储

【任务描述】

● 西文字符和汉字在计算机内是如何存储的？如果将26个英文字母存储在计算机内，需要多少存储空间？

● 32×32点阵字库中每个汉字需要多少字节存储？

● 假如家中新安装了宽带，带宽50Mbps。当使用该宽带下载文件时，理论上要下载有512万个汉字的文本文件，至少需要多长时间？

【知识点分析】

计算机最主要的功能是处理信息，如处理文字、声音、图形和图像等。在计算机内部，各种信息都必须经过数字化编码后才能被传送、存储和处理。因此，要完成此任务，还必须了解计算机中信息的表现形式。

1.2.1　计算机中数据的表示

一、数制

（一）二进制

计算机内部是一个二进制数字世界，采用二进制来保存数据和信息。无论是指令还是数据，还是图形、图像、声音等信息，若想存入计算机，都必须采用二进制编码形式。为什么在计算机中必须使用二进制数，而不使用人们习惯的十进制数？原因为二进制对于现代计算机的研制具有重要的理论意义：首先，二进制有两个数码，即0和1，这在自然界中使用具有两种稳定状态的电气组件很容易表示和存储，如开关的通、断，电容的充电与放电，电压的高与低等。计算机的电子器件、磁存储和光存储的原理都采用了二进制的思想，即通过磁极取向、表面凹凸来记录数据0和1。其次，二进制用来表示的二进制数的编码、计数、加减运算规则简单，使计算机运算器的硬件结构大大简化，易于控制。而且，1和0还可以代表逻辑值的"真"和"假"。

但由于二进制数书写冗长、易错、难记，并且十进制数与二进制数之间的转换过程也比较复杂，所以，尽管在计算机内部都使用二进制数来表示各种信息，在计算机外部仍采用人们熟悉和便于阅读的形式表示信息，如采用十进制、八进制、十六进制、文字、图形、音频、视频等。

（二）进位计数制

数制也称计数制，是指用一组固定的符号和统一的规则来表示数值的方法。按进位的方法进行计数，称为进位计数制。下面介绍各种进制数的表示。

1. 十进制　在十进制数中，基数为10。因此在十进制数中出现的数字字符有10个：0、1、2、3、4、5、6、7、8、9。采用"逢十进一"的计数原则。对任何一个 n 位整数，m 位小数的十进制数 N，都可按权展开，其展开形式表示为：

$$N=a_{n-1} \times 10^{n-1}+\cdots+a_1 \times 10^1+a_0 \times 10^0+a_{-1} \times 10^{-1}+\cdots+a_{-m} \times 10^{-m}$$

即：

$$N=\sum_{i=-m}^{n-1} a_i \times 10^i$$

如十进制数123.45可以表示为：

$$(123.45)_{10}=1 \times 10^2+2 \times 10^1+3 \times 10^0+4 \times 10^{-1}+5 \times 10^{-2}$$

2. 二进制　在二进制数中，基数为2。因此在二进制数中出现的数字字符只有2个：0与1。采用"逢二进一"的计数原则。对任何一个 n 位整数，m 位小数的二进制数 N 可表示为：

$$N=a_{n-1} \times 2^{n-1}+\cdots+a_1 \times 2^1+a_0 \times 2^0+a_{-1} \times 2^{-1}+\cdots+a_{-m} \times 2^{-m}$$

即：

$$N=\sum_{i=-m}^{n-1} a_i \times 2^i$$

上式即为二进制数按权展开的形式。不难看出，它与十进制的差别仅仅在于进位基数变化了，每个位的"权"表现为2的幂次关系。如二进制数10011.101可以表示为：

$$(10011.101)_2=1 \times 2^4+0 \times 2^3+0 \times 2^2+1 \times 2^1+1 \times 2^0+1 \times 2^{-1}+0 \times 2^{-2}+1 \times 2^{-3}$$

3. 八进制　在八进制数中，基数为8。因此在八进制数中出现的数字字符有8个：0、1、2、3、4、5、6和7。采用"逢八进一"的计数原则。对任何一个 n 位整数，m 位小数的八进制数 N 可表示为：

$$N=a_{n-1} \times 8^{n-1}+\cdots+a_1 \times 8^1+a_0 \times 8^0+a_{-1} \times 8^{-1}+\cdots+a_{-m} \times 8^{-m}$$

即：

$$N=\sum_{i=-m}^{n-1} a_i \times 8^i$$

上式即为八进制数按权展开的形式。它与十进制和二进制的差别也仅仅在于进位基数变化了，每个位的"权"表现为8的幂次关系。如八进制数123.45可以表示为：

$$(123.45)_8 = 1 \times 8^2 + 2 \times 8^1 + 3 \times 8^0 + 4 \times 8^{-1} + 5 \times 8^{-2}$$

4. 十六进制　在十六进制数中，基数为16。因此在十六进制数中出现的数字字符有16个：0、1、2、3、4、5、6、7、8、9、A、B、C、D、E和F。计数原则为"逢十六进一"。这里用A、B、C、D、E、F代表十进制数中10、11、12、13、14、15。对任何一个n位整数，m位小数的十六进制数N，可表示为：

$$N = a_{n-1} \times 16^{n-1} + \cdots + a_1 \times 16^1 + a_0 \times 16^0 + a_{-1} \times 16^{-1} + \cdots + a_{-m} \times 16^{-m}$$

即：

$$N = \sum_{i=-m}^{n-1} a_i \times 16^i$$

上式即为十六进制数按权展开的形式。它与十进制、二进制、八进制的差别也在于进位基数变化了，每个位的"权"表现为16的幂次关系。如十六进制数123.45可以表示为：

$$(123.45)_{16} = 1 \times 16^2 + 2 \times 16^1 + 3 \times 16^0 + 4 \times 16^{-1} + 5 \times 16^{-2}$$

二、数制间的相互转换

（一）非十进制数转换为十进制数

非十进制数转换为十进制数的方法是：把各个非十进制数写出它的按权展开的形式，然后计算出相应的十进制数。

【例1.1】把二进制数（1101.101）$_2$转换成十进制数。

解：$(1101.101)_2 = 1 \times 2^3 + 1 \times 2^2 + 0 \times 2^1 + 1 \times 2^0 + 1 \times 2^{-1} + 0 \times 2^{-2} + 1 \times 2^{-3} = 8 + 4 + 0 + 1 + 0.5 + 0.25 + 0.125 = (13.875)_{10}$

【例1.2】把八进制数（256.124）$_8$转换成十进制数。

解：$(256.124)_8 = 2 \times 8^2 + 5 \times 8^1 + 6 \times 8^0 + 1 \times 8^{-1} + 2 \times 8^{-2} + 4 \times 8^{-3} = 128 + 40 + 6 + 0.125 + 0.031\,25 + 0.007\,812\,5 = (174.164\,062\,5)_{10}$

【例1.3】把十六进制数（12CA.48）$_{16}$转换成十进制数。

解：$(12CA.48)_{16} = 1 \times 16^3 + 2 \times 16^2 + C \times 16^1 + A \times 16^0 + 4 \times 16^{-1} + 8 \times 16^{-2} = 4\,096 + 512 + 192 + 10 + 0.25 + 0.031\,25 = (4\,810.281\,25)_{10}$

（二）十进制数转换为非十进制数

转换规则：整数部分采用"逐次除以基数取余"法，直到商为0；小数部分采用"逐次乘以基数取整"法，直到小数部分为0或取到有效数位。

1. 十进制数转换成二进制数　整数部分采用"逐次除以2取余"法；小数部分采用"逐次乘以2取整"法。

【例1.4】将十进制数6转换为二进制数，其过程如下所示：

$$
\begin{array}{r|l}
2 & 6 \\
\hline
2 & 3 \\
\hline
2 & 1 \\
\hline
& 0
\end{array}
\quad
\begin{array}{l}
\text{取余数} \\
\cdots\cdots \; 0 \\
\cdots\cdots \; 1 \\
\cdots\cdots \; 1
\end{array}
\uparrow
$$

【例1.5】将0.25转换为二进制小数，其过程如下所示：

$$
\begin{array}{r}
0.25 \\
\underline{\quad 2 \quad} \\
0.5 \\
\underline{\quad 0 \quad} \\
1.0
\end{array}
\quad
\begin{array}{l}
\text{取整} \\
\\
\cdots\cdots \; 0 \\
\\
\cdots\cdots \; 1
\end{array}
\downarrow
$$

需要注意的是，并不是任何十进制小数都能精确转换为二进制小数，此时，只能按计算精度要求取得一个近似值。例如，将十进制小数0.2转换为二进制小数，需指定精度，如转换后保留小数点后4位，则$(0.2)_{10} \approx (0.0011)_2$。

2. 十进制转八进制或十六进制　同十进制数转二进制数的方法一样，分别采用"逐次除以8取余，逐次乘以8取整"或"逐次除以16取余，逐次乘以16取整"法，可将十进制数转换成八进制数或十六进制数。

（三）非十进制数之间的转换

两个非十进制数之间的转换方法可以先将被转换数转换为相应的十进制数，然后再将十进制数转换为其他进制数。但由于二进制、八进制和十六进制之间存在特殊关系，即$8^1 = 2^3$，$16^1 = 2^4$，因此使用下面的转换方法更容易。

1. 二进制、八进制数之间的转换　由于1位八进制数相当于3位二进制数，因此，二进制数转换成八进制数，只需以小数点为界，整数部分按照由右至左（由低位向高位）、小数部分按照从左至右（由高位向低位）的顺序每3位划分为一组，最左面、最右面不足3位二进制数时用0补足。按表1-2-1，每3位二进制数分别用与其对应的八进制数码来取代，即可完成转换。而将八进制数转换成二进制数的过程正好相反。

【例1.6】将$(11001110.01010101)_2$转换成八进制数。

解：$(\underline{011}\,\underline{001}\,\underline{110}\,.\,\underline{010}\,\underline{101}\,\underline{010})_2$

$\quad\quad\;\downarrow\quad\downarrow\quad\downarrow\quad\;\,\downarrow\quad\downarrow\quad\downarrow$

$\quad\;(\;3\quad\;1\quad\;6\;.\;\,2\quad\;5\quad\;2\;)_8$

【例1.7】将$(374.625)_8$转换成二进制数。

解：$(\;3\quad\;7\quad\;4\;.\;\,6\quad\;2\quad\;5\;)_8$

$\quad\quad\;\downarrow\quad\downarrow\quad\downarrow\quad\;\,\downarrow\quad\downarrow\quad\downarrow$

$\quad\;(\underline{011}\,\underline{111}\,\underline{100}\,.\,\underline{110}\,\underline{010}\,\underline{101})_2$

2. 二进制、十六进制数之间的转换　由于十六进制的1位数相当于二进制的4位数，因此二进制数与十六进制数之间的转换就如同二进制数与八进制数之间的转换，只是4位一组，不足4位补0。所以将二进制数转换成十六进制数，整数部分从小数点由右往左每4位一组转换，若不够四位时，在最左面补0，补足4位。小数部分从小数点开始自左向右每4位一组进行转换，若不够4位时，在最右面补0，补足4位。

十六进制数转换成二进制数：如将十六进制数转换成二进制数，只要将每位十六进制数用4位相应的二进制数表示，即可完成转换。

【例1.8】将（11101110100101.1011011）$_2$转换成十六进制数。

解：（ 0011 1011 1010 0101 . 1011 0110 ）$_2$

　　↓　　↓　　↓　　↓　　　↓　　↓

（ 3　 1　 6　 2 . 5　 2 ）$_8$

▼ 表1-2-1　二进制、八进制和十六进制之间的关系

二进制	八进制	二进制	十六进制	二进制	十六进制
000	0	0000	0	1000	8
001	1	0001	1	1001	9
010	2	0010	2	1010	A
011	3	0011	3	1011	B
100	4	0100	4	1100	C
101	5	0101	5	1101	D
110	6	0110	6	1110	E
111	7	0111	7	1111	F

1.2.2　计算机中数据的存储

一、数字化信息编码

数字化信息编码是把少量二进制符号（代码）按照一定规则组合，以表示大量复杂多样的信息的一种编码。一般来说，根据描述信息的不同可分为数字编码、字符编码、汉字编码等。

（一）数字编码

数字编码是用二进制数按照某种规律来描述十进制数的一种编码。最简单且最常用的是8421码，或称BCD码（二进制编码的十进制码，binary-code-decimal）。它利用四位二进制代码进行编码，这四位二进制代码从高位至低位的位权分别为2^3、2^2、2^1、2^0，即8、4、2、1。并用来表示一位十进制数。下面列出十进制数符与8421码的对应关系。

十进制数：0　　　1　　　2　　　3　　　4　　　5　　　6　　　7　　　8　　　9

8421码：0000　　0001　0010　0011　0100　0101　0110　0111　1000　1001

根据这种对应关系，任何十进制数都可以与8421码进行转换。例如：

$$(835)_{10} = (1000\ 0011\ 0101)_{BCD}$$

$$(1001\ 0101\ 1001\ 0110)_{BCD} = (9\ 596)_{10}$$

（二）字符编码（ASCII 码）

在计算机中，对非数值的文字和其他符号进行处理时，要对文字和符号进行数字化处理，即用二进制编码来表示。字符编码就是规定用怎样的二进制编码来表示文字和符号。

ASCII 码（American Standard Code of Information Interchange）是 "美国信息交换标准代码" 的缩写。该种编码后来被国际标准化组织（International Organization for Standardization，ISO）采纳，作为国际通用的字符信息编码方案。在计算机内部用一个字节（8 位二进制数）存放一个 ASCII 码，二进制位最高位是以 0 为基本 ASCII 码，其范围是 0~127，来表示 128 个不同的字符（因 $2^7 = 128$）。ASCII 码中，每一个编码转换为十进制数的值被称为该字符的 ASCII 码值。ASCII 码表中有 34 个非图形字符（又称为控制字符），其余 94 个可打印字符，称为图形字符。这些字符按 ASCII 码从小到大的顺序排列。ASCII 码表如表 1-2-2 所示。

▼ 表 1-2-2　ASCII 码表

$b_3b_2b_1b_0$ ＼ $b_6b_5b_4$	000	001	010	011	100	101	110	111
0000	NUL	DLE	SP	0	@	P	`	p
0001	SOH	DC1	!	1	A	Q	a	q
0010	STX	DC2	"	2	B	R	b	r
0011	ETX	DC3	#	3	C	S	c	s
0100	EOT	DC4	$	4	D	T	d	t
0101	ENQ	NAK	%	5	E	U	e	u
0110	ACK	SYN	&	6	F	V	f	v
0111	BEL	ETB	'	7	G	W	g	w
1000	BS	CAN	(	8	H	X	h	x
1001	HT	EM	)	9	I	Y	i	y
1010	LF	SUB	*	:	J	Z	j	z
1011	VT	ESC	+	;	K	[	k	{
1100	FF	FS	,	<	L	\	l	|
1101	CR	GS	–	=	M	]	m	}
1110	SO	RS	.	>	N	^	n	~
1111	SI	US	/	?	O	_	o	DEL

（三）汉字编码

汉字在计算机内也采用二进制的数字化信息编码。由于汉字的数量大，常用汉字也有几千个，显然汉字编码比 ASCII 码要复杂得多，用一个字节（8bit）是不够的，目前的汉字编码方案有二字节、三字节，甚至四字节。在一个汉字处理系统中，输入、内部处理、输出对汉字的要求不同，所用代码也不尽相同。所以，汉字信息处理系统在处理汉字词语时，要进行输入码、国标码、内码、字型码等一系列的汉字代码转换。

1. **国标码**　1981 年颁布了中华人民共和国国家标准《信息交换汉字编码字符集　基本集》（GB 2312—80），这种编码被称为国标码。在国标码字符集中共收录了汉字和图形符号 7 445 个，其中一级汉字 3 755 个，二级汉字 3 008 个，西文和图形符号 682 个。

2. **汉字输入码与机内码**　计算机处理汉字时，由于汉字具有特殊性，因此汉字输入、存储、处理及输出过程所使用的代码均不相同。其中包含用于汉字输入的输入码、机内存储和处理的机内码、用于显示及打印的字模点阵码（字形码）。

（1）输入码（外码）：汉字由各种输入设备以不同方式输入到计算机所用到的编码。每种输入码都与相应的输入方案有关。根据不同的输入编码方案不同，一般可分类为数字编码（如区位码）、音码（如拼音编码）、字形码（如五笔字型编码）及音形混合码等。

（2）机内码：汉字系统中对汉字的存储和处理使用了统一的编码，即汉字机内码（也称为机内码或内码）。机内码与国标码稍有区别，如果直接用国标码作内码，就会与 ASCII 码冲突。在汉字输入时，根据输入码通过计算或查找输入码表完成输入码到机内码的转换。如果用十六进制表示，就是把汉字国标码的每个字节都加 80H（即二进制数 10 000 000）。即汉字国标码（H）+ 8 080（H）= 汉字机内码（H）。

3. **汉字库与汉字字形码**　字形码是汉字字库中存储的汉字字形的数字化信息，用于汉字的显示和打印。目前，汉字字形的产生方式大多是用点阵或矢量函数表示。点阵表示方式是以点阵的方式形成汉字图形，缺点是字形放大后产生锯齿，效果差。而矢量表示方式解决了点阵字形放大后的锯齿问题，数学形描述（True Type）技术就是汉字的矢量表示方式。

一个汉字的点阵有多种表示，如 16×16、24×24、32×32、48×48 等。一个汉字字形中行数、列数分得越多，描绘的汉字也越细微，但占用的存储空间也就越多。如图 1-2-1 所示是一个 16×16 点阵的汉字"中"，用"1"表示黑点，"0"表示白点，则黑白信息就可以用二进制数来表示。由于每个点的信息都要用一位二进制数来表示，则一个 16×16 的汉字字模要用 32 个字节来存储。国标码中的 6 763 个汉字及符号要用 261 696 字节存储。以这种形式存储所有汉字字形信息的集合被称为汉字字库。可以看出，随着点阵的增大，所需存储容量也很快变大，其字形质量也越好，但存储成本也越高。

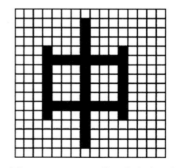

▲ 图 1-2-1　16×16 的汉字点阵"中"

二、数据的存储

在计算机内，西文字符是以 ASCII 码存储的，占 1 个字节，汉字在计算机内是以内码存储的，占 2 个字节。如果存储 26 个英文字母，需要 26 个字节。

32×32 点阵字库中每一个汉字共有 1 024 个点（32×32），每个点都用一个二进制位来存储，共需要 1 024 个二进制位，1 024b＝128byte，所以需要 128 个字节存储。

50M 带宽是指在 1 秒内能通过的最大比特位数为 50Mbps（b 为比特位 bit），50M 宽带的理论最高下载速率是 50×1 024/8 ＝6 400KB/s（KB 为千字节）。如果要下载 1 个有 512 万个汉字的文本文件，512 万个汉字的所占的字节数为 512×10 000 ×2B＝10 240 000B＝10 000KB，所以，下载512 万个汉字至少需要 10 000KB/6 400≈1.563 秒。

任务 1-3　计算机领域最新的技术发展和动态

【任务描述】

1. 什么是人工智能？人工智能发展到今天可以为我们做什么？人工智能对社会生活的影响有哪些？未来人工智能会往哪些方向发展？

2. 什么是大数据和云计算？大数据技术的意义和趋势是什么？我国大数据的发展怎样？云计算的应用都有哪些？

3. 虚拟现实是什么？分成哪几种？应用有哪些？

4. 区块链是什么？应用有哪些？

5. 我国国产软件都有哪些？发展如何？

【知识点分析】

人工智能、大数据、云计算、区块链技术等都是当今计算机领域最新的技术，这些技术已经对我们的日常学习、生活产生了很大的影响，因此，了解计算机领域与我们息息相关的技术发展和动态很有必要，同时，也要了解我国国产软件的发展。

1.3.1　人工智能

从 2022 年初开始，ChatGPT 火遍全球，借助 Midjourney 创作的作品《太空歌剧院》在 2022 年美国科罗拉多州博览会艺术比赛上，获得了"数字艺术/数字修饰照片"一等奖。我国的"文心一言""盘古""通义千问"等人工智能模型也已开始部署和应用，"人工智能"这个名词突然被人们所熟知，那么，人工智能到底是什么，能做哪些事？它对人类的社会生活又会带来哪些影响呢？

一、人工智能的定义和实现

人工智能（artificial intelligence，AI）是指利用计算机技术与算法模拟实现人类智能的能力，包括自然语言处理、机器学习、知识表示与推理、图像识别、语音识别、智能控制等方面的技术。

人工智能是计算机科学的一个分支，它的目的是研究如何让计算机具有类似于人类的智能行为和决策能力。在具体实现上，人工智能涉及多个领域和技术。

1. 自然语言处理　让计算机能够理解和处理自然语言，如语音识别、语义分析、自动翻译等。

2. 机器学习　通过让计算机学习数据和模式，让其能够执行预测、分类、聚类等任务，如分类器、回归分析、聚类分析等。

3. 知识表示与推理　让计算机能够理解和处理知识，并根据已有知识进行推理和推断，如专家系统、知识图谱等。

4. 图像识别　让计算机能够识别和理解图像和视频，如人脸识别、物体识别、场景理解等。

5. 智能控制　让计算机能够自主决策和控制，如自动驾驶、智能家居、无人机等。

二、人工智能的发展历程

人工智能其实不是一个新的概念，它的发展历史可以追溯到20世纪50年代。人工智能的发展历程可以分为以下几个阶段：

（一）20世纪50年代：人工智能的起源

1956年，达特茅斯会议（Dartmouth Conference）是人工智能领域的开端。科学家们讨论了人工智能的概念，并开始研究开发能够模拟人类智能的计算机程序。

艾伦·图灵是英国数学家、逻辑学家、密码学家、计算机科学家，被认为是计算机科学领域的先驱之一。他的研究和理论奠定了计算机科学和人工智能的基础。

在20世纪50年代初期，人们开始尝试通过计算机程序实现智能化，从而开创了人工智能的研究和发展。而图灵则在20世纪30年代和40年代就开始了对计算机的早期研究和发展，并提出了"图灵测试"。这个测试被用来检测一个机器是否具备像人类一样的智能行为能力。这个概念对人工智能研究的发展起了重要的推动作用。

除了图灵测试，图灵还提出了"通用计算机"的概念，这为今天的计算机科学和人工智能技术提供了理论基础，而且在计算机如此基础性的领域开创了众多重要的概念、理论和方法，图灵被称为计算机科学的鼻祖，也被认为是人工智能研究的奠基人之一。

（二）20世纪60年代：逻辑推理

在这个时期，科学家们开始研究基于逻辑推理的人工智能。例如，约翰·麦卡锡（John McCarthy）发明了LISP语言，并开发了用于逻辑推理的人工智能程序。同时，人工智能还在图像识别和语音识别等方面取得了一些进展。

（三）20世纪70年代：专家系统

在这个时期，人工智能的研究焦点从逻辑推理转向了专家系统。专家系统是一种能模拟人类专家知识和决策的人工智能程序。Mycin 系统成为这个时期的一项重要成果，它能够诊断细菌感染和推荐治疗方案。

（四）20世纪80年代：机器学习

在这个时期，机器学习开始崭露头角。机器学习是一种能够让计算机自主学习知识和技能的人工智能技术。汤姆·米切尔（Tom Michell）发明了决策树算法，并开创了机器学习的一个分支——监督学习。同时，还有一些公司开始尝试将人工智能技术应用到商业领域，如财务、销售和制造业等。

（五）20世纪90年代：专家系统和机器学习的结合

在这个时期，人工智能开始尝试将专家系统和机器学习技术结合起来。这种结合技术被称为混合智能（hybrid AI）。这种方法支持人工智能程序自主学习和自动决策，如IBM公司的混合智能系统 Deep Blue，它在1997年击败了国际象棋世界冠军加里·卡斯帕罗夫。

（六）21世纪初：神经网络和深度学习

随着计算机处理能力的不断提高，人工智能有了新的飞跃。此时出现了神经网络和深度学习技术，这些技术可以帮助人工智能程序自主学习和自我进化。AlphaGo（阿尔法围棋）就是这个时期一个重要的例子，它是由谷歌公司开发的深度强化学习技术，并在2016年击败了当时的人类围棋冠军李世石。

2022年，美国人工智能公司 Open AI 发布 ChatGPT，颠覆了以往人们对人工智能的传统看法，ChatGPT 的自生成大语言模型代表了人工智能领域的最新成果和发展方向，如图1-3-1所示。

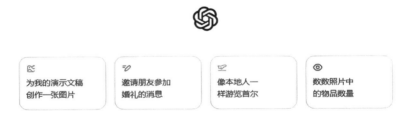

▲ 图1-3-1　ChatGPT 界面

经过 GPT、GPT-2、GPT-3 三个版本的迭代和发展，第四代 GPT-4 的参数达到了100万亿个。ChatGPT 通过海量数据存储和高效设计架构理解和解读用户请求，可以通过近乎人类自然语言的方式生成具有"较高复杂度的回应文本"，甚至能完成撰写视频脚本、文案，进行机器翻译、分类、代码生成、对话等任务，展现了惊人的自然语言理解和沟通能力以及通用能力。

三、人工智能对社会生活的影响和展望

如今，人工智能已经广泛应用于我们生活的各个方面。人工智能机器人、语音助手、自动驾驶汽车、智能家居等，都是人工智能融入我们生活中的典型范例。同时，人工智能在医疗诊断、金融投资、城市管理等领域的应用也越来越广泛，为我们的生产和生活带来了许多便利和

改变。

然而，人工智能的出现和快速发展，也给人类社会带来了一些潜在的风险和挑战。在经济、就业、道德等方面，人工智能都给我们的生活带来新的问题。同时，随着人工智能越来越普及，它所掌握的人类数据和信息也越来越多，这对人类的隐私和安全构成了极大的威胁。

（1）就业问题：随着人工智能技术的发展和应用，一些重复性、简单性的工作可能会被自动化取代，这可能会对一些产业和职业产生影响，有可能导致失业问题。

（2）隐私和安全问题：由于人工智能涉及大量的数据和信息，因此隐私和安全问题可能会成为一个难以解决的问题。如果人工智能被黑客攻击或用于非法活动，可能会对个人、企业和国家带来危害。

（3）伦理和道德问题：人工智能可能会产生一些伦理或道德问题，如人工智能是否可以接受作为法官或医生的职业，人工智能是否可以被用作军事用途等。

（4）控制问题：随着人工智能技术的发展，有些人会担心人工智能会超过人类的控制能力，甚至可能会发展出自我意识和自主行动的能力。

人工智能的发展确实会带来一些潜在的风险和挑战，但是也有很多专家认为，只要我们合理地应用和管理人工智能技术，就可以最大限度地降低风险，同时获得许多好处和优势。

对此，我们需要对人工智能进行适当的规范和控制，同时也需要在人工智能技术的应用中更多地考虑人类的需求和利益。只有这样，人工智能才能真正成为助力我们生活和工作的好工具。未来，人工智能技术将在更多领域得到应用，如智能化农业、智能化金融、智慧旅游等，将为人类社会带来更多的便利。

未来人工智能的发展趋势包括以下几个方面：

（1）更加智能化和高效化：随着数据量的增加和算法的优化，人工智能将越来越智能化和高效化，可以更好地应对人工智能在各个领域的应用需求。

（2）更加人性化：人工智能的研究将更加注重算法的透明度、可解释性，为人们带来更便捷、安全、有效的服务与体验，也更好地考虑了人机交互的问题。

（3）更加普遍化：人工智能的应用范围将会持续扩展，将涵盖更多领域，如医疗、金融、交通、安全等多种行业和社会生活领域。

1.3.2　大数据和云计算

一、大数据的定义和特征

大数据（big data）是指数据量巨大、处理速度快并且数据类型复杂的数据集合。这些数据可能有许多来源，包括传感器、设备、社交媒体、网站、电子商务交易等。大数据具有三个主要特点：高速性、多样性和数量级。高速性是指数据在快速增长和实时处理的速度快；多样性是指数据来源形式的多样性，如结构化、半结构化和非结构化数据；数量级是指数据的数量极大。

大数据需要高度先进的计算能力、大规模的存储系统来处理和管理，同时还需要各种工具和技术，如数据挖掘、机器学习、自然语言处理、数据可视化等来对这些数据进行分析和应用。大数据已经广泛应用于各种领域，如医疗保健、金融、制造业、物流、政府工作等。

二、大数据的意义和趋势

大数据技术在当前信息时代的发展中具有重要意义，主要表现在以下几个方面：

1. 改善决策制定　大数据的挖掘和分析可以为政府、企业和个人提供更多更准确的信息，帮助他们做出更好的决策。

2. 改善市场营销　准确的数据分析可以帮助企业更好地了解顾客需求和市场趋势，从而制定更准确的市场营销策略。

3. 改善产品设计　根据大数据分析结果，企业可以更准确地了解用户需求，改进产品设计和优化产品功能，进而提高产品的市场竞争力。

4. 提高生产效率　大数据技术可以实现对大量数据的快速处理和分析，从而为生产和管理提供更好的指导，帮助企业更高效地运作。

未来，随着大数据技术的不断成熟和普及，将更多地应用于各行各业。大数据技术将更多地向智能化和自动化方向发展，从而提高数据分析和应用的效率和准确性；大数据与人工智能的结合将加速技术的发展，实现更高级别的数据处理和应用；数据安全和隐私保护将成为大数据技术发展的重要议题，相关技术将得到进一步完善和加强。

三、我国大数据的发展

自2015年国务院印发《促进大数据发展行动纲要》以来，我国大数据进入了快速发展时期，在大数据的业务量、基础设施建设、人才培养力度、国家支持力度等方面都呈现出快速增长的趋势，大数据的发展表现出快速、全面、跨领域应用等特点。主要表现在以下几个方面：

（一）金融领域

大数据在金融领域中应用最广，主要用于风险控制、信用评估、投资决策等方面。例如，银行利用大数据技术对客户进行风险评估，可以更准确地了解客户信用情况，优化信贷决策。同时，在支付宝、微信支付等移动支付领域，大数据技术也得到广泛的应用，如通过分析用户的历史消费数据，推荐更合适的产品，从而提高用户转化率。

（二）健康医疗领域

大数据在健康医疗领域中也得到广泛应用，主要体现在医疗数据的挖掘和分析、医疗资源的调配、医疗管理及健康信息服务等方面。例如，阿里云的"ET医疗"可以通过人工智能分析医疗数据，辅助医生的诊断和治疗，提高医疗效率和质量。

（三）政务管理领域

随着政府数字化转型的加速，大数据在政务管理领域中也得到广泛应用。例如，大数据可以协助政府制定规划、预测社会热点事件、优化城市管理等。另外，大数据还可以帮助政府加强对公共安全的监管，如针对特殊人群的移动跟踪和监测等。

（四）传媒娱乐领域

大数据在传媒娱乐领域中也有广泛应用，主要表现在电视收视率、网络热度、用户画像等方面，从而助力传媒娱乐产业的转型升级。

我国的大数据发展确实带来了很多经济和社会效益，但也要看到，大数据的发展也将带来安全和隐私的风险和挑战，如数据泄露和恶意攻击、数据误用、难以充分利用数据、权限泄露和数据质量差等。为了应对这些挑战，企业需要采取对应的安全和隐私保护措施，从而确保大数据的合规和安全。

四、云计算的定义和特点

云计算（cloud computing）是一种基于互联网的计算模式，是分布式计算的一种，是指通过网络将巨大的数据计算处理程序分解成无数个小程序，然后利用多部服务器组成的系统进行处理和分析这些小程序得到结果并返回给用户。云计算可以利用网络技术实现数据中心的资源共享与利用，包括计算、存储、网络、应用等各种形式的互联网技术（internet technology，IT）资源和服务。

云计算通过提供按需请求、按量计价、可伸缩、易于管理的方式，帮助用户实现更加高效的IT资源利用和运营管理，其特点为：① 基于虚拟化技术快速获取资源并部署服务；② 根据服务负荷，可以动态可伸缩地调整服务对资源的使用情况；③ 通过互联网提供面向海量信息的处理服务；④ 用户可以方便地通过互联网门户进行体验；⑤ 可以减少用户终端的处理负担，降低用户终端成本；⑥ 降低用户对于IT专业知识的依赖；⑦ 虚拟资源池为用户提供弹性资源分配。

五、云计算的应用

云计算的应用越来越广泛，涉及的领域也越来越多，可以说几乎涵盖了我们生活中的方方面面。以下是其中一些主要的应用场景：

云存储：把文件等重要数据存储到云平台，用户可以根据需求随时存取，这样可以更好地保护数据，并随时备份资料。

云办公：利用云服务提供商提供的协作工具，团队成员可以共享数据、协作工作。常见的云办公软件有 WPS、Microsoft 365 等。

云备份：将数据备份到云服务器上，便于灾难恢复、数据安全与共享。

云托管：将网站或应用部署到云计算平台上，可以提高效率并降低运行和维护成本。

云安全：通过云计算技术提供云安全服务，如入侵检测、分布式拒绝服务（distributed denial of service，DDoS）攻击防御等。

云计算人工智能：利用大数据、机器学习等技术，提供智能服务，支撑人工智能应用，如智能客服、智能语音识别等。

云游戏：游戏厂商将游戏服务器与实际游戏运行放到云端，玩家不需要下载任何客户端即可在线游玩与切换游戏。

云直播：将视频直播服务传到云平台上，可以达到更好的服务稳定性、效率与观赏体验。

云视频处理：将视频上传到云平台上，通过云计算技术提供视频处理、压缩、转码等相关服务。

云数据分析：通过云计算技术提供数据挖掘、分析、可视化等高级数据服务，帮助用户更好地发现价值数据。

云物联网：将传感器数据上传到云平台上，通过云计算技术进行大规模数据分析、处理，从而实现物联网智能化应用。

云医疗：利用云计算技术提供医疗健康服务，如远程医疗、健康咨询等。

1.3.3 虚拟现实

一、虚拟现实简介

虚拟现实（virtual reality，VR）技术是一种将计算机生成的虚拟环境与真实环境进行交互的技术，让用户在虚拟世界中有身临其境的感觉。

20世纪80年代初期，虚拟现实概念正式提出，但技术并不成熟。20世纪90年代，随着计算机性能的提升，虚拟现实技术得到了长足发展。21世纪初，随着传感器技术、人机交互技术、头显技术和视听技术等的快速发展，虚拟现实技术逐渐成熟并应用到娱乐、游戏、教育、医疗、军事等各个领域。

二、虚拟现实的分类和应用

根据技术原理和技术手段不同，虚拟现实技术可分为以下几类：

1. 全景式虚拟现实技术　采用大屏幕、多投影仪等多种显示设备，通过投影技术呈现出沉浸感极强的虚拟环境。

2. 头戴式虚拟现实技术　通过头戴式显示设备、体感设备等实现虚拟世界的呈现，用户可以进行如同在真实环境中的操作。

3. 增强型虚拟现实技术　将虚拟现实技术和真实环境结合，通过增强现实技术呈现真实环境中增加了虚拟元素。

4. 全息式虚拟现实技术　是一种可以在空中呈现图像和视频的技术，用户可以直接在空中感受到虚拟环境。

目前比较流行的虚拟现实应用有各种类型的游戏，如虚拟现实射击、飞行、赛车等游戏；虚拟现实展示，用于提供一种良好的展示平台来演示产品和服务，如虚拟现实博物馆、虚拟现实旅游等；教育和培训，将虚拟现实技术应用于教育和培训领域，以提高学习效果，如虚拟实验室、虚拟化身训练等；虚拟现实医疗，以虚拟现实技术辅助医疗，如手术规划、医学模拟等（图1-3-2）。

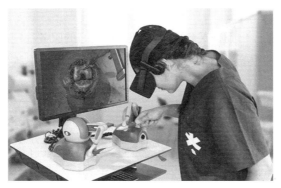

▲ 图1-3-2　英国Fundamental VR公司开发的名为
"Fundamental Surgery"的虚拟现实医疗手术模拟平台

在虚拟现实技术领域，除了虚拟现实，还有增强现实（augmented reality，AR）、混合现实（mixed reality，MR）、扩展现实（extended reality，XR）等技术。这三者都是与虚拟现实技术相似的技术。它们的不同之处在于可以与现实世界进行不同程度的融合。

增强现实可以通过手机屏幕或头戴显示设备等手段，将虚拟图像投影叠加在现实场景中，但用户仍然可以同时看到真实物体和环境，并且可以与生成的虚拟图像进行交互；混合现实将虚拟图像和现实场景进行混合，让用户能够看到虚拟物品与现实物品之间的交互，同时用户也能够在虚拟空间中进行活动；扩展现实是一种泛称，包括了增强现实和混合现实两种技术，扩展现实的目标是在现实世界上创造出一个基于数字的虚拟层，使得人人都能够融入其中。

在技术上，虚拟现实可以说是增强现实、混合现实和扩展现实的基础。增强现实、混合现实和扩展现实都是在虚拟现实的基础上发展起来的。

1.3.4　区块链技术

一、区块链的定义

区块链（blockchain）是一种带有数据"散列验证"功能的数据库。区块，就是数据块，按照时间顺序将数据区块组合成一种链式结构，并利用密码学算法，以分布式记账的方式，集体维护数据库的可靠性。所有数据块按时间顺序相连，从而形成区块链。

区块链技术起源于比特币，2008年，一位自称"Satoshi Nakamoto"（按日文罗马音可译为"中本聪"）的人提出了一种将交易记录以区块的形式连接起来的技术，并在其中加入了密码学验证的概念，以保证交易的可靠性和安全性。之后，大量的开发者和技术公司对区块链技术进行了升级和改进，推动了其广泛的应用和发展。

与传统的中心化结构不同，区块链是一个分布式的系统，数据存储在网络中的所有节点上，而不是集中存储在一个中央服务器。这种分布式的结构可以保证数据的可靠性和安全性，同时避免单点故障带来的风险。区块链技术允许多个节点之间进行直接交互，不需要中间人或信任机构的介入，从而降低了交易的成本和风险。

区块链使用加密技术来保护帐户的安全性和隐私。所有的交易都经过密码学计算，确保只有授权用户才能读取和修改特定的数据。

区块链使用共识机制来验证帐户余额和确认交易记录。节点之间会进行复杂的数学计算来达成"共识"，以防止恶意节点篡改数据；每个区块都包含了前一个区块的数字签名和自身的数字签名，这种链式的结构保证了区块链上的数据不可篡改并可永久保存。

区块链的账本可以被所有人看到，任何人都可以跟踪帐户余额和交易记录，进一步确保了数据的安全性和透明性。

二、区块链技术的应用

区块链技术可以为许多不同行业的应用场景提供安全、透明、节能和高效的交易平台。其中包括数字货币、金融支付、供应链管理、物联网、身份认证、智能合约等。通过区块链技术的应用，可以降低交易成本和风险，促进经济发展和社会进步。

区块链技术的典型应用：

1. 比特币　是最早应用区块链技术的数字货币，它允许用户直接进行交易，去除了传统金融机构的中介作用。

2. 供应链管理　区块链技术可以跟踪产品的源头、生产过程、运输过程和销售过程，从而提高供应链的透明度和可视性。

3. 智能合约　是一种自动化的合约，可以根据预先设定的规则执行，从而降低合约的成本和风险。

区块链技术已经成为下一代互联网的基础架构，它将促进数字经济的发展和创新，重塑传统产业和商业模式。然而，这种技术也引发了一些非法行为，其中私自发行虚拟货币便是典型之一。在我国，任何形式的私自发行虚拟货币都被视为违法行为，这主要是为了保护金融市场的稳定和投资者的合法权益。未经国家相关部门批准，任何机构或个人都不得擅自发行、买卖或代理买卖虚拟货币，否则将面临法律的制裁。

区块链技术虽然具有许多优点，但同时也存在一系列安全风险。这些风险包括但不限于"51%攻击"，即攻击者通过控制网络中超过50%的算力，来对区块链进行双重支付攻击或篡改区块链数据。此外，区块链还面临着智能合约漏洞、私钥丢失或被盗、区块链分叉等安全风险。这些风险可能导致资产损失、数据泄露、信任危机等严重后果，因此必须高度重视并采取有效的措施加以防范。政府和监管机构也将加强对区块链技术的监督和管理，以保障经济和社会的稳定发展。

1.3.5　国产软件的发展

我国的国产软件发展可以追溯到20世纪70年代，当时我国刚刚开始探索计算机技术的发展。从那时起，我国开始研究、开发和生产各种计算机软件，并逐步建立了自己的软件产业。

我国国产软件的发展历史可以分为三个阶段:

第一阶段:1978年至20世纪90年代初期

1978年我国开始探索计算机技术,国产软件的开发也就此开始。在这个时期,国产软件主要集中在电力、航空、卫生、民政等国有企事业单位。最早的国产软件有图书管理系统、档案管理系统、人事管理系统等基础系统软件。随着计算机硬件的不断提升,我国国产软件也逐渐从单一的系统软件领域进入到办公软件、数据库、操作系统、网络应用等领域。

第二阶段:20世纪90年代中期到21世纪初

20世纪90年代中期,随着计算机技术的不断发展和互联网的普及,我国国产软件面临新的机遇和挑战。在这个时期,国产软件的应用范围不断扩大,如计算机辅助诊断(computer aided diagnosis,CAD)软件、企业资源计划(enterprise resource planning,ERP)软件、客户关系管理(customer relationship management,CRM)软件、办公自动化(office automation,OA)软件等各种应用软件开始得到广泛的使用。同时,我国国产软件的出口业务也逐渐增长。许多国内企业纷纷推出了自己的操作系统和各种软件开发平台。

第三阶段:21世纪以后

21世纪以后,随着经济的发展和信息化水平的提高,我国的国产软件行业继续得到发展。在这个时期,国产软件的应用领域更多,如金融、电子商务、医疗、物流、教育、娱乐等领域。国产软件的技术也更加成熟和先进,如人工智能、大数据、云计算等前沿技术已经得到广泛应用。此外,国产软件在安全防护、集成开发环境、移动应用等方面也有了不俗的表现。

一、操作系统

(一)中标麒麟桌面操作系统

中标麒麟桌面操作系统是一款面向桌面应用的图形化桌面操作系统,针对x86架构及龙芯、申威、众志、飞腾等国产CPU平台进行自主开发,率先实现了对x86架构及国产CPU平台的支持,提供了高性能的操作系统产品,其桌面如图1-3-3所示。通过进一步对硬件外设的适配支持,对桌面应用的移植优化和对应用场景解决方案的构建,完全满足项目支撑、应用开发和系统定制的需求。

(二)中国红旗Linux

中国红旗Linux操作系统是由中国电子信息产业集团有限公司旗下的中国红旗软件有限公司开发的国产操作系统。它基于Linux内核和GNU工具链,提供了丰富的软件资源和强大的技术支持与服务,支持多种架构和终端设备,其桌面如图1-3-4所示。中国红旗Linux的主要应用领域包括政府机构、金融、电信、制造业等。

(三)统信UOS

统信UOS(union operating system)操作系统是由中国的统信软件技术有限公司开发的国产Linux操作系统。它基于Linux内核开发,定制了中文化界面和本地化应用,并针对性地为中文用户提供了多项方便实用的功能和服务,如输入法、字体、多语言支持等,其桌面如图1-3-5所示。UOS的应用场景广泛，可用于家庭办公、教育、电子政务、医疗、金融等领域。

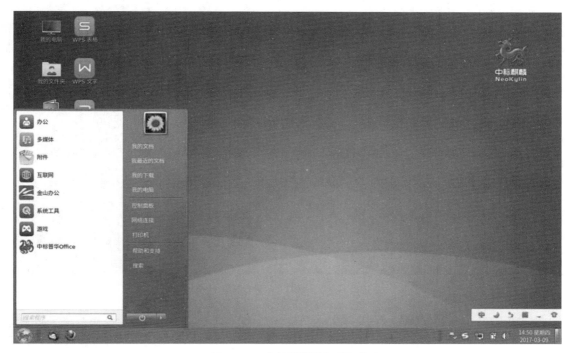

▲ 图1-3-3　中标麒麟操作系统桌面

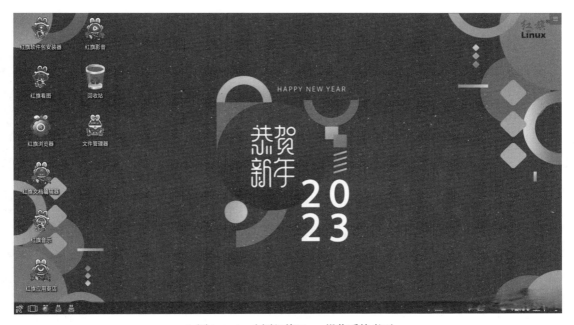

▲ 图1-3-4　中国红旗Linux操作系统桌面

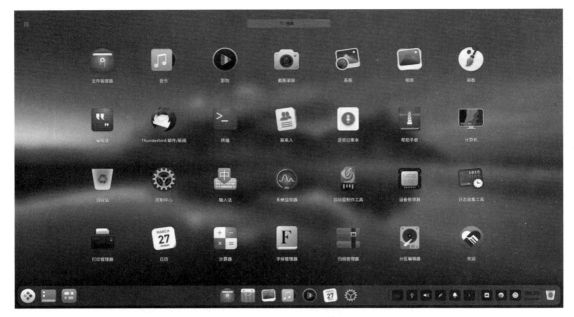

▲ 图1-3-5　统信UOS操作系统桌面

　　除了以上三种国产操作系统，还有很多企业也在积极研发和推广自己的操作系统，如鸿蒙（Harmony OS）、欧拉（Euler OS）、深度（Deepin）操作系统等，这些操作系统都在各自的领域受到了广泛关注。

二、应用软件

（一）WPS Office

　　WPS Office是一款由中国金山软件开发的办公软件。WPS Office类似于Microsoft Office，包括文字处理、表格处理和演示文稿三个应用，支持doc/docx、xls/xlsx、ppt/pptx等多种格式的文件，已经成为国内用户常用的办公软件之一。

　　与Microsoft Office相比，WPS具有轻量级、易用性、免费版、与移动端配合良好、中文本土化、团队协作、云端存储等优势，可以很好地满足用户或企业对办公的信息化需求。

（二）微信

　　微信（WeChat）是一款由腾讯公司推出的社交软件，拥有聊天、朋友圈、公众号、小程序、支付等多个功能。用户可以通过微信与好友进行聊天、分享照片视频等，还可以发布朋友圈、关注公众号、使用小程序等。微信支付也是该软件的一大特色，用户可以在微信内完成付款、转账等操作，无须使用其他支付工具，现已成为国内用户常用的社交软件之一。

（三）支付宝

　　支付宝是一款由阿里巴巴集团推出的移动支付软件，拥有付款、转账、理财等多种功能。用户可以通过支付宝实现扫码支付、转账及进行水、电、燃气等生活缴费，还可以购买理财产品、预约挂号等。

除了以上提到的这几款国产软件，还有一些常用的影响力比较大的国产应用软件，如百度、滴滴出行、美团、抖音、网易云音乐、美图秀秀等都已在各自领域成为最常用的国产应用软件。

国产软件的发展十分迅速，但也存在一些问题：一是国产软件的质量和安全性有待提高；二是国内软件市场的竞争依然不够激烈，部分国产软件的创新能力和市场开拓能力还有待提高；三是国内软件企业的规模和实力相对较小，需加强合作与创新。

未来，中国国产软件的发展将继续保持快速增长的态势。随着技术的不断进步和政策的扶持，国产软件的质量和安全性将会得到进一步提升。同时，国产软件企业也将加强自身实力的建设，提高自主创新能力，开拓更广阔的市场。

思政案例1-1　科技创新，使命担当——中国量子之父团队

　　2016年，中国科学技术大学潘建伟团队成功发射了世界首颗量子科学实验卫星"墨子号"，实现了星地量子通信。随后，他们在2017年建成世界首条量子保密通信"京沪干线"，连接北京、上海等城市。2019年，团队又取得重大突破，研发出76个光子的量子计算原型机"九章"，实现了"量子优越性"，大幅提升了量子计算速度。中国科学家潘建伟及其团队选择在国内开展研究，为量子通信、量子计算等前沿领域作出了重大贡献。他们的工作不仅推动了中国在量子科技领域的快速发展，还对全球量子信息科学的进步产生了深远影响。

　　这个团队的工作启示我们：科技创新需要持之以恒的努力和勇气，需要树立为国家科技发展贡献力量的使命感和责任感。我们应该保持对新技术的热情和好奇心，勇于探索未知领域，注重将理论知识与实际应用相结合，培养解决实际问题的能力。

【学习小结】

在第一台电子计算机ENIAC诞生后，冯·诺依曼提出了存储程序控制和计算机采用二进制的思想，至今计算机基本结构和原理仍然采用冯·诺依曼体系结构。

根据计算机所采用的物理元器件的不同，将计算机的发展划分为四个阶段。计算机有不同的分类方法，可以按计算机处理数据的类型、用途、规模和处理能力等来分类。计算机技术已渗透到医学的各个领域，并有广泛的应用。未来计算机发展趋势正逐渐向巨型化、微型化、网络化、智能化和多媒体化发展。

计算机系统包括硬件系统和软件系统两部分。硬件系统是物理设备和器件的总称，是完成信息交换、存储、处理和传输的基础。计算机由运算器、控制器、存储器、输入设备和输出设备五大部分组成。软件系统分为系统软件和应用软件。软件是计算机运行所需要的程序、数据和文档的集合。程序是计算机解决问题的若干指令的集合。

计算机中的数据都是以二进制形式存储、传输和加工处理的。数据的最小单位是b，存储容量的基本单位是B，数据单位还有KB、MB、GB、TB等。计算机中最常用的字符编码是ASCII码。汉字的编码是用两个字节来表示一个汉字。为了与ASCII码兼容，国标码的每个字节加上80H（即将每个字节的最高二进制位置1）就是汉字机内码，汉字就可以在计算机内存储和处理。

（张兵兵）

复习参考题

一、单项选择题

1. 目前微机中所广泛采用的电子元器件是
   - A. 大规模和超大规模集成电路
   - B. 电子管
   - C. 晶体管
   - D. 小规模集成电路

2. 用来传送、存储、加工处理数据或指令的计算机内部最终使用的数制是
   - A. 八进制码
   - B. 二进制码
   - C. 十进制码
   - D. 十六进制码

3. 操作系统的主要功能是
   - A. 对汇编语言程序进行翻译
   - B. 对计算机的所有资源进行控制和管理，为用户使用计算机提供方便
   - C. 对用户的数据文件进行管理，为用户管理文件提供方便
   - D. 对源程序进行编译和运行

4. 以".txt"为扩展名的文件通常是
   - A. 文本文件
   - B. 音频信号文件
   - C. 图像文件
   - D. 视频信号文件

5. 计算机的技术性能指标主要是指
   - A. 字长、运算速度、内/外存容量和CPU的时钟频率
   - B. 显示器的分辨率、打印机的性能等配置
   - C. 硬盘的容量和内存的容量
   - D. 计算机所配备语言、操作系统、外部设备

   答案：1. A；2. B；3. B；4. A；5. A

二、简答/操作题

1. 怎样根据自己的需要选购一台性价比较好的计算机？
2. 如何安装Windows 7操作系统？
3. 如何安装显卡、声卡、网卡驱动程序？
4. 简述人工智能、大数据和云计算、区块链等的应用领域、未来趋势，以及国产软件的进展情况。

第二章　操作系统

学习目标

知识目标	1. 掌握 Windows 常用的基本功能；设置个性化 Windows 操作环境；掌握 Windows 的文件系统知识及文件管理操作；使用控制面板配置并管理系统。 2. 熟悉 Windows 的桌面、任务栏、窗口、对话框、菜单、工具栏；Windows 资源管理器；Windows 任务管理器；WinRAR 软件。 3. 了解磁盘整理和系统维护，系统的备份与还原，系统配置实用程序。
能力目标	能对 Windows 操作系统的启动与退出及窗口和对话框、文件及文件夹属性进行管理，可通过控制面板根据需要调整计算机的相关设置。
素质目标	培养良好的信息素养和严谨求实的科学态度，具有自主学习与积累操作系统实践操作经验从而提升管理和维护计算机的专业技能。

　　操作系统（operating system，OS）是计算机系统中最重要的系统软件，负责管理计算机硬件和软件资源，并合理地组织计算机工作流程，控制程序运行，同时提供人机交互界面并为应用软件提供使用平台，是最基本、最重要的系统软件。Windows 是美国微软公司研发的一种具有图形用户界面的操作系统，它问世于1985年，随着电脑硬件和软件的不断升级，Windows 也在持续更新和不断完善，系统版本从最初的 Windows 1.0 到 Windows 95、Windows 98、Windows 2000、Windows 2003、Windows XP、Windows Vista、Windows 7、Windows 8、Windows 10 和 Windows 11 等，性能越来越好，功能越来越强，可靠性越来越高，使用越来越方便，已成为最成熟和流行的消费级操作系统。

　　不同版本的 Windows 操作系统具有一致的图形用户界面和相似的操作使用方法，掌握了某一版本 Windows 操作系统的基础知识和操作方法，学习其他版本就非常容易。本章以 Windows 7（以下简称"Win 7"）操作系统为例，对 Windows 操作环境、文件管理操作、系统环境设置和控制进行较为详细的介绍。

任务 2-1　设置个性化 Windows 操作环境

　　用户能够对 Windows 操作环境进行更多的个性化设置，如 Windows 中的内置主题包不仅可以实现局部变化，还可以设置整体风格的壁纸、面板色调，甚至可以根据喜好选择、定义系统声音。本任务重点介绍如何设置个性化Windows操作环境。

【任务描述】

本任务从启动Win 7操作系统开始，逐步完成Win 7桌面设置、显示设置、自定义"开始"菜单、任务栏及窗口的各项操作等。

1. 熟悉Win 7桌面及桌面图标、Win 7的开始菜单和任务栏、窗口的结构与组成。

2. 查看排列桌面图标，调整图标大小。

3. 在桌面上添加或删除系统图标、创建程序、文件或文件夹的快捷方式图标。

4. 自定义"开始"菜单的外观和行为，设置任务栏的外观、位置，改变任务栏按钮的显示方式；设置系统日期和时间。

5. 将个人喜欢的图片设置为桌面背景，设置屏幕保护程序及屏幕分辨率。

6. 通过各种方式改变窗口的大小，移动和排列窗口。

【知识点分析】

2.1.1　认识Windows

操作系统是计算机所有软、硬件系统的组织者和管理者，能合理地组织计算机的工作流程，控制用户程序的运行，为用户提供各种服务。Win 7作为新一代主要的个人计算机操作系统，相比之前系统的功能特色主要体现在以下几方面：支持Aero透明玻璃效果；革命性的工具栏设计；个性化的桌面；智能化的窗口缩放等，这些特点使得Win 7的操作简单、高效、便捷，被很多用户所推崇。

一、Windows的启动

一般来说，只要安装了Windows操作系统，打开外部设备如显示器的电源开关和主机电源开关，计算机就会开始引导启动Windows操作系统。如果设置了用户名和密码，首先出现的是用户登录界面，Windows将可用的用户以图标的方式显示在界面上，此时单击希望登录的用户名图标，并输入密码，再按回车键即可登录。如果没有设置用户名和密码，计算机会自动进入Windows桌面（desktop），桌面是用户登录到Windows操作系统后所看到的整个计算机屏幕界面，是用户和计算机进行交流的窗口。

二、Windows桌面构成

Windows启动后的整个屏幕被称为桌面，屏幕就像人们办公的桌面，上面整齐地排列着一些办公用具图形，这些用具在Windows中被称为对象，用户可以根据自己的喜好和习惯来组织及管理桌面。

1. 桌面图标 是指在桌面上排列的小图像，包含图形、说明文字两部分，如图2-1-1所示。Win 7桌面上的图标主要包括系统图标和应用程序图标，系统图标主要有计算机、网络、控制面板、回收站和用户文件五项，双击这些图标可以打开相应窗口，如双击桌面上的"控制面板"图标可以打开Windows"控制面板"对话框。应用程序图标是安装软件时放置在桌面的快捷方式，双击此类图标可以快速启动应用程序或打开用户文件，默认情况下快捷方式图标的左下角有一个小的弧形箭头。用户可以根据自己的需要为经常使用的程序、文件和文件夹在桌面上创建快捷方式，安装应用软件时也常会询问是否在桌面上创建其快捷方式。

2. "开始"菜单 使用Windows通常是从"开始"菜单开始的。单击屏幕左下角的开始按钮或按键盘上的Windows徽标键，弹出"开始"菜单，如图2-1-2所示。"开始"菜单包含许多Windows命令，主要完成启动应用程序、打开文档、系统设置、查找文件、关闭系统等任务，单击某项命令后Windows会打开一个窗口或弹出子菜单。

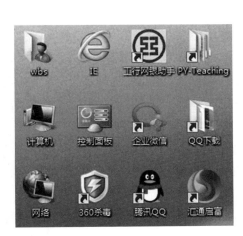

▲ 图2-1-1 桌面图标示例

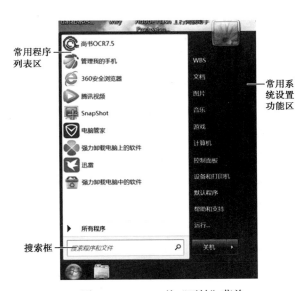

▲ 图2-1-2 Win 7的"开始"菜单

常用程序列表区：左边的大窗格是"开始"菜单常用程序列表区，Windows系统会根据用户使用程序的频率，自动把最常用的程序罗列在此处，这一功能可以使用户快速启动经常使用的应用程序。单击左窗格底部的"所有程序"命令即可显示其他程序及文件夹列表，每个文件夹中包含相关的程序，单击某个程序的图标即可启动该程序。

搜索框："开始"菜单左边窗格的底部是搜索框，通过输入搜索项可在计算机上查找程序和文件。除了可以用于搜索内容外，Win 7"开始"菜单中的搜索框还起到了老版本Windows中运行对话框的作用，对于希望运行的命令，只要直接在该搜索框中输入即可。例如，在"开始"菜单搜索框中输入"osk"并按下回车键，则打开屏幕键盘。

常用系统设置功能区："开始"菜单的右侧是Win 7的常用系统功能设置区，包含控制和管理系统的菜单项，主要显示一些经常使用的系统功能，单击某一系统功能按钮即可打开相应的功能界面。在这个区域的上方是当前账户的名称和图片，下方是"关机"按钮，可用来切换用户或关机。

3. 任务栏　是桌面底部的长条区域。Win 7中的任务栏由"开始"菜单按钮、快速启动工具栏、窗口按钮栏和通知区域等几部分组成，如图2-1-3所示。任务栏显示了系统正在运行的程序和打开的窗口、当前时间等内容，用户通过任务栏可以完成许多操作，也可以对它进行一系列的设置。任务栏的最右边是"显示桌面"图标，点击图标会快速切换到桌面。了解任务栏各部分的作用并灵活使用，可以大大提高计算机的使用效率。

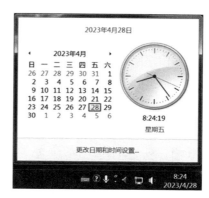

▲ 图2-1-3　Win 7的任务栏

（1）"开始"按钮：位于任务栏最左端的"开始"按钮，可用于打开"开始"菜单。

（2）快速启动工具栏与窗口按钮栏：两者依次位于"开始"按钮的右侧。

快速启动工具栏由一些小型按钮组成，单击特定按钮可以快速启动相应程序。一般情况下，它包括网上浏览工具"Internet Explorer"图标、资源管理器图标和播放器图标等。用户也可根据个人需要将常用的图标添加到快速启动工具栏中，亦可将某任务从快速启动工具栏中删除。

启动某项应用程序打开一个窗口后，在任务栏上会出现相应的具有立体感的按钮，如 ，表明当前程序正在被使用，通过鼠标单击任务栏上的不同按钮可以切换这些已打开的窗口或应用程序，当关闭一个窗口后，任务栏上对应的按钮也会消失。当某窗口最小化时，移动鼠标到该窗口对应的按钮上，就可以出现该窗口的缩略图。

（3）语言栏：单击语言栏中输入法按钮，便会弹出如图2-1-4所示的输入法菜单，用户可以从中选择一种输入法实现输入法的切换，选择了某种输入法，在语言栏会显示相应的指示器。语言栏既可以浮现在桌面上，也可以置于任务栏中。

（4）日期指示器：在任务栏的最右侧显示系统当前的时间和日期。单击日期指示器将显示日期面板，如图2-1-5所示。单击下方的"更改日期和时间设置"链接，可以打开"日期和时间"对话框，可以根据需要调整时间和日期。

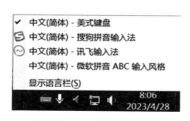

▲ 图2-1-4　输入法菜单

▲ 图2-1-5　日期面板

（5）提示区：日期指示器的左侧区域称为提示区。当运行一些特定的应用程序时，提示区将显示一些小图标，用以表示任务的不同状态，这些小图标也称为指示器。例如，当打印文档时，提示区显示打印机的指示器，表示正在打印。要改变这些指示器对应的设置，只需双击提示区的指示器即可。

（6）音量控制器：音量控制器是任务栏中扬声器形状的按钮 █，单击它后会出现一个音量控制对话框，可以通过拖动上面的小滑块来调整扬声器的音量。单击其中的扬声器按钮，可打开"扬声器属性"对话框进行相关设置。

三、Windows 的退出

在关闭或重新启动计算机之前，要先退出 Windows 正在运行的应用程序，否则可能会破坏一些没有保存的文件和正在运行的程序。单击"开始"→"关闭"按钮，安全地退出系统，最后关闭外部设备的电源开关。

若单击"关机"按钮右侧的三角箭头，可以弹出更详细的操作命令，可实现"切换用户""注销""锁定""重新启动"和"睡眠"等功能，如图 2-1-6 所示。

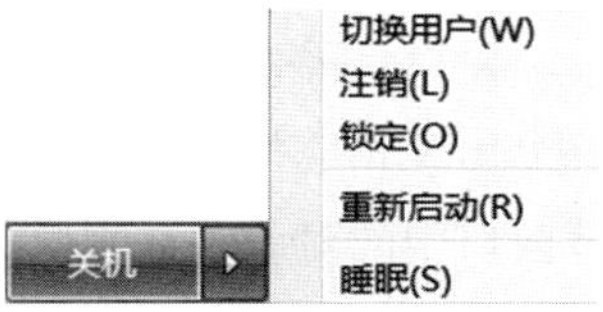

要了解它们之间的不同，需先补充一些操作系统的知识：每个应用程序要运行，就必须先将程序从硬盘调入内存，在内存中被执行的程序片段就称为进程。内存一个较大的特点就是易失性，一旦断电，内存中的数据将全部清空。

▲ 图 2-1-6　Win 7 的关机菜单

1. 关机　当选择"关机"时，系统首先会关闭所有运行中的程序（如果某些程序不太"配合"，可以选择强制关机），然后，系统后台服务关闭，最后，系统向主板和电源发出特殊信号，让电源切断对所有设备的供电，计算机彻底关闭。

2. 切换用户　Windows 允许多个用户登录计算机，切换用户就是允许另一个用户登录计算机，但前一个用户的操作依然被保留在计算机中，其请求并不会被清除，一旦计算机又切换到前一个用户，那么该用户仍能继续操作，这样可保证多个用户互不干扰地使用计算机。

3. 注销　注销就是清除现在登录的用户，重新出现用户登录界面，可重新选择其他用户登录系统。注销不可以替代重新启动，只是取消了当前用户正在运行的任务。

4. 锁定　一旦选择了"锁定"，系统将自动向电源发出信号，切断除内存以外的所有设备的供电，由于内存没有断电，故系统中运行着的所有数据仍然被保存在内存中，这个过程仅需 1~2 秒，当从锁定状态转向正常状态时，系统将根据内存中保存的上次的"状态数据"继续运行，这个过程同样也仅需 1~2 秒。由于锁定过程中仅向内存供电，所以耗电量非常低，对于笔记本电脑，电池支持计算机接近一周的"锁定"状态。所以，如需经常使用计算机，推荐不要关机，锁定计算机即可，这样可大大节省再次启动所需的时间，而且除内存外其他设备都断电也不会对计算机产生不利的影响。

5. 睡眠　睡眠也就是"假关机"，指以很小的电量保持系统可随时被唤醒，所有运行的东西还都在内存，唤醒时不用初始化，所以唤醒很快，主要目的是省电，长时间不用电脑又不想彻底关机就选择"睡眠"。当执行"睡眠"时，内存数据将被保存到硬盘上，然后切断除内存以外的所有设备的供电，如果内存一直未被断电，那么下次启动计算机时就和"锁定"后启动一样，速度很快，但如果内存在下次启动前断电了，则在下次启动时会将硬盘中保存的内存数据载入内存。所以可以将"睡眠"看作是"锁定"的保险模式。

6. 重新启动　重新启动电脑，一切和开机时一样需要初始化电脑的软、硬件（只是没有断电），一些比较大的系统更新，或安装一些比较大的软件时经常需要重启电脑。

2.1.2　窗口、对话框、菜单

一、Windows窗口的构成

窗口是屏幕上与一个应用程序相对应的矩形区域，当打开程序、文件或文件夹时，都会在屏幕上出现相应的窗口。当运行一个应用程序时，应用程序就会创建并显示一个窗口；当用户操作该窗口中的对象时，程序会做出反应，用户通过关闭窗口来终止程序的运行，通过选择应用程序窗口来选择相应的应用程序，如图2-1-7所示。

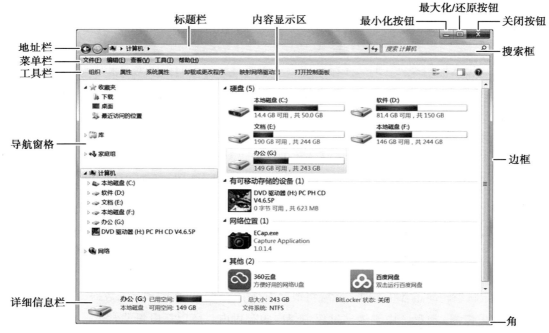

▲ 图2-1-7　"计算机"窗口

虽然每个窗口的内容各不相同，但所有窗口都有一些共同点：一方面，窗口始终显示在屏幕的主要工作区域即桌面上；另一方面，大多数窗口都具有相同的组成部分。

窗口常见的组成部分如下：

（一）**标题栏**

标题栏位于窗口顶部，用于显示应用程序名称，它由控制菜单图标、最小化按钮、最大化/还原按钮、关闭按钮组成。若标题栏颜色为高亮度显示时，此窗口为"活动窗口"（当前窗口）。拖动标题栏可以改变窗口的位置。

控制菜单图标：位于窗口左上角，单击该图标可打开该窗口的"控制菜单"，用于对窗口进行改变尺寸和位置等操作。

最小化按钮：单击该按钮，窗口最小化为任务栏中的一个图标。

最大化按钮：单击该按钮，窗口最大化为整个屏幕，按钮变为"还原"按钮。

还原按钮：单击该按钮，窗口还原成原来窗口大小和位置，按钮变成"最大化"按钮。

关闭按钮：单击该按钮，将关闭窗口及对应的应用程序。

（二）**菜单栏**

菜单栏位于标题栏下方。菜单中的每一项都对应相应的操作命令。单击菜单项（或按Alt+菜单名右侧带下划线的字母）可打开下拉菜单，从中选择要操作的命令。

在菜单中有一些特殊的标记，不同的标记表示不同的含义，常用的标记及含义如下：

"▼"标记：表明此菜单项目还有下一级菜单。

"…"标记：表明此菜单项目会打开一个对话框。

"√"标记：复选标记，在菜单组中，单击某菜单项时出现"√"，表明该项处于选中状态，再次单击该项时，标记会消失，表明该项被取消。

"•"标记：单选标记，在菜单组中，同一时刻只能有一项被选中。

当一个菜单项呈现灰色时，表明该菜单项当前不可用。

（三）**工具栏**

Windows操作系统的工具栏位于菜单栏下方，由一些按钮组成。当打开不同类型的窗口或选中不同类型的文档时，工具栏中的按钮会发生相应变化。

（四）**工作区**

窗口的内部区域，在其中可进行编辑、处理等操作，图2-1-7中的就是内容显示区。

（五）**边框和角**

组成窗口的边线称为边框，窗口四周的顶点称为角，拖动边框和角可以改变窗口的大小。

（六）**滚动条**

当窗口内的信息在垂直方向上长度超过工作区时，便出现垂直滚动条，通过单击滚动箭头或拖动滚动块可控制工作区中内容的上下滚动；当窗口内的信息在水平方向上宽度超过工作区时，便出现水平滚动条，通过单击滚动箭头或拖动滚动块可控制工作区中内容的左右滚动。

（七）**状态栏**

状态栏位于窗口最下方的一行，用于显示应用程序的有关状态和操作提示。

不同窗口可能具有不同的按钮、框或栏，但是它们通常具有以上组成部分。

二、对话框的组成

在Windows操作系统中，经常要进行"对话框"操作。对话框是用户和计算机系统之间进行信息交流的窗口，在对话框中选择相应的选项，就可以对系统进行修改和设置。对话框与窗口的区别在于对话框没有菜单栏，而且它的大小是固定的，不能随意改变。下面以Win 7"屏幕保护程序设置"对话框为例，说明对话框的组成。

在桌面空白处任意位置单击鼠标右键，在弹出的快捷菜单中选择"个性化"选项，打开"个性化"窗口，在"个性化"窗口中单击"屏幕保护程序"按钮，打开"屏幕保护程序设置"对话框，观察弹出的窗口，如图2-1-8所示。

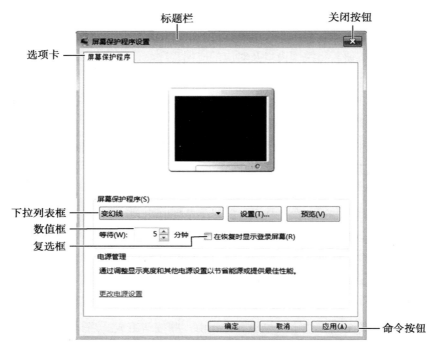

▲ 图2-1-8 "屏幕保护程序设置"对话框

1. **标题栏** 显示对话框标题名称，右侧有关闭按钮 ⊠，有的对话框还显示帮助按钮 ？。

2. **选项卡** Windows中有很多对话框都是由多个选项卡构成的，相关的功能放在一个选项卡上，每个选项卡都有标签，以示区分。用户单击标签即可以在各个选项卡之间切换并查看、修改和设置不同的选项内容。

3. **命令按钮** 在对话框中外形为圆角矩形，上面标注有命令名称的按钮。例如，"确定"按钮、"取消"按钮、"电源"按钮等，单击命令按钮即可执行相应的命令。如命令按钮的名称后面带"…"则表示单击这个按钮后，将弹出相应的对话框。如命令按钮呈现灰色样式，则表示在当前情况下，此命令按钮不能被执行。

4. **单选按钮** 单选按钮的状态表示它代表的功能是否被选中，◉ 代表选中，◎ 代表未选中。同一主题的一组单选按钮同时只能有一个被选中。

5. 复选框 复选框的状态也表示它代表的功能是否被选中，单击后复选框中出现"√"符号，选项被选中。同一主题的一组复选框同时可以有多个被选中。

6. 数值框 数值框用于输入数值，例如 $10\updownarrow$，单击数值框右侧的两个微调按钮可以增大或减小数值框中数值，也可以直接在数值框输入数值。

7. 下拉列表框 下拉列表框是带有一个可提供选项的下拉列表。单击下拉列表框右侧的按钮，可以弹出相应下拉列表，在其中选择需要的选项。

8. 文本框 文本框用于输入文本内容。

三、菜单

菜单是提供一组相关命令的清单，Windows 桌面和大部分程序窗口都有菜单的操作方式。菜单有以下五种：

1. "开始"菜单 通过单击"开始"按钮弹出的菜单。

2. 下拉菜单 Windows 系统各种窗口中标题栏之下的菜单或单击某下拉按钮打开的菜单，可在打开的菜单中选择某项操作。

3. 控制菜单 当单击窗口中的"控制菜单"按钮时，会弹出该窗口的控制菜单，用于控制窗口大小。

4. 快捷菜单 当鼠标指向某个对象单击右键时，就可以弹出一个可用于对该对象进行操作的菜单，称为快捷菜单。右击的对象不同，系统弹出的快捷菜单也不同。

5. 级联菜单 下拉菜单和快捷菜单中带有"▼"标志的菜单项外侧出现的子菜单。

在打开的菜单以外的任何空白区域单击，就可以撤销该菜单，按 Esc 键也可以撤销该菜单。

2.1.3 设置个性化 Windows 操作环境

一、桌面设置

（一）管理桌面图标

1. 添加或删除系统图标 桌面系统图标主要包括计算机、网络、控制面板、回收站和用户的个人文件夹，用户可以选择要显示在桌面上的系统图标，并随时添加或删除。将它们添加到桌面的步骤如下：

（1）右击桌面上的空白区域，从弹出的快捷菜单中选择"个性化"命令，打开"个性化"窗口，如图 2-1-9 所示。

（2）在"个性化"窗口的左窗格中，单击"更改桌面图标"链接，打开"桌面图标设置"对话框，如图 2-1-10 所示。

（3）在"桌面图标"选项卡中，选中想要添加到桌面的图标的复选框，或清除想要从桌面上删除的图标的复选框，然后单击"确定"按钮。

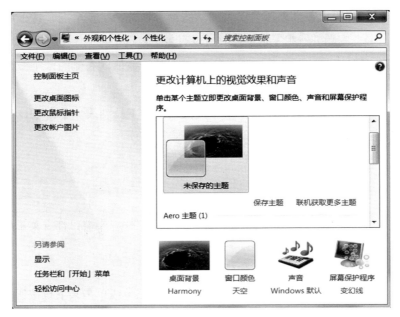

▲ 图2-1-9 "个性化"窗口

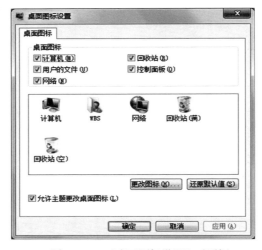

▲ 图2-1-10 "桌面图标设置"对话框

2. 添加桌面快捷方式图标 桌面上左下角 标志表示与一个项目链接的图标，双击此类图标可以快速启动应用程序或打开用户文件。通常安装软件时会默认在桌面放置应用程序的快捷方式，如果删除快捷方式图标，只会删除这个快捷方式，而不会删除原始项目。如果想要从桌面上轻松访问自己经常使用的程序、文件或文件夹，用户可在桌面上创建相应的快捷方式图标，直接双击快捷方式图标即可启动其链接的项目。常用方法如下：

方法1：找到要创建快捷方式的项目（程序或文件等），右击该项目，从弹出的快捷菜单中选择"发送到"→"桌面快捷方式"命令，该快捷方式图标便出现在桌面上，如图2-1-11所示，为记事本应用程序"notepad.exe"创建桌面快捷方式。

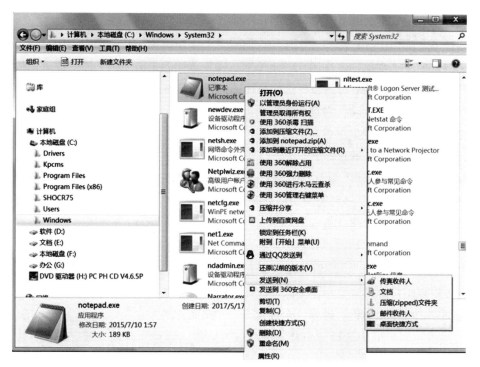

▲ 图2-1-11　创建桌面快捷方式

方法2：选定该应用软件或文件夹后，按住鼠标右键不放，将该文件夹图标拖拽到桌面上，然后松开鼠标右键，在弹出的快捷菜单中选择"在当前位置上创建快捷方式"选项。

3. 查看与排列桌面图标　右键单击桌面的空白处，在弹出的快捷菜单中选择"查看"命令，在子菜单中包含了多种查看方式。当用户选择子菜单中的命令后，在其左侧出现"√"说明该命令已被选中；再次选择这个命令后，"√"标志消失，即表明取消了此命令。如图2-1-12所示。

（1）自动排列图标：如果用户选择了"自动排列图标"命令，在对图标进行移动时会出现一个选定标志，这时，只能在固定的位置将各图标进行位置的互换，而不能拖动图标到桌面上任意位置。

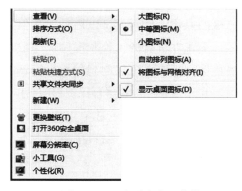

▲ 图2-1-12　查看命令子菜单

（2）将图标与网格对齐：当选择了"将图标与网格对齐"命令后，在调整图标的位置时，它们总是成行成列地排列，而不能移动到桌面上任意位置。

（3）显示桌面图标：当用户取消了"显示桌面图标"命令前的"√"标志后，桌面上将不显示任何图标，即桌面图标被隐藏起来。可以通过再次选择"查看"→"显示桌面图标"命令来显示桌面图标。

右击桌面上的空白区域，然后在快捷菜单中选择"排序方式"命令，可选择桌面图标的排列方式。

4. 对桌面图标的其他操作

（1）选择多个桌面图标：若要一次移动或删除多个桌面图标，必须首先选中这些图标。单击桌面上的空白区域并拖动鼠标，用出现的矩形框包围要选择的桌面图标，然后释放鼠标按键，便可以框选一组桌面图标，然后可将被框选的桌面图标作为整体来拖动或删除。

（2）图标的重命名与删除：右键单击桌面上的图标，在弹出的快捷菜单中选择"重命名"命令，当图标的文字说明位置呈反色显示时，用户可以输入新名称，然后在桌面上任意位置单击或按回车键，即可完成对图标的重命名。

需要删除桌面上的图标时，可以右键单击该图标，在弹出的快捷菜单中选择"删除"命令，系统会弹出对话框，询问用户是否确实要删除所选内容并移入回收站。单击"是"按钮确认删除；单击"否"按钮取消操作。

（二）设置桌面背景

桌面背景也称为"壁纸"，是显示在桌面上的图片、颜色或图案。可以选择某个图片作为桌面背景，也可以以幻灯片形式显示多个图片。操作步骤如下：

1. 在桌面空白处单击右键，选择"个性化"→"桌面背景"。

2. 在"背景"列表框中选择一个背景图片或者单击"浏览"按钮，选定一个自定义的图片文件。

3. 在"图片位置"下拉列表框中选择"填充""适应""拉伸"或"平铺"或"居中"。

4. 单击"确定"按钮，选定的图片就会作为桌面的背景。

（三）设置屏幕保护程序

如果在使用计算机工作的过程中临时有一段时间需要做一些其他的事情，从而中断了对计算机的操作，这时就可以启动屏幕保护程序，将屏幕上正在进行的工作状况画面隐藏起来，使用屏幕保护程序也可以起到保护显示器的作用，如图2-1-13所示。设置屏幕保护程序操作步骤如下：

1. 在桌面空白处单击右键，选择"个性化"。

2. 在"个性化"窗口中单击右下角的"屏幕保护程序"按钮，打开"屏幕保护程序设置"对话框。

3. 在"屏幕保护程序"下拉列表框中，选择某一个屏幕保护程序（如"三维文字"）。

4. 设置等待时间为"10分钟"，选中"在恢复时显示登录屏幕"。

5. 单击"设置"按钮，可以对"三维文字"进行详细设置。

6. 单击"应用"按钮，新设置的屏幕保护程

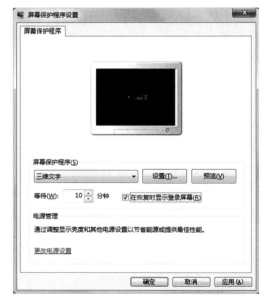

▲ 图2-1-13 设置屏幕保护程序选项卡

序生效。

（四）设置屏幕分辨率

通过设置电脑的分辨率，可以在视觉上更加舒服地使用电脑。操作步骤如下：

1. 在桌面空白处单击右键，选择"屏幕分辨率"，打开"屏幕分辨率"对话框，如图2-1-14所示。

2. 如果想简单设置，可以点击"屏幕分辨率"对话框中"分辨率"后面的黑色小三角，在下拉菜单中拖动滑标设置分辨率即可。设置分辨率后，如果感觉文字不清晰，可以点击对话框下方的"放大或缩小文本和其他项目"进行调节。

3. 设置屏幕分辨率也可在"屏幕分辨率"对话框中点击"高级设置"按钮，在弹出的属性窗口中，点击"列出所有模式"按钮，打开"列出所有模式"对话框，如图2-1-15所示。

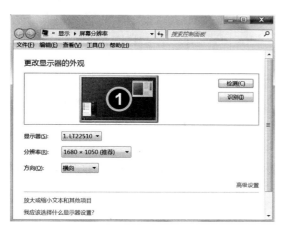

▲ 图2-1-14　设置屏幕分辨率

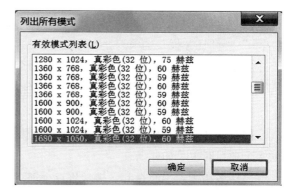

▲ 图2-1-15　"列出所有模式"对话框

4. 在"列出所有模式"对话框的"有效模式列表"中选择相应的选项，如"1 680 × 1 050，真彩色（32位），60赫兹"，单击"确定"按钮。

（五）定制个性桌面主题

Windows系统提供了很多漂亮的主题供用户使用，每种主题包括设置好的桌面背景、屏幕保护程序、窗口边框颜色和声音方案。Win 7系统默认的主题是Aero主题下的Win 7主题。通过更换主题，用户可以调整桌面背景、窗口颜色等，以满足个性化的需求。Win 7主题的视窗效果炫目美观，主题的设置也是在"个性化"设置窗口中完成的。Win 7系统为用户内置了许多种桌面主题信息，按照不同的主题类型、风格等进行整齐排列，依次点击即可自动切换到对应的主题状态。

二、自定义任务栏

用户可以自定义任务栏来满足个性化的喜好，例如，可以让Windows在用户不使用任务栏的时候自动将其隐藏；可以将整个任务栏移向屏幕的左侧、右侧或上方；可以使任务栏变大；也可以在任务栏上添加工具栏。

（一）自动隐藏任务栏

操作步骤如下：

1. 鼠标指向任务栏空白处单击右键，选择"属性"→"任务栏"选项卡，打开"任务栏和「开始」菜单属性"对话框，如图2-1-16所示。

2. 选中"自动隐藏任务栏"复选框。

3. 单击"确定"按钮。

（二）更改图标在任务栏上的显示方式

可以自定义任务栏，包括图标的外观及打开多个项目时这些项目组合在一起的方式。操作步骤如下：

1. 鼠标指向任务栏空白处单击右键，选择"属性"→"任务栏"选项卡。

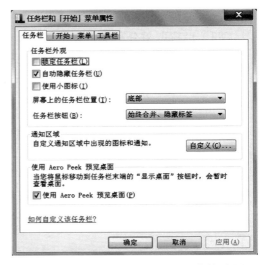

▲ 图2-1-16　"任务栏和「开始」菜单属性"
对话框的"任务栏"选项卡

2. 从打开的快捷菜单中选择"属性"命令，打开"任务栏和「开始」菜单属性"对话框。

3. 在"任务栏外观"栏下，从"任务栏按钮"下拉列表框中选择以下3个选项之一。

从不合并：将每个项目显示为一个有标签的图标。

始终合并、隐藏标签：表示任务栏每个程序显示为一个无标签的图标，即使当打开某个程序的多个项目时也是如此。

当任务栏被占满时合并：表示将每个项目显示为一个有标签的图标，但当任务栏变得非常拥挤时，具有多个打开项目的程序将折叠成一个程序图标。

4. 若要使用小图标，可选中图2-1-16中的"使用小图标"复选框；若要使用大图标，则清除该复选框。

5. 单击"确定"按钮。

（三）锁定任务栏和解除任务栏锁定

锁定任务栏可帮助防止无意中移动任务栏或调整任务栏大小。操作步骤如下：

1. 右击任务栏空白处。

2. 从打开的快捷菜单中选择"锁定任务栏"命令，以便选择或取消复选标记。

（四）移动任务栏

任务栏通常位于桌面的底部，任务栏未锁定时可以将其移动到桌面的两侧或顶部。操作步骤如下：

1. 解除任务栏锁定。

2. 单击并拖动任务栏上的空白处到桌面的四个边缘之一。

3. 当任务栏出现在所需的位置时，释放鼠标按键。

（五）设置系统时间

1. 在任务栏的最右侧显示当前时间和日期，鼠标在上面停留片刻，还会出现星期几。单击日期指示器将显示"日期"面板。

2. 单击"日期"面板下方的"更改日期和时间设置"链接，可以打开"日期和时间"对话框，用户可以根据需要设置时区、调整日期和时间。

3. 电脑的时间是由一块电池供电保持的，可能出现走时不准的情况，通过时间同步功能，可以实现自动、定期地同步本机标准时间。操作步骤如下：在"日期和时间"对话框单击"Internet时间"选项卡→"更改设置"命令按钮→勾选"与Internet时间服务器同步"复选框，如图2-1-17所示。

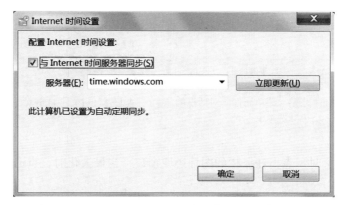

▲图2-1-17 "Internet时间设置"对话框

三、开始菜单、窗口操作

（一）自定义开始菜单

操作步骤如下：

1. 鼠标指向任务栏中的"开始"按钮 ，单击右键→"属性"→"「开始」菜单"选项卡，如图2-1-18所示。

2. 单击"自定义"按钮，打开"自定义「开始」菜单"对话框，如图2-1-19所示。

3. 进行相应设置，自定义「开始」菜单上的链接、图标及菜单的外观和行为、自定义要显示的最近打开过的程序的数目等。

4. 单击"确定"按钮。

（二）窗口的操作

下面以启动"画图"程序为例，说明窗口操作。单击"开始"→"所有程序"→"附件"→"画图"程序，打开"画图"程序窗口。

1. 最小化、最大化/还原、关闭窗口　单击窗口右上角的三个按钮，从左到右依次分别实现最小化、最大化/还原、关闭窗口，单击它们即可实现相应的操作。

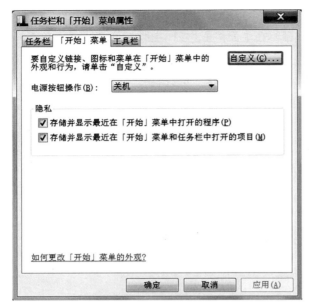
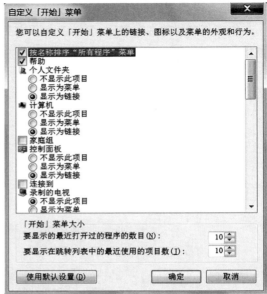

▲ 图2-1-18 "任务栏和「开始」菜单属性"对话框的　　　▲ 图2-1-19 "自定义「开始」菜单"对话框
　　　　　　「开始」菜单"选项卡

　　当最小化到任务栏时，点击任务栏的图标还原窗口；当最大化时，点击右上角中间的按钮还原窗口。

　　点击左上角的"控制菜单"按钮，打开操作窗口的控制菜单，同样可以对窗口进行相应的操作。

　　另外，双击窗口的标题栏可使窗口最大化或还原。将窗口的标题栏拖动到屏幕的顶部，该窗口的边框即扩展为全屏显示，释放窗口使其最大化。将窗口的标题栏拖离屏幕的顶部，窗口将还原为原始大小。关闭窗口的操作方法较多，还可以通过以下方法来完成：

　　（1）在任务栏相应窗口图标处点击鼠标右键→选择"关闭窗口"。

　　（2）要关闭当前活动窗口，可通过按Alt+F4快捷键完成。

　　（3）当窗口无响应时，可通过按Ctrl+Alt+Del快捷键打开任务管理器，关闭无响应的应用程序或进程即可。

　　（4）有些窗口还可以通过选择文件菜单中的"退出"命令来关闭。

　　2. 移动窗口　当窗口处于非最大化状态时，将鼠标指向窗口标题栏，按住鼠标左键，可将窗口拖动到所需位置。

　　3. 改变窗口的大小

　　（1）当窗口处于非最大化状态时，将鼠标指向窗口四角上的任意一个边角，鼠标指针变为斜向的双向箭头时，按住鼠标左键沿对角线方向拖动，则可在窗口保持宽和高比例不变的情况下调整大小。

　　（2）当窗口处于非最大化状态时，将鼠标指向窗口上、下、左、右四个边框，鼠标指针变为双向箭头时，按住鼠标左键拖动，则窗口大小随之调整，至所需高度或宽度时可释放鼠标。

4.切换窗口　当用户同时打开多个窗口时，只能有一个窗口处在激活状态，它的标题栏以深蓝色为背景，并且处于最前面，这就是当前窗口。除此之外的窗口都为后台窗口，后台窗口的标题栏都以浅灰色为背景。

要切换窗口，最简单的操作方法是用鼠标单击任务栏上对应窗口的按钮，或是直接单击想要激活的窗口中任何位置也可切换到该窗口。

也可用快捷键Alt + Esc或Alt + Tab来实现在当前窗口与其他打开的窗口之间进行切换，这两种快捷键在选择窗口时的显示方式上有区别，前者以窗口方式交换，后者以图标方式交换。

在打开的多个窗口中，可同时按Windows徽标键 +Tab键，实现窗口的折叠显示，方便用户在不同窗口之间完成快速切换。

5.排列窗口　用户可以在桌面上按层叠、纵向堆叠或并排模式排列窗口。将鼠标指向任务栏空白处单击右键，在弹出的快捷菜单中单击选择一种排列方式。

另外，在操作的过程中如果打开了多个窗口，需要快速切换到桌面又不想关闭这些窗口，可以同时按Windows徽标键 +D键立刻切换到系统桌面，如果再按一次则回到上一界面。也可以点击桌面任务栏右下角"显示桌面"按钮，立即切换到Windows系统桌面，如图2-1-20所示。

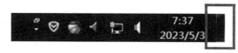

▲ 图2-1-20　"显示桌面"按钮

任务2-2　整理个人资料

安装的操作系统、各种应用程序及编排的信息和数据等，都是以文件形式保存在计算机中的，经过一段时间的使用，电脑上的文件会越来越多，为了使电脑中的文件井然有序，我们要对这些文件和文件夹定期进行归纳整理，如重新分类、建立新的文件和文件夹、删除不需要的文件、搜索找不到的文件、压缩文件以及及时备份重要文件等。本部分介绍对文件和文件夹进行管理的基本方法。

【任务描述】

本次任务要求在理解文件和文件夹相关概念的基础上，能利用"计算机"对文件和文件夹进行操作，使计算机内的文件存放有序。具体操作包括：

1.整理计算机中的文件

（1）熟悉"计算机"窗口的各个组成部分。

（2）查看和按顺序排列文件及文件夹，更改文件与文件夹的查看方式。

（3）查看文件和文件夹的属性，将重要的文件和文件夹设置为隐藏属性，并设置系统不显示隐藏的文件和文件夹。

（4）使用搜索功能搜索某个特定文件。

（5）建立层次结构的分类文件夹，以多种方式进行文件及文件夹的新建、复制、移动、删除、还原、重命名等操作。

2. 利用WinRAR进行文件和文件夹的压缩与解压缩。

【知识点分析】

2.2.1　Windows的文件系统

一、文件管理概述

Windows通过"计算机""控制面板"等实现对系统资源的管理，从资源管理角度分析，文件系统是计算机系统最主要而且与用户关系最密切的一种系统资源。文件是具有文件名的一组相关信息的集合。在计算机系统中，所有的程序和数据都是以文件的形式存放在计算机的外存（如硬盘、U盘等）上的。例如，一个Word文档、一张图片、一段视频、一个C语言源程序、各种可执行程序等都是文件，一个文件，它的属性包括文件的名字、大小、类型、创建和修改时间等。

（一）文件名与文件类型

在计算机中，任何一个文件都有文件名，文件名（filename）是文件存取和执行的依据。通常情况下，文件名由主文件名和扩展文件名两部分组成，它们之间以分隔符"."间隔。主文件名是文件的唯一标识，扩展名用于表示文件的类型。例如，Windows中的画图程序的文件名为"mspaint.exe"。

Win 7的文件命名规则：

1. 文件或文件夹名称不得超过255个字符。

2. 文件名除了开头之外任何地方都可以使用空格。

3. 文件名中不能有下列符号："？""、""\""*"""""""""<"">""|"。

4. 文件名不区分大小写，但在显示时可以保留大小写格式。

5. 文件名中可以包含多个间隔符，如"我的文件.我的图片.bmp"，最后一个分隔符"."的右端字符串为该文件名的扩展名。

6. 在同一文件夹中不能有同名文件。

在Windows操作系统中，文件的扩展名表示文件的类型。不同类型的文件的处理方法不同，用户随意更改文件扩展名，否则将导致文件不能被执行或打开。在Windows操作系统中，虽然允许扩展名为多个英文字符，但是大部分扩展名习惯采用3个英文字母。

当用户双击打开某个文件的时候，系统会根据文件扩展名决定运行哪款软件，用户也可根据文件扩展名打开相应软件后再打开该文件。常用的文件类型及对应的扩展名如表2-2-1所示。

文件类型	扩展名	说明
可执行文件	exe、com	程序文件，每个程序文件的图标外观不同
文本文件	txt	由字母、数字等字符组成，不包含控制字符。通用性极强，所有具有文本编辑功能的程序都可以打开
office文件	docx、xlsx、pptx	Word文档、Excel工作簿、PowerPoint演示文稿
图像文件	jpg、gif、bmp、pic、png、tif	存放图片信息，图片文件的格式很多，用图像处理软件打开
视频文件	mp4、mpg、mpeg、avi、rmvb、mov、wmv	不同格式的视频文件，通过相应的视频播放软件播放
压缩文件	rar、zip	压缩文件
音频文件	wav、mp3、wma、mid	不同的扩展名表示不同格式的音频文件
网页文件	htm、html、asp	前两种是静态网页，后者是动态网页

对于某些文件（如.docx等），如果不希望别人随意打开，最简单的保护方法是将其扩展名修改为别的名称，例如将".docx"扩展名修改为".abc"等，这样当双击".abc"文件时，就无法将其直接打开。

（二）文件夹

计算机中的"文件夹"与生活中的文件夹相似，可以用于存放文件或文件夹。在文件夹中可以再创建下一级文件夹，文件夹中的文件夹被称为"子文件夹"。

为了有效地管理和使用文件，可以将文件分门别类地存放到相应的文件夹里，如将相同类型的文件或相同主题的文件放在同一个文件夹中，同名文件可以存放在不同的文件夹中。

用户可以自行建立不同的文件夹，也可以对自行建立的文件夹进行移动、删除、修改名称等操作。在安装操作系统和应用软件时，也会建立一些文件夹，如Windows、Documents and Settings、Microsoft Office等，对于这些文件夹，用户不能进行移动、删除、修改目录名称等操作，否则将导致操作系统或应用软件不能正常使用。

（三）文件属性

文件除了文件名外，还有文件大小、占用空间、创建时间、存放位置、打开方式等信息，这些信息称为"文件属性"。文件夹也有位置、大小、占用空间、创建时间等属性。

鼠标指向文件或文件夹图标单击右键，在快捷菜单中选择"属性"命令，会打开相应的属性面板，如图2-2-1所示。

隐藏：对于计算机中的重要文件和文件夹，为了防止被其他用户查看或修改，可以将其隐藏起来，隐藏后所有计算机用户都无法看到被隐藏的文件和文件夹。

只读：表示该文件只能读取，不能修改和删除。

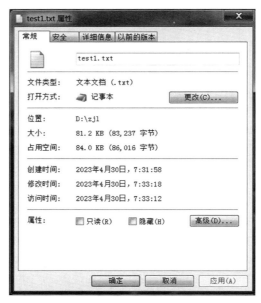

▲ 图2-2-1　Windows中的文件属性

（四）文件路径

所有文件分门别类地存放在所属文件夹中，文件路径（file path）是文件存取时逐级经过的文件夹的名称。文件路径分为绝对路径和相对路径，绝对路径指从盘符开始的路径，如图2-2-2中，文件"WinRAR.exe"的绝对路径为"C:\Program Files\WinRAR"；相对路径是从当前文件夹开始，到某个文件之前的子文件夹名称，假如当前路径为"C:\Program Files"，要描述上述路径，只需输入".\WinRAR"即可，其中"."表示当前文件夹。

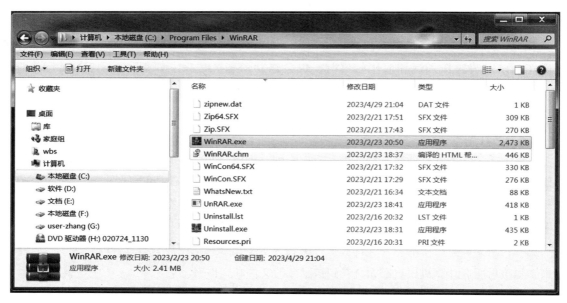

▲ 图2-2-2　Windows中的文件路径

二、Windows 资源管理器

"资源管理器"是 Windows 系统提供的资源管理工具，用户可以用它查看本台计算机的所有资源，特别是通过它提供的树形文件系统结构，能清楚直观地认识计算机的文件和文件夹。在"资源管理器"中还可以很方便地对文件进行各种操作，如打开、复制、移动、删除、重命名等。

（一）启动资源管理器

在 Windows 中启动资源管理器的常用方法：

1. 直接双击桌面上的"计算机"图标（不同 Windows 版本名称会有所不同，如有的 Windows 版本是"此电脑"图标），打开的"计算机"窗口实际上就是资源管理器。

2. 单击"开始"菜单的右侧常用系统设置功能区"计算机"菜单项。

3. 单击"开始"菜单，单击"所有程序"→"附件"→"Windows 资源管理器"命令，也可以打开"资源管理器"对话框。

4. 启动"资源管理器"最快捷的方法是直接按 Win+E 快捷键。

（二）查看文件和文件夹

资源管理器启动后，在左侧窗格中会以树形结构显示计算机中的资源，单击选中某一个文件夹，文件夹中的内容会显示在右侧的主窗格中。例如，在左侧窗格单击"计算机"，则在右侧主窗格中显示所有磁盘分区、分区容量及可用空间等信息，双击某个磁盘图标，即可进入磁盘浏览其中的文件和文件夹。

左侧窗格文件夹前面的◢和▷图标，分别表示相应的文件夹处于"展开"和"折叠"状态，单击这两个图标，则会分别"折叠"和"展开"相应的文件夹。

1. 调整查看方式　在浏览过程中，单击窗口工具栏的"视图"下拉按钮，可以对查看方式、排列顺序等进行设置，方便用户的管理。

2. 排序文件和文件夹　当窗口中包含太多的文件和文件夹时，可按照一定的规律对窗口中的文件和文件夹进行排序，以便浏览。具体方法如下：

（1）设置窗口中文件和文件夹的显示模式为"详细信息"。

（2）单击文件列表上方的相应标题按钮，如"名称"，或单击标题按钮旁的下拉按钮▾打开下拉菜单，从中选择排序依据，此时文件列表将排序显示。

3. 预览文件　预览窗格会调用与所选文件相关联的应用程序进行预览，对于某些类型的文件，默认情况下，预览功能没有开启。单击"计算机"右上方的"显示/隐藏预览窗格"按钮□，可开启文件的预览功能，再选中某一文件即可在预览窗格中显示文件的预览效果。

（三）搜索框

计算机中的资源种类繁多、数目庞大，如果用户找不到文件的准确位置，便可以利用搜索框进行搜索。"资源管理器"窗口的右上角内置了搜索框，如图 2-2-3 所示，此搜索框具有动态搜索功能：当输入关键字的一部分时，搜索就已经开始了；随着输入关键字的增多，搜索的结果会被反复筛选，直到搜索出所需要的内容。搜索结果与关键字相匹配的部分会以黄色高亮显示，能让用户更加容易地找到需要的结果。

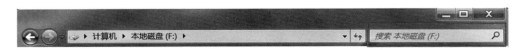

▲ 图2-2-3 搜索框

（四）地址栏

地址栏出现在每个文件夹窗口的顶部，将用户当前的位置显示为以箭头分隔的一系列链接。通过地址栏，不仅可以知道当前打开的文件夹名称，还可以通过单击某个链接、输入位置路径或者网络地址来导航到其他位置，打开相应内容。

在Windows中，地址栏上增加了"按钮"的概念。例如，在资源管理器中打开"F:\学习资料\语文"文件夹后，路径中的文件夹名称同时变成按钮，单击文件夹名称按钮可以在不同的文件夹中切换。不仅如此，单击每个按钮右侧的三角标记，还可以打开一个下拉菜单，其中列出了与当前按钮对应的文件夹内保存的所有子文件夹。例如，单击"学习资料"按钮右侧的三角标记，弹出的下拉菜单会显示其中的文件夹，如图2-2-4所示。

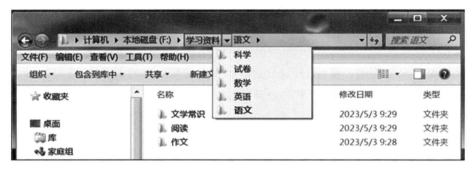

▲ 图2-2-4 地址栏按钮

2.2.2 文件夹和文件的管理

一、管理文件和文件夹

对文件进行任何管理操作之前，必须打开相应的文件浏览窗口。在Windows系统中，通过资源管理器可以打开各个文件夹窗口，在文件夹窗口中浏览、管理文件和文件夹。

（一）选定文件或文件夹

若要对文件和文件夹进行复制、移动或删除等操作，必须先选择文件或文件夹，Windows系统中选定的文件或文件夹将以深色显示。文件和文件夹的选择主要分三种情况：选择单个文件或文件夹，选择多个连续的文件或文件夹，选择非连续的文件或文件夹。选择方法如下：

1. 单选　在窗口中单击所需的文件或文件夹。

2. 连续多选　单击第一个图标，按住Shift键，单击最后一个文件或文件夹的图标即可多选；

或者在窗口中按下鼠标左键，拖动指针进行框选。在空白处单击则取消选择。

3. 全选 单击"组织"→"全选"，或按Ctrl+A快捷键选中当前窗口中全部的文件和文件夹。

4. 不连续的多选 按住Ctrl键再逐个单击要选取的文件或文件夹，可以实现不连续的多选。

5. 反向选定 若选定的文件较多，而不被选定的文件较少时，可采取反向选定。采用上述方法先选定不被选定的文件，然后单击菜单"编辑"→"反向选择"命令即可。

如果单击当前窗口的非选中处，则会取消文件的选择。

选择文件或文件夹也可用键盘。如果用键盘，则只需输入相对应的键。表2-2-2列出了用键盘选择文件夹所用的按键。

▼ 表2-2-2 选择文件或文件夹的按键

键	功能
↑	选择所选文件夹上面的文件或文件夹
↓	选择所选文件夹下面的文件或文件夹
Home	选择文件夹列表中的第一个文件或文件夹
End	选择文件夹列表中的最后一个文件或文件夹
字母	选择名字以该字母开始的第一个文件或文件夹，若快速输入几个字母，则选择名字以该字母开始的第一个文件或文件夹

（二）新建文件或文件夹

1. 新建文件夹 打开"计算机"窗口，在右窗口中选定一个文件夹或驱动器图标，然后双击，在该窗口空白处右击，出现相应的快捷菜单，如图2-2-5所示，将鼠标指向"新建"→选择"文件夹"，就会在当前文件夹中建立一个子文件夹，其名称默认为"新建文件夹"，文件名处于可编辑状态，用户可以输入文件夹名称。

新建文件夹还可以在左侧"文件夹"窗口中指向一个文件夹或驱动器图标，单击鼠标右键出现相应的快捷菜单，可在选定的目标位置上创建一个新文件夹；还可通过"文件"菜单中选择"新建"→"文件夹"来实现。

2. 新建文件 最常用的方法是启动应用程序后创建文件，如打开Windows附件中的"记事本"程序，然后在窗口中编辑和保存文本。也可以按建立文件夹的方法，在需要创建文件的位置右击，在弹出的快捷菜单选择一个文件类型，如"新建"→"Microsoft word文档"即可在文件夹中创建默认名称为"新建 Microsoft Word 文档"的空 Word 文档，输入文件的名称后按回车键即可。

（三）复制和移动文件或文件夹

移动文件或文件夹和复制文件或文件夹的区别是：移动后，原文件或文件夹不在原来的位置，移动到了新的位置；而复制则是原文件或文件夹在原位置仍存在，在新的位置又产生了一个副本。

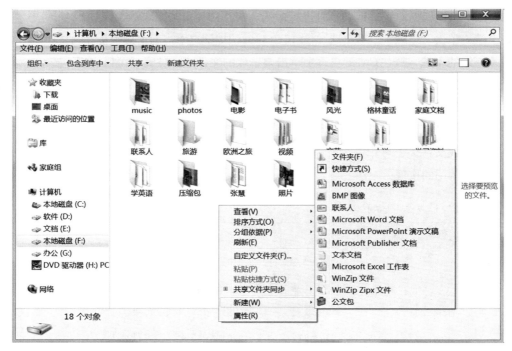

▲ 图2-2-5　新建文件或文件夹快捷菜单

　　这两项操作有共同之处，依次为：选取文件和文件夹，单击工具栏中的"组织"下拉按钮打开其下拉菜单，在下拉菜单中选择相应的命令。

　　1. 具体步骤　以复制文件夹为例，具体步骤如下：

　　（1）选中要移动的文件和文件夹。

　　（2）单击工具栏中的"组织"下拉按钮，打开其下拉菜单。

　　（3）在下拉菜单中选择"复制"命令。

　　（4）打开要移动到的目标磁盘或文件夹窗口。

　　（5）单击工具栏中的"组织"下拉按钮，在下拉菜单中选择"粘贴"命令。

　　移动文件夹的操作是在"（3）"步骤选择"剪切"命令。

　　也可先选中要移动的文件和文件夹，鼠标指向选中的区域即反白显示的区域单击鼠标右键，在弹出的快捷菜单里选择相应的命令。

　　2. 其他说明

　　（1）按住 Ctrl 键不放，用鼠标将选定的文件或文件夹拖动到目标盘或目标文件夹中，可实现复制操作。如果在不同驱动器上复制，只要用鼠标拖动即可，不必使用 Ctrl 键。

　　（2）用户可以按住 Shift 键，同时用鼠标将选定的文件或文件夹拖动到目标盘或目标文件夹中，可实现移动操作。如果是在同一个驱动器上移动，只要用鼠标拖动即可，不必使用 Shift 键。

　　（3）"剪切""复制"和"粘贴"命令都有对应的快捷键，分别是 Ctrl＋X、Ctrl＋C 和 Ctrl＋V。

（四）删除文件或文件夹

1. 删除文件或文件夹　要将一些文件或文件夹删除，需先选中要删除的文件和文件夹，单击"组织"→"删除"菜单命令，或按Delete键，或右击→"删除"，在弹出的"删除"对话框中，单击"是"按钮，可将选定的文件或文件夹移动到回收站（注意：U盘等移动存储设备中的文件或文件夹不会移动到回收站，而是会被彻底删除）。

删除文件或文件夹时会弹出如图2-2-6所示的确认对话框，单击"是"按钮执行删除操作；单击"否"按钮取消删除操作。

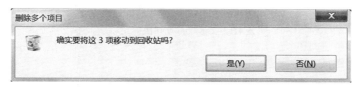

▲ 图2-2-6　删除确认对话框

2. 回收站的操作　回收站用于临时保存用户从磁盘中删除的各类文件和文件夹。当用户对硬盘上的文件和文件夹进行删除操作后，这些文件并没有从计算机中消失，而是被移至回收站。对于误删的文件和文件夹，可以随时通过回收站恢复；对于确认无用的文件和文件夹，可以在回收站中彻底删除，以节省磁盘空间。具体操作如下：

（1）双击桌面"回收站"图标，打开回收站窗口。

（2）还原所有项目：在回收站窗口中，如果需要恢复全部文件，直接单击工具栏上的"还原所有项目"按钮即可。

（3）还原部分项目：选定要还原的文件或文件夹之后，单击右键→选择"还原"命令；或者打开"文件"菜单→选择"还原"命令。

（4）清空回收站：可将回收站中的全部文件和文件夹彻底删除，删除的文件或文件夹将不能被恢复。如果想一次性将整个回收站清空，直接在工具栏上单击"清空回收站"按钮，回收站中的内容就会被清空，所有的文件也就真正从磁盘上删除了。也可在桌面上右击"回收站"图标，在弹出的快捷菜单中选择"清空回收站"命令即可，如图2-2-7所示。此时会弹出确认删除操作的对话框，单击"是"按钮，确认删除。

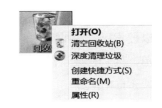

▲ 图2-2-7　清空回收站

清除指定文件：如果需要清除回收站中的部分内容，可以选中需清除的文件和文件夹，单击右键→在快捷菜单中选择"删除"命令，如图2-2-8所示；或者单击"组织"按钮→选择"删除"命令即可。

说明：① 如果想恢复刚刚被删除的文件，则选择"编辑"菜单中的"撤消"命令；如果要恢复以前被删除的文件，则应该使用"回收站"；在清空回收站之前，被删除的文件将一直保存在此处。② 如果删除文件时按住Shift键，则文件或文件夹将不保存到回收站中，而是从计算机中直接删除。

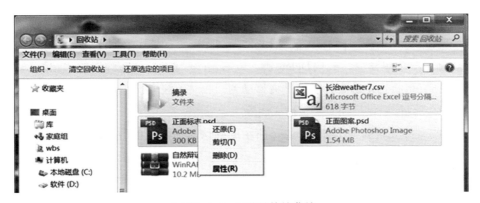

▲ 图2-2-8　回收站快捷菜单

（五）重命名文件或文件夹

方法1：选定要改名的文件或文件夹，单击鼠标右键→"重命名"，此时的文件或文件夹处于修改状态，键入新文件名按"回车"。

方法2：选定要改名的文件或文件夹，单击"组织"按钮→"重命名"命令，后面的操作与之前相同。

二、搜索文件和文件夹

Windows提供了多种搜索文件和文件夹的方法，在不同的情况下用户可以使用不同的方法。即使用户不记得文件和文件夹的名称和保存位置，也可以利用搜索功能迅速定位。

（一）使用"开始"菜单上的搜索框搜索文件和文件夹

使用"开始"菜单中的搜索框可以在计算机上便捷地查找项目，"开始"菜单中搜索框的默认搜索范围包括："开始"菜单中的程序、Windows库和索引中的用户文件（图片、文档、音乐、收藏夹等）、网络浏览历史等。也就是说，在这个搜索框中，不仅可以搜索硬盘上的文件，还可以搜索已安装的程序，以及浏览器的历史记录。方法如下：单击"开始"按钮打开"开始"菜单，然后在搜索框中输入搜索项（如字词或字词的一部分），与所输入文本相匹配的项将显示在搜索框的上方。

与其他方式的搜索类似，"开始"菜单中的搜索框也是动态进行搜索的，例如，希望使用"Windows"作为关键字进行搜索，那么在输入关键字的前几个字母，如"Win"的时候，搜索工作就已经开始了，并且会立刻显示出匹配的结果，有时候，甚至不需要输入完整的关键字，想要的结果就会直接弹出。随着关键字的完善，搜索结果也将更加准确，并最终精确显示出所需的内容。

单击任一搜索结果可将其打开，或者单击搜索框右边的"清除"按钮 ✖ |，即可清除搜索结果并返回到常用程序列表，还可以单击"查看更多结果"命令以搜索整个计算机。

（二）在"计算机"窗口中使用搜索框查找文件和文件夹

Windows系统在"计算机"窗口的右上角内置了搜索框，该搜索框可以灵活调节宽窄。它能动态快速地搜索Windows中的文档、图片、程序、Windows帮助甚至网络等信息。具体步骤如下：

1. 打开"计算机"窗口，通过搜索框进行搜索时，首先需要确定搜索范围，若进入F盘文件夹窗口进行搜索，则搜索范围为整个F盘；同样，如果进入下级文件夹中进行搜索，如"C:\windows"，则搜索范围为"Windows"文件夹。如不确定搜索范围，则默认的搜索范围是整个计算机，即所有磁盘。

2. 在搜索框中输入要搜索的关键字的第一个字符，窗口中立刻自动筛选出包含该字符的文件和文件夹。

3. 继续输入字符并完善关键字，系统会根据输入的内容自动搜索文件和文件夹名称中包含该关键字的所有文件和文件夹，并显示相关信息，如图2-2-9所示。

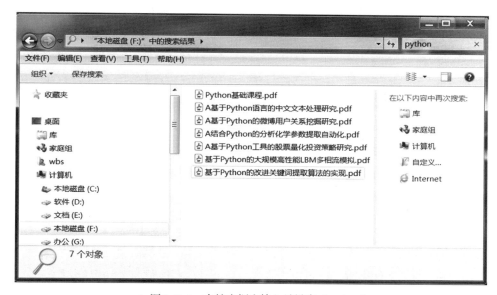

▲ 图2-2-9　在搜索框内输入关键字"python"

注意：在查找文件或文件夹时，可以使用通配符"*"和"？"。"*"代表任意多个任意字符，"？"代表一个任意字符。例如，"*.jpg"表示所有扩展名为jpg的文件；"A？.*"表示主文件名由两个字符组成，且文件名的第一个字符是"A"的所有文件；"*.*"表示所有的文件。

如果要进行更为全面、细致的搜索，可以在搜索内容时，针对搜索内容添加搜索筛选器，如选择修改日期、大小等，提升搜索的效率和速度。

三、文件和文件夹的高级管理

文件和文件夹的高级管理包括查看文件和文件夹信息、显示或隐藏文件扩展名，以及显示或隐藏文件和文件夹等操作。

（一）查看文件和文件夹属性

在管理计算机中的文件和文件夹的过程中，经常需要查看文件和文件夹的详细信息，以进一步了解详情。例如，对于文件，需要查看文件类型、打开方式、大小、存放位置及创建与修改的时间信息；对于文件夹，则需要查看其中包含的文件和子文件夹的数量。操作步骤如下：

将鼠标指向要查看的文件或文件夹图标，单击右键→"属性"命令→选择"常规"选项卡，就可以查看文件和文件夹的详细属性了。

（二）显示或隐藏文件扩展名

每个类型的文件都有各自的文件扩展名，因为可以根据文件的图标辨识文件类型，所以Windows默认不显示文件扩展名，这样可防止用户误改文件扩展名而导致文件不可用。

如果用户需要查看或修改文件的扩展名，要事先通过设置将文件扩展名显示出来。操作步骤如下：

1. 在"计算机"窗口中单击"组织"按钮→选择"文件夹和搜索选项"命令→选择"查看"选项卡，或者单击"工具"菜单中的"文件夹选项"命令→选择"查看"选项卡。

2. 在"高级设置"列表框中取消"隐藏已知文件类型的扩展名"复选框（勾选该复选框则选择隐藏）。

3. 单击"应用"或"确定"按钮，如图2-2-10所示。此时返回文件夹窗口，再进入磁盘中查看文件时，就可以看到文件扩展名显示出来了。

（三）显示或隐藏文件和文件夹

对于计算机中的重要文件和文件夹，为了防止被其他用户查看或修改，可以将其隐藏起来，隐藏后所有计算机用户都无法看到被隐藏的文件和文件夹。隐藏文件夹时，还可以选择仅隐藏文件夹或者将文件夹中的文件与子文件夹一同隐藏。

下面以隐藏文件为例进行介绍，操作步骤如下：

1. 在"计算机"窗口中，右击要隐藏的文件图标→选择"属性"命令。

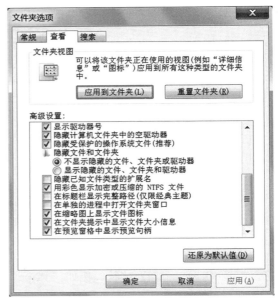

▲ 图2-2-10 "文件夹选项"对话框"查看"选项卡

2. 在"常规"选项卡中选中"隐藏"复选框→单击"确定"按钮，将此文件设置为"隐藏"属性。

3. 返回"计算机"窗口，单击"组织"按钮→选择"文件夹和搜索选项"命令→选择"查看"选项卡。

4. 在"高级设置"列表框中选中"不显示隐藏的文件、文件夹或驱动器"单选按钮，单击"应用"或"确定"按钮返回计算机窗口，再进入磁盘中查看文件时，就看不到具有隐藏属性的文件了。

2.2.3　文件压缩软件的使用

压缩软件是利用压缩原理压缩数据的工具。一个较大的文件经压缩后，会产生另一个较小容量的文件，而这个较小容量的文件，就是这个较大容量文件的压缩文件或压缩包，也可以将若干个文件压缩成一个文件。压缩包是另一种文件格式，常见扩展名有".rar"".zip"".arj"等，如果想使用其中的数据，首先需用压缩软件把数据还原，这个过程称作解压缩，解压缩是相对压缩而言的，是压缩的反过程。常见的压缩软件有WinRAR、WinZip、Bandizip、7-Zip等。其中，共享软件WinRAR是一个功能强大、简单易用的压缩解压工具，界面友好，使用方便，压缩率较大，压缩速度较快。

一、WinRAR的安装与启动

用户可登录WinRAR官网http://www.winrar.com.cn下载与操作系统位数对应的安装程序，双击WinRAR的安装程序就可以安装了。可用鼠标右键单击"计算机"或"此电脑"，选择"属性"查看操作系统位数。

二、应用实例

下面介绍两种利用WinRAR压缩与解压缩文件的方法：

（一）在"资源管理器"中使用快捷菜单压缩与解压缩文件

在"资源管理器"中选择要压缩的文件和文件夹，然后右击选中的对象，从如图2-2-11所示的快捷菜单中选择"添加到python教学课件.rar"，则在当前文件夹直接生成压缩文件，主文件名与当前文件夹名称相同，扩展名为".rar"。

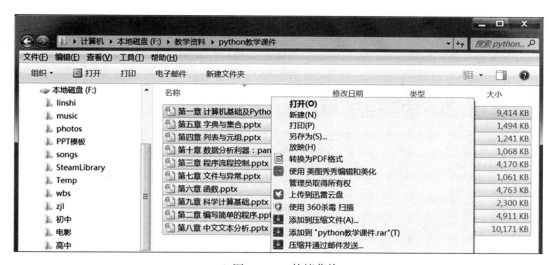

▲ 图2-2-11　快捷菜单

如果在快捷菜单中选择"添加到压缩文件×××"则会弹出"压缩文件名和参数"对话框，

用户可单击"浏览"按钮重新选择压缩文件的存放位置并更改压缩文件主文件名，也可在对话框内进行更新模式、压缩文件格式、压缩方式的选择，还可以设置密码以及进行分卷压缩。有时上传文件，不同网站设置的最大单个文件大小不同，压缩文件时可以切分为分卷并自定义大小。设置完毕单击"确定"按钮，WinRAR就开始压缩，如图2-2-12所示。

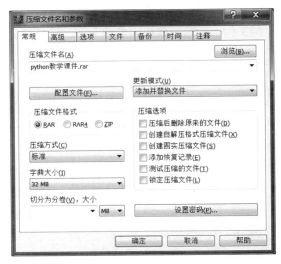

▲ 图2-2-12 "压缩文件名和参数"对话框

同样，在"资源管理器"中解压缩文件时，只需右击要解压的文件，在快捷菜单中选择相应的解压命令即可。

图2-2-12中，选中压缩选项区域"创建自解压格式压缩文件"复选框，就可以把RAR压缩包制作成EXE格式文件，解压时只要双击执行该EXE文件即可。

（二）使用WinRAR工具栏压缩与解压缩文件

对文件进行压缩和解压缩在快捷菜单中操作很方便，也能满足基本需求。但是在WinRAR主界面中又有一些额外的功能。双击桌面WinRAR快捷方式图标或者单击开始菜单下WinRAR项，打开WinRAR主界面。界面中有一排按钮，它们是WinRAR的主要功能按钮，将鼠标指向某个按钮会显示出该按钮的功能。为便于在各文件夹或分区之间切换，点击"选项"→"文件夹树"，单击选中"显示磁盘文件夹"项，打开窗口左侧的目录树。如图2-2-13所示。

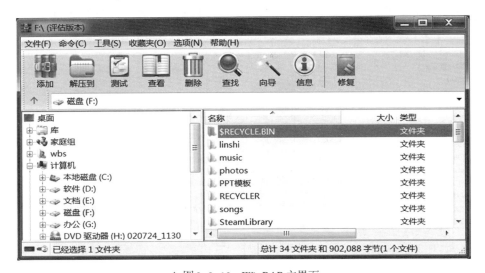

▲ 图2-2-13 WinRAR主界面

1. 压缩文件　例如，在WinRAR窗口左侧目录树窗格中单击"磁盘（F:）"左侧加号⊞，显示出"磁盘（F:）"下面的项目列表，选择列表中"教学资料"文件夹下的"python教学课件"文件夹，使其成为当前位置，此时窗口中地址栏显示"F:\教学资料\python教学课件"，内容显示区显示该位置下面的项目列表，如图2-2-14所示，现在对该位置下面的文件进行压缩操作。在实际操作中可根据实际情况选择位置。

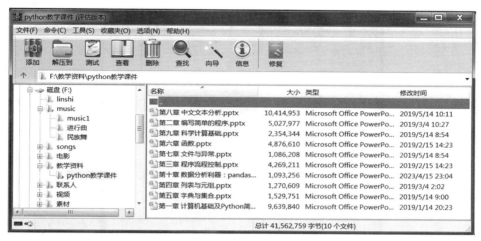

▲ 图2-2-14　定位要压缩的文件所在位置

在当前文件夹的项目列表中选中要压缩的文件，然后单击"添加"按钮，即可打开与图2-2-12所示一样的"压缩文件名和参数"对话框，设置压缩选项后单击"确定"按钮便可进行压缩。此处在当前文件夹直接生成压缩文件"python教学课件.rar"。

观察生成的压缩文件，删除其他文件只保留该压缩文件为下面的解压缩练习做准备。

2. 解压缩文件

（1）选择要解压缩的文件：在WinRAR窗口左侧目录树窗格中选中要解压缩的文件所在文件夹，如使"F:\教学资料\python教学课件"成为当前位置，此时窗口工作区显示该位置下的压缩文件，选中该压缩文件，如图2-2-15所示。

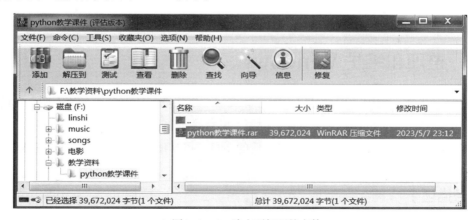

▲ 图2-2-15　选中要解压的文件

此时，单击"查看"按钮会显示该压缩文件包含的内容，进而单击"删除"按钮可以删除选定的文件，该压缩文件解压缩后便不会包含删除的文件。单击 ↑ 按钮，窗口又返回到图2-2-15所示状态。

（2）解压文件：选择了解压文件后，在图2-2-15所示的状态，单击工具栏中的"解压到"按钮，打开"解压路径和选项"对话框，如图2-2-16所示。

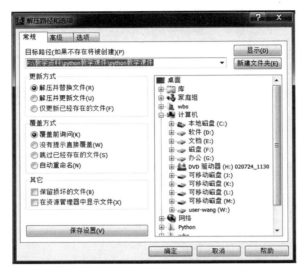

▲ 图2-2-16 "解压路径和选项"对话框

此时WinRAR会将压缩文件所在位置作为默认的目标路径，也就是解压后的文件所在位置，如果单击"新建文件夹（E）"按钮，则会立刻在压缩文件所在文件夹创建一个与压缩文件主文件名同名的文件夹并作为目标路径。如果用户想自行选择解压后的文件所在的文件夹，则需在窗口右侧目录树中进行选择。

在"解压路径和选项"对话框中确定目标路径后，单击"确定"按钮，就会解压文件到目标路径。

任务2-3 整理和维护 Windows

在Windows操作系统中，用户可以设置计算机的工作环境，从而营造一种方便、舒适的工作平台。用户可以改变桌面的颜色、屏幕保护程序、鼠标的操作速度、键盘的重复速度等。Windows在系统配置、维护和管理方面提供了许多便捷的手段，以帮助用户方便、快速地完成这类任务。

【任务描述】

能够掌握控制面板的功能、使用控制面板完成Windows的日常管理、系统配置、系统维护与性能优化等任务。

操作要求:

1. 分别以"类别""大图标""小图标"的方式查看控制面板。

2. 创建一个新账户,账户类型为标准账户,账户名称为"十月",并为该账户设置密码。

3. 下载安装"微信电脑版"或"腾讯会议"等应用软件,尝试使用后卸载。

4. 打开"文本服务和输入语言"对话框,练习输入法设置的常用操作。

5. 打开"鼠标属性"对话框,进行鼠标设置。

6. 练习磁盘操作,如查看磁盘属性、格式化磁盘(慎用)、磁盘检查、磁盘清理、磁盘碎片整理等。

7. 练习文件的备份和还原。

8. 打开任务管理器,对程序进行管理。

【知识点分析】

2.3.1 控制面板的介绍

控制面板(control panel)是 Windows 对计算机的系统环境进行设置和控制的工具,用户可以通过控制面板对设备进行直观的设置与管理,如添加硬件,添加/删除软件,控制用户账户,查看网络状态、更改网络设置,查看和管理设备、打印机,更改辅助功能选项等,是设置计算机最重要的程序。

一、打开控制面板

打开控制面板的常用方法有两种:

方法1:单击"开始"→"控制面板"。

方法2:打开"计算机"或"此电脑",在工具栏中单击"控制面板"按钮或者在地址栏中直接输入"控制面板"将其打开。

打开控制面板后,在任务栏相应图标上单击右键→"将此程序锁定到任务栏",控制面板就固定在任务栏上了,这样以后打开控制面板就很方便了。

二、控制面板的查看方式

Windows 系统的控制面板默认以"类别"的形式来显示功能菜单,分为"系统和安全""用户账户和家庭安全""网络和 Internet""外观和个性化""硬件和声音""时钟、语言和区域""程序""轻松访问"等类别,每个类别下会显示该类的具体功能选项。

除了"类别",Windows 控制面板还提供了"大图标"和"小图标"的查看方式,只需点击控制面板右上角"查看方式"旁边的小箭头，从中选择自己喜欢的查看方式即可，如图2-3-1所示。

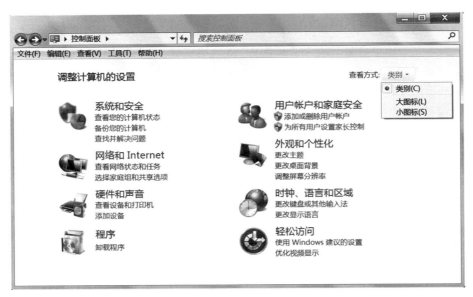

▲ 图2-3-1 "控制面板"窗口

Windows系统的搜索功能非常强大，控制面板中也提供了搜索功能，只要在控制面板右上角的搜索框中输入关键词，如"鼠标"，按回车键后即可看到控制面板功能中相应的搜索结果，这些功能按照类别显示，可极大地方便用户快速查看功能选项，如图2-3-2所示。

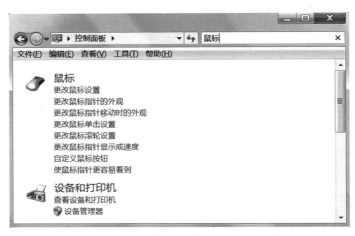

▲ 图2-3-2 "控制面板"窗口"搜索框"

利用Windows控制面板中的地址栏导航也可快速切换到相应的分类选项或者指定需要打开的程序。点击地址栏每类选项右侧向右的箭头，即可显示该类别下所有程序列表，从中点击需要的程序即可快速打开，如图2-3-3所示。

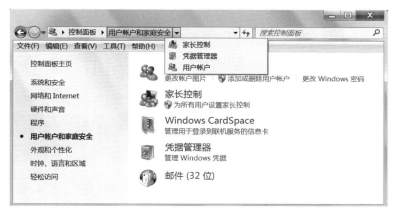

▲ 图 2-3-3　利用"控制面板"地址栏查找相应功能

2.3.2　使用控制面板控制系统

一、帐户的配置与管理

Windows 系统是多用户操作系统，允许多个用户共享一台计算机，每个用户都可以拥有属于个人的数据和程序，用户登录计算机时需提供登录名和密码，登录成功后，用户只能看到自己权限范围内的数据和程序，只能进行自己权限范围内的操作。

为操作系统设置多个帐户，可以给每个系统使用者提供单独的桌面及个性化的设置，避免相互干扰，并且系统将每个用户使用计算机时的数据和程序相互隔离，以便更好地保护每位用户的私有数据。

Windows 有 3 种类型的帐户，分别是管理员帐户、标准帐户和来宾帐户，每种类型的帐户为用户提供不同的计算机控制级别。

1. 管理员帐户　可以设置多个管理员帐户，且必须保证至少有一个管理员帐户，第一个管理员帐户是在系统安装过程中自动产生的，名称为"Administrator"。每个管理员帐户拥有相同的权利，可以对计算机进行最高级别的控制：如安装程序或增加和删除硬件、访问计算机的所有文件、管理本计算机中的所有其他用户帐号，包括增加、删除、变更等操作。

2. 标准帐户　是用户创建的帐户。标准帐户允许用户使用计算机的大多数功能，但是如果要进行的更改可能会影响到计算机的其他用户或计算机使用安全时，则需要管理员的认可。可以避免管理员权限被恶意程序所利用，同时也避免了初级用户对系统的错误操作，适用于日常计算机使用。

3. 来宾帐户　主要供临时使用计算机的用户使用，其用户权限比标准帐户受到更多的限制，允许用户使用计算机，但只能使用常规的应用程序，而无法对系统设置进行更改，没有访问个人文件的权限，无法安装软件和硬件，不能创建密码。总之，来宾帐户拥有最小的使用计算机的权限。

（一）创建新帐户

要创建一个新帐户，首先用管理员帐户登录系统，然后按如下操作进行：

1. 单击"开始"→"控制面板"→"用户帐户和家庭安全"→"添加或删除用户帐户"，打开"管理帐户"窗口，如图2-3-4所示。

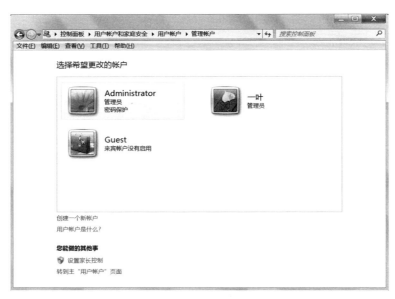

▲ 图2-3-4 "管理帐户"窗口

2. 单击"创建一个新帐户"按钮，在该窗口中就可以为新帐户起名了，在文本框中输入新帐户的名称，并选择新帐户的类型（标准用户或管理员）。

3. 单击"创建帐户"按钮，系统立即创建新的用户，并返回"管理帐户"窗口。

创建用户帐户也可通过单击"开始"菜单，单击菜单顶端的用户头像图标，打开"用户帐户"文件夹窗口，然后单击"管理其他帐户"链接，打开"管理帐户"窗口。

（二）更改帐户设置

对已有帐户，可更改其名称和帐户类型，以及创建、更改或删除密码等，这些操作需管理员帐户才能进行。操作步骤如下：

1. 在"管理帐户"窗口中单击要更改设置的用户图标，进入"更改用户帐户"界面，如图2-3-5所示。可根据需要单击相应的链接并逐步按照提示对用户的名称、密码、图片、家长控制、帐户类型等进行更改操作。

2. 单击"更改帐户名称"进入重命名帐户界面，如图2-3-6所示，将名为"一叶"的帐户改为"十月"，在文本框内输入"十月"后，点击"更改名称"按钮确认。

3. 单击"创建密码"进入创建密码界面，如图2-3-7所示，如给"一叶"帐户设置密码"spring"，这样在进入操作系统时，需要输入对应密码才能登录系统。

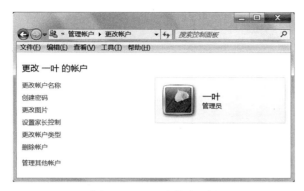

▲ 图2-3-5 "更改帐户"界面

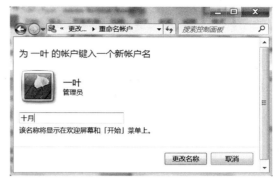

▲ 图2-3-6 "重命名帐户"窗口

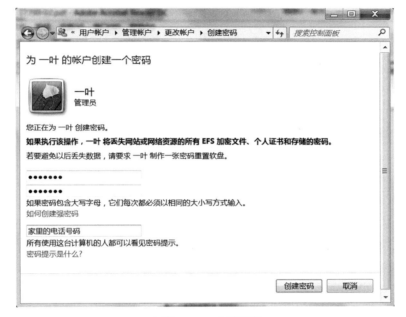

▲ 图2-3-7 创建密码

4. 更改图片　每个帐户都有一幅登录图片，在登录 Windows 系统时，在欢迎页面会看到该图片。"更改帐户"界面中单击"更改图片"可进入更改图片界面，选择喜欢的图片，然后单击"更改图片"按钮，如图2-3-8所示。

5. 更改帐户类型　当前"一叶"的帐户类型为"管理员"，在计算机上可以进行任何操作，将其改为"标准用户"类型，可使其权限受到一定的限制。"更改帐户"界面中点击"更改帐户类型"，进入更改帐户类型窗口，选择"标准用户"选项，如图2-3-9所示。单击"更改帐户类型"按钮，完成设置。

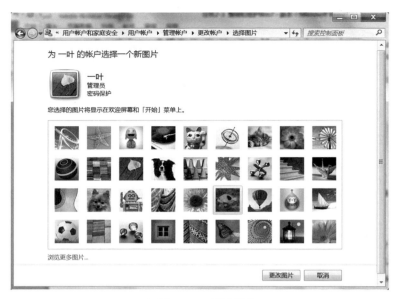

▲ 图 2-3-8　更改图片

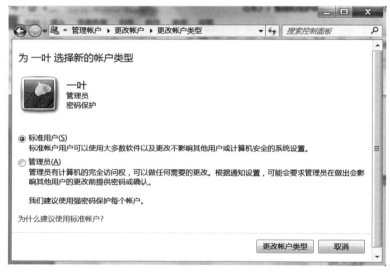

▲ 图 2-3-9　更改帐户类型

（三）启用或禁用来宾帐户

Windows默认禁用了来宾帐户，来宾帐户也称Guest帐户，用户需要手动启用或禁用这个帐户。操作步骤如下：

1. 在"管理帐户"窗口中，单击"来宾帐户"图标。

2. 若来宾帐户的当前状态是"未启用"，则会打开"启用来宾帐户"窗口，如图2-3-10所示，单击"启用"按钮即可启用。若来宾帐户已启用，则会打开"更改来宾选项"，如图2-3-11所示，此时单击"关闭来宾帐户"即可禁用。

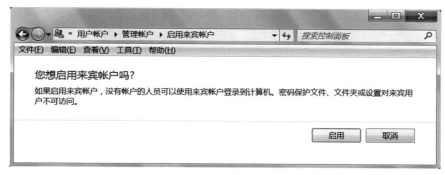

▲ 图2-3-10 "启用来宾帐户"窗口

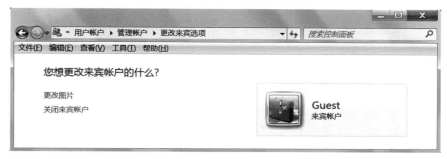

▲ 图2-3-11 "更改来宾选项"窗口

（四）控制帐户登录方式

在"开始"菜单的右窗格下方有一个"关机"按钮，单击"关机"按钮旁的向右箭头按钮可打开下拉菜单，如图2-3-12所示。

1. 注销当前帐户 注销功能的作用是结束当前所有进程，然后退出当前帐户的桌面环境。如果遇到无法结束的应用程序，可以用Windows的注销功能强行退出。

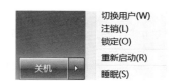

▲ 图2-3-12 "关机"菜单

2. 锁定当前桌面 如果用户需要暂时离开计算机，既不打算退出当前应用又不希望其他人用计算机，那么就可以锁定当前用户桌面，这样可在不注销帐户的情况下返回到登录界面。

3. 多帐户切换 如果一台计算机上有多个用户帐户，则可以使用"切换用户"功能在多个用户帐户之间进行切换。

二、添加／删除程序

计算机的正常工作需要大量程序，应用程序是在操作系统的支持下完成一定任务的软件，有些软件是操作系统自带的，大多数软件是在线安装或下载后安装的。安装、卸载、运行、关闭应用程序是常用操作，是计算机用户的必备能力。

（一）应用程序的下载

可以从软件开发商的网站获取所需要的应用程序，也可从第三方软件网站获取，下载后将安装程序及其相关文件保存到相应位置。安装程序扩展名通常为".exe"，如"setup.exe"。

（二）应用程序的安装

在"计算机"窗口中找到安装程序文件后双击即可进行安装。

（三）应用程序的运行

只有启动了应用程序，才能在该应用程序中进行相关的操作。在计算机中安装了新程序后，通常会在开始菜单中创建快捷启动项，用户可以通过开始菜单来启动程序；当在桌面上建立了一个应用程序的快捷方式，直接双击快捷方式图标，也可启动应用程序；此外还可以在"计算机"中找到应用程序对应的程序文件双击运行。

（四）应用程序的关闭

关闭程序的方法很简单，以下任何一种操作均可关闭应用程序：① 按下窗口标题栏上的关闭按钮；② 单击控制菜单中的"关闭"命令；③ 直接按快捷键Alt+F4；④ 在应用程序的菜单中选择"退出"命令。

（五）应用程序的卸载

卸载就是从系统中删除一个应用程序。由于一个应用程序安装到系统中时，它包含有初始化文件、数据文件、动态链接库等，分别放在不同的目录下，如果采用直接删除的方法，往往只能删除掉指定文件夹的文件，而放在其他文件夹中的文件（如动态链接库、数据文件）就不一定能删除。因此应该尽量使用规范的卸载方式删除一个软件，而不是简单地删除文件或文件夹。具体操作如下：

在"控制面板"中点击"程序"→"卸载程序"选项，如图2-3-13所示，在应用程序列表中单击待删除程序，然后单击"卸载"按钮，系统出现卸载该程序的提示，确认后完成应用程序的卸载任务。也可从"计算机"窗口中选择"卸载或更改程序"。

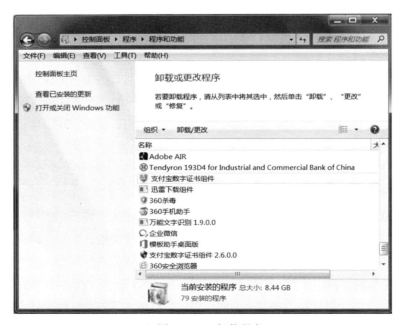

▲ 图2-3-13　卸载程序

此外，还可以利用程序自带的卸载功能来卸载该软件。例如，通过"开始"→"所有程序"，找到想要卸载的程序及其卸载命令，单击相应的卸载命令即可卸载。如"腾讯会议""企业微信""百度网盘"等都自带卸载功能。如图2-3-14所示。

也可借助于一些工具软件，如360软件管家、腾讯电脑管家等完成应用程序的安装与卸载，这些工具集软件下载、更新、卸载、优化于一体，为用户提供了一个一站式下载安装软件的平台。

三、输入法设置

Windows支持多种自然语言，通过"区域选项"的设置，可以更改日期、时间、货币、数字，也可以选择度量制度、输入法以及设置键盘布局等。

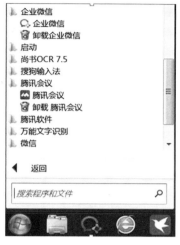

▲ 图2-3-14　程序自带卸载功能

单击"开始"→"控制面板"→"时钟、语言和区域"类别中单击"更改键盘或其他输入法"，可以打开"区域和语言"对话框，如图2-3-15所示。在对话框中单击"键盘和语言"选项卡→单击"更改键盘（C）"命令按钮，即可打开"文本服务和输入语言"对话框，如图2-3-16所示。也可右击桌面右下角的输入法标志，单击"设置"打开"文本服务和输入语言"对话框。

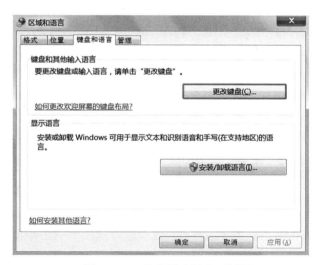

▲ 图2-3-15　"区域和语言"对话框

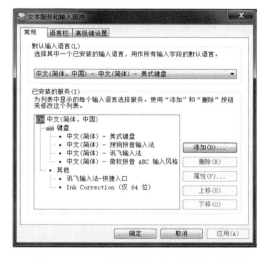

▲ 图2-3-16　"文本服务和输入语言"对话框

（一）添加输入法

Windows自带了多种输入法，对于Windows自带的输入法，用户可以在使用的过程中根据需要添加。操作步骤如下：

在"文本服务和输入语言"对话框中，选择"常规"选项卡→单击"添加"按钮，弹出如

图2-3-17所示对话框，选择相应的输入法后单击"确定"即可。添加若干个输入法后，就可以设置默认输入语言，方法是在"文本服务和输入语言"对话框的常规选项卡里的"默认输入语言"列表里选择想设置的输入法，然后点击"应用"或"确定"均可。

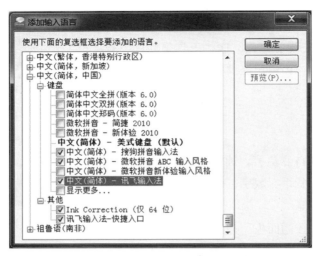

▲ 图2-3-17 "添加输入语言"对话框

对于Windows未提供的输入法，如搜狗拼音输入法等，必须通过相应的安装程序来添加，安装程序可从相关网站下载。

（二）删除输入法

在图2-3-16所示的对话框中，单击选中一种输入法→单击"删除"按钮，即在工具栏中删除该输入法。

（三）更改输入法属性

在图2-3-16所示的对话框中，单击选中一种输入法→单击"属性"按钮，即可在弹出的对话框中进行属性设置。

（四）高级键设置

Windows允许用户自定义切换输入法的快捷键，如通常按快捷键Ctrl+Shift可以在英文和各种中文输入法之间切换，按快捷键Ctrl+Space在英文和首选中文输入法之间切换。用户可以设置自己习惯的快捷键，操作步骤如下：

在图2-3-16所示的"文本服务和输入语言"对话框中单击"高级键设置"选项卡→在列表中选择某项操作→单击"更改按键顺序"按钮，在"更改按键顺序"对话框中即可完成相应的设置，如图2-3-18所示。

四、鼠标设置

鼠标是常用的输入设备之一。在对鼠标的配置操作中，可以进行更改系统指针方案、切换左右键功能以及调整双击速度等一系列操作。鼠标设置操作步骤如下：

单击"开始"→"控制面板"→"硬件和声音"→"鼠标",打开"鼠标属性"对话框,然后就可以设置鼠标键、指针、指针选项、滑轮、硬件等参数,如设置鼠标的样式、鼠标左右键切换、鼠标双击速度等,用户可以根据需要切换到不同的选项卡设置,如图2-3-19所示。

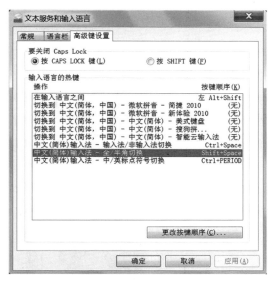

▲ 图2-3-18 "高级键设置"选项卡

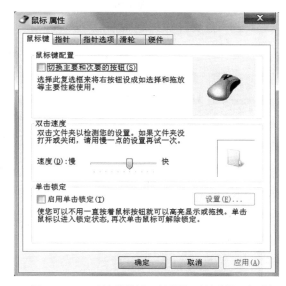

▲ 图2-3-19 "鼠标属性"对话框"鼠标键"选项卡

1. 配置鼠标键 通常情况下,鼠标的左键为主要性能键,用于单击选择、双击打开等操作;右键为次要性能键,用于弹出快捷菜单等操作。图2-3-19中,在"鼠标键配置"一栏里勾选"切换主要和次要的按钮"复选框,不必单击"确定"按钮,左右键的性能就立刻互换了。

2. 设置指针方案 鼠标指针是在计算机开始使用鼠标后,为了在图形界面上标识出鼠标位置而产生的,随着计算机软件的发展,它渐渐地包含了更多的信息。在Windows操作系统中,可以用不同的指针图案来表示系统不同的工作状态,如系统忙、移动中、拖放中等,用户可以在"鼠标属性"对话框"指针"选项卡中根据个人喜好选择系统提供的指针方案,如图2-3-20所示。

3. 指针选项 指针选项主要用于调节鼠标指针移动的速度。手中鼠标在台面上移动相同距离的情况下,指针移动速度越快,屏幕上鼠标指针移动的距离就越长。在"鼠标属性"对话框"指针选项"选项卡中拖动"移动"框架

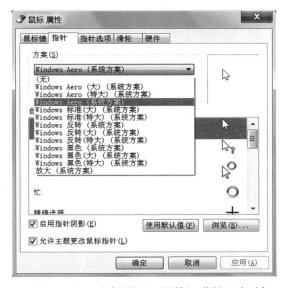

▲ 图2-3-20 "鼠标属性"对话框"指针"选项卡

内的滑标向左或向右移动来改变鼠标指针移动速度的快慢；勾选"可见性"框架中的"显示指针轨迹"复选框，鼠标将产生拖尾表现。

五、打印机等硬件管理

（一）查看计算机基本信息

依次单击"控制面板"→"系统与安全"→"系统"，可以看到本机的基本信息，如图 2-3-21所示。也可在桌面上右击"计算机"图标，在弹出的菜单中选择属性命令完成此操作。

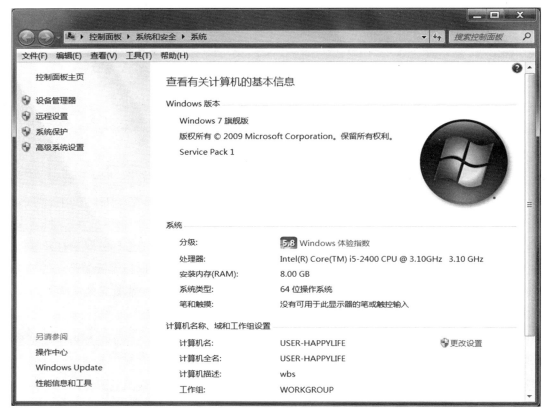

▲ 图 2-3-21　Windows 基本信息窗口

若单击窗口左侧的高级系统设置，可查看计算机主要硬件设备的基本性能参数。

（二）安装打印机

在使用某设备之前必须安装相应的驱动程序。驱动程序（device driver）全称为设备驱动程序，是操作系统识别设备和管理设备的程序，是硬件和系统之间的桥梁，相当于硬件的接口，操作系统只有通过这个接口，才能控制硬件设备正常工作。正是通过驱动程序，各种硬件设备才能正常运行，达到既定的工作效果，假如某设备的驱动程序未能正确安装，便不能正常工作。

事实上，安装操作系统时，操作系统会自动检测设备，并安装相关设备的驱动程序。如果用户添加了新设备，就必须安装相应的驱动程序。设备驱动程序与设备紧密相关，不同类型设备的驱动程序是不同的，不同厂家生产的同一类型设备，驱动程序也不尽相同。设备厂家根据操作系统提供的设备驱动程序的标准框架和接口参数编写设备驱动程序，并随同设备一起提交给用户，或者在官网提供下载。

打印机是计算机常用的输出设备，在使用打印机之前，需要先安装打印驱动程序。手动安装打印驱动程序步骤如下：

依次单击"控制面板"→"硬件和声音"→"设备和打印机"，在"设备和打印机"窗口中点击"添加打印机"按钮，如图2-3-22所示，打开"添加打印机"窗口，如图2-3-23所示，在该窗口中点击"添加本地打印机"，在出现的选择打印机端口对话框中使用默认端口，单击下一步，打开"安装打印机驱动程序"窗口，如图2-3-24所示。

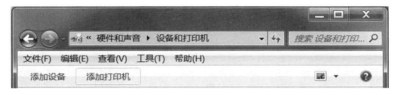

▲ 图2-3-22　设备和打印机窗口"添加打印机"按钮

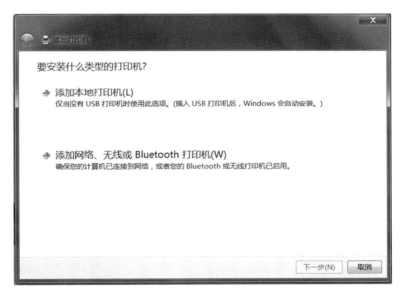

▲ 图2-3-23　"添加打印机"窗口

在出现的"安装打印机驱动程序"窗口中，选择与自己打印机匹配的制造商和型号，系统也会自动搜索可用的打印机。找到需要添加的打印机后，如果从光盘安装驱动程序，则将光盘放入驱动器，点击"从磁盘安装"按钮，点击"浏览"按钮选定相应的光驱（图2-3-25）后单击"确定"，返回"安装打印机驱动程序"对话框中，单击"下一步"按钮，在出现的对话框中设置或选择默认的打印机名称后继续单击"下一步"按钮，最后的对话框显示已成功添加打印机信息，可以根据需要选择是否打印测试页，单击"完成"按钮即可完成打印机的添加。

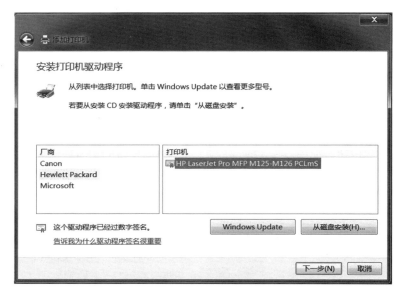

▲ 图2-3-24 "安装打印机驱动程序"窗口

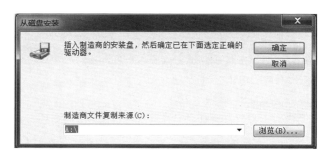

▲ 图2-3-25 "从磁盘安装"对话框

如果添加的打印机经常使用，要确保将其设为默认打印机。在"设备和打印机"窗口默认打印机图标左下角会有✅标志。

设置默认打印机，可在"设备和打印机"窗口显示区右击要设为默认打印机的打印机图标，在快捷菜单中选择"设置为默认打印机"即可。如图2-3-26所示。

需要说明的是，打印驱动程序可以很方便地从生产商的官网或者第三方网站下载，如在惠普官网下载与打印机型号匹配的全功能软件和驱动程序，程序扩展名为".exe"，下载后双击文件即可安装。

（三）即插即用

即插即用，是指将设备连接到计算机上后，

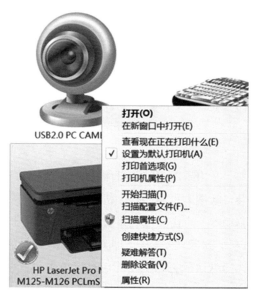

▲ 图2-3-26 设置默认打印机

Windows系统自动侦测设备并安装设备驱动程序，无须用户手工配置，设备插上就能立即使用。目前很多计算机设备都支持即插即用。

六、网络和Internet

Windows系统控制面板中的"网络和Internet"选项主要用来设置计算机连接互联网，以及自主组建局域网或家庭网络。打开控制面板，点击"网络和Internet"选项，可以看到如图2-3-27所示的"网络和共享中心""家庭组"，以及"Internet选项"三个子选项。

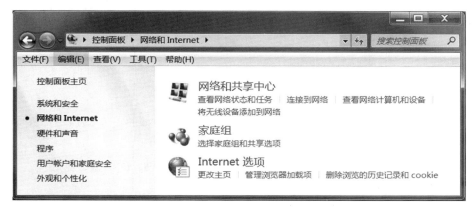

▲ 图2-3-27 "网络和Internet"选项

（一）网络和共享中心

在图2-3-27中点击"网络和共享中心"便会打开相应窗口，如图2-3-28所示。Windows的网络和共享中心的主要作用是查看并管理计算机与外界网络的连接状态。"网络和共享中心"的主要

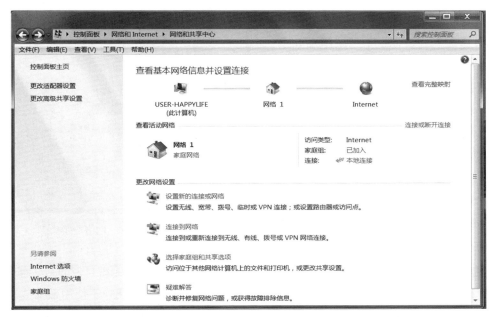

▲ 图2-3-28 "网络和共享中心"窗口

设置选项有"更改适配器设置""更改高级共享设置"，其中"更改高级共享设置"主要用来设置不同网络用户的权限。下面就"更改适配器设置"来做些说明，这是最常用的一个功能。

点击"更改适配器设置"进入如图2-3-29所示的"网络连接"窗口，在此界面可以启用或禁用当前所使用的网络，也可以对其进行重命名。

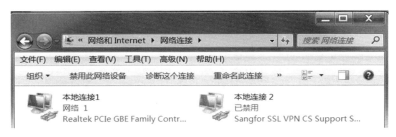

▲ 图2-3-29 "网络连接"窗口

鼠标右击一个已启用的网络连接，点击"状态"可以获得如图2-3-30所示的界面，这里面包含大多数人常用的一些功能：

1. 详细信息　主要是查看网络IP地址、默认网关、子网掩码、DNS服务器等。

2. 属性　查看并自定义当前网络的服务选项。

3. 无线属性　如果使用的是WLAN，图2-3-29所示的网络连接按钮名称会有所不同，点击"状态"后获得的界面中还会有"无线属性"按钮，点击该按钮可以查看无线网络属性。

如果需要配置宽带、路由器或者新建一个网络连接，就需要点击"网络和共享中心"窗口中的"设置新的连接或网络"。

需要说明的是，家庭用户通常会使用无线路由器，以构建家庭无线局域网。可参照后续的互联网应用与技术章节对路由器进行设置，路由器设置完成后，电脑连接路由器后可以直接上网，如果是笔记本电脑、手机、电视等无线终端，连接上路由器的无线信号即可上网。

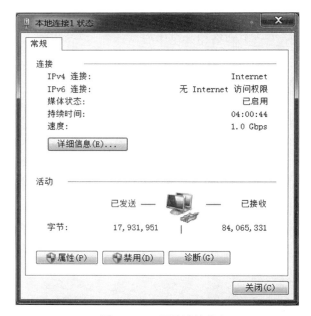

▲ 图2-3-30 网络连接状态

（二）Internet选项

"网络和共享中心"窗口中的"Internet选项"主要用来设置Windows系统自带的浏览器功能，通过它设置系统自带IE浏览器的许多默认选项，如图2-3-31所示。有的用户不使用系统自带的浏览器，而使用第三方浏览器，这些第三方浏览器也有自己的Internet设置选项，所以对该功能了解即可。

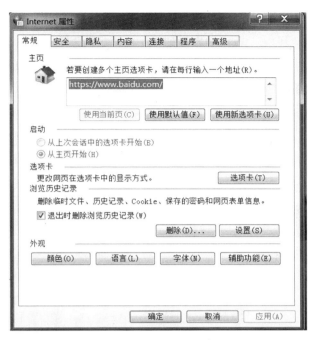

▲ 图2-3-31 Internet 选项

2.3.3 Windows的系统维护与性能优化

一、磁盘管理

磁盘管理是使用计算机时的一项常规任务，常见的磁盘管理操作主要包括查看磁盘属性、格式化磁盘、维护磁盘等。

（一）查看磁盘属性

直接双击桌面上的"计算机"图标，打开"计算机"窗口，右击磁盘驱动器盘符，选择"属性"命令打开该磁盘属性对话框，如图2-3-32所示。磁盘属性对话框中包含"常规""工具""硬件"和"共享"等选项卡，"常规"选项卡下显示磁盘的容量、已用空间、可用空间，用户可以修改磁盘卷标、进行磁盘清理。通过"工具"选项卡可以完成对磁盘的维护操作，包括磁盘查错、碎片整理和备份。在"安全"选项卡中设置用户对磁盘的读写权限。

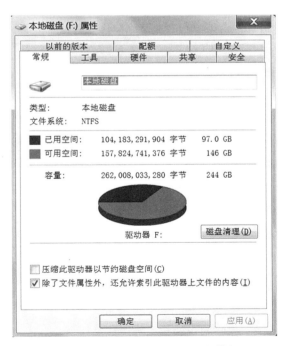

▲ 图2-3-32 磁盘"属性"对话框

另外，在"计算机"窗口右击磁盘驱动器盘符，在弹出的菜单中选择"重命名"，即可对磁盘重新命名，如将"磁盘（F:）"改为"本地磁盘（F:）"，但这样无法更改驱动器号。如果需要重新给磁盘分配驱动器号，可以右击桌面上的"计算机"图标，在弹出的菜单中选择"管理"，在打开的"计算机管理"窗口中单击左侧窗格的"磁盘管理"，在右侧窗格中就看到这台电脑所有磁盘情况。右击要更改的逻辑驱动器，在弹出菜单中选择"更改驱动器名称和路径"（图2-3-33），在弹出的对话框中单击"更改"按钮，弹出"更改驱动器号和路径"对话框（图2-3-34），选择"分配以下驱动器号"，在其右侧的下拉列表中选择一个盘符即可。建议一般情况不要随意更改驱动器号。

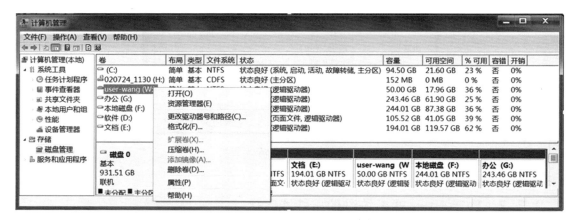

▲ 图2-3-33 "计算机管理"窗口对话框

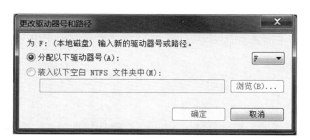

▲ 图2-3-34 "更改驱动器号和路径"对话框

（二）格式化磁盘

磁盘是计算机的重要组成部分，计算机中的各种文件和程序都存储在其上，格式化将清除磁盘上的所有信息。新磁盘在使用前要"格式化"磁盘，即在磁盘上建立可以存放文件或数据信息的磁道（track）和扇区（sector）。磁盘格式化操作包括硬盘低级格式化、硬盘分区和硬盘的高级格式化等。

1. 硬盘低级格式化　简称"低格"，又称为物理格式化。低级格式化是相对于高级格式化而言的，是把空白磁盘一级级地进行划分，如先将磁盘划分成柱面和磁道，再将磁道划分出许多的扇区，每个扇区又划分出几个部分，它的作用区域是整个磁盘。硬盘在出厂的时候，都已经做好低级格式化，一般除非特殊维修，用户不必自己进行低级格式化。

2. 硬盘分区　安装操作系统之前，需要对硬盘进行分区和高级格式化，然后才能使用硬盘保存各种信息。磁盘分区是使用分区工具将一块硬盘划分成几个逻辑部分，这样不同类的文件夹与文件可以存储在不同的分区以便于管理。硬盘分区如同给一间大房子打隔断，如将硬盘逻辑上分成C盘、D盘、E盘、F盘四部分，C盘装系统，D存储视频和音乐，E盘存储工作和学习资料，F盘存放其他文件，重装系统时不会影响C盘以外的其他盘中的文件，让数据与系统分离，便于维护。

3. 硬盘高级格式化　又称逻辑格式化，是对磁盘分区的初始化操作，硬盘分区后经过格式化，各逻辑盘才能使用。若对使用过的磁盘或U盘进行格式化，将清除其中的数据。平日所说的格式化都属于高级格式化，格式化方法：在"计算机"窗口中右击要格式化的磁盘分区→格式化→"开始"即可，如图2-3-35所示。开始格式化前可在"格式化"对话框中选定格式化参数。

（三）维护磁盘

1. 磁盘检查　使用Win 7内置的系统工具，可对磁盘进行错误检查。操作步骤如下：

在计算机窗口中，选定要进行磁盘检查的驱动器图标，单击鼠标右键→"属性"→"工具"选项卡→在"查错"选项区域中，单击"开始检查"，弹出"检查磁盘"对话框，如图2-3-36所示。

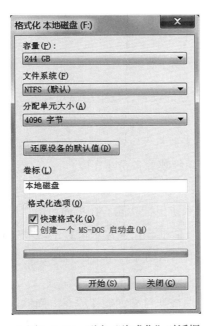

▲ 图2-3-35　磁盘"格式化"对话框

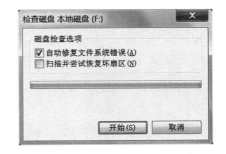

▲ 图2-3-36　"检查磁盘"对话框

在"磁盘检查选项"选项区中包含两个复选框选项："自动修复文件系统错误"和"扫描并试图恢复坏扇区"。如果需要修复选定磁盘中的文件系统错误，可选择第一个选项复选框。如果希望扫描磁盘并修复磁盘上的坏扇区，可选择第二个选项复选框。如果选择了第二个复选框，可以不用选择第一个复选框，因为该选项包含自动修复功能。

2. 磁盘清理　计算机使用一段时间后，由于系统对磁盘进行大量的读写以及安装操作，使磁盘上残留许多临时文件或已经没用的应用程序。这些残留文件和程序不但占用磁盘空间，而且会影响系统的整体性能，因此需要定期进行磁盘清理工作。清除掉没用的临时文件和残留的应用程序，以便释放磁盘空间，同时也使文件系统得到巩固。清理磁盘的操作步骤如下：

在"计算机"窗口中选定要进行磁盘检查的驱动器图标，单击鼠标右键→"属性"→"常规"选项卡→"磁盘清理"→在"磁盘清理"对话框中选择要清理的选项→单击"确定"按钮。

3. 磁盘碎片整理　对磁盘多次进行读写操作后，会在磁盘上残留大量的碎片文件，当文件变得零碎时，计算机读取文件的时间便会增加。碎片整理通过重新组织文件来改进计算机的性能。在进行磁盘碎片整理之前，可以使用碎片整理程序中的分析磁盘功能得到磁盘空间使用情况的信息，信息中显示了磁盘上有多少碎片文件和文件夹，根据这些信息来决定是否需要对磁盘进行整理。

整理磁盘碎片的操作步骤如下：在"计算机"窗口中选定要进行磁盘检查的驱动器图标，单击鼠标右键→"属性"→选择"工具"选项卡→单击"碎片整理"选项区域中的"立即进行碎片整理"按钮→单击打开的"磁盘碎片整理程序"对话框中的"分析磁盘"，启动磁盘碎片分析功能，可通过分析结果确定磁盘是否需要进行碎片整理。如要进行碎片整理，在"磁盘碎片整理程序"对话框中单击"磁盘碎片整理"即可。也可单击"配置计划"按钮，用户自行设置频率、日期和时间，使计算机按计划自动进行磁盘碎片整理。

二、备份和还原

Windows系统自带的系统还原功能可以通过对还原点的设置，记录用户对系统所做的更改，当系统出现故障时，可在不需要重新安装操作系统，也不影响个人数据文件的情况下，将系统恢复到更改之前的状态，继续正常使用。但一旦存储设备遭遇重大灾难，系统还原功能就无能为力了。因此，Windows还提供了文件的备份与还原，以及系统映像备份与还原。

（一）系统还原功能

使用系统还原功能前，先确认Windows是否开启了系统保护功能。在桌面右击"计算机"→单击"属性"→单击"系统保护"，打开"系统属性"对话框，在"保护设置"区域中查看各驱动器是否处于打开保护的状态，如图2-3-37所示。选择某驱动器，单击配置按钮，可以设置是否打开系统保护以及希望能够还原的内容等。

当对某个分区的保护功能打开后，Windows就会周期性地自动创建还原点。当然，也可以手动创建一个还原点，方法是在图2-3-37的界面中，点击最下方的"创建"按钮，填入还原点名称后，稍等片刻即可完成还原点的创建。

那么，当系统出现问题的时候如何进行系统还原呢？方法是在图2-3-37的界面中，点击"系统还原"按钮，打开系统还原主界面按照向导进行操作，用户既可以选择系统所推荐的还原点，也可自行选择另一还原点，选择好还原点经过确认后，就由系统还原功能自动完成。

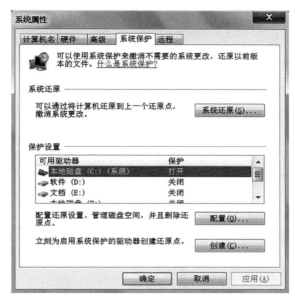

▲ 图2-3-37 "系统属性"对话框

（二）备份和还原文件

系统在使用过程中，不可避免地会出现设备故障，如硬盘驱动器损坏、病毒感染、供电中断、网络故障等情况，由此可能引起硬盘中数据的丢失和损坏，因此，定期备份硬盘上的数据非常必要。数据被备份后，在需要时可将它们还原，这样，即使数据出现错误或丢失，也不会造成大的损失。

1. 文件的备份　操作步骤如下：

（1）单击"开始"→"控制面板"→"系统和安全"→"备份您的计算机"→"设置备份"，打开"设置备份"对话框，如图2-3-38所示。

（2）选择系统备份存放的位置（备份文件和源文件不要放在同一个磁盘上，建议将备份保存到外部硬盘），然后单击"下一步"，选择需要备份的内容，既可以使用系统推荐的方案，也可自行选择要备份的内容，建议使用推荐方案并对个人重要文件夹进行备份。

（3）继续单击"下一步"，确认备份保存位置以及保存内容后点击"保存并运行备份"即可进行备份，用户等待即可完成备份。

2. 文件的还原　操作步骤如下：

（1）将备份设备联机，打开"控制面板"→"备份您的计算机"，此时会打开"备份和还原"窗口，如图2-3-39所示。

（2）单击"还原我的文件"打开"还原文件"对话框，如图2-3-40所示。单击"浏览文件夹"，打开"浏览文件夹或驱动器的备份"对话框，单击欲还原的系统备份→单击"添加文件夹"，将需要还原的文件添加到"还原文件"对话框的列表中。系统默认仅显示最新备份的文件，如需要以往日期的文件，点击"选择其他日期"即可。

（3）在"还原文件"对话框中单击"下一步"→"还原"，即可完成文件的还原。

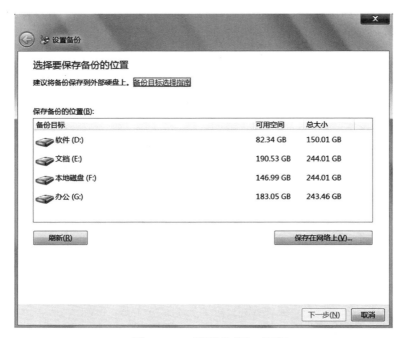

▲ 图2-3-38 "设置备份"对话框

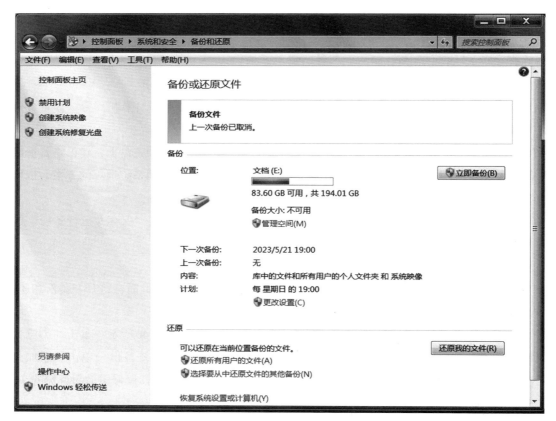

▲ 图2-3-39 "备份和还原"窗口

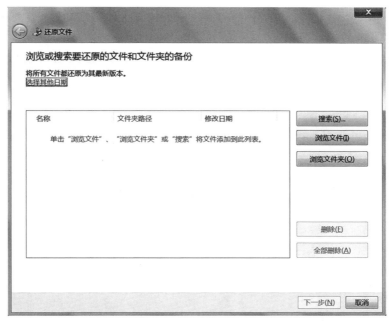

▲ 图2-3-40 "还原文件"对话框

（三）系统映像备份与还原

Win 7具备了类似"Ghost"的系统备份与恢复功能，可以建立系统的完整镜像，发生意外时恢复系统。可将备份保存在本地任何一个有足够空间的非系统分区中，也可以保存到外部存储设备，还可以保存到某一个网络位置，如一台文件服务器中。用户既可以一次性创建系统映像，也可以通过创建备份计划来实现系统映像的定期备份。

1. 系统映像备份

（1）在"备份与还原"窗口中（图2-3-39），单击左侧的"创建系统映像"，打开"创建系统映像"对话框，如图2-3-41所示。

（2）在图2-3-41中选择系统映像的保存位置，然后单击"下一步"，打开如图2-3-42所示的对话框。此时，备份中除包含运行系统所需的驱动器（通常为C盘）外还可以自由添加其他分区和目录到映像列表当中，一次性完成备份工作。

（3）在图2-3-42中，单击"下一步"→单击"开始备份"即可。

需要说明的是，备份结束后，会出现对话框询问用户是否要创建系统修复光盘。可使用系统修复光盘启动计算机，光盘中还包含Windows系统恢复工具，可以帮助用户将Windows从严重错误中恢复过来。

另外，用户不仅可以一次性创建系统映像，还可以通过创建备份计划来实现系统映像的定期备份。

2. 使用系统镜像进行还原

方法一：一般情况下采用，操作步骤如下。

（1）首先让存储镜像的备份设备联机，在图2-3-39"备份和还原"窗口中单击下方的"恢复系统设置或计算机"，打开"恢复"对话框，如图2-3-43所示。

（2）在"高级恢复方法"窗口中选择一个高级恢复方法，如点击"使用之前创建的系统映像恢复计算机"即可。

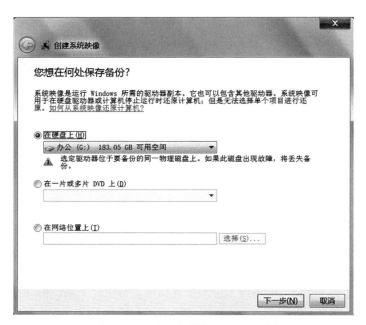

▲ 图2-3-41 "创建系统映像"对话框1

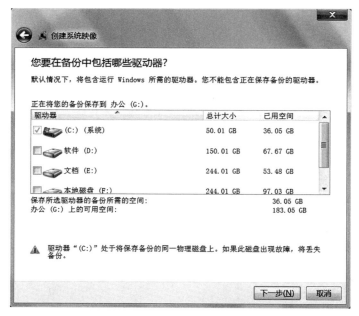

▲ 图2-3-42 "创建系统映像"对话框2

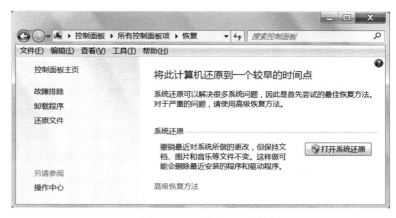

▲ 图2-3-43 "恢复"对话框

方法二：无法进入系统的情况下采用，操作步骤如下。

首先让存储镜像的备份设备联机，打开计算机，出现开机引导界面时按F8功能键出现引导菜单，点击最顶端的"修复计算机"，即可进入Windows的恢复环境。

也可用Windows安装盘引导进入Windows的恢复环境。

三、使用任务管理器

通过任务管理器可以很方便地对程序进行管理。任务管理器为用户提供当前正在计算机上运行的应用程序和进程的相关信息，利用任务管理器可以监视计算机性能、快速查看正在运行的程序状态、开启或关闭程序，并以图形和数据的形式反映CPU和内存等的使用情况。

（一）打开任务管理器

以下任一操作均可打开任务管理器：

1. 同时按Ctrl+Shift+Esc键。

2. 同时按Ctrl+Alt+Del键，然后选择"启动任务管理器"。

3. 在搜索框中输入"任务管理器"，并按回车键。

4. 鼠标右击任务栏，然后选择"启动任务管理器"。

Windows任务管理器提供了有关计算机性能的信息，并显示了计算机上所运行的程序和进程的详细信息，如果连接到网络，还可以查看网络状态。它的用户界面提供了文件、选项、查看、窗口、帮助等菜单项，其下还有应用程序、进程、服务、性能、联网、用户等选项卡，窗口底部则是状态栏，显示当前系统的进程、CPU使用情况、内存占用比例等数据。

（二）任务管理

在任务管理器"应用程序"选项卡（图2-3-44）中，显示了当前计算机上运行的任务（程序）的名称和状态。通过该选项卡可以结束、切换和启动一个新任务。

1. 结束和切换任务　如选定一个任务，单击"切换至"按钮，可以使该任务对应的应用程序窗口成为活动窗口；单击"结束任务"按钮就可以结束这个任务。

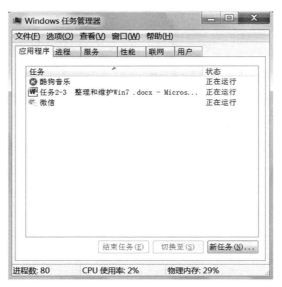

▲ 图2-3-44 "任务管理器"对话框

2. 启动"新任务" 如在本地计算机中已安装"QQ截图"程序，存放在"D:\应用软件"文件夹下，在存放路径后加上要运行的程序名称构成该程序的完整路径"D:\应用软件\QQ截图.exe"。

单击"新任务"按钮在弹出的输入框中输入"D:\应用软件\QQ截图.exe"或单击"浏览"按钮来选择文件，如图2-3-45所示，然后单击"确定"开启程序。

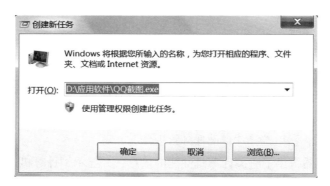

▲ 图2-3-45 "创建新任务"对话框

（三）结束进程

在"进程"选项卡中显示了当前计算机上运行的进程，进程是某个程序与其数据一起在计算机上顺序执行时所发生的活动，即程序的运行状态。一个程序被加载到内存，系统就创建了一个进程，程序执行结束后，该进程就消亡了。当一个程序同时被执行多次时，系统会创建多个进程。通过单击某一进程，然后按"结束进程"按钮即可结束进程。利用这一功能可以强制关闭一个应用程序。

（四）性能监视

任务管理器的"性能"窗口是用来监测计算机硬件使用情况的工具，如图2-3-46所示。在"性能"选项卡中，动态显示计算机的CPU和内存使用情况，以及系统的项目数、物理内存、核心内存等情况的数据和图形。

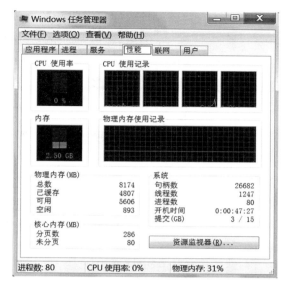

▲ 图2-3-46 "性能"窗口

四、系统配置实用程序

很多时候需要打开系统配置实用程序，如设置开机时系统等待时间，查看或删除启动项等，打开系统配置实用程序的方法有以下三种：

1. 单击"开始"→在搜索框内输入"msconfig"→按回车键。

2. 单击"开始"→"所有程序"→"附件"→"运行"→输入"msconfig"→单击"确定"。

3. 单击"开始"→"控制面板"→"系统和安全"→"管理工具"→双击"系统配置"。

打开系统配置实用程序后出现系统配置程序的主窗口，如图2-3-47所示。

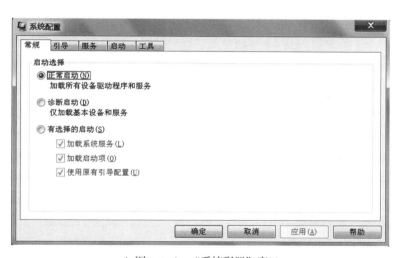

▲ 图2-3-47 "系统配置"窗口

在系统配置实用程序中，"启动"选项卡的主要功能是设置与开机一起启动的软件，如果有不需要开机启动的程序，可以将其禁止。手动设置或禁止开机启动项操作步骤如下：

1. 在系统配置窗口中单击"启动"选项卡，界面如图2-3-48所示。

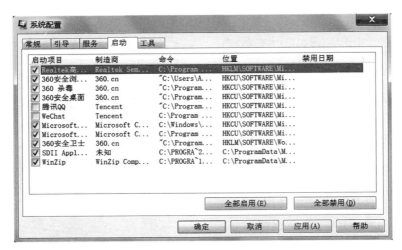

▲ 图2-3-48 "系统配置"窗口"启动"选项卡

2. 要选择或取消开机启动的程序,选中或取消选中相应的复选框即可。

3. 单击"确定",此时弹出"系统配置"对话框询问是否重启电脑以使改变生效,如图2-3-49所示,单击"重新启动"按钮。

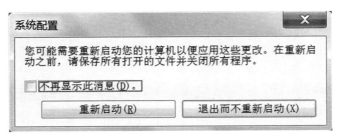

▲ 图2-3-49 询问是否重新启动的"系统配置"窗口

思政案例2-1 科技自立自强,创新无惧挑战——国产操作系统鸿蒙操作系统团队

作为中国本土成长的科技企业,华为公司选择在全球化背景下坚持自主创新,为操作系统、通信技术等多个领域作出了重大贡献。2019年,面对国际贸易形势的严峻挑战,他们凭借多年在技术创新上的深厚积累以及在构建生态系统方面的包容性和合作精神,推出了自主研发的鸿蒙操作系统(HarmonyOS)。这个系统的核心是分布式架构,旨在实现多设备间的无缝协同。工程师们通过确定时延引擎、高性能IPC和微内核设计等创新技术,确保了系统的高效、安全和可靠性。他们的工作不仅推动了中国信息技术产业的进步,还对全球科技格局产生了深远影响。

HarmonyOS自主研发团队的工作启示我们:创新无惧挑战,科技促进发展。我们应该保持开拓进取的精神,勇于突破技术封锁,用创新思维解决问题。同时,我们也要牢记科技自立自强的使命,始终坚持自主创新,为国家发展和人类进步作出贡献。

【学习小结】

　　操作系统是计算机硬件与其他软件的接口，也是用户和计算机的接口，用户通过操作系统平台管理计算机的硬件和软件，掌握好操作系统的知识及其操作是学习其他软件的前提和基础。本章以 Win 7 为例讲解 Windows 操作系统，要求学生在熟悉 Windows 操作环境的基础上掌握其常用操作，尤其对 Windows 操作环境的设置、文件和文件夹的管理、控制面板的使用、磁盘整理和系统维护的使用要熟练掌握。在本章的学习过程中，要注重知识理解与操作实践并重，循序渐进，在掌握基本操作的基础上逐步深入。在学习过程中，也可以借助 Windows 提供的帮助系统或者网络查询资料获取帮助信息。

（张建莉）

复习参考题

一、单项选择题

1. 在计算机系统软件中，最核心的软件是
   A. 数据库系统
   B. 程序语言处理系统
   C. 操作系统
   D. 系统维护工具

2. WinRAR 是一款
   A. 进行文件和文件夹的压缩与解压缩
   B. 杀毒软件
   C. 视频播放软件
   D. 下载工具

3. 在 Windows 对计算机的系统环境进行设置和控制的工具中，可供用户对设备进行直观设置与管理的是
   A. 控制面板
   B. 任务管理器
   C. WinRAR
   D. 回收站

4. 在 Windows 7 的资源管理器中，选择几个不连续文件的方法可以是：先单击第一个，再进行
   A. 按 Ctrl 键，单击其他要选中的文件
   B. 单击其他要选中的文件
   C. 按 Alt 键，单击其他要选中的文件
   D. 按 Shit 键，单击其他要选中的文件

5. 可以对计算机进行最高级别的控制，如安装程序或增删硬件、访问计算机的所有文件、管理本计算机中的所有其他用户账号的帐户是
   A. 标准帐户
   B. 来宾帐户
   C. 管理员帐户
   D. 任何帐户

答案：1. C；2. A；3. A；4. A；5. C

二、简答/操作题

在 Windows 环境中完成如下的操作：

1. 将桌面图标按"项目类型"排序，大小为"中等图标"。

2. 分别打开"计算机"窗口、"Microsoft Word 2016"应用程序窗口和"记事本"窗口。练习窗口的系列操作：最小化、最大化/还原、关闭窗口；窗口移动；改变窗口的大小；实现窗口的折叠显示和切换。

3. 将"Microsoft Word 2016"应用程序的图标锁定到任务栏上，然后设置自动隐藏任务栏。

4. 在"开始"菜单的搜索框中搜索记事本应用程序"notepad.exe"，并为其创建桌面快捷方式。

5. 设置屏幕保护程序为"变换线"或自选一种，等待5分钟，且在恢复时显示登录屏幕。

6. 打开"计算机"（此电脑），设置查看方式为"详细信息"；设置在使用"计算机"查看文件时，显示已知文件的扩展名。

7. 在 D 盘上创建新文件夹，文件夹名称为"我的资源"，并在该文件夹下创建"图片"和"文档"子文件夹。

8. 在计算机上搜索扩展名为".jpg"的文件，并将其按"修改日期"的升序排序，将排在前五个图片的文件复制到"图片"文件夹中，然后将"图片"文件夹设置为"只读"属性。

9. 用"Microsoft Word 2016"新建一个 Word 文档，保存在"文档"文件夹中，文件名为"SongCi.docx"。文档内容如下：

定风波·苏轼

莫听穿林打叶声，何妨吟啸且徐行。竹杖芒鞋轻胜马，谁怕？一蓑烟雨任平生。

料峭春风吹酒醒，微冷，山头斜照却相迎。回首向来萧瑟处，归去，也无风雨也无晴。

10. 将"SongCi.docx"重命名为"宋词.docx"，将"宋词.docx"移动到"我的资源"文件夹中，直接删除"我的资源"中的"宋词.docx"，而不是将其放到回收站中。

11. 关闭来宾帐户，创建一个标准帐户，帐户名称为"风华正茂"，并为该帐户设置密码为"youth"。

第三章

文字处理软件

学习目标

知识目标	1. 掌握文字处理软件的启动和退出；文档的基本编辑、图文混排、表格创建等常用功能。 2. 熟悉文档的引用和审阅功能，以及公式的使用和邮件合并功能。 3. 了解文字处理软件的基本功能、运行环境。
能力目标	根据图文表格的处理需求，能利用文字处理软件解决工作生活中图文表格实际应用问题。
素质目标	培养对图文表格处理具有严谨的作风、实事求是的科学态度和良好的团队合作精神。

文档处理是信息化办公的重要组成部分，广泛应用于人们日常生活、学习和工作的方方面面。本章将以"Microsoft Word 2016"（以下简称"Word 2016"）为例，讲解如何使用文字处理软件进行文档的基本编辑、图文混排、表格创建及综合排版。

任务 3–1   撰写医学论文

【任务描述】

医学论文是医学科学研究工作的文字记录和书面总结，是医学科学研究工作的重要组成部分。本任务是把医学论文的内容录入并保存到 Word 2016 文档中，并对文档的内容进行简单的编辑。

1. 打开 Word 2016 应用程序，录入医学论文的内容，如图 3–1–1 所示。
2. 保存该文档到指定位置，文件名为"论文 .docx"。
3. 调整段落顺序，把文档的第七、八段移动成为文档的第五、六段。效果如图 3–1–2 所示。
4. 把文档中所有的"猪流感"替换为"甲流"。
5. 对文档进行以下格式设置（请按序号顺序操作），效果如图 3–1–3 所示。

甲流的预防及现状分析

张三 1 李四 2

健康医院 1 康健医院 2 510010

猪流感的预防

人感染猪流感死亡率高不高

通常情况下，流感病毒的新毒株出现时，都会出现高发病和高死亡的现象，此次人感染猪流感病毒变异后，对于人类来说，也是一次新的挑战。就像当年的 sars 刚刚出现时，病毒毒力较高，导致了高死亡的现象。

人感染猪流感大流行的风险如何

大部分人特别是那些没有和猪有日常接触的人群，缺乏对人感染猪流感病毒的免疫力。假如人感染猪流感病毒具备了有效的人传人能力，则有可能引起流感大流行。

目前猪流感发病情况

猪流感发生和流行的诱发因素

引起猪流感发生和流行的诱发因素很多，大体可归纳为 3 个方面：①人为因素②天气因素③环境因素。

中国猪流感的现状

目前已发现的猪流感病毒至少有 h1n1、h1n2、h1n7、h3n2、h3n6、h4n6、h9n2 等七种不同的血清亚型，导致猪只发病的有 h1n1、h1n2 和 h3n2 。

甲流的治疗

研究发现，达菲（Tamiflu）对甲型流感病毒有抑制作用，从香料八角中提取的莽草酸（C7H6O5）是合成达菲的原料之一。

▲ 图 3-1-1 论文内容

猪流感的预防

人感染猪流感死亡率高不高

通常情况下，流感病毒的新毒株出现时，都会出现高发病和高死亡的现象，此次人感染猪流感病毒变异后，对于人类来说，也是一次新的挑战。就像当年的 sars 刚刚出现时，病毒毒力较高，导致了高死亡的现象。

人感染猪流感大流行的风险如何

大部分人特别是那些没有和猪有日常接触的人群，缺乏对人感染猪流感病毒的免疫力。假如人感染猪流感病毒具备了有效的人传人能力，则有可能引起流感大流行。

调整前

猪流感的预防

人感染猪流感大流行的风险如何

大部分人特别是那些没有和猪有日常接触的人群，缺乏对人感染猪流感病毒的免疫力。假如人感染猪流感病毒具备了有效的人传人能力，则有可能引起流感大流行。

人感染猪流感死亡率高不高

通常情况下，流感病毒的新毒株出现时，都会出现高发病和高死亡的现象，此次人感染猪流感病毒变异后，对于人类来说，也是一次新的挑战。就像当年的 sars 刚刚出现时，病毒毒力较高，导致了高死亡的现象。

调整后

▲ 图 3-1-2 调整后的论文内容

甲 流 的 预 防 及 现 状 分 析

张三 1 李四 2

健康医院 1 康健医院 2 510010

甲流的预防

人感染甲流大流行的风险如何

大部分人特别是那些没有和猪有日常接触的人群，缺乏对人感染甲流病毒的免疫力。假如人感染甲流病毒具备了有效的人传人能力，则有可能引起流感大流行。

人感染甲流死亡率高不高

通常情况下，流感病毒的新毒株出现时，都会出现高发病和高死亡的现象，此次人感染甲流病毒变异后，对于人类来说，也是一次新的挑战。就像当年的 SARS 刚刚出现时，病毒毒力较高，导致了高死亡的现象。

目前甲流发病情况

甲流发生和流行的诱发因素

引起甲流发生和流行的诱发因素很多，大体可归纳为 3 个方面：①人为因素②天气因素③环境因素。

中国甲流的现状

目前已发现的甲流病毒至少有 H1N1、H1N2、H1N7、H3N2、H3N6、H4N6、H9N2 等七种不同的血清亚型，导致猪只发病的有 H1N1、H1N2 和 H3N2 。

甲流的治疗

研究发现，达菲（Tamiflu）对甲型流感病毒有抑制作用，从香料八角中提取的莽草酸（$C_7H_6O_5$）是合成达菲的原料之一。

▲ 图 3-1-3 格式设置效果图

（1）第一段格式设置为：黑体，三号，加粗，加双下划线，字体颜色为标准色蓝色，字符间距加宽2磅，居中，段后间距6磅。

（2）第二段格式设置为：中文字体宋体，西文字体Times New Roman；小四，居中，1.5倍行距；作者姓名旁的数字设为上标。

（3）第三段格式设置为：中文字体宋体，西文字体Times New Roman；五号，居中，1.5倍行距；医院旁的数字设为上标。

（4）把第四、九、十四段的格式设置为宋体，四号，加粗，段前和段后间距3磅。

（5）第五、七、十、十二段的格式设置为宋体，小四号，加粗，段前和段后间距3磅。

（6）其他文本格式设置为：宋体，五号，两端对齐，段前和段后间距1磅，首行缩进2字符，1.3倍行距。

（7）文档中除最后一段外的所有的英文字符使用大写字母表示。

（8）最后一段的"C7H6O5"设置为西文字体Times New Roman；数字设为下标。

6. 保存"论文 .docx"。

【知识点分析】

3.1.1　Word 2016的启动、退出和用户界面

Word 2016是Office应用程序中的文字处理应用程序，它的主要功能是对文档进行编辑和排版。

一、Word 2016的启动

首先新建一个Word文档，启动Word 2016应用程序即可新建一个空白文档。Word 2016常见的启动方法有以下三种：

1. 使用"开始"菜单启动Word 2016程序。单击"开始"→"所有程序"→"Microsoft Office"→"Microsoft Word 2016"。

2. 使用快捷方式启动Word 2016程序。如果桌面上或其他位置已经创建了Word 2016的快捷方式，双击该快捷方式图标。

3. 使用Word 2016文档启动Word 2016程序。双击某个Word 2016文档，可启动Word 2016并同时打开所选文档。

二、Word 2016的退出

结束文档的编辑后，要退出 Word 2016时，一般应该首先关闭文档，如果有未关闭的文档，则Word 2016将先关闭它。退出Word 2016常见的方法有以下三种：

1. 单击"文件"→"关闭"命令。

2. 单击 Word 2016 程序窗口右上角的"关闭"按钮。

3. 使用键盘快捷键 Alt+F4。

三、Word 2016窗口的组成

启动 Word 2016后，即打开其工作窗口界面，如图3-1-4所示。

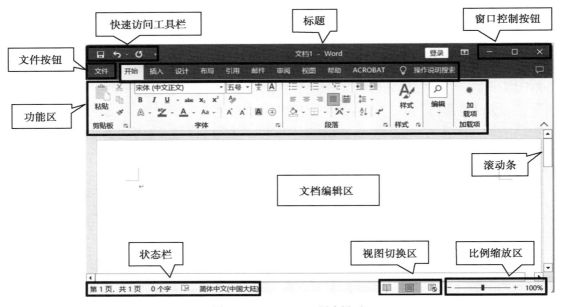

▲ 图3-1-4　Word 2016用户界面

1. **标题栏**　位于窗口的最上端，它的作用是用来显示正在编辑的文档的文件名以及所使用的软件名。

2. **窗口控制按钮**　标题栏的右侧是窗口控制按钮，包括"最小化""最大化""还原"和"关闭"按钮。

3. **快速访问工具栏**　快速访问工具栏用于放置一些常用的命令按钮，如"保存""撤消"和"恢复"。用户可根据自己的需要自定义快速访问工具栏。单击该栏目右侧的下三角按钮，在下拉菜单中通过单击操作可添加命令到快速访问工具栏中，如果所需的命令没有直接显示在该菜单中，可选择"其他命令"选项，在弹出的"Word 选项"对话框中选择所需的命令。

4. **"文件"按钮**　单击此按钮可以弹出与文档有关的基本操作命令，如"新建""打开""另存为""打印"和"关闭"。

5. **功能区**　位于标题栏的下方，默认包括开始、插入、设计、布局、引用、邮件、审阅、视图等选项卡及对应的选项组。用户可通过单击选项卡展开选项组。在某些组的右下角有"对话框启动器"按钮（斜箭头图标），单击该按钮可打开对话框。单击功能区右下方的"折叠功能区"或"固定功能区"图标按钮，可将功能区隐藏或固定。

6. 编辑区　中间空白区域是 Word 2016 的编辑区，显示正在编辑的文档的内容。编辑区中闪烁的光标称为插入点，用于在当前位置输入文本和插入各种对象。

7. 滚动条　在编辑区的右侧和下侧，分别为垂直滚动条和水平滚动条。单击滚动条中的滚动箭头，可以使屏幕向上、下、左、右滚动一行或一列；单击滚动条的空白处，可以使屏幕上、下、左、右滚动一屏；拖动滚动条中的滚动块，可迅速到达显示的位置。

8. 状态栏　状态栏位于 Word 2016 程序窗口的最下端，显示文档的编辑状态信息或操作提示信息，如页数、字数、编辑状态等。对着状态栏单击鼠标右键，可以自定义状态栏要显示的信息项。

9. 视图切换区　视图切换区用于切换正在编辑的文档的显示模式。在 Word 2016 中有 5 种显示视图：页面视图、阅读版式视图、Web 版式视图、大纲视图、草稿视图。

（1）页面视图：是 Word 2016 最常用的视图。页面视图中的文档效果与打印出来的效果一致，具有"所见即所得"的显示效果。页面视图方式最适合对文档进行图文混排，可编辑和显示页眉、页脚、图形对象、分栏设置、页面边距等。

（2）阅读版式视图：可分屏显示整篇文档，增加可读性，以最适合屏幕阅读的方式显示文档，还可以单击"工具"按钮选择各种阅读工具。

（3）Web 版式视图：以网页的形式显示 Word 2016 文档，与在浏览器中打开看到的效果一致。Web 版式视图适合创建和编辑电子邮件或网页内容。

（4）大纲视图：主要用于设置和显示文档的层级结构，可以方便地折叠和展开各种层级，广泛用于 Word 2016 长文档的快速浏览和设置。

（5）草稿视图：不能显示页面边距、分栏、页眉、页脚和图片等元素，仅显示标题和正文，适合进行文字录入和编辑工作。草稿视图还能显示分页符和分节符，如果要删除分页符或分节符，一般会切换到草稿视图。

10. 比例缩放区　位于状态栏的最右侧，用于调节视图的显示比例，调节范围是 10%~500%。

3.1.2　Word 2016 文档的建立与保存

一、Word 2016 文档的建立

Word 2016 按新建文档的顺序，依次对文档临时命名为"文档1""文档2""文档3"等。Word 2016 文档的建立方法有以下几种：

1. 自动建立　启动 Word 2016 后，会自动新建一个名为"文档1"的空白文档。可以在该空白文档中输入医学论文的具体内容。

2. 利用选项卡创建新文档　在 Word 2016 中，单击"文件"按钮→"新建"→选择需要的模板→单击"创建"按钮，便可创建一个新文档。

3. 利用快速访问工具栏创建空白文档　单击快速访问工具栏上的"新建空白文档"按钮可创建一个新的空白文档。

二、Word 2016文档的录入

（一）文档的输入

打开Word 2016文档，定位插入点光标，便可以开始输入内容了。录入文字时，插入点向右移动，移至行尾时会自动换行，当输入完一个自然段内容后，按回车键可分段即插入一个段落标记符。同时，定位光标和原来的段落标记一起转到下一行的左边，即另起一个新段落，随后就可以输入新段落的内容了。

在完成全部文本的输入后，如果需要添加或修改文本，可以用鼠标单击需要修改文本的位置，对文本进行添加、删除或修改。添加文本时，Word自动调整段落的其余部分以容纳新文本。如果要使新添加的文本覆盖原有文本，可以将默认的"插入"状态变为"改写"状态，方法是单击状态栏中的"插入"标记或按Insert键。再次单击"改写"标记可恢复"插入"状态。

（二）输入内容的撤销和恢复

对于刚输入的文字，点击快速访问工具栏上的"撤消"按钮或按快捷键Ctrl+Z可以撤销输入；点击"恢复"按钮或快捷键Ctrl+Y可以恢复输入或重复输入刚输入的字或词。

（三）插入特殊符号

在录入文档时，有时需要输入一些键盘上没有的特殊符号，如㊣、§、♀、◆、①等。插入特殊符号的操作步骤如下：

1. 将插入点光标置于要插入符号的位置。

2. 单击"插入"选项卡→"符号"→在下拉列表框中选择所需要的特殊符号。如果没有找到所需要的特殊符号，则在下拉列表框中单击"其他符号"，在弹出的"符号"对话框中选择"符号"选项卡，再选择所需的字体和子集，也可以直接输入字符代码，如图3-1-5所示。最后选中要输入的特殊符号，单击"插入"按钮，即可将其输入到当前光标位置。

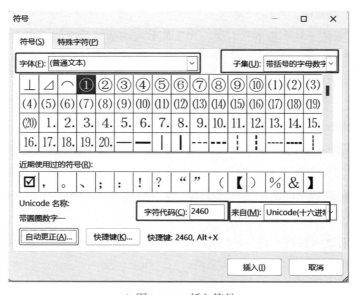

▲ 图3-1-5　插入符号

另外，利用中文输入法中的软键盘也可以输入各种特殊符号。

（四）拼写错误检查

Word 2016具有拼写错误检查的功能。自动检查拼写和语法时，红色波形下划线表示可能有拼写错误，绿色波形下划线表示可能有语法错误。右击红色波形下划线上的文字，Word将给出更正建议。出现绿色下划线时，可直接进行修改或忽略。也可以打开"审阅"选项卡，单击"拼写和语法"，一次性检查文档中所有拼写和语法的正确性。无论是红色的波形下划线还是绿色的波形下划线，都不影响文档的处理，也不会打印输出波形下划线，但如果不希望看到这些标记，则可以关闭自动拼写和语法检查功能。单击"文件"按钮→"选项"，在弹出的"Word选项"对话框中，点击"校对"，然后清除"键入时检查拼写"和"键入时标记语法错误"的复选框的选中标记，如图3-1-6所示。

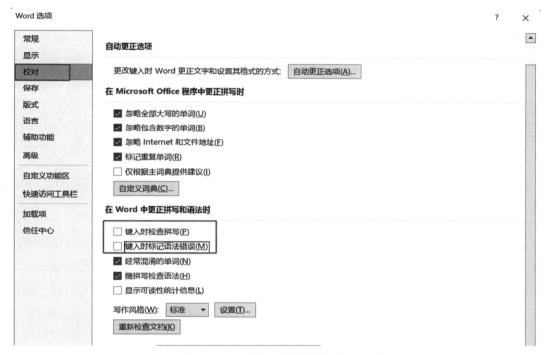

▲ 图3-1-6　关闭自动拼写和语法检查功能

三、Word 2016文档的保存

1. 新文档的保存　刚创建的新文档，文档内容输入编辑完毕后，应及时保存。可单击快速访问工具栏上的"保存"按钮或按快捷键Ctrl+S或单击"文件"→"保存"或"另存为"命令，在弹出"另存为"对话框中选择保存位置及文件名和文件类型后单击"确定"按钮即可，如图3-1-7所示。

首次保存文档时，文档中的第一行文字将作为文件名预填在"文件名"框中，若要更改文件名，键入新文件名即可。文件的保存类型一般默认为Word文档（×××.docx），如果要把文件保存为其他类型，如PDF文档，则选择相应的保存类型。

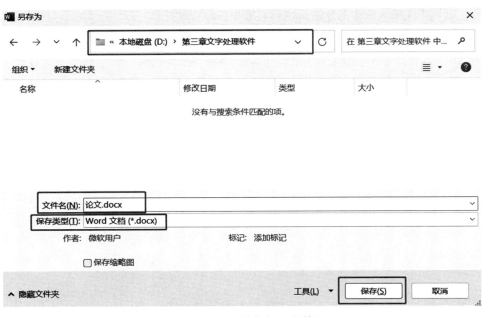

▲ 图3-1-7 "另存为"对话框

2. 已保存过文档的保存　如果文档是一个已编辑保存过的文档，单击"保存"命令后，文档当前的内容将保存在原文件中，如想要按新名字、新类型或新位置保存，可以单击"文件"→"另存为"命令，在弹出的"另存为"对话框中进行设置。

3. 自动保存　默认情况下Word程序每隔10分钟会对正在编辑的文档进行自动保存，如果需要修改自动保存的时间间隔，单击"文件"→"选项"命令，在弹出的"Word选项"对话框中选择"保存"，在"保存自动恢复信息时间间隔"中设置保存的时间（分钟）间隔即可。

四、Word 2016文档的打开

打开Word 2016文档的常用方法如下：

1. 单击"文件"选项卡→"打开"，或者单击快速访问工具栏上的"打开"按钮，在弹出的"打开"对话框中选择要打开的文件所在的位置和文件类型，双击要打开的文档即可。

2. 单击"文件"选项卡→"最近"，会显示最近使用过的文档，单击即可打开所选文件。

3. 在指定位置双击要打开的Word 2016文档图标，即可以在启动Word 2016的同时打开该文档。

3.1.3　Word 2016文档的编辑

一、文本的选定

在对文本进行复制、设置格式等操作之前，都需要先选定文本。所选文字位置将添加背景色以指示选择范围。可以选定任意大小范围内的文本，可以选定一个字符、一个单词或词组、一个句子、一行或多行、一个或多个段落，甚至是文档的全部，若有特别需求还可选定矩形区域内的

文本。以下是几种常用的文本选定方法：

1. 选定任意大小范围内的文本　将鼠标移到起始位置，按下左键拖动到结束位置为止，即可选中起始位置到结束位置之间的所有文本。另一种方法是，在文本区域某处单击后，按住 Shift 键，再在另一处单击（必要时利用滚动条），即可选定这两次单击位置之间的文本。这两种方法的选定范围，最小可以选定一个字符，最大可以选定整个文档。

2. 选定一个单词或词组　在文本上双击鼠标即可。

3. 选定一个句子　按住 Ctrl 键，再单击该句子中的任一位置。

4. 选定一个段落　在该段落任一位置三击鼠标。另一种方法是将鼠标指针移到段落左侧的选定区，鼠标指针会变成向右上方指的空心箭头，这时双击鼠标，也可以选定一个段落。

5. 选定一行或多行　将鼠标指针移到所要选定文本的左侧选定区，当鼠标指针变成向右上方指的空心箭头时单击鼠标即可选定相应的一行，按住鼠标左键上下拖动鼠标即可选定多行。

6. 选定整个文档　将鼠标指针移到文档左侧选定区，当鼠标指针变成向右上方指的空心箭头时，三击鼠标或者按住 Ctrl 键单击鼠标即可选定整个文档。

7. 选定矩形区域内的文本　按住 Alt 键，拖动鼠标从起始位置到结束位置即可。

二、复制文本

复制文本是将一块文本复制一份到另一个位置（原位置仍有这块文本）。文本复制有以下两种方法。

1. 剪贴板法　选定要复制的文本，单击"开始"选项卡→"剪贴板"选项组→"复制"命令，或者按快捷键 Ctrl+C，或者单击鼠标右键，在弹出的菜单中选择"复制"。此时所选定的文本被复制，并临时保存在剪贴板中。将光标定位到要复制到的位置（新位置可以是在当前文档中，也可以在另一个文档中），再单击"剪贴板"选项组→"粘贴"命令，或者按快捷键 Ctrl+V，或者单击鼠标右键，在弹出的菜单中选择"粘贴选项"，就可以完成选定文本的复制。使用该方法复制的文本可以多次粘贴。

2. 拖动鼠标法　选定要复制的文本，然后将鼠标指向该文本块的任意位置，鼠标光标变成一个空心箭头，然后按 Ctrl 键的同时按住鼠标左键并拖动鼠标到该文本要复制到的位置后再松开 Ctrl 键和鼠标即可。

三、移动文本

移动文本就是将一块文本从文档中的一个位置移动到另一个位置（原位置没有了这块文本，后面的文本往前移，把移动文本后留下的空位填上）。移动文本有以下两种方法：

1. 剪贴板法　选定要移动的文本，单击"开始"选项卡→"剪贴板"选项组→"剪切"命令，或者按快捷键 Ctrl+X，或者单击鼠标右键，在弹出的菜单中选择"剪切"，此时所选定的文本被剪切，并临时保存在剪贴板中。将插入点移到该文本要移动到的新位置（新位置可以是在当前文档中，也可以在另一个文档中）。单击"剪贴板"选项组→"粘贴"命令，或者按快捷键

Ctrl+V，或者单击鼠标右键，在弹出的菜单中选择"粘贴选项"，即可完成选定文本的移动。

2. 拖动鼠标法　选定要移动的文本，然后将鼠标指向该文本块的任意位置，鼠标光标变成一个空心箭头，然后按住鼠标左键拖动鼠标到该文本要移动到的新位置后松开鼠标。

任务3-1中要调整论文中的段落顺序。具体的操作可以是：

选择"人感染猪流感大流行的风险如何……则有可能引起流感大流行。"这两段的内容，注意要选择段落标记符，再单击"开始"选项卡→"剪贴板"选项组→"剪切"命令，然后把光标定位到"人感染猪流感死亡率高不高"这一段的最前面，再单击"剪贴板"选项组→"粘贴"命令。

四、删除文本

删除文本时，先选定要删除的文本，然后按Del或Delete键即可，当然也可以单击"开始"选项卡→"剪贴板"选项组→"剪切"命令。另外，按Backspace键可删除插入点前面的一个字符，按Del或Delete键可删除插入点后面的一个字符。

五、查找和替换

若对长篇文档或文档中含有多处相同的共同单字、词或多个字符组成内容的共同体进行修改时，可使用Word 2016提供的查找与替换文本的功能。其操作是在文档中查找指定的内容，并可将查找到的内容替换为别的内容。查找的范围可以是选定区域，也可以是整个文档。

1. 查找文本　可以快速搜索特定单词或词组的每个匹配项。操作步骤如下：

（1）在"开始"选项卡的"编辑"选项组中，选择"查找"，将显示"导航"窗格。在搜索框中，键入要查找的文本。找到的文本的所有实例在文档中突出显示，在导航窗格中列出，如图3-1-8所示。

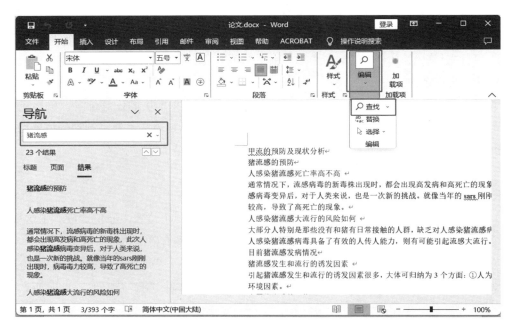

▲ 图3-1-8　"导航"窗格

（2）通过使用向上和向下箭头控件浏览结果。

2. 文本的替换　在"开始"选项卡的"编辑"选项组中，选择"替换"，将弹出"查找和替换"对话框，在"查找内容"下拉列表框中输入要查找的文本，在"替换为"文本框中输入替换后文本，如图3-1-9所示。最后单击"替换"或"全部替换"按钮。

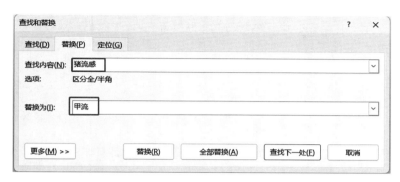

▲ 图3-1-9　"查找和替换"对话框

3. 高级查找替换　在"查找和替换"对话框中单击"更多"按钮，对话框将向下拉大，显示更多的选项和按键。可使用这些高级选项和按钮进行更具体、更灵活、符合各种条件的查找。例如，利用"格式"按钮，可对查找内容或替换内容进行格式设置，即查找满足一定格式的文本内容或对某一查找内容统一设置格式；再例如，从网上复制的内容经常会有人工换行符，利用"特殊字符"按钮，可选择人工换行符作为查找内容，段落标记符作为替换内容即可把所有的人工换行符替换为段落标记符。

3.1.4　Word 2016设置格式

一、字体格式设置

Word 2016字体格式化功能包括对各种字符的字体、大小、字形、颜色、字符间距等的设置。

（一）使用"开始"选项卡的"字体"选项组设置字符格式

单击"开始"选项卡，然后利用"字体"选项组中的工具可以完成大部分字体格式设置。例如，任务3-1要求把论文的第一段格式设置为：黑体，三号，加粗，加双下划线，字体颜色为标准色蓝色。就可以使用"字体"选项组的按钮来完成，如图3-1-10所示。任务3-1中要求把数字设为上标或下标，也可以使用"字体"选项组的按钮来完成。

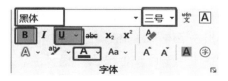

▲ 图3-1-10　"字体"选项组

"字体"选项组中所有按钮的名称和功能如表3-1-1所示。

▼ 表3-1-1　"字体"选项组按钮名称及功能

按钮	名称	功能
宋体(正文) ▼	字体	更改字体
11 ▼	字号	更改文字的大小
A^	增大字体	增加文字大小
A^	缩小字体	缩小文字大小
Aa ▼	更改大小写	将选中的所有文字更改为全部大写、全部小写或其他常见的大小写形式
Aa	清除格式	清除所选文字的所有格式设置，只留下纯文本
B	加粗	使选定文字加粗
I	倾斜	使选定文字倾斜
U ▼	下划线	在选定文字的下方绘制一条线。单击下拉箭头可选择下划线的类型
abc	删除线	绘制一条穿过选定文字中间的线
x₂	下标	创建下标字符
x²	上标	创建上标字符
A ▼	文字效果	对选定文字应用视觉效果，如阴影、发光或映像
ab✐ ▼	文字突出显示颜色	使文本看起来好像是用荧光笔标记的
A ▼	字体颜色	更改文字颜色

（二）利用"字体"对话框设置字符格式

"开始"选项卡的"字体"选项组虽然操作方便，但并不能完成所有的格式设置。例如，任务3-1要求把第一段文字的字符间距加宽2磅，这个设置就需要用到"字体"对话框。该对话框可以对字符进行各种格式的设置。

打开"字体"对话框的方法有两种：一是单击"开始"选项卡，点击"字体"选项组右下角的"对话框启动器"，弹出"字体"对话框，如图3-1-11所示；二是选定要设置格式的文字后单击鼠标右键，选择"字体"，弹出"字体"对话框。

"字体"对话框中包括了"字体"选项卡和"高级"选项卡。下面将详细介绍这两个选项卡。

1."字体"选项卡　用于对中文字体、西文字体、字形、字号、字体颜色、下划线线型、着重号等进行设置，以及对删除线、上标、下标、阴影、空心等文字效果进行调整。

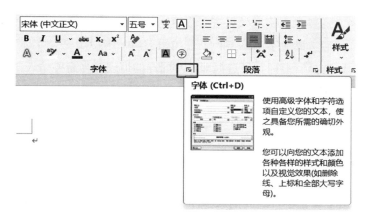

▲ 图 3-1-11 "对话框启动器"

Word提供了多种字体，常用的中文字体有宋体、仿宋、楷体、黑体、隶书、幼圆等。在"字体"对话框中可以对中文和英语数字（西文）分别设置不同的字体。字形则是指加于字符的一些属性，常用的有常规、加粗、倾斜等。字号用于设置字符的大小，分"字号"和"磅"两种单位，用"字号"表示，字从大到小依次是：初号、小初、一号、小一……八号；用磅表示，字从小到大依次是5、5.5、6.5……72，72磅的字要比初号字大一些，如果觉得72磅的字号仍不够大，可以在"字号（S）："下的输入框中输入更大的磅值。

任务中要求把第二段的字体格式设置为：中文字体宋体，西文字体Times New Roman；小四号字，在"字体"对话框中的设置如图3-1-12所示

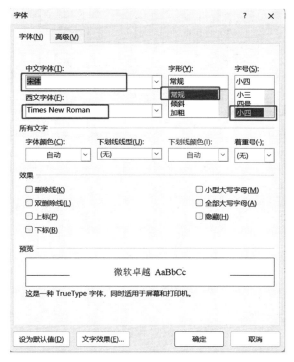

▲ 图 3-1-12 使用"字体"对话框设置字体字形"字号"

在编辑文档时经常需要对文字的效果进行设置。如任务中要输入"张三¹李四²"，只要先输入"张三1 李四2"，然后选择数字"1"和"2"，单击菜单"格式"→"字体"命令，在"字体"对话框中的"效果"区选择"上标"复选框即可。同样的道理，当需要输入"$C_7H_6O_5$"时，只需要把数字"7""6""5"设置为"下标"。如要把文档中除最后一段以外的所有的英文字符使用大写字母表示，则可以选择相应区域后，在"效果"区选择"全部大写字母"复选框，如图3-1-13所示。

2."高级"选项卡　"字体"对话框的"高级"选项卡用于对字符进行缩放、调整字符间距或调整字符的位置。

"间距"列表框用来设置字符之间的水平距离。如任务中要把标题间距设置为加宽2磅，可以先选择标题，再在"字体"对话框中单击"字符间距"选项卡，在"间距"列表框中选择"加宽"，在"磅值"框中输入"2磅"，如图3-1-14所示。

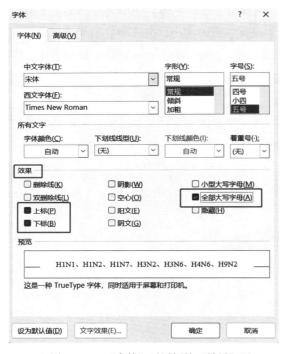

▲ 图3-1-13　"字体"对话框的"效果"区

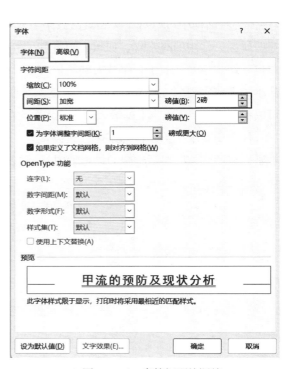

▲ 图3-1-14　字符间距的调整

字符"缩放"并不是字符整体都得到缩小或放大，只有宽度按照被设置的发生变化，而高度并不改变。"位置"列表框则用来设置字符之间的垂直位置，字符的位置有"标准""提升""降低"三种。字符缩放和位置调整的效果如图3-1-15所示。

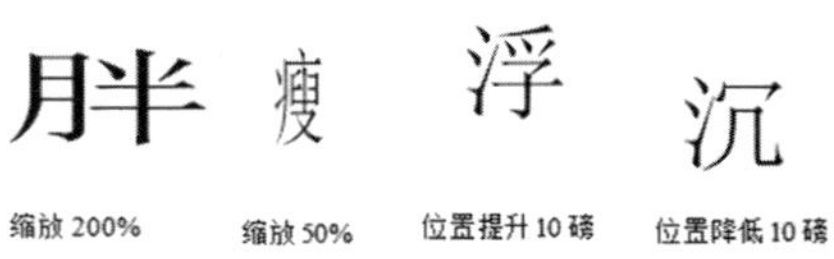

▲ 图3-1-15　字符缩放和
位置调整的效果

二、段落格式设置

在 Word 2016 中，段落（paragraph）是独立的信息单位，具有自身的格式特征，如对齐方式、缩进、行间距、段间距等。每个段落的后面都有一个段落标记即一个回车符。段落标记不仅标识一个段落的结束，还存贮了该段落的格式信息。删除段落标记也就删除了段落的格式。

（一）利用"段落"对话框设置段落格式

如果要对某一段落进行段落格式设置，只需要把光标定位在该段落中的任意位置；如果需要对若干段落进行格式设置，则需要选定多段文本。选择要操作的对象后，单击"开始"选项卡→"段落"选项组→"对话框启动器"命令打开"段落"对话框。下面重点介绍其中的"缩进和间距"选项卡。

1. 对齐方式　段落的对齐方式有5种：左对齐、居中、右对齐、两端对齐、分散对齐。

（1）左对齐：文本行靠左对齐。

（2）居中：文本行居中，左右两边留出相同数量的空白。

（3）右对齐：文本行靠右对齐。

（4）两端对齐：文本行左端和右端的文字对齐。

（5）分散对齐：文本行向左右两边均匀分散开布满整行。

很多时候左对齐和两端对齐的效果是一样的，但是，当文本中含有宽窄不一的西文字符、数字及大小不同的中文字符时，左对齐就不能保证段落的右端也是整齐的，这时应当使用两端对齐。

2. 左缩进和右缩进　段落缩进是段落中的文本相对于纸张的左或右页边距的距离。左缩进是控制整个段落与左页边界的距离，右缩进是控制整个段落与右边界的距离。

3. 首行缩进和悬挂缩进　在"特殊格式（S）："的下拉列表中可以选择首行缩进或悬挂缩进的段落格式，并可在"度量值（Y）："输入框中输入缩进值。首行缩进控制段落中的第一行的缩进量，如通常习惯在中文每一段落的第一行缩进2个字符。悬挂缩进：控制段落中除第一行外其余行的缩进量。

4. 段前间距和段后间距　段前间距或段后间距是指被选中的段落与前一行或后一行之间的距离。

5. 行距　行距是指段落中行与行之间的距离。可在"行距"下拉列表中选择所需要的行距，如果选择的是"固定值"或"最小值"，还需在"设置值"文本框中键入或选择具体的数值。如果选择的是多倍行距，则应在"设置值"文本框中键入或设置相应的倍数。

例如，任务中需要把某些文本的段落格式设置为：两端对齐，段前段后间距1磅，首行缩进2字符，1.3倍行距。可在选中文本后，单击"开始"选项卡→"段落"选项组→"对话框启动器"命令打开"段落"对话框，在对话框中进行相应的设置，如图3-1-16所示。

要注意，各项设置值的单位并不一样，有些是"字符"，有些是"磅"，有些是"厘米"，可以直接在输入框中输入单位，如果要设置的多个项单位一样，可以单击"文件"→"选项"命令，在打开的"Word选项"对话框中点击"高级"，在"度量单位"中选择所需的单位，如果要使用字符单位，如首行缩进多少字符，或段前间距多少行，则勾选"以字符宽度为度量单位（W）"，如图3-1-17所示。

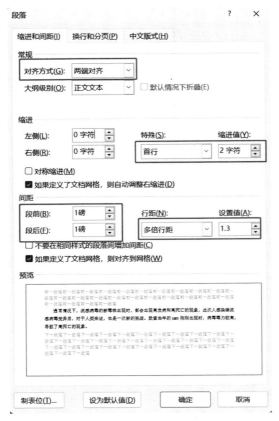

▲ 图3-1-16 "段落"对话框的设置

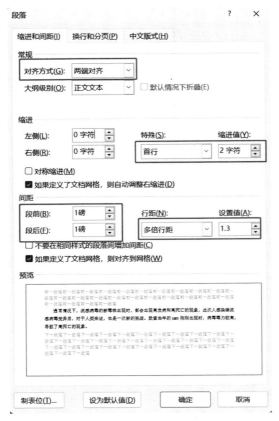

▲ 图3-1-17 度量单位的设置

（二）使用"开始"选项卡的"段落"选项组设置段落格式

"段落"选项组有设置段落对齐方式的按钮，包括全部的五种对齐方式，还可以通过"行和段落间距"按钮来设置行距和段前、段后间距。

（三）利用"格式刷"复制文字格式和段落格式

格式刷（format painter）是Word 2016中非常强大的功能之一，当需要给文档中大量的内容设置相同的格式时，可以利用格式刷来完成。"格式刷"按钮在"开始"选项卡的"剪贴板"选项组。单击"格式刷"按钮，可把已选定文本块的格式复制1次，双击"格式刷"按钮，可把已选定文本块的格式复制到多个位置。

例如，任务中，要求将"第四、九、十四段的格式设置为宋体，四号，加粗，段前段后间距3磅"，可以在设置好第四段的格式后，用格式刷把格式复制到另外两段。操作步骤如下：

1. 设置好第四段的格式，然后选定这一段。

2. 双击"格式刷"命令按钮。

3. 用鼠标拖动的方法逐一选定第九段和第十四段，这两段就会和第四段格式相同了。

4. 再次单击"格式刷"按钮，退出格式复制。

【任务扩展】

为"论文.docx"设置打开和编辑密码，打开密码设置为：lw1234，编辑密码设置为：lw5678。

操作提示：

1. 设置打开密码　有时出于安全的需要，希望只有部分人能打开文件。要对Word 2016文档设置打开密码，可以按以下步骤操作：

（1）打开需要加密的文档。

（2）单击"文件"→"信息"→"保护文档"→"用密码进行加密"，如图3-1-18所示。

（3）在弹出的"加密文档"对话框中输入打开密码，单击"确定"。

（4）再次输入打开密码确认，单击"确定"，结束操作。

保存文档并关闭后，如果需要打开该文档时，必须输入正确的密码，否则文档不能打开或修改。

如果需要撤销打开密码，只需要按上述步骤操作，在弹出的"加密文档"对话框中删除密码，单击"确定"即可。

2. 设置编辑密码　有些文档，希望别人只能阅览，不能修改。要对Word 2016文件设置编辑密码，可以按以下步骤操作：

（1）打开需要加密的文档。

（2）单击"文件"→"信息"→"保护文档"→"限制编辑"，或者单击"审阅"选项卡→"保护"选项组→"限制编辑"按钮。

（3）在"限制编辑"窗格中勾选"仅允许在文档中进行此类型的编辑"，在下拉框中选择"不允许任何更改（只读）"，然后单击"是，启动强制保护"，如图3-1-19所示。

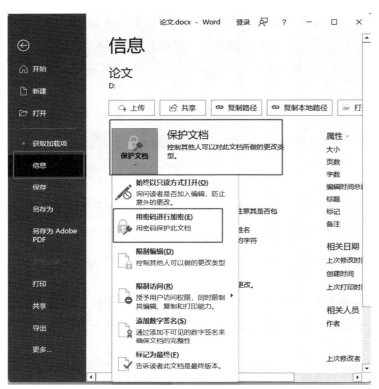

▲ 图3-1-18　设置文件的权限

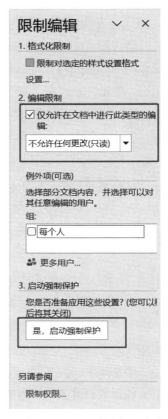

▲ 图3-1-19　"限制编辑"窗格

（4）在弹出的"启动强制保护"对话框中输入和确认编辑密码。

设置了"限制编辑"后，文档将不能更改。如果需要对文档进行编辑，可以单击"限制格式和编辑"任务窗格最下方的"停止保护"按钮，在弹出的"取消保护文档"对话框中输入编辑密码。

任务 3-2　医学论文排版

【任务描述】

撰写好的医学论文要按一定的格式进行排版，使其满足医学杂志投稿格式的要求。下面就按某医学杂志的投稿格式要求对"论文.docx"进行排版。

1. 打开任务3-1完成的文档"论文.docx"，另存为"任务二.docx"。

2. 对正文设置二级列表，设置后的效果如图3-2-1所示。一级编号样式为"一，二，三（简）……"，编号后有"、"，编号对齐方式"左对齐"，对齐位置"0厘米"，文本缩进位置"1厘米"；二级编号样式为"1，2，3……"，编号后有"."，编号对齐方式"左对齐"，对齐位置"1厘米"，文本缩进位置"1厘米"。

▲ 图3-2-1　设置二级列表效果图

3. 把第四段内容保存为新快速样式，样式名称为"一级标题"，并把该样式应用于所有一级列表（第四、九、十四段）。

4. 把第五段的内容保存为新快速样式，样式名称为"二级标题"，并把该样式应用于所有二级列表（第五、七、十、十二段）。

5. 页面纸张B5，上、下页边距2.3厘米，左、右页边距2.5厘米，在左边预留1厘米的装订线位置。

6. 除最后一段外的正文的内容（从"一、甲流的预防"到"……导致猪只发病的有H1N1、H1N2和H3N2。"）分为两栏，栏宽相等，栏间距为2.5字符，加分隔线。

7. 在文档的第三段后增加一个段落，在该段落中为文档建立目录，目录中显示页码且页码右对齐，目录显示级别为两级，第1级目录建自样式"一级标题"，第2级目录建自样式"二级标题"。此时文档的效果如图3-2-2所示。

8. 为文档设置页眉和页脚，页眉内容："甲型流感专刊"，右对齐，页脚内容："X/Y"（X、Y是变量，X表示当前页码，Y表示总页数，X、Y随着具体页码和总页数的改变而改变），居中对齐。

9. 保存文档。

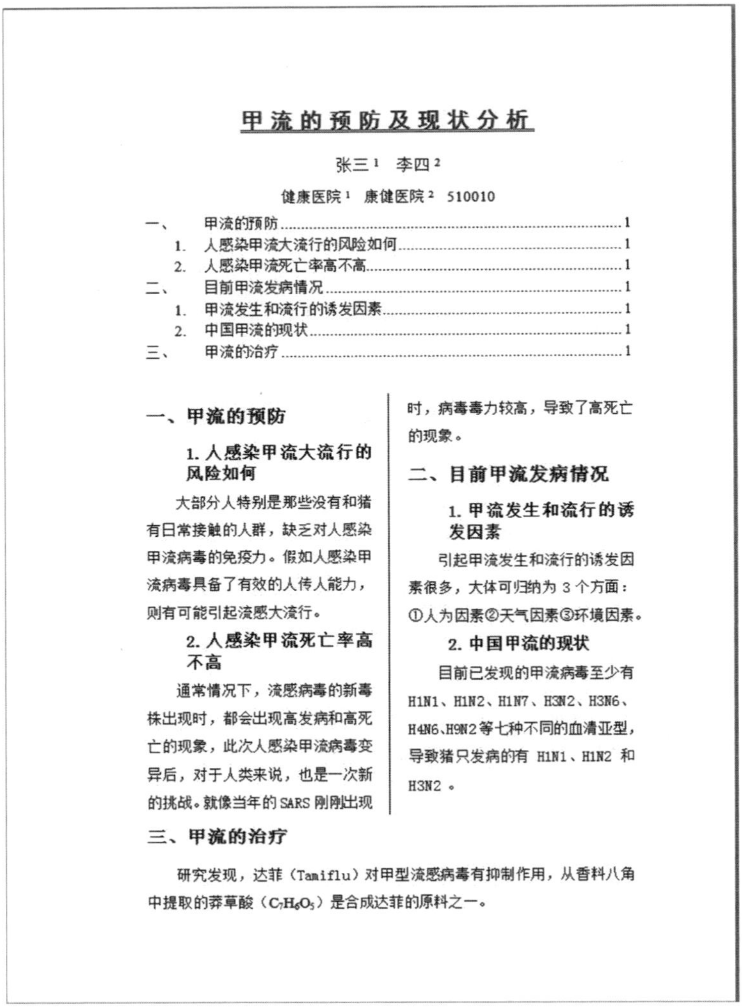

甲流的预防及现状分析

张三[1]　李四[2]

健康医院[1]　康健医院[2]　510010

一、甲流的预防

1. 人感染甲流大流行的风险如何

大部分人特别是那些没有和猪有日常接触的人群，缺乏对人感染甲流病毒的免疫力。假如人感染甲流病毒具备了有效的人传人能力，则有可能引起流感大流行。

2. 人感染甲流死亡率高不高

通常情况下，流感病毒的新毒株出现时，都会出现高发病和高死亡的现象，此次人感染甲流病毒变异后，对于人类来说，也是一次新的挑战。就像当年的 SARS 刚刚出现时，病毒毒力较高，导致了高死亡的现象。

二、目前甲流发病情况

1. 甲流发生和流行的诱发因素

引起甲流发生和流行的诱发因素很多，大体可归纳为 3 个方面：①人为因素②天气因素③环境因素。

2. 中国甲流的现状

目前已发现的甲流病毒至少有 H1N1、H1N2、H1N7、H3N2、H3N6、H4N6、H9N2 等七种不同的血清亚型，导致猪只发病的有 H1N1、H1N2 和 H3N2。

三、甲流的治疗

研究发现，达菲（Tamiflu）对甲型流感病毒有抑制作用，从香料八角中提取的莽草酸（$C_7H_6O_5$）是合成达菲的原料之一。

▲ 图 3-2-2　排版效果图

【知识点分析】

3.2.1　设置项目符号和编号

项目符号和编号的使用可使文档内容更加层次分明，Word 2016 可在输入时自动创建项目符号和编号，也可在输入完成后再次添加。

一、设置项目符号和编号

项目符号（bullets）是指提纲式前导符，如●、◆、■等；项目编号是指文本的系列性序号。

1. 自动创建项目符号和编号　Word 2016提供了自动创建项目符号和编号的功能，具体方法如下：

（1）执行下列操作之一：键入*（星号）后面跟一个空格，创建项目符号列表；或键入一个数字序号，创建编号列表。

（2）键入所需的任意文本，然后按回车键创建下一个项目，Word会自动插入下一个项目符号或编号。

（3）如果要结束列表，按回车键两次。

2. 取消自动项目符号和编号功能　如果暂时不需要Word自动插入的项目符号或编号，可以单击在列表旁出现的"自动更正选项"按钮，取消"自动编号列表"。如果希望以后输入的内容都不会自动增加编号，则选择"停止自动创建编号列表"。如果整个文档都不需要自动创建项目符号和编号列表，可以关闭自动列表功能，具体方法如下：

（1）"文件"→"选项"。

（2）单击"校对"。

（3）单击"自动更正选项"，然后单击"键入时自动套用格式"选项卡。

（4）在"键入时自动应用"栏目下，清除"自动项目符号列表"复选框或"自动编号的列表"复选框，如图3-2-3所示。

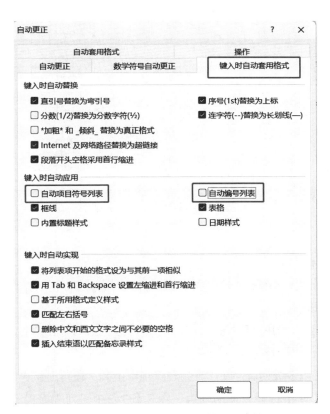

▲ 图3-2-3　取消自动项目符号和编号

3. 为已有段落添加项目符号和编号　添加项目符号和编号的具体操作如下：

（1）选择要添加项目符号或编号的段落。

（2）在"开始"选项卡上的"段落"组中，单击"项目符号"或"编号"，还可以单击"项目符号"或"编号"旁边的向下箭头查找不同的项目符号样式和编号格式，如图3-2-4所示。

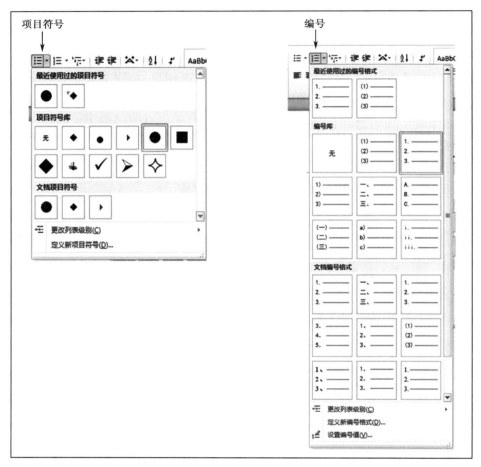

▲ 图3-2-4　设置项目符号和编号

二、设置多级列表

有些长文档需要用到多级编号，这时可以使用多级列表功能。例如，任务3-2要求对正文设置二级列表。操作步骤如下：

1. 选择要建立多级列表的所有段落　任务3-2中应选择第四、五、七、九、十、十二、十四段，如图3-2-5所示。注意应选择所有级别的段落。

2. 选择列表或定义新多级列表　在"开始"选项卡上的"段落"组中，单击"多级列表"旁边的向下箭头，在列表库中选择合适的列表。在任务3-2中，列表库没有合适的列表，则选择"定义新的多级列表"，弹出"定义新多级列表"对话框，先选择级别1，输入要求的编号样式、格式（注意先选择编号样式，再设置编号格式）、位置选项，如图3-2-6所示，然后继续定义级别2的格式，设置完后单击"确定"按钮。

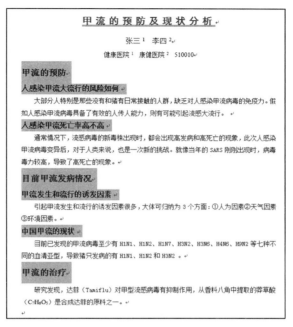

▲ 图3-2-5　选择设置多级列表的段落

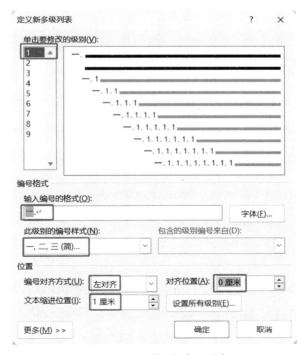

▲ 图3-2-6　定义新多级列表

3. 更改列表级别　执行步骤2后，所有选择的段落默认都设置为多级列表中的级别1，如果需要更改列表级别，可以选择段落后，单击"段落"组中的"增加缩进量"按钮或按键盘上的Tab键。

例如，任务3–2中，就可以选择第五、七、十、十二段，然后单击"段落"组中的"增加缩进量"按钮。

3.2.2　样式的使用

样式（styles）是自动化排版的基本工具，也是实现其他高级排版功能的基础。样式是用有意义的名称保存的各种字符、段落等对象的格式的集合。使用样式排版，可以方便、快捷地为多个内容重复设置相同格式，大大提高工作效率，也可避免人为操作的失误，同时保证格式上的统一。

一、样式的类型

Word 2016的样式根据应用方向的不同，分为段落、字符、链接段落和字符、表格、列表5种类型。下面介绍最常用的前三种类型。

1. 段落样式　同时包含字体和段落两种格式，将其格式应用于整段，无论是否选中该段落，只要鼠标位于段落内就会将格式应用于整段。

2. 字符样式　仅用于控制所选文字的字体格式。

3. 链接段落和字符样式　与段落样式包含的内容相同，样式则根据是否选择部分内容来决定格式的应用范围，如果只选择了段落内的一部分文字，则将样式中的字符格式应用到选区上，如果选择整段或只单击段落内，则会同时应用字符和段落两种格式。

二、创建样式

1. 将所选内容保存为新快速样式　此功能适用于根据已经设置好格式的内容创建新样式。例如，任务3–2要求把第四段内容保存为新快速样式，样式名称为"一级标题"。操作步骤如下：

（1）选择第四段。

（2）单击"开始"选项卡→"样式"选项组垂直滚动条最下方的展开键→"创建样式"，弹出"根据格式化设置创建新样式"对话框。

（3）在"根据格式化设置创建新样式"对话框的名称框中输入新样式的名称"一级标题"，单击"确定"按钮。

2. 新建样式　此功能适用于根据格式要求创建新样式。操作步骤如下：

（1）单击"开始"选项卡→"样式"选项组→"样式"命令→弹出"样式"窗格。

（2）单击"样式"窗格左下角的"新建样式"按钮，弹出"根据格式化创建新样式"对话框。

（3）在"根据格式化创建新样式"对话框中设置样式的名称、类型、样式基准、后续段落样式、字体格式、段落格式等，单击"确定"按钮。

三、应用样式

创建新样式后，可以利用新样式对文档中的内容设置格式。另外，还可以应用Word 2016自带的标题样式、正文样式等内置样式。

为某些文本设置字符样式时，需要先选定这些文本，然后单击样式窗格中所需的样式；如果为段落设置样式，只需光标定位在该段落内部，然后应用指定的样式；为图片设置样式同样是选定该图片，然后从样式窗格中选择一种样式即可。

任务3-2中要求把"一级标题"样式应用于所有一级列表（第四、九、十四段）。操作步骤如下：

1. 选择第四、九、十四段。

2. 击"开始"选项卡→"样式"选项组，在"快速样式"中选择"一级标题"。

3.2.3　页面设置

页面格式设置直接影响打印效果，页面设置内容包括纸张的大小、方向、页边距、分栏等。

一、设置页边距和页面方向

（一）设置页边距

页边距（side margin）指页面四周的空白区域，通俗理解是打印纸的边缘与正文之间的距离，分上、下、左、右。如果打印出来的文档要进行装订，则要预留一定的装订区域，并设置装订线位置是"靠左"还是"靠上"。设置页边距的步骤如下：

1. 单击"布局"选项卡→"页面设置"选项组→"页边距"命令→在下拉列表框中有可选"边距样式"，从中选择所需的页边距格式。"边距样式"是已设定好的页面边距，包括"上次的自定义设置""常规""窄""中等"和"宽"等，这些样式已标出上、下、左、右边距的厘米数。

2. 如果要根据自己的实际需要设置页边距，则在"页边距"命令的下拉列表框中选择"自定义页边距（A）…"，弹出"页面设置"对话框。在页面设置对话框的"页边距"选项卡中，包括"页边距""纸张方向""页码范围""应用于"等各个选项。

（1）页边距：包括设置上、下、左、右页边距的数值，装订线的位置，装订线距离页边距的距离。例如，任务3-2要求把页面设置为上、下页边距2.3厘米，左、右页边距2.5厘米，在左边预留1厘米的装订线位置，其设置如图3-2-7所示。

（2）纸张方向：包括"纵向"和"横向"按钮，按页面设置需求单击其中一个按钮即可。

（3）页码范围：主要包括"普通""对称页边距""拼页""书籍折页"和"反向书籍折页"等页码范围格式。

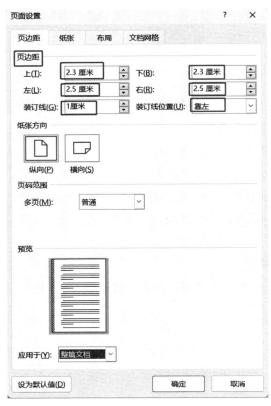

▲ 图3-2-7　设置页边距

（4）应用于：设置页面参数应用的范围，包括整篇文档、本节、插入点之后3种。文档中如果存在分节符，如文档进行了分栏操作或插入了分节符等，那么在"页边距"选项卡的"应用于"下拉列表中会新增一个"本节"项，选择它只对光标所在节的页面进行更改，会造成该节与文档中其他内容的页面不一致。如要整个文档保持一致的页面设置，则应在下拉列表中选择"整篇文档"。

（二）设置纸张大小

纸张大小以宽度与高度来度量，默认的纸型为A4，它的宽度是21厘米，高度是29.7厘米。设置纸张大小的方法如下：

1. 单击"布局"选项卡→"页面设置"选项组→"纸张大小"命令→在下拉列表框中选择所需的纸张大小。

2. 如果列表中没有合适的纸张大小，则点击列表最下方的"其他纸张大小（A）…"，在弹出的"页面设置"对话框的"纸张"选项卡中进行设置。若要把纸张设置为特定的尺寸，则在"纸张大小"下拉框中选择"自定义大小"，在"宽度"和"高度"框中输入纸张的尺寸。

二、分栏

在报纸或杂志上，常常看到文章分成若干个小块，看起来层次分明，引人注目，这种排版效果称为"分栏"。分栏的操作步骤如下：

1. 确定分栏范围　根据需要选定文本。例如，任务3-2中要对除最后一段外的正文的内容分栏，就要先选定除最后一段外的正文段落。

2. 选择分栏数　单击"布局"选项卡→"页面设置"选项组→"栏"命令→在下拉列表中选择"一栏、两栏……"或"更多栏"。

3. 分栏选项设置　如果在第2步中选择"更多栏"，就会弹出"栏"对话框。可以在"栏数"数值框中输入或调整栏数，在"宽度和间距"框中设置栏宽和间距。如选中"栏宽相等"复选框，则各栏的栏宽相等，并有相同的栏间距；清除"栏宽相等"复选框的选中状态，则可以逐栏设置宽度和间距。如果要在各栏之间加一条分隔线，则选中"分隔线"复选框。最后在"应用于"列表框中选择分栏的范围是"整篇文档"或"所选文字"。

例如，任务3-2中要求除最后一段外的正文内容分为两栏，栏宽相等，栏间距为2.5字符，加分隔线，其分栏对话框的设置如图3-2-8所示。

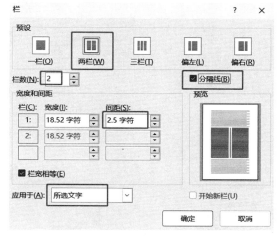

▲ 图3-2-8　分栏设置

3.2.4　目录

目录（contents）是文档中标题的列表，通过目录可以快速浏览文档的各章节内容。一个包含多页的长文档，如书稿、毕业论文等，通常需要插入目录。

一、建立目录

下面以任务3-2中要求建立的目录为例，说明建立目录的具体步骤。

1. 建立目录前首先要为文档中的各标题设置大纲等级或样式。任务3-2中建立的"一级标题"和"二级标题"样式，是建立目录的基础。

2. 单击"引用"选项卡→"目录"选项组→"目录"命令→在下拉列表中选择"自定义目录"→弹出"目录"对话框，根据要求设置有关的选项，如图3-2-9所示。

3. 单击"目录"对话框中的"选项"按钮，打开"目录选项"对话框，选择"目录建自：样式"（如果各标题设置为大纲等级，则选择"目录建自：大纲级别"），把"目录级别"输入框中原有的内容删除，在"有效样式"的"一级标题"的"二级标题"后的"目录级别"输入框中分别输入"1"和"2"，如图3-2-10所示。单击"确定"按钮，完成目录的建立。

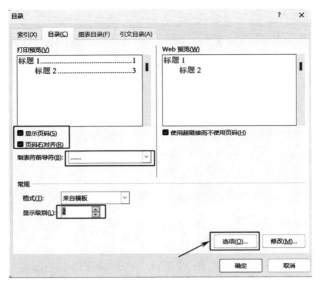

▲ 图 3-2-9 "目录"对话框

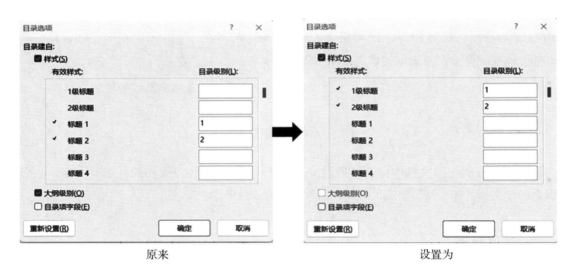

原来   设置为

▲ 图 3-2-10 "目录选项"对话框

二、更新目录

Word 所创建的目录是以文档的内容为依据，如果文档的内容发生了变化，如页码或者标题发生了变化，就要更新目录，使它与文档的内容保持一致。更新目录的操作方法如下：

1. 选择要更新的目录。

2. 执行以下操作之一，弹出"更新目录"对话框。

（1）单击"引用"选项卡→"目录"选项组→"更新目录"命令。

（2）单击鼠标右键，在弹出的菜单中选择"更新域"。

3. 设置"更新目录"对话框 若勾选"只更新页码"复选框，则仅页码发生变化；若勾选"更新整个目录"复选框，则目录与页码都发生变化。

3.2.5　页眉和页脚

页眉和页脚是页面的两个特殊区域，通常位于文档中每个页面页边距的顶部和底部区域。设置页眉和页脚的目的是为页面或者阅读者提供更丰富、更有意义的导航信息，包括时间、日期、页码、单位名称、文档标识等。

一、添加页眉和页脚

通过完成任务3-2中的第8项（为文档设置页眉和页脚，页眉内容："甲型流感专刊"，右对齐，页脚内容："X/Y"，居中对齐）来说明插入页眉页脚的方法。

1. 单击"插入"选项卡→"页眉和页脚设置"选项组→"页眉"命令→在下拉列表选择样式为"空白"。在页面的上端会出现页眉编辑区，文档中原来的内容变成灰色显示，同时，功能区会显示"页眉和页脚"工具。

2. 在"页眉"编辑区中输入文本并设置格式。在"页眉"编辑区中可以直接输入文本，也可以利用"页眉和页脚"工具栏上的相关按钮插入页码、日期和时间及文档信息等，至于页眉的格式，其设置方法与正文的相同。在"页眉"编辑区中直接输入"甲型流感专刊"，然后点击"开始"选项卡→"段落"选项组→"右对齐"按钮。

3. 单击"页眉和页脚"工具栏上的"转至页脚"按钮，可切换到"页脚"编辑区。

4. 单击工具栏上的"页码"按钮，在下列表中选择"页面底端"选项→选择"X/Y"类型中的"加粗显示的数字2"，如图3-2-11所示。

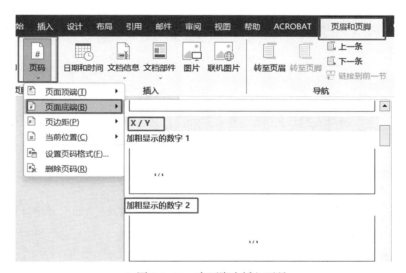

▲ 图3-2-11　在页脚中插入页码

"X/Y"类型中的X表示页码，Y表示总页数。如果要把页码的格式设为"第X页共Y页"，可以在"X/Y"的基础上直接修改，在页码X的前面输入"第"，后面输入"页"，把"/"改为"共"，在总页数Y后输入"页"。

5. 单击"页眉和页脚"工具栏上的"关闭页眉和页脚"按钮，或在页眉和页脚区域外双击鼠标左键，退出页眉和页脚编辑状态。

二、设置不同的页眉或页脚

在文档中可自始至终用同一个页眉或页脚，也可在文档的不同部分用不同的页眉和页脚。例如，可以在首页上使用与众不同的页眉或页脚或不使用页眉和页脚。还可以在奇数页和偶数页上使用不同的页眉和页脚。操作步骤如下：

1. 如果尚未设置页眉、页脚，单击"插入"选项卡→"页眉和页脚"选项组→"页眉"命令（或"页脚"命令），点击"编辑页眉/页脚"显示"页眉和页脚"工具栏。

2. 如果已经设置页眉、页脚，则在页眉、页脚区域内双击鼠标左键，显示"页眉和页脚"工具栏。

3. 在"页眉和页脚"工具栏的"选项"组中，点选"首页不同"或"奇偶页不同"复选框。

4. 编辑区左上角上会出现"首页页眉"或"奇数页页眉"或"偶数页页眉"字样以提醒用户当前处在哪一个编辑区。使用"页眉和页脚"工具栏上的"上一节""下一节"和"转至页眉""转至页脚"按钮选择进入不同的编辑区创建不同内容。

5. 单击"页眉和页脚"工具栏上的"关闭页眉和页脚"按钮，完成设置。

3.2.6 批注与修订

批注和修订属于Word 2016的审阅功能。批注使用独立的批注框来注释或注解文档，因而批注并不影响文档的内容。Word 2016为每个批注自动赋予不重复的编号和名称。修订则是直接修改文档，用标记反映多位审阅者对文档所做的修改，这样原作者可以复审这些修改并确定接受或拒绝所做的修订。

一、批注

批注可使用文字、特殊符号、图形、图片等内容，并可对批注的内容格式化设置，如字体、段落设置等。

（一）插入批注

1. 将光标定位到要插入批注的位置或者选定要插入批注引用的文本。

2. 单击"审阅"选项卡→"批注"选项组→"新建批注"命令，即出现批注框。

3. 在批注框中输入注释，可以对批注文字进行格式化。

（二）删除批注

把光标定位到正文中的批注标记，单击鼠标右键，然后选择"删除批注"命令，即可删除此条批注。也可以使用"审阅"选项卡删除批注，单击"审阅"选项卡→"批注"选项组→"删除"命令→在下拉列表中选择"删除"命令。

1."删除"命令按钮可删除当前批注。

2."删除所有显示的批注"命令，会删除当前所有显示出来针对某审阅者的批注。

3."删除文档中的所有批注"命令，不论批注是否显示，都会删除该文档中的所有批注。

二、修订

在 Word 2016 的修订编辑模式下，对文档进行插入、删除、替换，以及移动等编辑操作都会使用一种特殊的标记来记录所做的修改，这样能直观显示对文档的修改结果，且需要确认后才生效。使用"修订"功能，审阅者可以在 Word 2016 中对文档进行批改，并同时保留文档原貌；作者收到修改好的文档后，对所作过的修改一目了然，而且可以选择性地接受修改。

（一）修订

单击"审阅"选项卡→"修订"选项组→"修订"命令，进入修订的编辑模式，直接修改正文内容即可。

（二）显示/隐藏修订

使用修订后，如果想查看并选择性接受修订，需要显示修订，其方法有以下两种：

1. 单击"审阅"选项卡→"修订"选项组→选择"所有标记"，然后单击"显示标记"命令→在下拉列表框中选择"批注框"→根据需求选择批注显示方式，显示方式有在批注框中显示修订、以嵌入方式显示修订、在批注框中显示批注和格式 3 种。

2. 单击"修订"选项组的"审阅窗格"，默认运行"垂直审阅窗格"，在审阅窗格中以列表方式显示所有修订和批注。

（三）接受或拒绝修订

"审阅"选项卡中的"更改"选项组有"接受"和"拒绝"两个命令按钮。

1. 接受修订　"接受"命令按钮下拉列表包括以下选项："接受并移到下一处""接受此修订""接受所有显示的修订""接受所有修订""接受所有更改并停止修订"。

2. 拒绝修订　"拒绝"命令按钮下拉列表包括以下选项："拒绝并移到下一处""拒绝更改""拒绝所有显示的修订""拒绝所有修订""拒绝所有更改并停止修订"。

三、字数统计

若需了解文档中包括的字数，Word 2016 窗口下方状态栏中有显示字数、页数，也可以在"字数统计"对话框中显示，且该对话统计项目更全面。其方法是：单击"审阅"选项卡→"较对"选项组→"统计字数"命令→弹出"字数统计"对话框，显示字数信息。

【任务扩展】

在文档中的文本"SARS"后插入尾注，位置：文档结尾。编号格式：1，2，3……起始编号：

1，内容："严重急性呼吸道综合征；俗称非典型肺炎"。

操作提示：

编辑某些 Word 文档，如论文、书稿等，有时需要对某些文本内容增加一些文字说明，这就需要插入脚注或尾注。脚注在页面底端，而尾注则在文档结尾。

首先选中需要插入脚注或尾注的文本内容，这里选择"SARS"，然后选择"引用"选项卡→"脚注"选项组，单击选项组右下角的弹出对话框按钮 ⎙，打开"脚注和尾注"对话框，在对话框中选择位置（脚注位于当前页面的底部或所选文字的下方，尾注位于当前文档或节的结尾处）、编号格式等，然后单击"插入"按钮，在脚注区或尾注区输入脚注或尾注内容。

任务 3-3　制作某药房药品销售表

在日常生活中，经常使用到表格，如通讯录、求职简历、销售业绩统计表等。表格不仅具有严谨的结构，而且还具有简洁、清晰的逻辑效果。Word 2016 提供了强大的表格制作功能，不仅可以创建形式各异的表格，而且还可以对表格的数据进行简单的计算与排序，并能够在文本信息与表格之间互相转换。

【任务描述】

制作一个健康药房感冒药一季度销售表，并在表格下方插入图表，如图 3-3-1 所示。

健康药房 2023 年一季度感冒药品销售表

销售量 / 药品名称	单价(元)	一季度销售量			一季度销售总量	一季度销售总金额
		一月销售量	二月销售量	三月销售量		
999 感冒灵胶囊	12.50	127	205	172	504	6300
康泰克	20.90	95	102	87	284	5935.6
四季感冒片	9.80	132	152	226	510	4998
羚翘解毒丸	9.50	136	245	122	503	4778.5
感冒软胶囊	9.00	115	136	213	464	4176

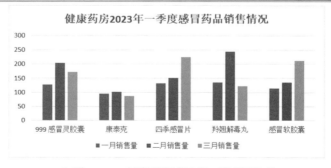

▲ 图 3-3-1　健康药房感冒药一季度销售表

制作要求:

1. 将页面设置为A4纸、横向、页面的左右边距均为2厘米。

2. 录入表格的标题"健康药房2023年一季度感冒药品销售表",并将其格式设置为:华文新魏、三号、加粗、居中对齐。

3. 创建一个6行5列的表格,将销售表的内容录入至表格中,如图3-3-2所示。

↵	单价(元)↵	一月销售量↵	二月销售量↵	三月销售量↵
感冒软胶囊↵	9.00↵	115↵	136↵	213↵
999 感冒灵胶囊↵	12.50↵	127↵	205↵	172↵
羚翘解毒丸↵	9.50↵	136↵	245↵	122↵
康泰克↵	20.90↵	95↵	102↵	87↵
四季感冒片↵	9.80↵	132↵	152↵	226↵

↵

▲ 图3-3-2　感冒药销售表1

4. 对表格进行编辑

（1）插入/删除表格的行、列:在最后一列右侧插入两列,用于计算"一季度销售总量"和"一季度销售总金额",在标题行上方插入一行。

（2）调整表格行高和列宽:设置第一行的行高为2厘米,第二行高为1厘米,其余行为0.7厘米;第一列的列宽为3厘米,第二列的列宽为2厘米,其余列宽选择为默认。

（3）合并与拆分单元格与绘制表头:按图3-3-3所示合并单元格、绘制表头,并输入相应的内容。

销售量　　　　　药品名称	单价(元)↵	一季度销售量↵			一季度销售总量↵	一季度销售总金额↵
		一月销售量↵	二月销售量↵	三月销售量↵		
感冒软胶囊↵	9.00↵	115↵	136↵	213↵	↵	↵
999 感冒灵胶囊↵	12.50↵	127↵	205↵	172↵	↵	↵
羚翘解毒丸↵	9.50↵	136↵	245↵	122↵	↵	↵
康泰克↵	20.90↵	95↵	102↵	87↵	↵	↵
四季感冒片↵	9.80↵	132↵	152↵	226↵	↵	↵

▲ 图3-3-3　感冒药销售表2

5. 对表格进行格式化,要求如下:

（1）表格样式:选择"网络表5 深色-着色6",并在表格样式选项中选中"标题行""第一列""镶边行"。

（2）边框和底纹:表格外边框为蓝色1.5磅双实线,内框线为0.5磅蓝色单线。

（3）字体、字形设置:表格内第一、二行的所有单元格及A3:A7单元格字体设置为黑体、五号、加粗、黑色,其余的单元格字体为宋体、五号。

（4）单元格对齐方式：所有单元格对齐方式为水平居中（文字在单元格内水平和垂直都居中）。

6. 计算与排序　计算各药品第一季度的销售总量及销售金额，并将按一季度销售总金额的降序进行排序，如图3-3-4所示。

健康药房2023年一季度感冒药品销售表

销售量 / 药品名称	单价(元)	一季度销售量			一季度销售总量	一季度销售总金额
		一月销售量	二月销售量	三月销售量		
999 感冒灵胶囊	12.50	127	205	172	504	6300
康泰克	20.90	95	102	87	284	5935.6
四季感冒片	9.80	132	152	226	510	4998
羚翘解毒丸	9.50	136	245	122	503	4778.5
感冒软胶囊	9.00	115	136	213	464	4176

▲ 图3-3-4　计算和排序后的感冒药销售表

7. 在表格下方制作各种药品在一月至三月的销售量的簇状柱形图，比较各种药品各月销售量的变化，如图3-3-5所示。

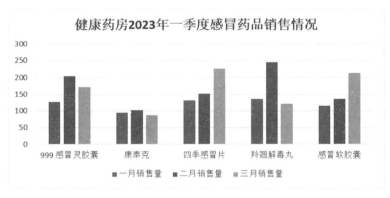

▲ 图3-3-5　感冒药销售图表

8. 以文件名"感冒药品一季度销售表.docx"保存文档。

【知识点分析】

3.3.1　表格的建立

一、表格的组成

表格是由多个"行"和多个"列"组合而成，行与列交叉处的矩形框称为单元格，每个单元格都有自己的地址名称。表格中的"行"是从上到下的，位置名称依次为1、2、3……"列"是从左到右的，位置名称依次为A、B、C……例如：B3表示在第二列第三行的单元格。

通常用对角的单元格表示某一矩形位置的所有单元格，如B3:D5表示以B3与D5为对角的矩形内的所有单元格，共有9个单元格。

二、表格的建立

将光标定位至需要插入表格的位置，单击"插入"选项卡→"表格"命令，会出现插入表格命令列表。如需要建立一个5×6表格，常见有以下两种方法：

（一）"点格子"法

在表格框中用鼠标拖曳选取所需的6行5列，然后释放鼠标按钮，可得到一个5×6的表格，如图3-3-6所示。

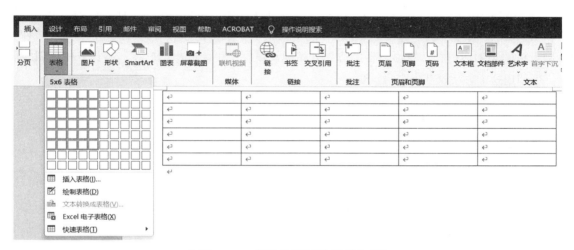

▲ 图3-3-6 利用"点格子"法插入表格

（二）"插入表格"命令法

单击插入表格命令列表中的"插入表格"命令，在弹出的"插入表格"对话框中设置所需的列数和行数（如6行和5列），单击"确定"按钮，就在当前光标处插入一张6行5列的表格。在"插入表格"对话框中选项的具体功能如表3-3-1所示。

Word 2016中不仅可以插入普通表格，而且还可以插入Execl电子表格。其操作步骤是：单击"插入"选项卡→"表格"选项组→"Excel电子表格"命令，即可在文档中插入一个Excel电子表格。

同时，Word 2016也为用户提供了表格式列表、带副标题1、日历1、双表等9种表格模板。为了更直观地显示模板效果，在每个表格模板中都自带了表格的数据。利用表格模板建立表格的步骤是：单击"插入"选项卡→"表格"选项组→"快捷表格"命令，选择相应的表格样式即可。

▼ 表3-3-1 "插入表格"选项的功能

	选项	功能
表格尺寸	行数	表示插入表格的列数
	列数	表示插入表格的列数
"自动调整"操作	固定列宽	为列宽指定一个固定值，按照指定的列宽创建表格
	根据内容调整表格	表格中的列宽会根据内容的增减而自动调整
	根据窗口调整表格	表格的宽度与正文区宽度一致，列宽等于正文区宽度除以列数
为新表格记忆此尺寸		选中该复选框，当前对话框中的各项设置将保存为新建表格的默认值

三、绘制表格

在 Word 2016 中，还可以运用铅笔工具手动绘制不规则的表格。单击"插入"选项卡→"表格"选项组→"绘制表格"命令，当光标变成铅笔状时，拖动鼠标绘制虚线框后，松开左键即可绘制表格的矩形边框，从矩形边框的边界开始拖动鼠标，可绘制出内框线。本任务中的斜线表头，可使用这个方法绘制表头的斜线。

四、文字与表格的转换

在 Word 2016 中，文本与表格可以方便地相互转换。

（一）格式化的文字转换成表格

格式化的文字是用段落标记、制表符、逗号或其他符号分隔符区分不同格式的文本，如图3-3-7所示，就是用"-"分隔的格式化文字。

感冒软胶囊-9.00-115-136-213
999 感冒灵胶囊-12.50-127-205-172
羚翘解毒丸-9.50-136-245-122
康泰克-20.90-95-102-87
四季感冒片-9.80-132-152-226

▲ 图3-3-7 用"-"分隔的格式化文字

要将格式化文字转换成表格，可按下列步骤进行：

1. 选定该段文本。

2. 单击"插入"选项卡→"表格"选项组→"文本转换成表格"命令→在弹出的"将文字转换成表格"对话框中选择"文字分隔位置"中的其他字符"-"，列数、行数都将根据所选文本数据项自动设定最合适数值，也可根据实际需要设定，如图3-3-8所示。

3. 单击"确定"按钮，便将选定文本转换成表格了。

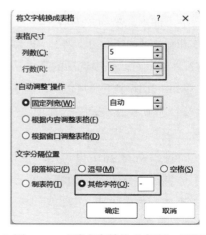

▲ 图3-3-8 "将文字转换成表格"对话框

（二）将表格转换为文字

选定要转换的表格，如选定刚转换的表格，单击"表格工具-布局"选项卡→"数据"选项组→"转换成文本"命令→在弹出的"表格转换成文本"对话框中根据需要选择文本的分隔符,便可实现转换。

3.3.2 表格的编辑

选择表格后,在选项卡中会出现表格工具,包括"表设计"和"布局"两个选项,如图3-3-9和图3-3-10所示。使用表格工具可以实现对表格的各种编辑。

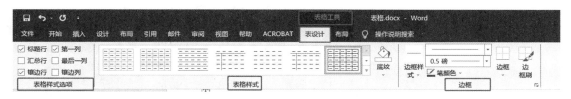

▲ 图3-3-9 "表格工具"的"表设计"选项组

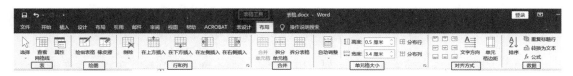

▲ 图3-3-10 "表格工具"的"布局"选项组

一、选定行、列、单元格或整个表格

对表格操作也必须遵循"先选定,后操作"的原则。选择的方法有如下两种:

(一)利用"选择"命令的方法

将光标定位至表格内某一单元格中,单击"表格工具-布局"选项卡→"表"选项组→"选择"命令→在下拉列表中选择单元格、行、列或整个表格。

(二)利用鼠标直接选定的操作方法

1. 选定一行或多行 将鼠标指针移至表格左侧,当指针变成向右黑色箭头时,单击可选定相应的一行,拖动可选定连续多行。

2. 选定一列或多列 将鼠标指针移至表格某列的顶端,当指针变成向下的黑色粗箭头时,单击左键可选定该列,拖动可选定连续多列。

3. 选定一个或多个单元格 将鼠标指针移至单元格左内侧,当指针变成向右的黑色粗箭头时,单击左键可选定该单元格;拖动鼠标可选定连续多个单元格;或者先选定某一个单元格,然后按Shift键再选另一个单元格,即可选定以这两个单元格为对角点的多个单元格。不连续单元格的选择是先选定某一个单元格后,按Ctrl键不放,再选其他的单元格。按Tab键或Shift+Tab键,可选择插入符所在的单元格后面或前面的单元格。

4. 选定整个表格 将光标定位至表格内任一单元格后,单击表格左上角的内有花十字形的控制柄，就可选定整个表格；或者选定表格所有的行或列也可选定整个表格。

二、插入 / 删除行、列或单元格

通过自动方式建立的表格，有时还需经过一定的修改，才符合要求。

（一）插入行或列

在表格中选择需要插入行或列的单元，单击选项卡"表格工具－布局"→"行和列"选项组的各条命令，即可插入行或列。"行和列"选项组中的各项命令的功能如表3-3-2所示。

▼ 表3-3-2　插入"行和列"选项组中的各项命令功能

插入项	命令	功能
行	在上方插入	在所选单元格的上方插入一行
	在下方插入	在所选单元格的下方插入一行
列	在左侧插入	在所选单元格的左侧插入一列
	在右侧插入	在所选单元格的右侧插入一列

1. 如在表格的最后一列右侧插入两列，用于输入"一季度销售总量"和"一季度销售总金额"，其操作是：选定第5列→单击"表格工具－布局"选项卡→"行和列"选项组→"在右侧插入"命令，即可插入一列，再按一下该键，就可多插入一列。

2. 再如在这表格的标题行上方插入一行，其操作是：选定标题行→单击"表格工具－布局"选项卡→"行和列"选项组→"在上方插入"命令，即可插入一行。

3. 若在某行下增加一行，则有以下两种方法：

（1）方法一：将光标定位至该行最后一个单元格以外，按回车键。

（2）方法二：选定这行，单击"表格工具－布局"选项卡→"行和列"选项组→"在下方插入"命令。

（二）插入单元格

选择需要插入单元格的相邻单元格，单击"表格工具－布局"选项卡 →"行和列"选项组→"对话框启动器"命令→在弹出的"插入单元格"对话框中选中相应的选项即可。

（三）删除行、列、单元格或表格

删除行、列、单元格或表格的操作有两种方法：

1. 选定需要删除的行、列或单元格，单击鼠标右键→选择"删除单元格"命令→在弹出的"删除单元格"对话框中选择相应的选项→单击"确定"按钮即可。这时行、列或单元格中的内容将同时删除。

若只需删除其中的内容，则按Delete键。

2. 选定需要删除的行、列、单元格或表格，单击"表格工具－布局"选项卡→"行和列"选

项组→"删除"命令→在其下拉列表中选择相应的命令即可。

（四）移动、复制表格

1. 移动表格　移动鼠标到表格左上角的"表格标签"按钮上，当光标变为四个方向箭头时，拖动鼠标即可。

2. 复制表格　首先单击"表格标签"按钮选择所要复制的表格，然后单击"开始"选项卡→"剪贴板"选项组→"复制"命令→将光标定位至所要复制的位置→单击"粘贴"下拉列表→点击"粘贴"命令即可。

三、调整表格

为了使表格与文档更加协调，也为了使表格更加美观，用户还需要调整表格的大小、列宽、行高。

（一）调整表格大小

调整表格的大小可分为使用鼠标调整、使用对话框调整、使用选项组调整三种方法。

1. 使用鼠标调整　移动光标到表格的右下角，当光标变成双向箭头时，拖动鼠标即可调整表格大小。

2. 使用对话框调整　将光标定位到表格中，单击"表格工具–布局"选项卡→"表"选项组→"表格属性"对话框，通过"指定宽度"选项来调整表格大小。如图3-3-11所示。

也可以通过右击表格执行"表格属性"命令，或单击"表格工具–布局"选项卡→"单元格大小"选项组→"对话框启动器"命令→在弹出的"表格属性"对话框中调整单元格大小。

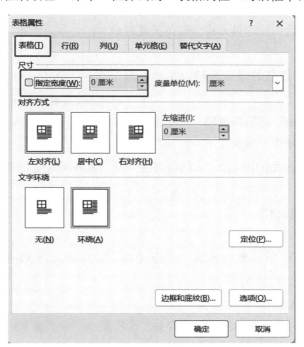

▲ 图3-3-11　调整表格大小

3. 自动调整　单击"表格工具–布局"选项卡 → "单元格大小"选项组→"自动调整"命令，选择相应选项即可。"自动调整"命令中主要包含根据内容调整表格、根据窗口调整表格与固定列宽3种。

也可以选择表格后，单击鼠标右键，执行"自动调整"命令，即可调整表格大小。

（二）调整行高和列宽

调整表格行高和列宽有以下三种方法：

1. 使用鼠标调整　选中表格对象后，拖动标尺上的表格行高或列宽标记，可以快速设置行高和列宽。若拖动时按住Alt键，标尺中将显示行高和列宽值，可以进行精确的调整。

当不需要太精确的调整时，可将鼠标指针移到表格竖线上变成带左右双向箭头的双竖线 ✛ 时，水平拖动鼠标，可以改变该竖线前后两列的宽度。将鼠标指针移到表格横线上变成带上下双向箭头的双线 ✛，垂直拖动鼠标，可以改变该横线上一行的高度。

2. 利用"表格属性"对话框调整　先选定需要调整的表格区域，然后单击"表格工具–布局"选项卡 → "表"选项组→"表格属性"命令→在弹出"表格属性"对话框中进行设置。如任务要求设置第一行的行高为最小值2厘米，则选定第一行，在"表格属性"对话框的"行设置"选项卡中指定高度为2厘米，行高值为最小值即可，如图3-3-12所示。

在对话框中单击"前一行"与"后一行"按钮，可以快速选择前一行与后一行的单元格，避免重复打开该对话框。

其余列宽的设置与行高的设置类同，在此不再赘述。

3. 利用"单元格大小"选项组调整　先选定需要调整的表格区域，然后单击"表格工具–布局"选项卡→在"单元格大小"选项组中设置"表格行高度"与"表格列宽度"值即可。

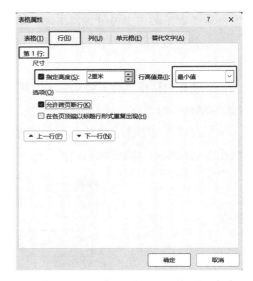

▲ 图3-3-12　"表格属性"对话框设置行高

四、拆分与合并单元格

（一）合并单元格

合并单元格是将多个单元格合并成一个单元格。如对单元格A1:A2进行合并，操作步骤如下：

1. 选定要合并的单元格A1:A2。

2. 单击"表格工具–布局"选项卡→"合并"选项组→"合并单元格"命令。或单击鼠标右键，在弹出的快捷菜单中选择"合并单元格"。

（二）拆分单元格

拆分单元格是将一个单元格或几个单元格拆分成更多的单元格，如将单元格拆分为2列1行。操作步骤如下：

1. 选定要拆分的单元格。

2. 单击"表格工具－布局"选项卡→"合并"选项组→"拆分单元格"命令→弹出"拆分单元格"对话框。

3. 根据拆分的需要，在"列数"数值框和"行数"数值框中输入相应的数值，在"拆分单元格"对话框中勾选"拆分前合并单元格"复选框，表示在拆分单元格之前应先合并该单元格区域，然后再进行拆分。

（三）拆分表格

拆分表格是指将一个表格从指定的位置拆分成两个或多个表格。操作步骤：将光标定位在需要拆分的表格位置→单击"表格工具－布局"选项卡→"合并"选项组→"拆分表格"命令即可。

五、设置表格格式

将表格进行适当格式化后，可以运用Word 2016中的"表格工具"选项调整表格的对齐方式、文字环绕方式、边框样式、表格样式等美观效果，从而起美化表格的作用。

（一）应用样式

样式是包含颜色、文字颜色、格式等的集合。Word 2016提供了多种内置表格样式，可根据实际情况应用快速样式或自定义表格样式来设置表格的外观样式。

1. 应用快速样式　在文档中选定需要应用样式的表格→单击"表格工具－表设计"选项卡→"表格样式"选项组→在下拉列表中选择相符的外观样式即可。

2. 修改外观样式　应用表格样式之后，用户还可以在原有样式的基础上修改表格样式的标题行、汇总行等内容。选定应用快速样式的表格，单击"表格工具－表设计"选项卡→"表格样式"，选择选项组中的各个选项即可。

"表格样式"选项组中的各个选项的功能如下：

标题行：勾选该复选框，在表格的第一行中将显示特殊格式。

汇总行：勾选该复选框，在表格的最后一行中将显示特殊格式。

镶边行：勾选该复选框，在表格中将显示镶边行，并且该行上的偶数行与奇数行各不相同，使表格更具有可读性。

第一列：勾选该复选框，在表格的第一列中将显示特殊格式。

后一列：勾选该复选框，在表格的最后一列中将显示特殊格式。

镶边列：勾选该复选框，在表格中将显示镶边列，并且该列上的偶数列与奇数列各不相同。

3. 自定义表格样式　在Word 2016中，可以通过单击选项卡"表格工具－表设计"→"表格样式"选项组→"新建表样式"命令→在弹出的"根据格式设置创建新样式"对话框中设置表格样式的属性与格式。

（1）"属性"选项组：主要包括"名称""样式类型"和"样式基准"3个选项。其中，"名称"文本框主要用于输入创建样式的名称，"样式类型"选项主要用于设置段落、字符、链接段落、字符、表格与列表6种类型，"样式基准"选项主要用于设置与创建样式相似的样式基准。

（2）"格式"选项组：在该选项组中可以设置表格的应用范围、表格中的字体格式等参数。其中，"将格式应用于"选项主要用于设置新建表格样式所应用的范围，"格式"选项主要用于设置字体、字号、字体颜色等字体格式。另外，该选项组还包含仅限此文档、基于该模板的新文档和格式3个选项，其功能如下所述。

仅限此文档：选中该单选按钮，表格新创建的样式只能应用于当前的文档。

基于该模板的新文档：选中该单选按钮，表格新创建的样式可以应用于当前以及新创建的文档中。

格式：单击该按钮，可以设置表格的边框、底纹、属性、字体等格式。

（二）设置表格的边框与底纹

表格边框是表格中的横竖线条，底纹是显示表格中的背景颜色与图案。在 Word 2016 中，可以通过设置表格边框的线条类型与颜色，以及设置表格的底纹颜色的方法，来增加表格的美观性与可视性。

1. 设置边框　使用"表格工具–表设计"选项卡 →"边框"选项组，可快速设置边框格式。如要完成任务要求的表格外边框为蓝色1.5磅双实线，内框线为0.5磅蓝色单线，其操作步骤是：

（1）选定要设置边框的表格。

（2）单击"表格工具–表设计"选项卡 →"边框"选项组→设置线条样式是双实线，大小为1.5磅，选择笔颜色为"蓝色"，如图3-3-13所示；

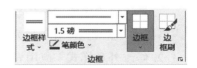

▲ 图3-3-13　设置边框

（3）单击"表格工具–表设计"选项卡 →"边框"选项组→"边框"命令→在下拉列表中选择"外侧框线"即可。

"内框线为0.5磅蓝色单线"的设置与上述步骤类同，只是在第二步设置时线条样式是单实线，大小为0.5磅，在第三步中选择"内部框线"样式即可。

2. 设置底纹　选定需要设置底纹的表格→单击"表格工具–表设计"选项卡 →"表格样式"选项组→"底纹"命令→在其下拉列表中选择一种底组颜色即可。

其中，选择"底纹"下拉列表中的"无颜色"命令，可以取消表格中的底纹颜色；而选择"其他颜色"命令，可以在弹出的对话框中设置具体的底纹颜色。

也可以单击"表格工具–布局"选项卡 →"表"选项组→"表格属性"命令→在弹出"表格属性"对话框中单击"边框和底纹"按钮，在弹出的"边框和底纹"对话框中设置边框和底纹。

六、设置对齐方式

默认情况下，单元格中的文本的对齐方式为底端左对齐，可以单击"表格工具–布局"选项卡→"对齐方式"选项组中的命令，来设置文本的对齐方式、表格的单元格间距等。

（一）设置单元格文本对齐方式

选定要设置对齐方式的单元格→单击"表格工具–布局"选项卡 →"对齐方式"选项组→"对齐"命令，在9种对齐方式中选择所需的对齐方式。

如任务要求"所有单元格对齐方式为水平居中（文字在单元格内水平和垂直都居中）"，操作步骤是：选定要设置对齐方式的单元格→单击"表格工具–布局"选项卡 →"对齐方式"选项组→"对齐"命令→选择"水平居中"即可实现文字在单元格内水平与垂直居中。

（二）设置表格对齐

可以通过表格属性来设置表格的对齐方式。选定需要对齐的表格→单击鼠标右键→选择"表格属性"→在弹出的"表格属性"对话框中选择"表格"选项卡→"对齐方式"选项组中选择所需的对齐方式即可。

（三）设置单元格边距

边距是指单元格中文本与单元格边框之间的距离，间距是指单元格之间的距离。单击"表格工具–布局"选项卡 →"对齐方式"选项组→"单元格边距"命令→在弹出的"表格选项"对话框中设置"默认单元格边距"选项组与"默认单元格间距"选项组的参数即可。

3.3.3 处理表格数据

在 Word 2016 中不仅可以插入与绘制表格，而且还可以运用公式、函数对表格中的数据进行运算；可以根据一定的规律对表格中的数据进行排序。

一、数据计算

在 Word 文档的表格中，可以使用"公式"对话框对数据进行加、减、乘、除、求总和等运算。选定需要计算数据的单元格，单击"表格工具–布局"选项卡 →"数据"选项组→"公式"命令→在弹出的"公式"对话框中设置各项选项即可。

"公式"对话框中主要包含以下3个选项。

（一）公式

在"公式"文本框中，不仅可以输入计算数据的公式，而且还可以输入表示单元格名称的标识。例如，可以通过输入 left（左边数据）、right（右边数据）、above（上边数据）和 below（下边数据）来指定数据的计算方向。如求左边数据的和可输入公式"=SUM(left)"，还可以输入含有单元格标识的公式来计算求和数据。例如，输入公式为"=SUM(B2:B4)"。

例如：在任务中要计算"999感冒灵胶囊"的"一季度销售总量"，操作步骤是：将光标定位至单元格F3→单击"表格工具–布局"选项卡 →"数据"选项组→"公式"命令→在弹出的

"公式"对话框中输入"=SUM(B3:E3)"→单击"确定"按钮即可。而要计算"999感冒灵胶囊"的"一季度销售总金额"时，将光标定位至单元格G3，单击"表格工具–布局"选项卡→"数据"选项组→"公式"命令→在弹出的"公式"对话框中输入"= B3*F3"→单击"确定"按钮。

其他药品的"一季度销售总量""一季度销售总金额"的计算方法与上述相同，只是单元格行的名称不同而已。

（二）编号格式

在"编号格式"下拉列表中可以设置计算结果内容中的格式。下拉列表中包含的格式以符号表示。

（三）粘贴函数

在"粘贴函数"的下拉列表中可以选择不同的函数来计算表格中的数据，其详细内容如表3-3-3所示。

▼ 表3-3-3　函数功能

函数	说明
ABS	数值或算式的绝对值
AND	逻辑的"和"运算，若所有参数值为"真"则返回逻辑值"1"，否则为"0"
AVERAGE	求相应数值的平均值
COUNT	统计指定数据的个数
DEFINED	判断指定单元格是否存在。存在返回"1"，否则为"0"
FALSE	返回"0"
IF	IF（条件、条件真时返回的结果、条件假时返回的结果）
INT	对数值或算式结果取整
MAX	取一组数中的最大值
MIN	取一组数中的最小值
OR	逻辑的"和"运算，若所有参数值中至少有一个为"真"则返回逻辑值"1"，全是"假"则为"0"
PRODUCT	一组数值的乘积
ROUND	ROUND（X，Y）将数值X舍入到由Y指定的小数位数。X可以是数值或算式的结果
SIGN	符号函数，SING（X），若X是正数，则结果是1，若X是负数，则结果是–1，若X是零，则结果是0
SUM	一组数值或算式的总和
TRUE	返回1

二、数据排序

在Word 2016中，用户可以按照一定的规律对表格中的数据进行排序。选定需要排序的表格，单击"表格工具–布局"选项卡→"数据"选项组→"排序"命令→在弹出的"排序"对话框中设置各选项即可。

在"排序"对话框中设置各选项的详细参数功能是：

1. 关键字 主要包含有"主要关键字""次要关键字"和"第三关键字"3种类型。在排序过程中，首先需要按照"主要关键字"进行排序，当出现相同内容时需要按照"次要关键字"进行排序，当"次要关键字"内容也相同时，按照"第三关键字"进行排序。

2. 类型 选择该选项，可以选择笔画、数字、拼音或者日期4种排序类型。

3. 使用 选择该选项，可以将排序应用到每个段落上。

4. 排序方式 主要包括"升序"与"降序"两种方式。

5. 列表 选中"有标题行"单选按钮时，表示在关键字的列表中显示字段的名称。选中"无标题行"单选按钮时，表示在关键字的列表中以列1、列2、列3……表示字段列。

6. 选项 单击该按钮，在弹出的"排序选项"对话框中可以设置排序的分隔符、排序选项与排序语言。

三、创建图表

在 Word 2016 中，虽然表格可以更直观地显示出计算数据，但是却无法详细地分析数据的变化趋势。为了更好地分析数据，需要根据表格中的数据创建数据图表，以便将复杂的数据信息以图形的方式进行显示。

（一）插入图表

将光标定位至需要插入图表的位置，单击"插入"选项卡 →"插图"选项组→"图表"命令→在弹出的"插入图表"对话框中选择图表类型，如选择"簇状柱形图"，如图3-3-14所示。

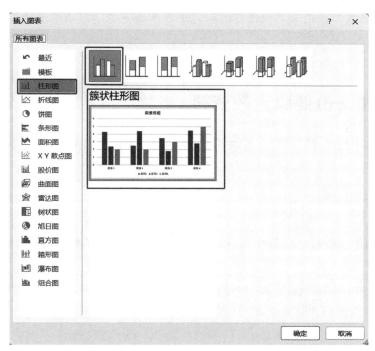

▲ 图3-3-14　"插入图表"对话框

然后在弹出的 Excel 表中编辑图表数据。

例如，要完成任务中要求制作的簇状柱形图，操作步骤如下：

1. 将光标定位至需要插入图表的位置。

2. 单击"插入"选项卡→"插图"选项组→"图表"命令→在弹出的"插入图表"对话框中选择图表类型"簇状柱形图"，单击"确定"按钮。

3. 在弹出的 Excel 表中编辑图表数据：将表格中的药品名称"999感冒灵胶囊、康泰克、四季感冒片、羚翘解毒丸、感冒软胶囊"复制到类别1、类别2……，将表格中各种药品的3个月销售量，即排序后表格中C2:E7的数据复制到系列1、系列2……，如图3-3-15所示。

	A	B	C	D
1		一月销售量	二月销售量	三月销售量
2	999感冒灵胶囊	127	205	172
3	康泰克	95	102	87
4	四季感冒片	132	152	226
5	羚翘解毒丸	136	245	122
6	感冒软胶囊	115	136	213

▲ 图3-3-15　插入图表时编辑图表数据

（二）编辑图表数据

图表创建完成以后，还可以单击"图表工具–图表设计"选项卡→"数据"选项组→"编辑数据"命令，在弹出的Excel窗口中将光标移动到数据区域的右下角，当光标变成双向箭头时，拖动鼠标即可增减数据区域。若在Excel表格中修改相应的数据，马上便会在图表中有相应的变化，即此时Excel表格中的数据与图表是联动的。

（三）更改图表类型

更改图表类型的操作方法：单击"图表工具–图表设计"选项卡→"更改图表类型"命令→在弹出的"更改图表类型"对话框中选择需要更改的图表类型。也可以在图表上单击鼠标右键→选择"更改图表类型"→在弹出的"更改图表类型"对话框中选择需要更改的图表类型。

任务 3-4　制作一份健康宣教资料

在文档中添加一些图片、形状、艺术字和文本框等，可使文档图文并茂，增加文档的可视性和感染力。

【任务描述】

本次任务是制作一份图文并茂的"认识糖尿病"的健康宣教资料，如图3-4-1所示。

制作要求：

1. 启动 Word 2016，将页面设置为：纸张大小A4，纸张方向是纵向，上下、左右页边距为2厘米。

2. 将页面颜色设置为"填充效果"中的渐变，颜色选择"双色"（颜色1：蓝色，颜色2：白色），底纹样式为"斜下"（变形1）。

3. 输入中文"什么是糖尿病？"并设置字体为深蓝色加粗的方正姚体二号字。

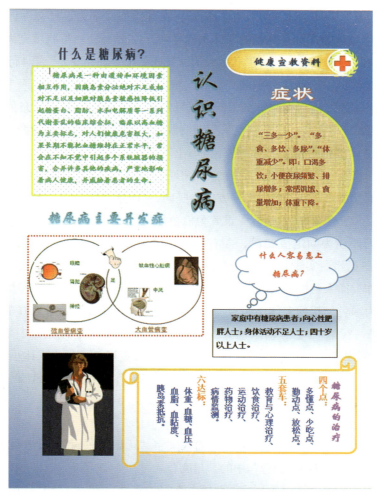

▲ 图3-4-1 健康宣传资料效果图

4. 插入图片

（1）插入来自文件的图片：本章素材文件夹中"红十字会标志.jpg""糖尿病主要并发症.jpg""医生.jpg"（或可在网上搜索下载），并设置为"紧密型环绕"方式。

（2）将图片"糖尿病主要并发症.jpg"按需裁剪，并设置图片的高度为6厘米、宽度为10厘米。把该图片的边框设置为红色、2.25磅，虚线类型圆点。

5. 将图片"医生.jpg"的对齐方式设置为"对齐边距"的"底端对齐"和"左对齐"。

6. 插入自选图形

（1）插入"形状"→"流程图"中的"存储数据"形状，并设置形状的高度为1.6厘米、宽度为7厘米。在其中添加文字"健康宣教资料"，设置字体为黑色加粗的华文新魏小二号字；形状轮廓为2.25磅白色实线；形状填充设置"渐变填充"，预设渐变是"顶部聚光灯–个性色2"、类型是"路径"、渐变光圈中的颜色设置为"橙色"。把图片"红十字会标志.jpg"移到图形的右边，并删除图片背景。

（2）插入"形状"→"基本形状"中的椭圆，在其添加文字为素材文件夹中"糖尿病的症状.txt"内容，设置字体为深红色加粗的宋体小四号字，1.5倍行距；形状填充为"纹理"的"纸莎草纸"；形状轮廓为3磅黄色实线；形状效果为"发光"中"发光变体"第4行第1列的样式。

（3）插入"形状"→"标注"中的"思想气泡：云"，在其中添加文字"什么人容易患上糖尿病？"设置字体为红色加粗的华文行楷小三号字，1.5倍行距；形状填充色为白色，透明度50%，形状轮廓为2.25磅实线；线条颜色采用渐变线、预设渐变是"中等渐变－个性色1"、类型是"线性"、方向是"线性对角"中的"左下到右上"、角度是270°。

（4）插入"形状"→"星与旗帜"中的"卷形：水平"，在其中添加文字（文字内容在素材文件"糖尿病的治疗.txt"中），设置文字方向为竖向，"糖尿病的治疗"为粉红色加粗的宋体小一号字，"四个点""五套车""六达标"设置为橙色加粗的宋体小三号字，其余文字为蓝色加粗的宋体四号字，行距设为固定值22磅，左右缩进均设为0.5字符；形状填充色为白色，透明度50%，形状轮廓为3磅橙色实线。

7. 文本框操作　插入两横排文本框，将"什么是糖尿病？.txt"中的内容复制在第一个文本框中，设置格式为绿色加粗的宋体小四号字、1.3倍行距；设置文本框图案填充，图案选择"点线：5%"（列表第一行第一列），前景色为浅蓝色、背景色是白色，线条是2磅的黄色实线。将"什么人容易患上糖尿病？.txt"内容复制在另一框内，设置黑色的加粗宋体小四号字、1.5倍行距，文本框填充为"渐变填充"、预设渐变为"浅色渐变－个性色1"、类型是"线性"、方向是"线性向上"、角度是270°。

8. 插入艺术字

（1）选择艺术字库第3行第2列样式，并输入文字"认识糖尿病"，设置48磅加粗的华文行楷、竖排文字，文本效果采用"棱台"中的"角度"。

（2）选择艺术字库第3行第4列样式，并输入文字"症状"，设置36磅加粗的隶书。

（3）选择艺术字库第2行第2列样式，并输入文字"糖尿病主要并发症"，设置24磅加粗的华文新魏，文本效果设置为发光变体第1行第5列样式。

注意：不同版本Word在某行某列可能艺术字效果不同，需根据使用软件进行相应调整。

9. 用鼠标拖动上述各种图形至合适的位置、大小。

10. 将上述各种图形组合为一整体图形。

【知识点分析】

3.4.1　插入图片

利用Word 2016中强大的图像功能，在文档中插入图片，并通过Word 2016中的"格式"命令设置图片的尺寸、样式、排列等效果，在一定程度上能够增加文档的美观性，使文档变得更加丰富多彩。

一、插入图片

Word 2016中使用的图形，可以来自本地计算机的图片文件，也可以来自联机图片。

如要完成任务中插入"红十字会标志.jpg"图片的要求，操作步骤如下：

1. 将光标定位至要插入图片的位置，如第一行。

2. 单击"插入"选项卡→"插图"选项组→"图片"命令→"插入图片来自此设备…"，弹出"插入图片"对话框。

3. 在地址栏中输入要插入的图片文件的路径，如"D：\第三章'任务'素材"，选定图片"红十字会标志.jpg"，如图3-4-2所示。

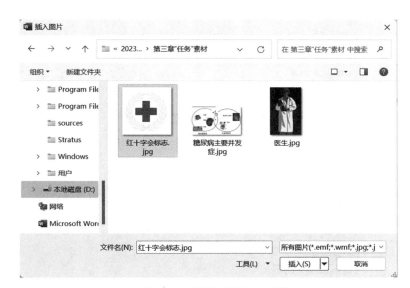

▲ 图3-4-2 "插入图片"对话框

4. 单击"插入"按钮，即在文档的当前光标处插入所选的图片。

插入任务中另外两个图片文件的方法与上述相同。

二、设置图片格式

设置图片格式就是调整图片的大小、排列方式、亮度、对比度与样式等图片效果。例如，为图片重新着色、设置图片的文字环绕效果等操作。通过设置图片格式，可以增加文档的美观性与合理性。

（一）调整图片尺寸

插入的图片大小要满足版面要求，可通过拖动鼠标与输入数值来调整图片的大小，同时还可以根据尺寸剪裁图片。

1. 使用鼠标拖曳调整　选定要调整的图片，如选定"医生"的图片，拖动图片四角的控制点可以按纵横比例缩放，若按住Shift键，拖动对角控制点时可以等比例缩放图片；若按住Ctrl键，拖动对角控制点时可以双向缩放图片；而拖动图片某一边的控制点时，只能在该方向上缩放。

2. 使用选项组命令精确调整　利用鼠标拖动控制点可以改变图片大小，但不能精确控制比例缩放。要精确缩放，可用选项组命令实现。

例如，要将"糖尿病主要并发症"的图片大小设置为高度6厘米、宽度10厘米，操作步骤如下：

（1）选定图片。

（2）单击"图片工具－格式"选项卡→"大小"选项组中，输入高度为6厘米，宽度为10厘米。也可以单击"图片工具－格式"选项卡→"大小"选项组→"对话框启动器"按钮→在弹出的"布局"对话框的"大小"选项卡中输入高度为6厘米，宽度为10厘米，撤销锁定纵横比，如图3-4-3所示。

（3）单击"确定"按钮，就可精确地调整图片的大小。

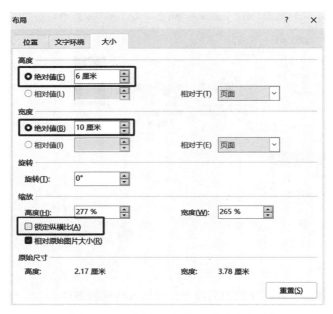

▲ 图3-4-3　"布局"对话框"大小"选项卡

（二）裁剪图片

裁剪图片是删除图片的某些部分，使其合乎文档设计的需要。裁剪图片的方法有以下两种：

1. 使用鼠标在屏幕上裁剪　选定要裁剪的图片，如来自剪切画的"医生"，单击"图片工具－格式"选项卡→"大小"选项组→"裁剪"→"裁剪"命令，光标会变成"裁剪"形状 ⌖，而图片周围会出现黑色的断续边框。将鼠标置于尺寸控制点上，拖动鼠标即可裁剪。

2. 使用菜单精确裁剪　与图片的大小可以调整一样，图片的裁剪也可用菜单命令作精确裁剪。操作步骤如下：

（1）选定要裁剪的图片，单击鼠标右键→在弹出的快捷菜单中选择"设置图片格式"→在弹出的"设置图片格式"任务窗格中，单击"图片"，选择"裁剪"命令。

（2）在"图片位置""裁剪位置"选项组中调整自己所需的大小及裁剪大小的厘米数即可，

如图3-4-4所示。

另外，在剪裁图片时，还可以通过单击选项卡"图片工具－格式"→"大小"选项组→"裁剪"→"裁剪为形状"命令，在其列表中选择一种形状样式，即可将图片裁剪为所选形状。

（三）排列图片

插入图片之后，可以根据不同的文档内容与工作需求进行图片排列的操作，即更改图片的位置、设置图片的层次、设置文字环绕、设置对齐方式等，从而使图文混排更加条理、美观。

1. 设置图片的位置　选定该图片→单击"图片工具－格式"选项卡→"排列"选项组→"位置"命令→在下拉列表中选择不同的图片位置排列方式。

在 Word 2016 中，图片的位置排列方式主要有嵌入文本行中和文字环绕两类，其中文字环绕分为"顶端居左""顶端居中""顶端居右""中间居左""中间居中""中间居右""底端居左""底端居中""底端居右"9种位置排列方式。

2. 设置环绕效果　选定该图片→单击"图片工具－格式"选项卡→"排列"选项组→"环绕文字"命令→在下拉列表中选择环绕方式即可。

Word 2016提供了"嵌入型""四周型""紧密型环绕""穿越型环绕""上下型环绕""衬于文字下方""浮于文字上方"等多种设置图片环绕文字的方式。本任务中的图片都选择"紧密型环绕"。

另外，图片设定了环绕文字的方式后，在"文字环绕"下拉列表中，可通过执行"环绕文字"的下拉列表中"编辑环绕顶点"命令来编辑环绕顶点。选择该命令后，在图片四周显示红色虚线（环绕线）与图片四角出现的黑色实心正方形（环绕控制点），单击环绕线上的某位置并拖动鼠标或单击并拖动环绕控制点即可改变环绕形状，此时将在改变形状的位置中自动添加环绕控制点，如图3-4-5所示。

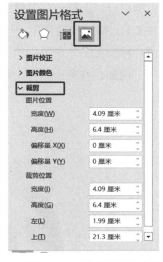

▲ 图3-4-4　"设置图片格式"任务窗格中的"裁剪"命令

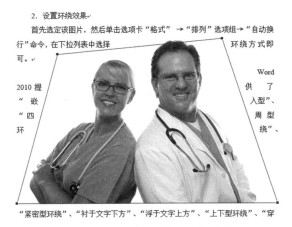

▲ 图3-4-5　编辑环绕顶点的效果

3. 设置图片的层次 当文档中存在多幅图片时，可单击"图片工具–格式"选项卡→"排列"选项组→"上移一层"命令，可选择"上移一层""置于顶层"或"浮于文字上方"等；单击"图片工具–格式"选项卡→"排列"选项组→"下移一层"命令，可选择"下移一层""置于底层"或"衬于文字下方"。

例如，有两张图片，将其中一张设置为"置于底层"的效果如图3-4-6所示。

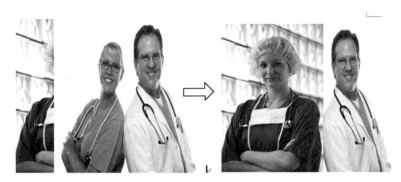

▲ 图3-4-6　设置图片的层次效果

4. 设置对齐方式 图形的对齐是指在页面中精确地设置图形位置，主要作用是使多个图形在水平或者垂直方向上精确定位。可单击"图片工具–格式"选项卡→"排列"选项组→"对齐"命令，在"对齐"命令中选择"对齐页面"或"对齐边距"两种方式中的一种。如执行"对齐页面"命令，则所有的对齐方式相对于页面行对齐；若执行"对齐边距"命令，则所有的对齐方式相对于页边距对齐。每种类型主要包含"左对齐""左右对齐""右对齐""顶端对齐""上下居中"及"底端对齐"这几种对齐方式。

例如，要将"医生"的图片设置在"对齐边距"的"底端对齐"，操作步骤如下：

（1）选定该图片。

（2）单击"图片工具–格式"选项卡→"排列"选项组→"对齐"命令→在下拉列表中选择"对齐边距"。

（3）单击"对齐"命令→在下拉列表中选择"底端对齐"。

5. 旋转图片 通过单击"图片工具–格式"选项卡→"排列"选项组→"旋转"命令，可改变图片的方向。其主要包含"向右旋转90°""向左旋转90°""垂直翻转""水平翻转"等4种旋转方式。

要将图片旋转某一精确角度时（如210°），则可单击"图片工具–格式"选项卡→"排列"选项组→"旋转"→"其他旋转选项"命令→在弹出"布局"对话框中选择"大小"选项卡→在"旋转"选项组的"旋转"微调框中输入图片旋转度数，如210°，可对选定的图片进行210°旋转，如图3-4-7所示。

6. 设置图片样式 可单击"图片工具–格式"选项卡→"图片样式"选项组的各项命令来设置图片的外观样式、图片的边框与效果。

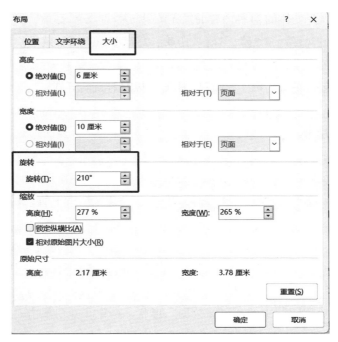

▲ 图3-4-7　图片旋转210°设置

（1）设置外观样式：选定需要设置的图片→单击"图片工具-格式"选项卡→"图片样式"选项组→"其他"命令→在其下拉列表中Word 2016为用户提供了28种内置样式，选择其中一种图片的外观样式即可。

例如，要将"医生"的图片设置为"棱台矩形"样式，操作步骤：选定图片→单击"图片工具-格式"选项卡→"图片样式"选项组→"其他"命令→在下拉列表中选择第三行第五列的"棱台矩形"样式即可。

（2）设置图片边框：选定设置的图片→单击"图片工具-格式"选项卡→"图片样式"选项组→"图片边框"→在下拉列表中选择"颜色"选项，设置图片的边框颜色；选择"粗细"选项，设置图片边框线条的粗细程度；选择"虚线"选项，设置图片边框线条的虚线类型。

例如，要将"糖尿病并发症"的图片的边框设置为红色、2.25磅的虚线类型，操作步骤："图片工具"→"图片格式"选项卡→"图片样式"选项组→"图片边框"命令→选择"标准色"中的"红色"；选择"粗细"选项的"2.25磅"；选择"虚线"选项中的"圆点"。

（3）设置图片效果：是为图片添加阴影、棱台、发光等效果。单击"图片工具-格式"选项卡→"图片样式"选项组→"图片效果"命令→在下拉列表中选择相应的效果即可。

"图片效果"下拉列表为Word 2016用户提供了7种类型的效果，具体功能如下：

预设：主要包含无预设与预设类别中的12种内置的预设效果。

阴影：主要包含外部、内部和透视3类共23种效果。

映像：主要包含映像变体的9种内置的映像效果。

发光：主要包含发光变体的24种内置的发光效果。

柔化边缘：主要包含1磅、2.5磅、5磅、10磅、25磅和50磅6种效果。

棱台：主要包含棱台类型中的12种内置的棱台效果。

三维旋转：主要包含平行、角度和倾斜3种类型共24种旋转样式。

3.4.2 使用形状

形状（shapes）是指几组加工好的图形，包括线条、矩形、基本形状、箭头总汇、公式形状、流程图、星与旗帜、标注等。绘制一些个性化的形状，会使文档更生动、更有条理。

一、插入形状

单击"插入"选项卡→"插图"选项组→"形状"命令→在下拉列表中选择需要的形状，此时光标将会变成"十"字形，拖动鼠标即可开始绘制形状，释放鼠标即可停止绘制。

例如，要插入"流程图"中的"存储数据"形状，操作步骤：单击"插入"选项卡→"插图"选项组→"形状"命令→在下拉列表中选择"流程图"中的"存储数据"，拖动鼠标即可开始绘制相符的形状，然后释放鼠标即可停止绘制。

任务中的"椭圆""思想气泡：云""卷形：水平"这三个形状的插入方式与上述类同。

二、设置形状格式

插入形状后，可向形状中添加文字，还可以在形状样式中设置形状填充、形状轮廓、形状效果等格式，其中形状轮廓、形状效果的操作方法与设置图片样式中的图片边框、图片效果的操作大体相同，在此不再赘述。

1. 添加文字　选定需要添加文字的形状，单击鼠标右键→在弹出的快捷菜单中选择"编辑文字"命令。

例如，选定"存储数据"形状，单击鼠标右键→在弹出的快捷菜单中选择"编辑文字"命令→输入文字"健康宣教资料"。同样，分别选定文档中其他的形状"椭圆""思想气泡：云""卷形：水平"，单击鼠标右键→在弹出的快捷菜单中选择"编辑文字"命令→输入或复制粘贴相应的内容即可。

形状中文字的字体与段落格式的设置与文档的格式设置相同。

2. 设置形状填充　在 Word 2016 中，可以将形状填充设置为无填充、其他填充颜色、图片、渐变、纹理等。可通过单击"绘图工具–格式"选项卡→"形状样式"选项组→"形状填充"命令→在其下拉列表中选择相应的填充效果即可。

例如，要完成将"存储数据"形状的填充设置为"渐变填充"，预设渐变是"顶部聚光灯–个性色2"、类型是"路径"、渐变光圈中的颜色设置为"橙色"。操作步骤如下：

（1）选定"存储数据"形状。

（2）单击"绘图工具–格式"选项卡→"形状样式"选项组→"形状填充"命令。

（3）在其下拉列表中选择"渐变"→"其他渐变"→弹出"设置形状格式"任务窗格。

（4）选择"填充"中的"渐变填充"。

（5）在"预设渐变"的下拉列表中选择"顶部聚光灯–个性色2"，类型是"路径"，渐变光圈中的颜色设置为"橙色"，如图3-4-8所示。

3.4.3　使用文本框

文本框（text boxes）是一种存放文本或者图形的对象，不仅可以放置在页面的任何位置，而且还可以进行更改文字方向、设置文字环绕、创建文本框链接等一些特殊的处理。

一、添加文本框

在Word文档中不仅可以添加系统自带的内置文本框，还可以绘制"横排"或"竖排"的文本框。

1. 插入文本框　单击"插入"选项卡→"文本"选项组→"文本框"命令→在下拉列表中选择所需的文本框样式即可。

2. 绘制文本框　在Word 2016中，可以根据文本框中文本的排列方向，绘制"横排"文本框和"竖排"文本框。单击"插入"选项卡→"文本"选项组→"文本框"命令→在下拉列表中选择"绘制横排文本框"或"绘制竖排文本框"，此时光标变为"+"形状→拖动鼠标从插入点到要创建文本框的右下角位置，即创建出一个空白的"横排"或"竖排"的文本框。

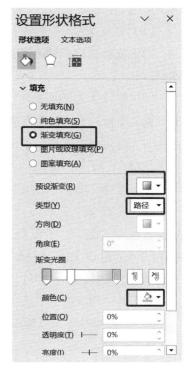

▲ 图3-4-8　在形状格式任务窗格中设置渐变填充

二、编辑文本框

文本框及其内的对象是独立于其他文本的可编辑整体，可以放置在页面上的任何位置，所以需要根据文本框的用途设置文本框中的文字格式、文本框的外观等，并且还需要根据文本框之间的关系，创建文本框之间的链接。

（一）设置文本框的格式

文本框的外观包括形状、形状样式等。

1. 编辑形状的操作步骤　首先选定要编辑的文本框→单击"绘图工具–形状格式"选项卡→"插入形状"选项组→"编辑形状"命令→在下拉列表中选择"更改形状"或"编辑顶点"。"更改形状"中给出了"矩形""基本形状""箭头汇总"等七类形状。"编辑顶点"是通过拖动控制点改变文本框的形状。

2. 设置文本框的格式与前述的设置图形格式的操作是相同的。

例如，要插入横排文本框，将"什么是糖尿病？.txt"中的内容复制到文本框中，设置格式为绿色加粗的宋体小四号字、1.3倍行距；设置文本框图案填充，图案选择"点线：5%"，前景色为浅蓝色、背景色是白色，线条是2磅的黄色实线。操作步骤如下：

（1）单击"插入"选项卡→"文本"选项组→"文本框"→"绘制横排文本框"命令。

（2）拖动鼠标从插入点到要创建文本框的右下角位置，就会创建出一个空白的"横排"文本框。

（3）将"什么是糖尿病？.txt"内容复制在框内，设置绿色加粗的宋体小四号字、1.3倍行距，并调整文本框的大小使其能全部显示所有的文字。

（4）选定该文本框，单击鼠标右键→在弹出的快捷菜单中选择"设置形状格式"，弹出"设置形状格式"任务窗格。

（5）选择"填充"选项中的"图案填充"。

（6）图案选择"点线：5%"（列表第一行第一列），分别设置前景色为"浅蓝"、背景色为"白色"，如图3-4-9所示。

（7）选定该文本框→单击"绘图工具-格式"选项卡→"形状样式"选项组→"形状轮廓"命令。

（8）在"标准色"中选择"黄色"。

（9）再次单击"形状轮廓"命令，在"粗细"中选择"2.25磅实线"即可。

"什么人容易患上糖尿病？"的文本框格式设置可参考形状格式设置相关操作，在此不再赘述。

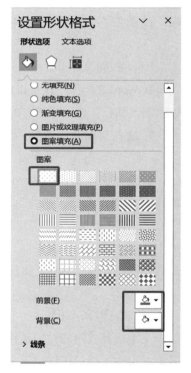

▲ 图3-4-9 "设置形状格式"任务窗格设置图案填充

（二）链接文本框

若为了充分利用版面空间，需要将文字安排在不同版面的文本框中，此时可以运用文本框的链接功能来实现上述要求。

1. 建立链接　文本框链接的作用是在第一个文本框中输入内容，若第一个文本框中的内容无法完整显示，则内容会自动显示在链接的第二个文本框中，若第二个文本框中的内容还是无法完整显示，则内容会自动显示在链接的第三个文本框中，以此类推。在Word 2016中最多可以建立32个文本框链接。

在建立文本框之间的链接关系时，需要保证要链接的文本框是空的，并且所链接的文本框必须在同一个文档中，以及没有与其他文本框建立链接关系。

例如，两个文本框创建链接的操作步骤是：在文档中绘制或插入两个文本框→选定第一个文本框→单击"绘图工具-格式"选项卡→"文本"选项组→"创建链接"命令，单击第二个文本框即可。

2. 断开链接　要断开一个文本框和其他文本框的链接，选择这个文本框→单击"绘图工具-格式"选项卡→"文本"选项组→"断开链接"命令即可。

3.4.4 使用艺术字

艺术字（word art）是一个文字样式库，不仅可以将艺术字添加到文档中以制作出装饰性效果，而且还可以将艺术字设置成各种各样的形状，以及将艺术字设置为阴影与三维效果的样式。

一、插入艺术字

单击"插入"选项卡→"文本"选项组→"艺术字"命令→在下拉列表中选择相符的艺术字样式→在艺术字文本框中输入文字内容，并设置艺术字的"字体"与"字号"。

二、设置艺术字格式

为了使艺术字更美观，可以像设置图片格式那样设置艺术字格式，即设置艺术字的样式、设置文字方向、间距等艺术字格式。

设置艺术字样式与设置图片样式的内容与操作大体一致，主要包括设置艺术字的快速样式、设置填充颜色以及文本效果。由于设置填充颜色与前面的设置图片的填充颜色大体一致，在此主要讲解设置艺术字的快速样式与设置文本效果两部分的内容。

1. 设置快速样式 Word 2016一共为用户提供了15种艺术字样式。选定需要设置快速样式的艺术字→单击"绘图工具–形状格式"选项卡→"艺术字样式"选项组→"快速样式"命令→在其下拉列表中选择相符的艺术字样式即可。

2. 设置转换效果 更改艺术字的转换效果，即将艺术字的整体形状更改为"跟随路径"或"弯曲"形状。其中，"跟随路径"形状主要包括"上弯弧""下弯弧""圆"与"按钮"4种形状，而"弯曲"形状则包括36种。设置转换效果的操作步骤：单击"绘图工具–形状格式"选项卡→"艺术字样式"选项组→"文本效果"→"转换"命令→在其下拉列表中选择一种形状即可。

3. 设置文字格式 设置艺术字的文字方向与对齐方式等格式，单击"绘图工具–格式"选项卡→"文本"选项组中的各种命令即可。

3.4.5 使用SmartArt图形

SmartArt图形是信息和观点的视觉表示形式，可以通过从多种不同布局中进行选择来创建SmartArt图形，从而快速、轻松、有效地传达信息。在使用SmartArt图形时，用户不必拘泥于一种图形样式，可以自由切换布局，图形中的样式、颜色、效果等格式将会自动应用到新布局中，直至用户寻找到满意的图形为止。

一、插入SmartArt图形

单击"插入"选项卡→"插图"选项组→"SmartArt"命令→在弹出的"选择SmartArt图形"对话框中选择符合的图形类型即可。

例如，现要插入"射线循环"的SmartArt图形的操作是：将光标定位至要插入SmartArt图形的位置→单击"插入"选项卡→"插图"选项组→"SmartArt"命令→在弹出的"选择SmartArt图形"对话框中选择"循环"类型中的"射线循环"，如图3-4-10所示。

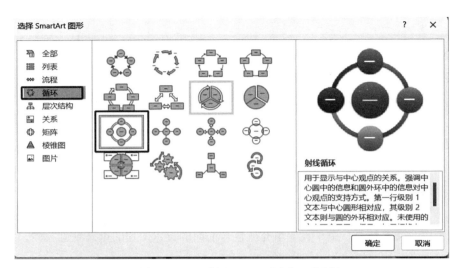

▲ 图3-4-10 "选择SmartArt图形"对话框

二、设置SmartArt图形的格式

SmartArt图形与图片一样，也可以为其设置样式、布局、艺术字样式等格式。同时，还可以进行更改SmartArt图形的方向、添加形状与文字等操作。通过设置SmartArt图形的格式可以使SmartArt更符合所需且更美观。

1. 设置SmartArt样式　SmartArt样式是不同格式选项的组合，主要包括"文档的最佳匹配对象"与"三维"两种类型共14种样式。

例如，将上述SmartArt图形设置为"三维"类型的"优雅"样式的操作是：选定上述的SmartArt图形→单击"SmartArt工具-SmartArt设计"选项卡→"SmartArt样式"选项组→"其他"命令→在其下拉列表中选择"三维"类型的"优雅"样式即可。

另外，在"SmartArt样式"选项组中还可以设置SmartArt图形的颜色。其中，颜色类型主要包括主题颜色（主色）、彩色、个性色1至个性色6这8种颜色类型。

如要将上述SmartArt图形的颜色设置为"彩色范围-个性色5至6"，操作步骤：选定上述的SmartArt图形→单击"SmartArt工具-SmartArt设计"选项卡→"更改颜色"命令→在下拉列表中选择"彩色"中的"彩色范围-个性色5至6"即可，如图3-4-11所示。

注意：点击"SmartArt工具-SmartArt设计"选项卡→"重置"选项组→"重置图形"命令，可将图形恢复到最初状态。

2. 设置布局　通过设置布局可更换SmartArt图形版式。

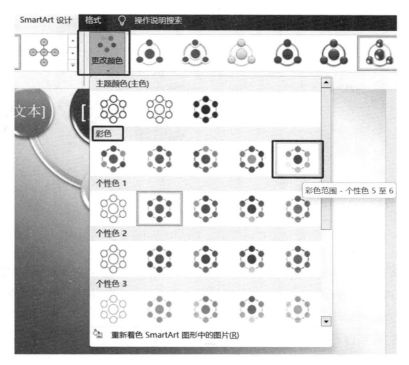

▲ 图3-4-11 设置SmartArt图形的样式和颜色

例如，要将所述的SmartArt图形更改为"循环"类型的"基本射线图"，选定要更改的SmartArt图形→单击"SmartArt工具－SmartArt设计"选项卡→"版式"选项组→"更改布局"命令→选择"其他布局"→在弹出"选择SmartArt图形"对话框的左边窗格选择"循环"类型→在中间窗格显示的所有"循环"类型图形中选择"基本射线图"→单击"确定"按钮即可。

3. 创建图形 主要是更改SmartArt图形的方向、添加或减少SmartArt图形的个数，以及添加文字等操作。

（1）添加文字：插入SmartArt图形后，若需要为其添加文字，则单击"SmartArt工具－设计"选项卡→"创建图形"选项组→"文本窗格"命令，在弹出的"在此处键入文字"任务窗格中根据形状输入内容即可。

要在上述SmartArt图形添加文字"五大发展理念""创新""协调""绿色""开放""共享"，操作步骤：单击"SmartArt工具－设计"选项卡→"创建图形"选项组→"文本窗格"命令→在弹出的"在此处键入文字"任务窗格中输入"五大发展理念""创新""协调""绿色""开放""共享"，如图3-4-12所示。

注意：图形中文字格式的设置与文档中文字格式的设置相同。

（2）更改方向：更改方向即更改SmartArt图形的连接线方向。

例如，将上述SmartArt图形更改"从右向左"，操作步骤：选定需要更改方向的SmartArt图形→单击"SmartArt工具－SmartArt设计"选项卡→"创建图形"选项组→"从右向左"命令即可更改SmartArt图形方向。

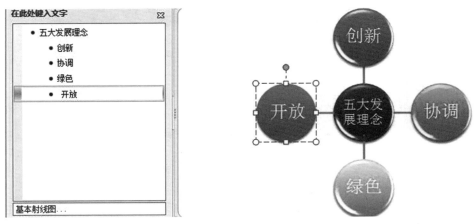

▲ 图3-4-12　在SmartArt图形添加文字

（3）添加形状：在使用SmartArt图形时，还可根据需要从上方、下方、前面、后面添加形状。

例如，在上述SmartArt图形中"开放"的后面添加形状，操作步骤：选定要添加形状的位置"开放"→单击"SmartArt工具－设计"选项卡→"创建图形"选项组→"添加形状"命令→在其下拉列表中选择"在后面添加图形"即可。

注意：删除SmartArt图形中的形状，只需选定要删除的形状，按Delete键即可。

4. 设置艺术字样式　为了使SmartArt图形更加美观，可以设置图形文字的字体效果。选定需要设置艺术字样式的图形，单击"SmartArt工具－格式"选项卡→"艺术字样式"选项组→"快速样式"命令→在下拉列表中选择相符的样式即可。

3.4.6　图文混排说明

一、图形对象的选择

将图片、文本框、艺术字和SmartArt图形等称为图形。在图文混排操作中，要进行图形对象的对齐、组合前，应先选定对象。选择图形的方法如下：

1. 选定一个图形对象　当鼠标移过对象时，指针会变成"+"字形，单击即可选定这一对象。

2. 选定多个对象　按住Shift键，然后依次单击各个对象。

二、组合／取消组合图形

一个整体图形往往由多个基本图形（如图片、文本框、艺术字和SmartArt图形等）组成，利用Word 2016提供的组合功能，可以将分散的图形组合为一个整体图形，成为具有整体编辑属性的图形，操作方法如下：

1. 把单个图形按组合的要求制作好并调整到位。

2. 按住Shift键，逐个单击选定基本图形对象。

3. 单击"图片工具－格式"选项卡→"排列"选项组→"组合"命令即可。

若要取消其组合，则可选中已组合的整体图形，单击"图片工具-格式"选项卡→"排列"选项组→"组合"→"取消组合"命令，图形即可分解还原成原来的多个基本图形。

三、微调图形的位置

在进行图形操作时，经常需要精确地调整图形的位置。首先选定需要调整的对象，按住 Ctrl 键的同时，再按"↑""↓""←""→"键可微调图形的位置。

任务 3-5　批量制作健康知识讲座邀请函并打印

【任务描述】

健康医院内分泌科为每位就诊的糖尿病患者建立健康档案并定期邀请这些患者参加医院举行的健康知识讲座。11 月 11 日，健康医院将举行"糖尿病心血管疾病防治"的健康知识讲座，要向患者们寄发内容相同的邀请函，如图 3-5-1 所示。但每份邀请函上患者的姓名不同。

邀请函

尊敬的牛君

为了帮助糖尿病患者掌握糖尿病相关知识，增强自我护理能力，提高糖尿病患者的生活质量；我院将于 2023 年 11 月 11 日 15：00-17：00 点在门诊大楼三楼糖尿病中心举办糖尿病健康讲座。

本次会议的主题是：糖尿病心血管疾病防治。届时我院内分泌科的张三主任医师和李四副主任医师将为大家进行详细的讲解并现场答疑。具体时间安排见附表。

在此，我们诚邀您参与此次讲座！

附表：

时间	内容	讲者
15：00-15：45	糖尿病与高血脂	张三主任医师
15：45-16：30	糖尿病与高血压	李四副主任医师
16：30-17：00	现场答疑	张三主任医师 李四副主任医师 王玲主管护师（糖尿病专科护士）

健康医院
2023 年 10 月 20 日

▲ 图 3-5-1　邀请函

1. 制作邀请函的主文档"邀请函.docx"，类型为"信函"，具体格式要求如下：

（1）页面纸张大小16开，上、下页边距3厘米，左、右页边距2.8厘米。

（2）邀请函左上角的图片是素材文件夹中的"book.jpg"。设置图片的大小为：高3.45厘米，宽2.40厘米。环绕方式为四周型。

（3）标题"邀请函"的字体格式为微软雅黑，初号。

（4）在标题下插入横线，高度2.5磅，深蓝色。

（5）正文格式为宋体、五号，首行缩进2字符。

（6）正文第五段（"附表"）的字体格式为宋体、四号、加粗。

（7）邀请函中的表格使用样式"网格形8"。

（8）最后两段文本右对齐。

2. 建立数据源"患者姓名.mdb"，患者的姓名包括钱小明、孙玲、牛君、钟芬芬、潘杰、胡小军。

3. 利用邮件合并批量制作邀请函，完成后以文件名"糖尿病心血管疾病防治讲座邀请函.docx"保存。

【知识点分析】

3.5.1　邮件合并

邮件合并（mail merge）用于创建套用信函、邮件地址标签、打印信封、批量电子邮件和传真分发。它是通过合并一个主文档和一个数据源来实现的。主文档包含文档中固定不变的内容（如健康知识讲座的具体安排），数据源包含文档中要变化的内容（如患者的姓名）。使用邮件合并功能在主文档中插入变化的信息，合成后的文件可以保存为Word文档，可以打印，也可以以邮件的形式发送。

一、主文档与数据源

1. 主文档　主文档是在Word的邮件合并操作中，包含每个分类文档所共有的标准文字和图形，也就是指邮件合并内容的固定不变的部分，如信函中的通用部分、信封的版式等。建立主文档的过程与平时新建一个Word文档相同，在进行邮件合并之前它只是一个普通的文档。

例如，在任务3-5的邀请函中，除具体姓名以外的文字内容、表格等，都是固定不变的，都属于主文档。

2. 数据源　数据源是包含合并到文档中需要变化的信息的文件，也就是数据记录表。当主文件和数据源合并时，Word 2016能够用数据源中相应的信息代替主文件中的对应域，生成合并文档。一般情况下，考虑使用邮件合并来提高效率正是因为已经有了相关的数据源，如Word表格、Excel表格、Outlook联系人或Access数据库。如果没有现成的，也可以新建一个数据源。

二、邮件合并过程

下面用邮件合并功能批量制作健康知识讲座邀请函。邮件合并的基本过程包括以下几个步骤，只要理解了这些过程，就可以利用邮件合并来完成批量作业。

1. 创建主文档 新建一个Word文档，录入邀请函中固定部分的内容，保存文件并命名为"邀请函.docx"。操作过程中可参考以下提示：

（1）标题下横线的插入：选定标题→单击"开始"选项卡→"段落"选项组→右下角的"边框"按钮的下拉箭头→"横线"命令→双击插入的横线，弹出"设置横线格式"对话框，在对话框中设置横线高度和颜色。

（2）表格自动套用格式：选中表格→选择"表格工具–表设计"→"表格样式"选项组→在表格样式的下拉样式中选择"网格形8"。

2. 单击"邮件"选项卡→"开始邮件合并"选项组→"开始邮件合并"命令，在下拉菜单中选择要设置的文档类型，在该任务中选择"信函"，如图3-5-2所示。

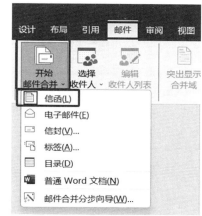

▲ 图3-5-2 选择主文档类型

3. 选择数据源

（1）没有现成的数据源：在"邮件"选项卡→"开始邮件合并"选项组→"选择收件人"→在下拉列表中选择"键入新建列表"命令→在弹出"新建地址列表"对话框中单击"自定义列"按钮→在弹出的"自定义地址列表"对话框中利用"删除"按钮，将域名框中不需要的列表项目逐一删除，留下"名字"→选择"名字"，单击"重命名"按钮，在弹出的"重命名域"对话框键入新域名"姓名"，单击"确定"按钮返回到"新建地址列表"对话框→在"新建地址列表"对话框中逐个输入"姓名"信息，分别为钱小明、孙玲、牛君、钟芬芬、潘杰、胡小军，每完成一个姓名信息的录入，单击"新建条目"按钮，如图3-5-3所示，直至姓名信息全部录完，共6个条目。

在完成条目数据输入后，单击"确定"按钮。在弹出的"保存通讯录"对话框的"文件名"文本框内输入文件名"患者姓名"，单击"保存"按钮，完成数据源文件的建立。

（2）已经有相关的数据源：例如，原来已经建立了一个名为"患者通讯录.docx"的文件，文件内容是以下表格，如表3-5-1所示。

在"邮件"选项卡→"开始邮件合并"选项组→"选择收件人"→在下拉列表中选择"使用现有列表"→在弹出的"选取数据源"对话框中选择要连接的数据源，单击"打开"按钮，完成数据源的连接。

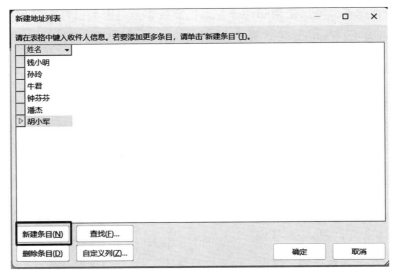

▲ 图3-5-3 新建条目

▼ 表3-5-1 患者通讯录

姓名	住址
钱小明	广州市东风南路600号
孙玲	广州市人民东路45号
牛君	佛山市东沙南路65号
钟芬芬	广州市中山九路70号
潘杰	茂名市人民路7号
胡小军	广州市云城南路32号

4. 插入合并域 将光标定位到邀请函文档的第一行文本"尊敬的"后面→在"邮件"选项卡→"编写和插入域"选项组→单击"插入合并域",在下拉列表中选择"姓名",完成后效果如图3-5-4所示。

5. 预览邮件合并结果 完成上述步骤后,单击"邮件"选项卡→"预览结果"选项组→"预览结果"命令进行预览。

6. 完成邮件合并 单击"完成"选项组中→"完成并合并"命令→在弹出的菜单中,选择"编辑单个文档"→弹出的"合并到新文档"对话框中,设置合并的范围为"全部",完成后保存为"糖尿病心血管疾病防治讲座邀请函.docx"。

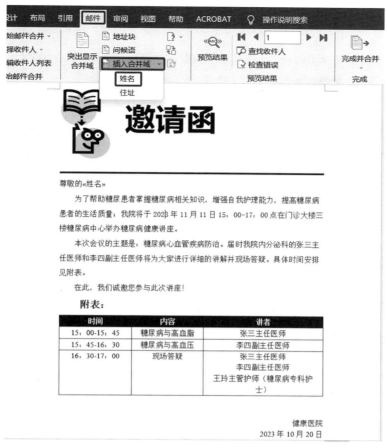

▲ 图3-5-4　插入合并域及文档效果图

3.5.2　文件打印

一、打印预览

"打印预览"能提供文档在纸上的打印效果，若效果不理想，可在打印前进行相应的调整而不必打印在纸上，从而节约纸和时间，在 Word 2016 中，即使尚未安装打印机也可以进行打印预览。进入打印预览的方法有以下三种。

1. 单击"文件"选项卡→"打印"功能选项，则在"预览窗口"显示将打印的效果。

在"文件"选项中的"打印"功能选项界面分三栏，左栏显示了"文件"选项的所有功能选项，中间栏是"打印及设置"，右栏为"打印预览窗口"。在"打印预览"窗口中的左下方显示当前窗口位于文档的第几页共多少页，在此处可直接修改预览文档的位置（页数）；右下方是显示比例，调整范围从10%~500%。也可用快捷键按下 Ctrl 键同时滚动鼠标滚轮即可放大缩小，或调整"打印预览"窗口下方的"显示比例"，在实际大小100%处有一刻度，当向小的范围调整时，显示的页数就增多，通过显示比例调整到合适的"多页"显示。

2. 在快速访问工具栏单击"打印预览和打印"按钮，即可看到文档预览，默认显示当前页的打印效果。

3. 按下快捷键 Ctrl+P 或 Ctrl+F2，弹出打印功能选项界面。

单击窗口的任何一个选项卡，即可关闭打印预览，返回文档编辑。

二、打印输出

当通过打印预览确认编排效果符合要求时，就可进行打印了。以下三种方法均可实现打印功能：

1. 单击"文件"选项卡→"打印"功能选项→单击"打印"按钮。在"打印"功能选项界面中选择打印机（当装有多台打印机时选择当前打印的打印机）、设置打印机属性、设置打印份数、打印方式（如单面还是双面等）、打印输出的缩放、每版打印多少页、纸的方向等，设置完成后按"打印"按钮。

2. 在快速访问工具栏单击"快速打印"按钮。

3. 按下快捷键 Ctrl+P 或 Ctrl+F2，弹出打印功能选项界面。

【任务扩展】

健康知识讲座邀请函打印好后，要寄给患者，请利用邮件合并功能，使用表 3-5-1 的内容作为数据源，生成寄给每名患者的信封。信封的格式图 3-5-5 所示。

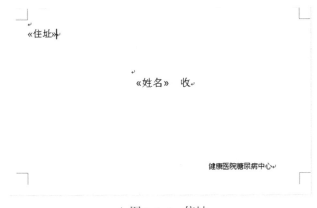

▲ 图 3-5-5　信封

操作提示：操作过程按邮件合并的6个步骤。在选择文档类型时要选择"信封"。在选择收件人时，可以新建一个文档，录入表 3-5-1 的内容，并以该文档作为数据源；也可以选择任务 3-5 中建立的"患者通讯录 .mdb"作为数据源，然后在"开始邮件合并"选项组中点击"编辑收件人列表"，在弹出的"邮件合并收件人"对话框中选择"患者通讯录 .mdb"后单击"编辑"按钮，在弹出的"编辑数据源"对话框中点击"自定义列"按钮，增加"地址"域，并输入地址信息，完成数据源的修改。

思政案例3-1 坚持不懈，玉汝于成——中文字处理系统金山 WPS 团队

1989年，金山 WPS 团队的工程师们通过深入研究和艰苦努力，推出了首款适合中文用户的中文文字处理软件 WPS 1.0。2011年，随着国际竞争的加剧，金山 WPS 团队决定全面革新 WPS Office。他们将精力集中在轻量级、跨平台、云协作等领域，开发出了许多用户期待的功能。特别是在移动办公领域，WPS 的出色表现赢得了广泛好评。通过不断创新，WPS 在全球市场上逐渐崭露头角。作为中国本土成长的软件企业，WPS 选择在全球化背景下坚持自主研发，为文字处理、电子表格和演示文稿等多个领域作出了重要贡献。他们的创新工作不仅推动了中国办公软件产业的发展，还为全球用户提供了更多元化的选择，并在市场中取得了很大的成功。

WPS 团队的研发历程启示我们：创新源于需求，成功贵在坚持。WPS 通过专注本土需求，持续技术创新，逐步扩大了市场份额。他们的成功证明，只有深入了解用户需求，勇于挑战，才能在竞争激烈的市场中立于不败之地。

【学习小结】

Word 2016是微软公司推出的文字处理软件，它是一款办公软件，一般用于文字的格式化和排版。文字处理软件的发展和文字处理的电子化是信息社会发展的标志之一。Word 的功能不只是制作报告或公文，它的应用十分广泛。例如，可以直接利用 Word 制作大量文件、宣传单或邀请函等。

Word 2016中的基本文本编辑功能包括文本的输入、编辑、选定、剪切、复制、粘贴、撤销和重复操作、查找和替换操作等。这些操作都是编辑 Word 2016文档的基础，学习者应该熟练掌握。

熟练掌握格式化文档操作可以使文档增强可读性和艺术性。通过应用字符格式使文字效果突出，而段落格式则使文档更加美观。Word 2016的项目和编号功能可以自动为列表项编号。其他如添加边框和底纹、首字下沉、改变文字方向等功能，在排版时也经常用到。

在文档中使用表格可以使繁杂的数据更具有可读性。为了使文档更加美观，可以在其中插入各种图片、图形、艺术字等对象，利用图文混排功能可使对象和文档融为一体。使用邮件合并的方法批量制作格式和内容相似的文档，可以提高工作效率。

（孙玮　杨翀）

一、单项选择题

1. 使用Word 2016创建的文档的扩展名是
   A. txt
   B. doc
   C. wps
   D. docx

2. 在Word 2016中编辑一篇文稿时，若要快速取一个较长段落文字区域，最快捷的操作方法是
   A. 直接用鼠标拖动选择整个段落
   B. 在段首单击，按下Shift键不放，再单击段尾
   C. 在段落的左侧空白处双击鼠标
   D. 按住Alt键，拖动鼠标从起始位置到结束位置

3. 在Word文档编辑状态下，将光标定位于任一段落位置，设置2倍行距后，结果将是
   A. 全部文档没有任何改变
   B. 全部文档按2倍行距调整段落格式
   C. 光标所在行按2倍行距调整格式
   D. 光标所在段落按2倍行距调整格式

4. 对Word中一个已有的样式进行了修改，那么
   A. 此修改只对以后输入的采用该样式的段落文本起作用
   B. 此修改只对输入光标所在位置的那一段落文本起作用
   C. 此修改对应用该样式的所有段落文本都起作用
   D. 此修改只对选中的段落文本起作用

5. 在Word 2016中，下列关于分栏排版说法错误的是
   A. 可用于全部文档
   B. 可适用于所选文档
   C. 可以多分栏
   D. 各栏是平均等分的

答案：1.D；2.C；3.D；4.C；5.D

二、简答/操作题

1. 新建一个名为"H7N9.docx"的文档，在该文档中录入下面的文字：

什么是禽流感？

禽流感是由甲型流感病毒引起的禽类传染性疾病，容易在鸟类（尤其是鸡）之间引起流行，过去民间称作"鸡瘟"。禽类感染后死亡率很高。

什么是人感染高致病性禽流感？

禽流感病毒可分为高致病性、低致病性和非致病性三大类。其中高致病性禽流感是由H5和H7亚毒株（以H5N1和H7N7为代表）引起的疾病。高致病性禽流感因其在禽类中传播快、危害大、病死率高，被世界动物卫生组织列为A类动物疫病，我国将其列为一类动物疫病。高致病性禽流感H5N1是不断进化的，其寄生的动物（又叫宿主）范围会不断扩大，可感染虎、家猫等哺乳动物，正常家鸭携带并排出病毒的比例增加，尤其是在猪体内更常被检出。

对文档H7N9.docx进行如下操作：
（1）把本文中的"禽流感"全部替换为"禽流行性感冒"。
（2）将第一段和第二段交换位置。
（3）在文档最前面插入空行，并在该行中输入"禽流感常识"作为标题行，标题行水平居中，黑体，三号字，倾斜，字体颜色为红色。
（4）将正文文字设置为宋体、小四号；段落设置如下：首行缩进2字符；行距设为固定值、16磅；对齐方式为左对齐；左缩进1.5字符；段前距0.5行。

（5）设置页面为：A4纸，页边距上、下各为2.5厘米，左、右各为2厘米。

（6）为文档插入页眉，页眉内容为"禽流行性感冒"。页眉居中，小五号宋体。

（7）存盘，退出 Word。

2. 新建一个文档，录入你所在科室的规章制度，要求标题居中；设置正文的项目符号与编号，并把正文分为等宽的两栏，加分隔线；在标题与正文之间为正文建立一级目录。

3. 搜集关于"肺炎病因、病征""肺炎患者的护理""肺炎患者饮食注意的问题"和"肺炎的预防"等资料，用A4纸制作一份关于"肺炎健康宣传"的资料。

要求：使用艺术字、文本框、自选图形、图片、表格等多种文档的修饰手法增强文档的可读性和感染力。

电子表格软件

04章

学习目标

知识目标	1. 掌握Excel工作簿操作和工作表编辑、工作表的格式化、公式、函数、单元格引用、数据排序、筛选、分类汇总、图表的制作方法。 2. 熟悉数据透视表的使用、工作表打印方法。 3. 了解模拟分析、卡方检验的适用范畴、结果分析。
能力目标	根据数据需求特点，能选择电子表格软件合适的图表、函数、数据分析的方法进行处理，解决实际问题，为行为、决策提供依据。
素质目标	培养在收集、处理数据上严谨的作风，实事求是的科学态度和良好的团队合作精神。

Excel由微软公司开发，是Microsoft Office办公系列软件的重要组成部分，其主要功能是能够方便地制作出各种电子表格。可使用公式对数据进行复杂的运算，把数据用各种统计图表的形式表现得直观明了，甚至可以进行一些数据分析，因此被广泛用于财务、金融、经济、审计、统计和医学数据分析等领域。本章以Microsoft Excel 2016（以下简称"Excel 2016"）为例进行说明。

任务 4-1　创建、修饰并打印一份住院患者清单

【任务描述】

1. 在Excel中输入下面的住院患者基本信息表，如表4-1-1所示。

2. 设置性别列的有效性，使其只能输入1（男）和2（女）。

3. 增加标题行，将标题字体设置为宋体14号字，表格内容设置为宋体10号字，并按表4-1-1的格式设置框线。

4. 将此文件保存为"患者信息.xlsx"。

5. 设置打印区域、页面设置、打印工作表。

住院号	姓名	性别	出生日期	入院日期	出院日期	疾病名称	ICD	药品费	其他费用
0101	李莉娟	2	1973-01-12	2023-01-01	2023-01-10	胃炎	K29.700	1 200.00	3 620.50
0102	王万宏	1	1970-12-23	2023-01-02	2023-2-09	尺骨骨折	S52.201	800.00	2 300.00
0103	张华卫	1	1960-07-02	2023-01-03	2023-01-12	高血压病	I10.x00	600.00	1 200.00
0104	赵斌	1	1974-11-05	2023-01-04	2023-01-08	口腔炎	K12.112	230.00	800.00
0105	梁萍	2	1975-03-12	2023-01-05	2023-01-20	期前收缩	I49.400	320.00	1 230.00
0201	王兰香	2	1988-11-23	2023-01-06	2023-01-11	慢性咽炎	J31.200	230.00	1 100.00
0202	黄丽丽	2	1963-05-12	2023-01-07	2023-02-10	肺炎	J18.900	2 300.00	4 320.00
0203	王永歌	1	1982-06-29	2023-01-08	2023-01-25	高脂血症	E78.500	1 700.00	3 600.00
0204	许艳艳	2	1984-02-28	2023-01-09	2023-01-28	糖尿病	E14.900	1 800.00	2 390.00
0205	李建辉	1	1962-04-12	2023-01-10	2023-02-25	脑卒中	I64.x00	1 800.00	4 510.00

【知识点分析】

4.1.1　Excel概述

一、Excel窗口组成

Excel启动成功后，出现如图4-1-1所示的界面，这个窗口实际上由两个窗口组成：Excel应用程序窗口和打开的工作簿文档窗口。Excel窗口包括标题栏、功能区、编辑栏及状态栏。工作簿窗口由标题栏、工作表选项卡、行号、列标，以及滚动条等组成。

（一）标题栏

窗口的最上端是标题栏，"工作簿1"是工作簿文档的标题。标题栏最左侧的"快速访问工具栏"是一个可自定义的工具栏，单击鼠标右键，在弹出的快捷菜单中，可将"快速访问工具栏"移动到功能区下面或单击"快速访问工具栏"右边的小按钮，在出现的"自定义快速访问工具栏"中可选择相应功能在快速访问工具栏显示。Excel 2016会以兼容模式打开Excel 97至Excel 2003创建的工作簿时，并在标题栏中文件名旁边的方括号内显示"兼容性模式"字样。

（二）功能区

Excel的标题栏下方即为功能区。功能区由"选项卡"和下面的"命令组"组成。默认选项卡有文件、开始、插入、页面布局、公式、数据、审阅、视图、帮助共9个，单击各选项卡可实现在不同选项卡之间切换。

"文件"选项卡：主要是一组针对文件操作（保存、打印等）的命令及设置（选项）命令。

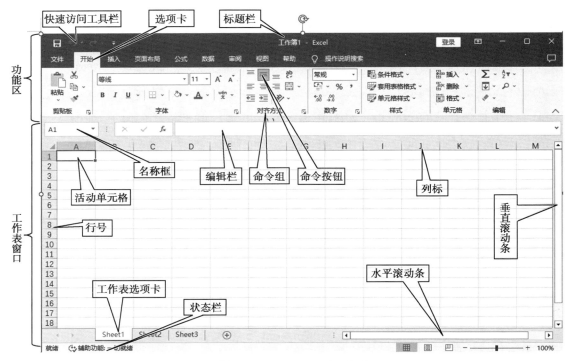

▲ 图4-1-1　Excel 2016 窗口组成

　　"开始"选项卡：为默认选项卡，包含一组最常用的最基本的命令。如单元格数据的剪贴板操作（复制、粘贴等）、字体（字体、字号）设置、对齐方式设置、数字显示格式设置、单元格样式设置、单元格操作（插入、删除等）以及对单元格的编辑（求和、排序和筛选、查找与替换等）等。

　　"插入"选项卡：可以插入表格、插图（图形）和图表（根据数据制作统计图）、链接、页眉和页脚设置、插入文本（如文本框、日期、其他对象如公式）和特殊符号（含编号）等。

　　"页面布局"选项卡：可以进行页面设置（纸张大小和方向等）。

　　"公式"选项卡：主要用于插入函数和公式的审核等。

　　"数据"选项卡：可用于对数据的排序和筛选等。

　　"审阅"选项卡：可以对单元格加入批注等。

　　"视图"选项卡：可以实现不同视图之间切换和对窗口的拆分等操作。

　　单击"选项卡"会出现对应的"命令组"，简称"组"。如"开始"选项卡由"剪切板"组、"字体"组、"对齐方式"组等组成。每个组中又有多个"命令"（按钮），如"剪切板"组由"粘贴""剪切""复制""格式刷"等命令组成，单击对应的命令可完成相应的操作，可以在命令上单击鼠标右键，在弹出的快捷菜单中选择"自定义功能区"（或通过"文件"选项卡下面的"选项"命令）新建或重命名功能区中的"选项卡"及"组"内容。单击鼠标右键在弹出的快捷菜单中选择"折叠功能区"命令（或双击选项卡）可以将功能区最小化以免占据太多屏幕空间。

　　（三）编辑栏

　　"命令组"的下方为编辑栏，显示当前单元格名称和相关的内容。如果单元格中含有公式，则公式的计算结果会显示在单元格内，而编辑栏中则显示公式本身。

（四）状态栏

状态栏位于应用程序窗口的底部，Excel用它来显示不同的状态信息。默认"就绪"状态，当输入内容时显示"输入"状态，对有内容单元格双击时显示"编辑"状态。选中几个单元格时可以显示单元格的平均值（数字）、计数（数字或字符）、求和（数字）等信息。单击鼠标右键可以自定义状态栏显示内容。右边是三个"视图切换"按钮，单击可以切换到不同视图。最右边是"视图缩放"按钮，类似放大镜，按住鼠标拖动中间的滚动条，或按"–""+"按钮或直接按Ctrl键同时按下鼠标中间的滚动按钮前后滚动，可以把屏幕显示内容放大或缩小，但单元格中字体的大小并没有改变。

（五）工作表选项卡

工作表选项卡位于工作簿文档窗口的左下底部，代表工作表的名称，用鼠标单击"工作表"选项卡可切换到相应的工作表中。如果想使用键盘切换工作表选项卡，可按Ctrl+PageUp和Ctrl+PageDown键。当用户创建了多个工作表时，可以利用工作表选项卡左侧的四个滚动按钮来显示当前不可见的工作表选项卡。

（六）滚动条

滚动条分为水平滚动条和垂直滚动条，分别位于工作表的右下方和右侧。当工作表在屏幕上不能完整显示时，可通过滚动条使工作表水平或垂直滚动。

二、Excel基本概念

（一）工作簿

一个Excel文件就是一个工作簿，工作簿是计算和储存数据的文件，其扩展名为".xlsx"（Excel 2003以及之前版本为".xls"）。

（二）工作表

一个工作簿可以包含多个工作表，最多可在一个工作簿中创建255个工作表。可将若干相关工作表组放在一个工作簿中，操作时不必打开多个文件，而可以直接在同一文件的不同工作表间方便地切换。工作表由按行和列组织的单元格构成，每个工作表下面都会有一个选项卡，为工作表名，第一张工作表默认的名称为Sheet1，第二张为Sheet2，以此类推。

（三）单元格

单元格是指工作表中行和列交叉所形成的小格子，单元格是组成工作表的最小单位。对单元格数据的编辑和运算是建立工作表的基础，Excel 2016的工作表由$2^{20} = 1\,048\,576$行、$2^{14} = 16\,384$列组成。每个单元格用它所在的列标和行号来引用，一般通过指定工作表左边的行号与位于工作表上端的列标号来实现。行序号为1，2，3，4……列序号为A，B……Z；AA，AB……AZ；BA，BB……BZ；……IA，IB……IV等以此类推。单击"文件"选项卡→"选项"→"公式"中勾选"使用公式"组的"R1C1引用样式"复选框，可将列标号的字母显示转换为数字显示。可以分别按Ctrl+↑、Ctrl+↓、Ctrl+←、Ctrl+→键快速定位得到最后（前）一行或一列。单个单元格用单个地址标识，地址由列号和行号构成，如A3、B5。多个单元格用地址范围标识，地址范围由左上角单元格坐标和右下角的单元格坐标给出，中间用冒号作分隔符。例如，单元格地址范围A1：B3表示A1、A2、A3、B1、B2、B3。

（四）活动单元格

活动单元格是指目前正在操作的单元格。要在单元格中输入数据，首先要将该单元格变成活动单元格。工作表中有且仅有一个单元格是活动的，鼠标单击某单元格，就可将它变为活动单元格，如图4-1-1所示，其中A1单元格是活动单元格，此时它的边框线变成粗线，行号、列标变为突出显示，此时可以在单元格中进行输入新内容、修改或删除旧内容等操作。

三、创建工作簿

（一）新建工作簿

当启动Excel时，Excel自动创建了一个名为Book1的工作簿文件。如果要创建一个新的工作簿，也可按照下述步骤进行：

1. 单击"文件"选项卡→"新建"命令，选择相应模板如图4-1-2所示。

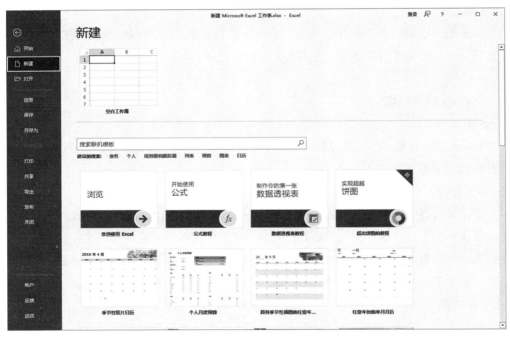

▲ 图4-1-2　新建模板

2. 如果要建立一个空的工作簿，单击"空白工作簿"模板。创建空工作簿时，Excel将自动以工作簿1，工作簿2，工作簿3……的顺序对新工作簿命名。

如果要使用其他模板，在"搜索联机模板"搜索框中输入关键字进行搜索，如搜索"血压跟踪"，可以使用血压跟踪报告模板创建工作簿，如图4-1-3所示，可以在现有的模板中输入血压值，如图4-1-4所示，并由此可产生血压图表，如图4-1-5所示。

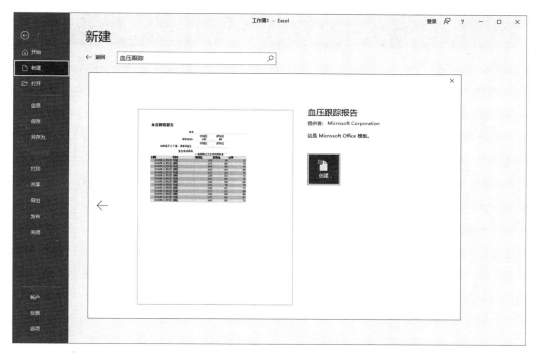

▲ 图 4-1-3　血压跟踪报告模板

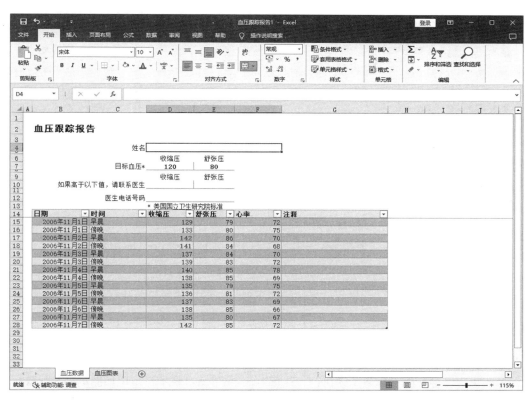

▲ 图 4-1-4　血压数据工作表

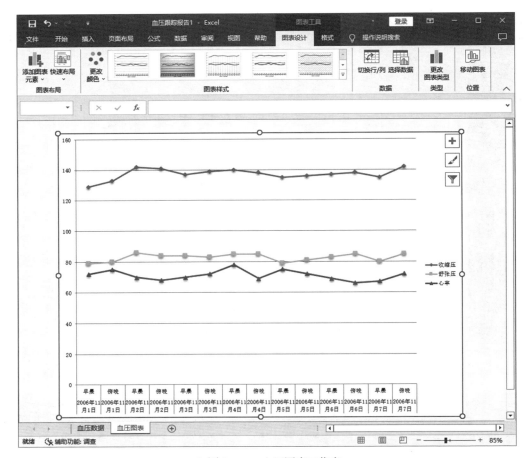

▲ 图4-1-5 血压图表工作表

（二）保存工作簿

在保存工作簿之前，文件存储在内存中。如果关闭计算机，保存在内存中的信息将丢失。为了以后使用该工作簿，必须把它保存到外存中，保存方法与Word相同。例如，按表4-1-1所示在Excel工作表中输入数据，如果要保存该工作簿，步骤如下：

1. "文件"选项卡→"保存"命令，或在自定义快速访问工具栏中单击"保存"按钮，第一次保存时，会打开"另存为"对话框，如图4-1-6所示。

2. 文件默认保存位置为"此电脑\文档"（C:\Users\Administrator\Documents）文件夹，可通过单击"文件"选项卡→"选项"→"保存"命令进行修改"默认本地文件位置"，如果要把工作簿文件保存到该文件夹以外的位置，可通过单击窗口左侧的磁盘项来选择保存磁盘，再在右侧选择保存文件夹。

3. 在"文件名"框中输入工作簿名称"患者信息.xlsx"，单击"保存"命令，即可将工作簿保存起来。工作簿文件的扩展名默认为".xlsx"。

如果要保存已存在的工作簿，则执行"保存"命令，Excel将不再出现如图4-1-6所示的"另存为"对话框，而是直接将工作簿保存起来。也可以通过单击"文件"选项卡→"另存为"命令，打开该对话框。通过"另存为"对话框也可将生成的Excel格式文件保存为其他格式文件，如文本文件（".txt"".csv"格式）和低版本的".xls"文件等。

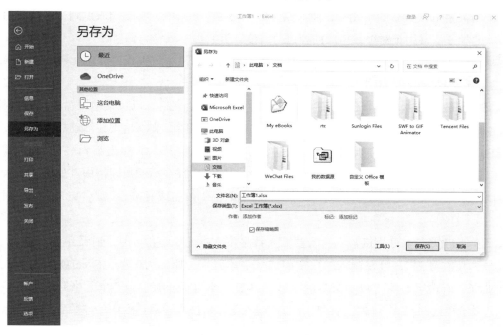

▲ 图4-1-6 "另存为"对话框

（三）打开工作簿

单击"文件"选项卡→"打开"命令，或自定义快速访问工具栏中的"打开"命令，出现类似图4-1-6的"打开"（"另存为"处显示为"打开"）对话框。找到所要打开的文件双击即可。若单击"文件"选项卡→"最近所用文件"，可选择打开最近使用过的文件。

（四）关闭工作簿

与Word类似，可单击"文件"选项卡→"关闭"命令，或Alt+F4快捷键。

（五）退出Excel

单击"文件"选项卡→"退出"命令即可。

4.1.2 数据的录入及有效性审核

数据的输入与编辑是Excel中数据分析和处理的基础。Excel中有多种数据类型。针对不同类型的数据，Excel提供了不同的输入数据的方法，帮助用户高效、正确地输入数据。

一、数据输入

（一）向单元格输入数据

Excel允许用户向单元格输入文本、数字、日期、时间、公式，并且自行判断所键入的数据是哪一种类型，然后进行适当的处理。用户可以使用下列几种方法向单元格中输入数据。

1. 单击要输入数据的单元格，然后输入数据，原单元格数据被删除。

2. 双击需要输入数据的单元格，插入点光标出现在单元格中，移动插入点到适当位置后，开始输入。此种方法常用于对单元格的内容进行修改。

3. 单击要输入数据的单元格，然后单击编辑栏，在编辑栏中编辑或添加单元格中的数据。

（二）手动输入数据方法

1. **文本型数据输入**　文本包含汉字、英文字母、数字、空格，以及其他键盘能键入的符号。把插入点定位于需输入文本的单元格，输入文本。输入文本时，文本出现在活动单元格和编辑栏中，按 Backspace 键可以随时删除插入点左边的字符。输入完毕后，单击编辑栏中的"√"（输入）按钮或者按 Enter 键、Tab 键以及箭头键，输入的内容出现在活动单元格中。如果在输入内容后，想取消此次操作，可以单击编辑栏中的"×"（取消）按钮或者按 Esc 键。文本默认左对齐单元格。

汉字及字母类文本可直接输入，若要输入数字型文本（如身份证号、邮政编码、电话号码、产品代号和住院号等），可在输入的数字前加一个单引号（如"'0101"），Excel 就会把该数字作为文本处理；或选定要输入数字文本的区域，单击"开始"选项卡→"单元格"选项组→"格式"→"设置单元格格式"命令→在打开的"设置单元格格式"对话框中的"数字"选项卡中选择"文本"→单击"确定"按钮。其他格式也可利用该功能实现。

数字型文本也可转换为数值，方法是：选定需要转换的单元格→单击选定单元格左上角的感叹号（！）按钮→在弹出的下拉菜单中选择"转换为数字"。

2. **数值型数据输入**　可输入 0~9 数字及 +、−、E、e、¥、%（如 50%），以及小数点"."和千分位符号","等特殊字符。数值型数据在单元格中默认靠右对齐。Excel 数值输入与数值显示未必相同，如输入数据长度超出 10 位或单元格宽度不足，Excel 会自动以科学记数法表示（如 4.3E+05），若单元格宽度小于科学记数法表示的宽度，则以"####"显示。如单元格数字格式设置为两位小数，此时输入三位小数，则末位将进行四舍五入。需要注意的是，Excel 计算时将以输入数值而不是显示数值为准。

通常情况下，用户输入的数字为正数，Excel 将忽略数字前面的正号。若要输入分数（如 $\frac{5}{8}$），应先输入"0"及"一个空格"，再用"/"表示分数符号，即"0 5/8"，如果不输入"0"，Excel 会把该数据当作日期处理，认为输入的是"5 月 8 日"。

3. **日期和时间型数据输入**　在 Excel 中，日期和时间均按数字处理，工作表中日期或时间的显示取决于单元格中所用的数字格式。如果 Excel 能够识别出所键入的是日期和时间，则单元格的格式将由"常规"数字格式变为内部的日期或时间格式。如果 Excel 不能识别当前输入的日期或时间，则作为文本处理。Excel 内置了一些日期时间的格式，当输入数据与这些格式相匹配时，Excel 将自动识别。Excel 常见日期时间格式为"yyyy-mm-dd"（年月日）和"hh:mm（am/pm）"（时分），其中 am/pm 与分钟之间应有空格，如"7:20pm"，若缺少空格将被当作字符数据处理。当天日期的输入按快捷键Ctrl+;（按住Ctrl键再按";"键），当天时间的输入则按快捷键Ctrl+Shift+;。如果要在单元格中同时输入日期和时间，先输入时间或先输入日期均可，中间用空格隔开。本任务中的"出生日期""入院日期""出院日期"可采用日期格式输入。

日期和数值是可以互相转换的。其方法是：选定输入的日期列，单击"开始"选项卡→"单元格组"选项组→"格式"→"设置单元格格式"命令→在打开的"设置单元格格式"对话框中的"数字"选项卡中选择"数值"→单击"确定"按钮，则可将日期型格式转换为数字，该数字是该日期距1900–1–1之间的天数。

4. 给单元格添加批注　对单元格内容给出注释的方法是：选定要添加批注的单元格，单击"审阅"选项卡→"批注"选项组→"新建批注"命令→在该单元格的旁边出现的批注框中输入批注文本。输入批注后，该按钮变为"编辑批注"，可以编辑该批注。在该单元格单击鼠标右键也可以编辑批注或删除批注。

要删除工作表上的所有批注，可以单击"开始"选项卡→"编辑"选项组→"查找和选择"命令→在下拉菜单中选择"批注"命令或选择"定位条件"→在打开的"定位条件"对话框中选择"批注"按钮→单击"审阅"选项卡→"批注"选项组→"删除"按钮。

单击"审阅组"选项卡→"批注"选项组→"显示/隐藏批注"命令可以显示或隐藏批注。

（三）自动输入数据

如果输入有规律的数据，可以使用数据自动输入功能，方便、快捷地输入等差、等比，甚至自定义的数据系列。自动填充是根据初始值决定以后的填充项，用鼠标指向初始值所在单元的右下角的填充柄，当鼠标指针变为"十"字形时，（左键）拖曳至需要填充的最后一个单元格，即可完成自动填充。自动填充分以下几种情况：

1. 初始值为纯字符或数字，填充相当于数据复制。

2. 初始值为数值型文本或文字数字混合体，填充时文字不变，最右边的数字递增。如初始值为A1，填充为A2，A3……本任务中的"住院号"可用此方法填充。

3. 日期型数据的填充为日期自动加1。

4. 初始值为Excel预设的自动填充序列中的项目（"自定义序列"对话框，如图4–1–7所示），按预设序列填充。如初始值为二月，则自动填充三月、四月……

5. 若需自己定义一个序列并储存供以后填充时用，如建立一个值班信息序列，操作步骤：单击"文件"选项卡→"选项"命令→在"选项"对话框，选择"高级"→"常规"组中的"编辑自定义列表"命令，打开"自定义序列"对话框，如图4–1–7所示。

在"输入序列"文本框中每输入一个序列按一次Enter键，如"早班""中班""夜班""白班"。输入完毕单击"添加"按钮。也可以通过"导入"按钮，导入已建好的序列。序列定义成功后就可以用它来进行自动填充。只要经常出现的有序数据都可以定义为序列，如值班人员姓名等。输入初始值后使用自动填充，节省输入工作量。

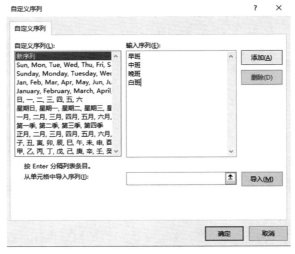

▲ 图4-1-7 "自定义序列"对话框

（四）建立序列

序列是一列有规律的数据，建立一个序列有两种方法：一种是使用鼠标建立序列；另一种是使用"序列"对话框建立序列。下面以产生1，3，5……数据序列为例说明这两种操作方法。

1. 使用鼠标建立序列

（1）对数值型文本或日期型数据建立序列，可在需要填充数据的第一个单元格输入数据序列中的初始值并选定该单元格。如果数据序列的步长值不是1，再选择区域中的下一个单元格并输入数据序列中的第二个数值，两个数值之间的差决定数据序列的步长值。若要建立数值数据序列（如1，3，5……），也需在下一个单元格输入数据序列中的第二个数值，并选定这两个单元格。如在A1、A2两个相邻单元格中分别输入1、3。

（2）选定包含初始值的单元格（如A1、A2），然后将鼠标指向填充柄，沿选定方向拖动填充柄到要填充序列的区域。

（3）松开鼠标左键时，Excel将在这个区域完成填充工作，结果则自动产生"1，3，5，7，9……"数据序列。又如，在本任务中完成"入院日期"的输入可使用该方法填充。在E2单元格中输入"2023–1–1"，选定"E2"单元格，拖动"E2"单元格的填充柄到"E11"单元格即可。如按其他方式进行填充，如起始值为"2023–01–01"，需要按月份和年份填充则可选定该单元格，按住鼠标右键拖动填充柄，松开鼠标时，在出现的快捷菜单中选择相应的填充方式，如选择"以天数填充""以工作日填充""以月填充"或"以年填充"等。

使用填充柄填充数据时，拖动填充柄至最后一个单元格松开鼠标后，会在最后一个单元格右下角出现一个智能按钮，单击此按钮会弹出一个选项列表：复制单元格、以序列方式填充、仅填充格式、不带格式填充等选项，可供填充数据时使用。

2. 使用"序列"对话框建立序列

（1）首先在需建立序列的第一个单元格中输入初始值，如在A1单元格中输入1。

（2）选定包含初始单元格在内并与初始单元格同行或同列的要填充序列的单元格区域，如到A10单元格。

（3）单击"开始"选项卡→"编辑"选项组→"填充"命令→打开下拉菜单。如需复制单元格内容到选定区域，可单击菜单"向下（右、上、左）"命令。

如需产生序列，可单击"系列"菜单，打开"序列"对话框，如图4-1-8所示。

其中："序列产生在"指示按行或列方向填充；"类型"选择序列类型，等差、等比，如果选"日期"，还须选择"日期单位"；"步长值"可输入等差、等比序列的公差、公比，"终止值"可输入一个序列终止数值。如没有输入终止值，则按步长值给定的规律填充整个选定区域。

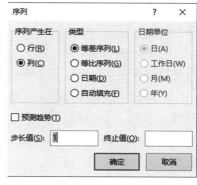

▲ 图4-1-8　建立序列

二、编辑数据

单元格中数据输入后可以修改、删除、复制和移动。

（一）数据修改

在Excel中修改数据有两种方法：

方法一：在编辑栏修改，只需先选中要修改的单元格，然后在编辑栏中进行相应修改，按"√"按钮确认修改，按"×"取消修改。

方法二：双击单元格，然后进入单元格修改。

（二）数据清除

数据清除针对的对象是数据及其格式，单元格本身并不受影响。在选取单元格或一个区域后，单击"开始"选项卡→"编辑"选项组→"清除"命令，可选择"全部清除""清除格式""清除内容""清除批注"和"清除超链接"等选项。当选择"全部清除"选项时，将清除该区域中的内容、格式和批注。当选择"清除格式"选项时，只清除该区域中的数据格式，而保留数据内容和批注。注意：当数据类型是日期型时，清除格式后则计算出该日期到1900年1月1日之间的天数。当选择"清除内容"选项时，只清除该区域的数据，而保留区域中的数据格式。当选择"批注"选项时，只清除该区域的批注信息。

（三）查找和替换

单击"开始"选项卡→"编辑"选项组中的"查找"或"替换"命令或按快捷键Ctrl+F→打开"查找和替换"对话框，输入要查找或替换的内容，即可快速查找或替换数据，该操作与Word类似。在"查找内容"文本框中输入要查找的数据时，可使用通配符"*"和"？"，其中"*"可代替任意多个字符，而"？"可代替一个任意字符。

（四）数据复制和移动

当建立好一个工作表后，常需要将某些单元格区域复制或移动到其他位置，而不需重新输入。与Word类似，复制或移动单元格数据的方法很多，可以使用"剪贴板"组的"复制"（快捷键Ctrl+C）和"粘贴"（快捷键Ctrl+V）、"剪切"（快捷键Ctrl+X）命令按钮；单击鼠标右键的快捷菜单；左键拖动、右键拖动等方法。

1. 使用选项卡的命令复制或移动数据

（1）选定需要被复制或移动的单元格区域。

（2）在"开始"选项卡内选择"剪贴板"命令组中的"复制""剪切"命令按钮或使用快捷键Ctrl+C、Ctrl+X。

（3）单击目标位置，选择"剪贴板"命令组中的"粘贴"命令按钮或使用快捷键Ctrl+V。反复执行粘贴命令，可粘贴复制内容多次。

2. 使用鼠标复制或移动数据　选定需要被复制或移动的单元格区域，将鼠标指针置于选定区域的边框上，当鼠标指针由空心"+"字形变为四个方向箭头时，按住左键拖动鼠标到目标位置，可移动单元格数据；在拖动鼠标的同时按住Ctrl键到目标位置，先松开鼠标，后松开Ctrl键，可复制单元格数据。

3. 复制单元格中特定内容　一个单元格含有多种特性，如内容、格式、批注等，另外它还可能是一个公式、含有有效规则等，数据复制时除了复制整个单元格外，还可以选择性地复制单元格中的特定内容（如只复制公式的结果而不复制公式本身）。此外复制数据的同时还可以进行自行运算、行列转置（复制的内容行列互换）等。这些都可以通过选择性粘贴来实现，操作步骤如下：

（1）选定需要被复制的单元格区域；在"开始"选项卡内选择"剪贴板"命令组中的"复制"命令按钮。

（2）单击目标位置，选择"剪贴板"命令组中的"粘贴"命令，或右击目标单元格，均可出现"选择性粘贴"选项。

（3）利用"选择性粘贴"对话框，可以复制单元格中的特定内容，如图4-1-9所示。

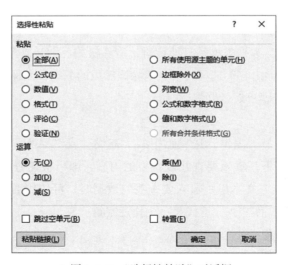

▲ 图4-1-9　"选择性粘贴"对话框

三、有效性审核

在进行数据录入时，如果没有限定数据范围，经常会出现录入错误。Excel提供了数据有效性审核功能，可预先设置某些单元格允许输入数据的类型、范围，并可设置数据输入提示信息和输入错误提示信息。

在任务4-1中的："设置性别列的有效性，使只能输入1（男）和2（女）"的操作步骤如下：

1. 选取要定义有效数据的单元格：C2:C11单元格。

2. 单击"数据"选项卡→"数据工具"选项组→"数据验证"命令→在打开的下拉菜单中选择"数据验证"→在打开"数据验证"对话框中单击"设置"选项卡，如图4-1-10所示。

3. 在"验证条件"中的"允许"下拉列表框中选择允许输入的数据类型，如小数、整数、日期、文本长度等，这里选择"整数"。在"数据"下拉列表框中选择所需操作符，如"介于""不等于"等，然后在数值栏中根据需要填入上下限即可，如介于1（最小值）~2（最大值）。如果在有效数据单元格中允许出现空值，应选中"忽略空值"复选框。

4. 数据输入提示信息。在向单元格输入数据时，要出现提示信息。其方法是在"输入信息"选项卡中输入有关提示信息，如图4-1-11所示。

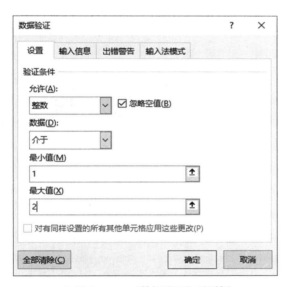

▲ 图4-1-10 "数据验证"对话框

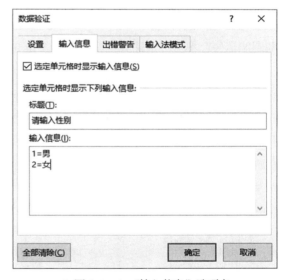

▲ 图4-1-11 "输入信息"选项卡

5. 错误提示信息。选择"出错警告"选项卡后输入，如图4-1-12所示。样式有："停止""警告""信息"，警告级别由高到低。如性别输入时只能输入"1"或"2"，其他均为错误，则可选择"停止"；如身高定义为150~200cm，但有可能身高超过此范围，则可以选择"警告"，数据输入不在该范围时给出提示，则弹出"是否继续录入"对话框，如确实如此则单击"是"即可录入该数据。

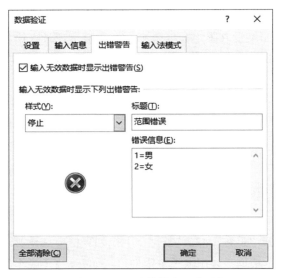

▲ 图4-1-12 "出错警告"选项卡

对已输入的数据，可审核数据的有效性，有效性设置方法同上，如设置药品费用有效范围是300~2 000。即选定审核的数据区域，单击"数据"选项卡→"数据工具"选项组→"数据验证"命令→在打开的下拉菜单中选择"圈释无效数据"命令，可审核工作表中的错误输入并标记。无效数据处用圆圈标记，如图4-1-13所示。如确认错误可修改，当数据修改到设定的有效范围时则圆圈消失。单击"清除验证标识圈"按钮取消标识圈。

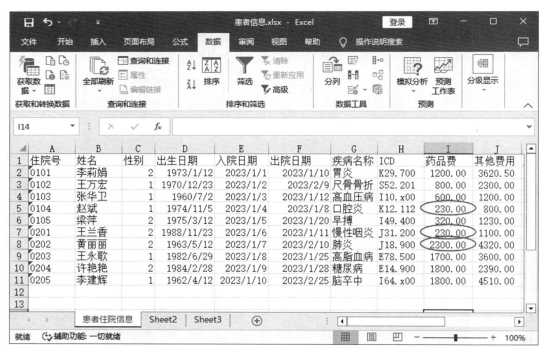

▲ 图4-1-13 圈释无效的数据

4.1.3　单元格、行列与工作表操作

一、单元格选取

单元格的选取是单元格的常用操作，它包括单个单元格选定、多个连续单元格选定和多个不连续单元格选定，如图4-1-14所示。

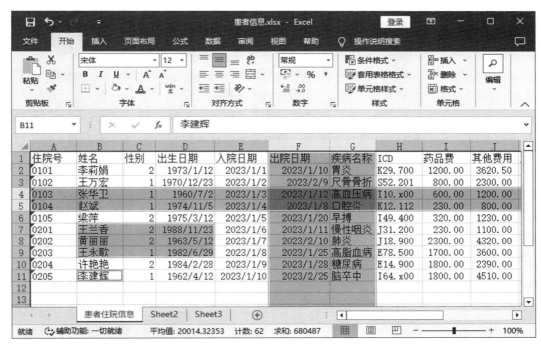

▲ 图4-1-14　选定单元格

（一）单个单元格的选定

可用鼠标单击某个单元格，也可用键盘上的方向键移向单元格。或者在编辑栏左侧的名称框中输入单元格地址（如B3），可快速定位到指定单元格。

（二）多个连续单元格的选定

大范围的区域：单击区域左上角的单元格，按住鼠标左键并拖动到区域的右下角，松开鼠标左键，选定的区域将反白显示。或者用鼠标单击将要选择区域的左上角单元格，按住Shift键再用鼠标单击右下角单元格。

整行：单击工作表的行号。

整列：单击工作表的列标。

整个工作表：单击工作表左上角行号和列号交叉的全选按钮。

相邻的行或列：鼠标拖动行号或列标。

（三）选定多个不连续单元格

单击并拖动鼠标选择一个（些）单元格区域，按住Ctrl键，然后选择另一个（些）单元格区

域。如选择不相邻的行或列，可选定一个（些）连续的行号或列标号，按Ctrl键，再选择其他行号或列标号。选定的区域将反白显示。其中，只有第一个单元格正确显示，表明它为当前活动的单元格。如果想取消选择，则单击工作表中任一单元格，或者按任一箭头键，即可清除单元区域的选定。

二、行、列操作

（一）插入行、列和单元格

对于一个已建立好的表格，可能需要在表格中插入行、列或单元格来容纳新的数据。

1. 如果要插入整行（列），可以按照下述操作步骤

（1）把插入点定位到需要插入行（列）的任一单元格。

（2）"开始"选项卡→"单元格"选项组，单击"插入"下拉箭头，从插入下拉菜单中选择"插入工作表行"或"插入工作表列"命令。如果需要插入多行（列），可选定多行（列），再执行"插入"命令。选定整行或整列后，按快捷键Ctrl+Shift+"+"可插入整行或整列。

2. 如果要插入单元格或区域，可以按照下述操作步骤

（1）选定要插入单元格或区域。

（2）单击"开始"选项卡→"单元格"选项组→"插入"→"插入单元格"命令。

（3）在弹出的图4-1-15所示的"插入单元格"对话框中，根据需要选择"活动单元格右移""活动单元格下移""整行"或"整列"选项，单击"确定"按钮。

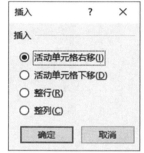

▲ 图4-1-15 "插入"对话框

（二）删除行、列或单元格

"删除"与"清除"概念不同。删除是删除单元格本身，而清除是清除单元格里的内容、格式、批注等信息。删除行、列或单元格的操作与插入类似。如果要删除整行或整列或整个工作表中的内容，操作步骤如下：

1. 选定需要删除的行或列（可多行或多列）。

2. 单击"开始"选项卡→"单元格"选项组→"删除"命令，则选定的行或列被删除。

如要删除行（列）或单元格，则单击"删除"下拉箭头，从删除下拉菜单中选择删除行或列或单元格。如要删除单元格区域，可单击"删除单元格"，此时会出现与图4-1-15类似的"删除"对话框（其中"插入"显示为"删除"），用户可以根据需要选择"右侧单元格左移""下方单元格上移""整行"或"整列"选项。选定整行或整列后，按Ctrl+"-"快捷键可删除整行或整列。

（三）隐藏和取消隐藏行或列

1. 隐藏行和列 有时一些行或列不需要显示或打印出来，这时可以将这些行或列隐藏。操作步骤如下：

选定需要隐藏的行或列或工作表。单击"开始"选项卡→"单元格"选项组→"格式"→"可见性"→"隐藏或取消隐藏"→选择"隐藏行"或"隐藏列"或"隐藏工作表"命令，则选定的行或列或工作表被隐藏。

如要隐藏当前工作簿文件，可以执行单击"视图"选项卡→"窗口"选项组→"隐藏"命令。也可通过单击鼠标右键完成操作。

2. 取消隐藏　选定被隐藏的行/列两侧的行/列或工作表。单击"开始"选项卡→"单元格"选项组→"格式"→"可见性"→"隐藏或取消隐藏"→选择"取消隐藏行"或"取消隐藏列"或"取消隐藏工作表"命令，则选定的行或列被取消隐藏。也可通过单击鼠标右键完成。

三、工作表操作

工作表的操作包括工作表的选定、删除、插入、重命名、移动、复制、拆分与冻结等操作。

（一）选定工作表

1. 选定单个工作表　在建立工作簿文件时，默认当前工作表为"Sheet1"，单击相应的工作表选项卡可实现工作表之间切换。例如，单击"Sheet2"选项卡，即可进入第二个工作表，也就选定了这一工作表。

2. 选定两个或多个相邻的工作表　单击该组中第一个工作表选项卡，然后按住 Shift 键，再单击最后一个工作表选项卡，则可选定相邻的多个工作表。

3. 选定两个或多个不相邻的工作表　单击第一个工作表选项卡，然后按住 Ctrl 键，并单击另外的工作表选项卡，则可选定不相邻的多个工作表。

4. 选定工作簿中所有工作表　将鼠标指向当前工作簿的任一个工作表，单击右键，在弹出的快捷菜单中选择"选定全部工作表"命令。

工作表选定后，选项卡栏中相应选项卡变为白色，名称下出现下划线。当工作表选项卡过多而在选项卡栏无法显示时，可通过选项卡栏滚动按钮前后翻阅选项卡名，也可通过标签拆分框，增大选项卡区域。

（二）工作组操作

多个工作表选定后，在标题栏中的文件名之后将增加"[组]"字样，如图 4-1-16 所示。在一个工作表的任意单元格中输入数据或设置格式，工作组中其他工作表的相同单元格将出现相同数据或相同格式。采用该方法，可在工作簿的多个工作表中输入相同数据或设置相同格式。

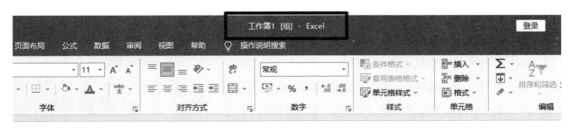

▲ 图 4-1-16　工作组

取消工作组可通过单击工作组任意一个工作表选项卡，或在工作表选项卡处单击鼠标右键，然后单击"取消组合工作表"。

（三）删除工作表

1. 选定要删除的工作表。

2. 单击"开始"选项卡→"单元格"选项组→"删除"→"删除工作表"命令或在"工作表标签"处单击鼠标右键，在弹出的快捷菜单中选择"删除"命令。如果是非空工作表，将出现一个消息框提示"Microsoft Excel 将永久删除此工作表。是否继续？"的信息。

3. 单击"删除"按钮，即可删除选定的工作表，相应选项卡也从选项卡栏中消失，同时在被删除的工作表右边的工作表会变为活动工作表。注意：工作表被删除后不可再用"撤消"按钮恢复。

（四）插入工作表

Excel 2016 的新工作簿中包含 1 个工作表，修改新工作簿中默认工作表数的操作步骤：单击"文件"选项卡→"选项"→"常规"→在"新建工作簿时"的"包含的工作表数"中输入默认打开的工作表数（1~255），如图 4-1-17 所示。

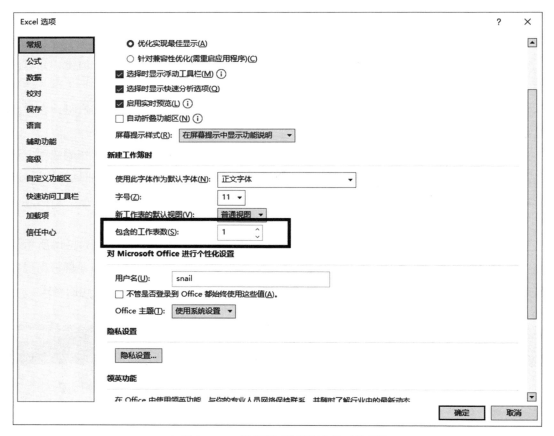

▲ 图 4-1-17　设置新工作簿包含的工作表数

Excel允许用户在一个工作簿中创建最多255个工作表。如果要插入新工作表，其操作步骤为：选定（单击）要插入位置右边的工作表使之变为活动工作表（插入新工作表的位置），然后单击"开始"选项卡→"单元格"选项组→"插入"→"插入工作表"命令，工作簿当前工作表之前会出现一个新的工作表。

将鼠标指向工作表标签需要插入工作表的位置，单击右键，在弹出的快捷菜单中选择"插入"命令，也可插入工作表。插入工作表也可以使用快捷键Shift+F11，在当前活动单元格之前插入一个工作表，新工作表自动成为活动工作表。要插入多个工作表，可以通过按Shift键，选定数目相同的工作表标签，然后执行上面的操作。

（五）重命名工作表

Excel在建立一个新的工作簿时，所有的工作表以Sheet1，Sheet2……命名，不便记忆，可以将工作表重命名为与实际工作表内容有联系的名字。重命名工作表有三种方法。

方法一：双击要重新命名的工作表选项卡，当前名字被反白显示。输入一个新名字并按回车键，输入的名字就取代原来的名字。

方法二：鼠标指向工作表选项卡单击右键，在弹出的快捷菜单选择"重命名"命令。

方法三：使用"开始"选项卡中的"单元格"组中的"重命名工作表"命令。

（六）移动工作表

在实际应用中，为了更好地共享和组织数据，常需要复制或移动工作表。移动可在工作簿之间也可在工作簿内部进行。移动工作表有以下两种方法：一是利用鼠标移动工作表；二是利用"开始"选项卡中的"单元格"组中的"移动或复制工作表"命令移动工作表。

方法一：利用鼠标移动工作表

如果要在当前工作簿中移动工作表（即重新安排工作簿中的工作表顺序），操作步骤如下：选定要移动的工作表选项卡，沿着工作表选项卡拖动鼠标，此时鼠标指针将变成"纸形"白色方块与箭头的组合，同时在选项卡上方出现一个小黑三角形，指示当前工作表所要插入的位置。松开鼠标左键，工作表即被移到新位置。

方法二：利用选项卡命令移动工作表

可实现同一工作簿或者不同工作簿之间工作表的移动，操作步骤为：如果要将工作表移动到已建立的其他工作簿中，需先打开用于接收工作表的工作簿。切换到需要移动工作表的工作簿，并选定要移动的工作表选项卡。单击"开始"选项卡→"单元格"选项组→"格式"→"组织工作表"→"移动或复制工作表"命令，弹出如图4-1-18所示的"移动或复制工作表"对话框。

在"工作簿"列表框中选中用来接收工作表的目标工作簿。如果要把工作簿移动到一个新工作簿中，从下拉列表中选择"新工作簿"。在"下列选定工作表之前"列表框

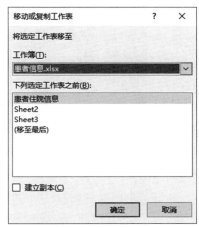

▲ 图4-1-18 "移动或复制工作表"对话框

中选定要在其前面插入的工作表。单击"确定"按钮，即可将选定的工作表移动到新的位置。

（七）复制工作表

可以实现工作簿内或工作簿间复制工作表。有两种复制工作表的方法：一是利用鼠标复制工作表，操作步骤与利用鼠标移动工作表的步骤相似，只需在拖动鼠标时按住Ctrl键即可；二是利用"开始"选项卡中的"移动或复制工作表"命令复制工作表，只需要在上面的"移动或复制工作表"对话框中选择"建立副本"复选框即可。

（八）工作表窗口的拆分与冻结

工作表窗口的拆分是指将工作表窗口分为几个窗口，每个窗口均可显示工作表。工作表的冻结是指将工作表窗口冻结合并成一个窗口。

1. 工作表窗口的拆分　由于屏幕大小有限，工作表很大时，往往出现只能看到工作表中部分数据的情况。可将窗口分为几个部分，在不同窗口均可移动滚动条显示工作表的不同部分，Excel中通过工作表窗口的拆分来实现。

窗口拆分分为三种：水平拆分、垂直拆分、水平垂直同时拆分。操作步骤如下：

（1）单击需要拆分的位置的单元格。

（2）单击"视图"选项卡→"窗口"选项组→"拆分"命令，在所选单元格的左侧和上侧出现水平和垂直拆分线。鼠标拖动拆分线可移动拆分位置，将插入点定位于某一窗口，使用水平和垂直滚动条移动该窗口，可看到整个工作表窗口分别显示工作表中列号相距较远的数据，如图4-1-19所示。

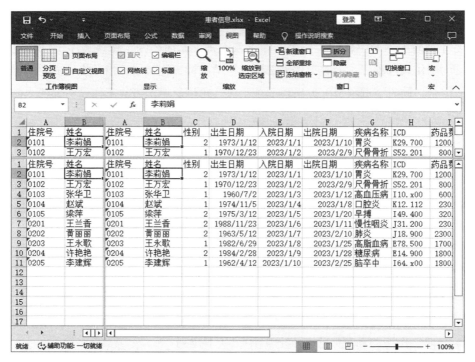

▲ 图4-1-19　拆分工作表窗口

撤销拆分：可在拆分状态下，再次单击"视图"选项卡→"窗口"选项组→"拆分"命令，或者直接双击窗口拆分线。

2. 工作表窗口的冻结　窗口拆分后，如行标题（含字段名）和列标题（如住院号、姓名）不希望随着鼠标的操作而移动，可通过工作表窗口的冻结来实现。

单击"视图"选项卡→"窗口"选项组→"冻结窗格"命令→在弹出的下拉菜单中选择"冻结窗格""冻结首行""冻结首列"命令，窗口分隔线冻结为一黑色细线，此时"冻结窗格"命令变为"取消冻结窗格"命令，如图4-1-20所示。

撤销窗口冻结：单击"视图"选项卡→"窗口"选项组→"取消冻结窗格"命令。

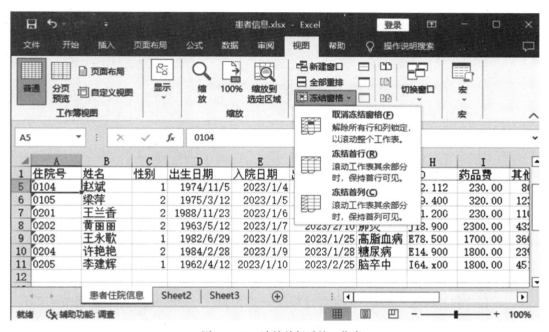

▲ 图4-1-20　冻结首行后的工作表

4.1.4　格式化工作表

工作表建立和编辑后，就可对工作表中各单元格的数据进行格式化操作，使工作表的外观更漂亮、排列更整齐、重点更突出。单元格数据格式主要有六个方面的内容：数字格式、对齐格式、字体、边框线、图案，以及列宽与行高的设置。向工作表中单元格输入数据时，系统会自动识别数据格式，如数字会按默认"数值"型、字母及汉字按"文本"型、日期按"日期"型处理。但有时需要转变它们的默认格式，或在对单元格进行修饰时需对单元格进行格式化操作。

单元格格式化一般通过使用单击"开始"选项卡→"字体"选项组→对话启动框或"数字"选项组的对话启动框或"单元格"选项组→"设置单元格格式"命令，在弹出的"设置单元格格式"对话框中选择"数字""对齐""字体""边框""填充""保护"选项卡进行设置，如图4-1-21所示。

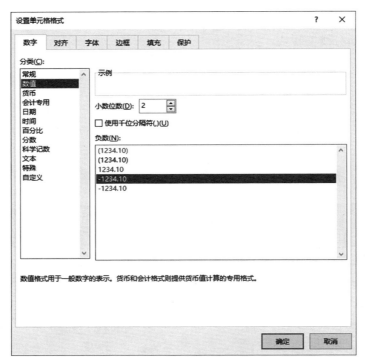

▲ 图4-1-21 "设置单元格格式"对话框："数字"选项卡

也可通过相应组中的按钮实现常见操作，或者通过单击"开始"选项卡→"样式"选项组设置单元格样式或套用表格样式。Excel提供多种样式供选择，既节省时间，又能有较好的效果。

一、自定义格式化

选定要格式化的区域，单击"开始"选项卡→"字体"选项组→对话启动按钮→在弹出"设置单元格格式"对话框中选择相应的选项卡完成格式化设置。

（一）使用"数字"选项卡

例如，要将"药品费""其他费用"字段保留2位小数，操作步骤如下：

1. 选定要格式化的单元格或区域I:J列。

2. 单击"开始"选项卡→"字体"选项组→对话启动按钮→在弹出的"设置单元格格式"对话框中，选择"数字"选项卡。

3. 在"分类"列表框中选择要使用的数字格式类别，示例框显示该分类的默认格式。数字格式中设置了各种用于显示数字的格式，如图4-1-21所示，其中：

（1）"常规"指不包含特定的数字格式。

（2）"数值"指用于数字的显示，包括小数位、千分位和负数的显示格式。

（3）"货币"指用于货币的显示，除包括数值的格式外，还增加了"￥"等货币符号。

（4）"会计专用"格式与"货币"格式相似，增加小数点对齐。

（5）"日期"格式将日期、时间序列的数字以日期形式显示。

（6）"时间"格式将日期和时间系列数值显示为时间值。

（7）"百分比"格式将数字乘以100再加"%"符号，也可指定小数位。

（8）"分数"以分数显示数字。

（9）"科学计数"以科学记数法表示，可指定小数位数。

（10）"文本"将数字作为文本处理。

（11）"特殊"格式以中文大小写、邮政编码、电话号码等显示。

（12）"自定义"以现有格式为基础，生成自定义的数字格式。

例如，本例中，设定数值型，小数位数为"2"。

4. 单击"确定"按钮。

（二）设置对齐格式

默认情况下，Excel根据输入的数据自动调节数据的对齐格式，如文本内容左对齐、数值内容右对齐等。也可以通过"对齐"选项组或"设置单元格格式"对话框中的"对齐"选项卡设置单元格的对齐格式，如图4-1-22所示。

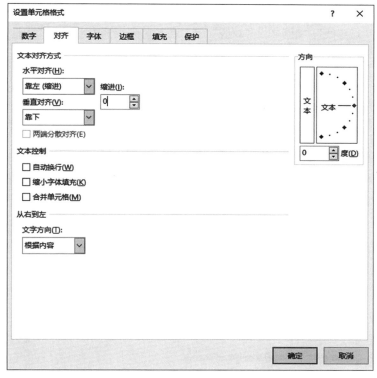

▲ 图4-1-22 "对齐"选项卡

"文本对齐方式"栏的"水平对齐"列表框包括常规、左缩进、居中、靠左、填充、两端对齐、跨列居中、分散对齐。"垂直对齐"列表框包括靠上、居中、靠下、两端对齐、分散对齐。

"文本控制"栏下面的复选框选中时，用来解决有时单元格中文字较长、被"截断"的情况，包括：①"自动换行"是对输入的文本根据单元格列宽自动换行；②"缩小字体填充"是减小单元格中的字符大小，使数据的宽度与列宽相同；③"合并单元格"是将多个单元格合并为一个单元格或取消合并，该方法与"水平对齐"列表框的"居中"按钮结合使用，一般用于标题的对齐显示，"对齐方式"选项组"合并后居中"命令直接提供了一键实现该功能。

从"右到左"栏可再选择"文字方向"，用来改变单元格中文本旋转的角度，角度范围为–90°~90°。在本任务中，在A1单元格输入标题，选定"A1:J1"单元格，"对齐方式"选项组"合并后居中"命令，便可将标题居中。

（三）设置字体

在Excel的字体设置中，包括字体类型、字体形状、字体尺寸三个最主要的方面。可通过"字体"选项组对常用字体格式进行设置，也可以通过"设置单元格格式"对话框的"字体"选项卡设置，各项意义与Word的"字体"对话框相似。

（四）设置边框线

默认情况下，工作表中的每个单元格由围绕单元格的网格线所标识。这些网格线通常不会被打印出来。为了打印出符合需求的网格线，可以为选定的单元格或区域添加边框。边框线可以放置在所选区域各单元格的上、下、左、右或外框（即四周），也可以是斜线；边框线的线条样式可在"样式"框中选择"点虚线""粗实线""双线"等；在颜色列表框中可以选择边框线的颜色。

例如，要对单元格添加边框，操作步骤如下：

1. 选定要添加边框的单元格或区域，如A2:J2单元格。

2. 单击"开始"选项卡→"单元格"选项组→"格式"下拉箭头→选择"设置单元格格式"命令→在弹出"设置单元格格式"对话框中选择"边框"选项卡，如图4-1-23所示。

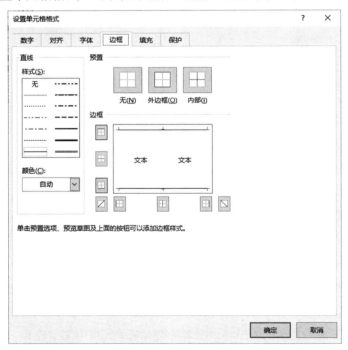

▲ 图4-1-23 设置边框线

3. 在"线条"的"样式"框中，选择一种线型样式。如果要为边框指定颜色，则从"颜色"下拉列表中选择所需的颜色。

4. 在"边框"选项卡中，指定添加边框线的位置，单击"确定"按钮。

5. 选择A12:J12，重复步骤2、3、4，可以设置最下方的边框线。

默认情况下，Excel不打印网格线。如果想带网格线打印工作表，可以单击"布局"选项卡→"工作表选项"选项组→勾选"网格线"下的"打印"复选框。如要隐藏网格线，以便更好地显示添加的边框效果，可取消勾选"工作表选项"组中的"网格线"下面的"查看"复选框。

例如，在本任务中，将标题字体设置为宋体14号字，表格内容设置为宋体12号字，并按图4-1-24格式设置边框线。

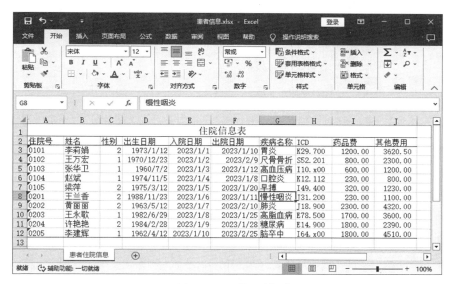

▲ 图4-1-24　设置边框线

（五）设置图案

图案是指区域的颜色和阴影。设置合适的图案可以使工作表显得更为生动活泼、错落有致。在"设置单元格格式"对话框中的"填充"选项卡，可设置背景颜色及图案样式和颜色。

（六）设置列宽、行高

当建立工作表时，所有单元格具有相同的宽度和高度。默认情况下，当单元格中输入的字符串超过列宽时，超长的文字被截去，数字则用"####"表示。但完整的数据还在单元格中。可采用下列方法调整列宽和行高。

方法一：调整列宽（或行高）的列标（或行标）的分隔线，这时鼠标指针会变成一个双向箭头，可拖曳分隔线至适当的位置。

方法二：单击"开始"选项卡→"单元格"选项组→"格式"下拉按钮→在弹出的下拉列表中选择"行高"或"列宽"命令对行高、列宽进行精确设置。如果选择"自动调整行高"或"自动调整列宽"命令则会根据单元格中的内容自动设置最合适的行高、列宽。

二、自动套用格式

除了手动进行各种格式化操作外，Excel还提供大量预置好的表格样式，可以根据实际需要为数据表格快速指定预定的样式，从而快速实现表格的格式化，在节省时间的同时产生美观统一的效果。

（一）指定单元格样式

该功能只对某些特定的单元格设定预置格式，操作步骤如下：

1. 选择需要应用样式的单元格。

2. 单击"开始"选项卡→"样式"选项组→"单元格样式"命令，打开预置样式列表，如图4-1-25所示。

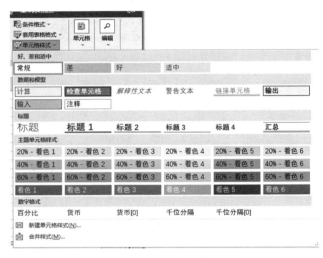

▲ 图4-1-25　单元格样式列表

3. 从中选择预定样式，相应格式即可应用到选定的单元格中。

4. 如果需要自定义样式，可单击列表中的"新建单元格样式"命令。

5. 在某种样式上单击右键，从打开的快捷菜单中选择相应命令可修改或删除样式。

（二）套用表格格式

操作中可以自动套用表格格式，将格式集合应用到整个数据区域。操作步骤如下：

1. 选定要格式化的区域，注意：自动套用格式只能应用在不包括合并单元格的数据列表中。

2. 单击"开始"选项卡→"样式"选项组→"套用表格格式"下拉按钮，会出现各种表格格式样式，并根据颜色深浅排列，如图4-1-26所示。

3. 单击选择某种格式样式，即可将样式用于选定的单元格区域。

三、条件格式

前面讲的格式都是固定格式设置，有时要对符合某些条件的数据设置为另一种格式，如在住院药品费用小于500元时自动显示为绿色（条件1），500~1 500元时显示为黄色（条件2），大于

1 500元时显示为红色（条件3），可通过下列操作实现：

1. 在"患者住院信息"工作表中选择需设置条件格式的单元格I3:I12。

2. 单击"开始"选项卡→"样式"选项组→"条件格式"命令。

3. 在下拉菜单中选择相应的条件规则，如图4-1-27所示。

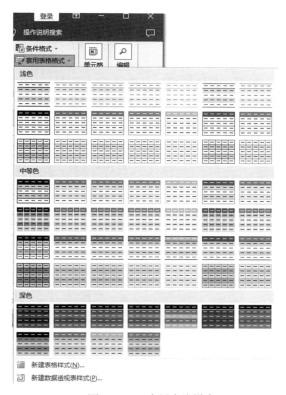

▲ 图4-1-26 套用表格样式

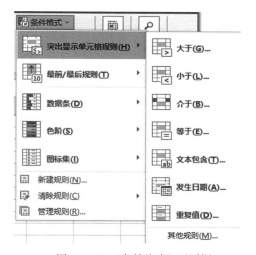

▲ 图4-1-27 "条件格式"对话框

各项条件规则的功能说明如下：

● 突出显示单元格规则：通过使用大于、小于、等于、包含等比较运算符限定数据范围，对属于该数据范围内的单元格设定格式。

● 最前/最后规则：可对选定单元格区域中的前若干最高值或后若干最低值、高于或低于该区域平均值的单元格设定特殊格式。

● 数据条：数据条可用于查看某个单元格相对于其他单元格的值。数据条的长度代表单元格中的值，数据条越长，表示值越大，数据条越短，表示值越小。

● 色阶：通过使用两种或三种颜色的渐变效果来直观地比较单元格区域中的数据，用来显示数据分布和数据变化，比较高值和低值。一般情况下，颜色的深浅表示值的高低。

● 图表集：可以使用图表集对数据进行注释，每个图表代表一个值的范围。

4. 本例先选择"小于"，在左侧数值框中输入"500"，在右侧设置为下拉列表中选择的"绿填充色深绿色文本"，单击"确定"，如图4-1-28所示。

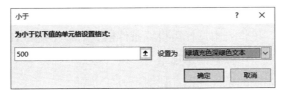

▲ 图 4-1-28　设置条件规则

5. 同理可对住院药品费用中"500~1 500"的单元格，格式设置为黄色；"大于 1 500"的单元格格式设置为红色。

6. 若要删除已设置好的条件，选定条件区域，单击"条件格式"中的"清除规则"命令。

7. 查看及管理规则可单击"条件格式"中的"管理规则"命令，打开如图 4-1-29 所示的"条件格式规则管理器"对话框，可以新建规则，也可以对该区域现有的三条规则进行编辑和删除。

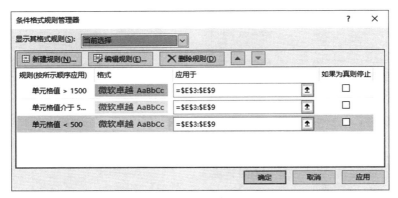

▲ 图 4-1-29　"条件格式规则管理器"对话框

四、格式的复制和删除

对已格式化的数据区域，如果其他区域也要使用该格式，可以不必重复设置格式，而是通过格式复制来快速完成，也可以把不满意的格式删除。

（一）格式复制

方法一：利用"格式刷"命令

Excel 格式复制与 Word 的格式复制类似，一般单击"开始"选项卡→"剪贴板"选项组→"格式刷"命令。操作步骤如下：

首先选定所需格式的单元格或区域，然后单击"格式刷"按钮，这时鼠标指针变成刷子状，只可实现一次复制格式的粘贴；如果双击"格式刷"按钮，可实现多次粘贴。用鼠标指向目标区域并拖曳鼠标即可完成格式的复制粘贴。

方法二：利用"选择性粘贴"命令

鼠标定位到原格式上，单击"开始"选项卡→"剪贴板"选项组→"复制"命令。选定目标区域后，单击"粘贴"下拉按钮→"其他粘贴选项"→"格式"命令。也可以单击"选择性粘贴"命令，在打开的"选择性粘贴"对话框中，选择"粘贴"中的"格式"复选框。

（二）格式删除

单击"开始"选项卡→"编辑"选项组→"清除"下拉按钮→选择"清除格式"命令。格式清除后单元格中的数据以通用格式表示。

4.1.5 打印工作表

一、设置打印区域和分页

（一）设置打印区域

默认为打印页面所有单元格信息，如要打印工作表中部分内容而不是整个工作表，可以通过设置打印区域来解决。

1. 选中要打印的单元格区域。

2. 单击"布局"选项卡→"页面设置"选项组→"打印区域"→"设置打印区域"，选定区域的边框上出现虚线，表示打印区域已设置好。打印时只有被选定区域中的内容被打印。而且工作表被保存后，将来再打开时设置的打印区域仍然有效。

3. 若要取消打印区域，则单击"布局"选项卡→"页面设置"选项组→"打印区域"→"取消打印区域"命令。

（二）分页与分页预览

当工作表的内容多于一页时，Excel会根据设置的纸张大小、页边距等自动为工作表分页。若不希望按这种固定的尺寸分页，如希望工作表中的某些行或列出现在新的一页中，可采用人工分页的方法强行分页。

（三）插入和删除分页符

单击要另起一页的起始行行号（或选择该行最左边单元格）或列标（或选择该列最上端单元格）。

单击"布局"选项卡→"页面设置"选项组→"分隔符"→"插入分页符"命令，在起始行上端或列左边出现一条水平或垂直虚线表示分页成功。如果选择的不是最左或最上的单元格，插入分页符将在该单元格上方和左侧各产生一条分页虚线，则会将工作表分为四部分。

删除分页符：将插入点定位到分页虚线的下一行或右一列的任一单元格，或插入分页符处，单击"布局"选项卡→"页面设置"选项组→"分隔符"→"删除分页符"命令。要删除所有分页符可选中整个工作表，然后单击"布局"选项卡→"页面设置"选项组→"分隔符"→"重设所有分页符"命令。

二、分页预览

直接查看工作表分页的情况，可通过分页预览命令。分页预览时，还可以编辑工作表，直接改变设置的打印区域大小，调整分页符位置等。

单击"视图"选项卡→"工作簿视图"选项组→"分页预览"命令，显示如图4-1-30所示分页预览视图（这里在F6单元格处插入一个分页符）。视图中黑色实线表示分页情况，每页区域中都有暗淡页码显示，如果事先设置了打印区域，可以看到最外层黑色粗边框没有包含所有数据，非打印区域为深色背景，打印区域为浅色背景。分页预览时同样可以设置或取消打印区域，插入或删除分页符。

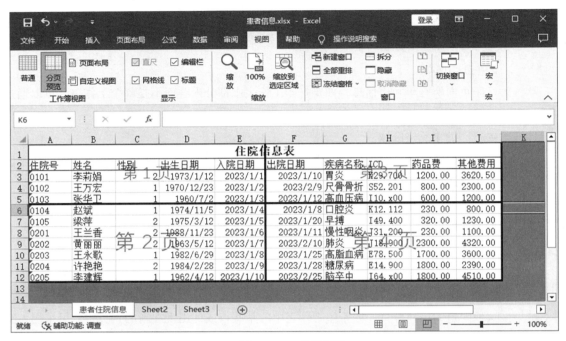

▲ 图4-1-30　分页预览

要改变打印区域大小，鼠标可移到打印区域的边界，指针变为双箭头，拖曳鼠标即可改变打印区域。将鼠标指针移到分页实线上，指针变为双箭头时，拖曳鼠标可调整分页符的位置。单击"视图"选项卡→"工作簿视图"选项组→"普通"按钮可结束分页预览回到普通视图中。

三、页面设置与打印

当建立、编辑好工作表之后，需要将其打印出来。为了使打印的格式清晰、美观，并且增加如页眉、页脚之类的附加信息，可在打印前进行页面设置，再进行打印预览，最后打印输出。

（一）页面设置

与Word一样，Excel具有默认页面设置，因此可直接打印工作表。如有特殊需要，使用"页面布局"选项卡可以设置工作表的打印方向、缩放比例、纸张大小、页边距、页眉、页脚等。

1. 单击"页面布局"选项卡右下角的对话启动按钮，弹出"页面设置"对话框，如图4-1-31所示。

"页面"选项卡各项设置的功能如下。

（1）方向：有纵向和横向打印可以选择，本任务选择"横向"。

（2）缩放：用于放大或缩小打印工作表，其中"缩放比例"允许在10~400之间调整，100%为正常大小。

（3）调整为：表示把工作表拆分为几部分打印，如调整为2页宽、3页高表示水平方向截为2部分，垂直方向截为3部分，共分6页打印输出。

（4）纸张大小：选择纸张规格大小。

（5）打印质量：表示每英寸打印多少点，数值越大，打印质量越高。

（6）起始页码：可输入打印的首页页码，后续页的页码自动递增，默认为"自动"方式。

2."页边距"选项卡 用于设置打印数据在所选纸张的上、下、左、右留出的空白尺寸；设置页眉和页脚距上下两边的距离，注意该距离应小于上下空白尺寸，否则将与正文重合；设置打印数据在纸张上水平居中或垂直居中，默认为靠左对齐，如图4-1-32所示。

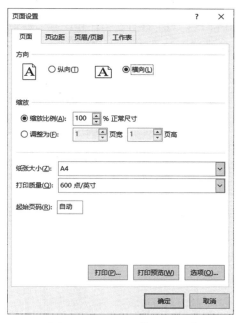

▲ 图4-1-31 "页面设置"对话框

3. 页眉/页脚选项卡 "页眉/页脚"选项卡中提供了预定义的页眉/页脚格式，如"第1页，共×页"。如不满意，可单击"自定义页眉/页脚"按钮自行定义，如图4-1-33所示。

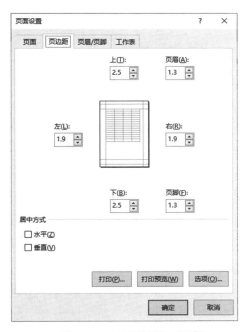

▲ 图4-1-32 "页边距"对话框

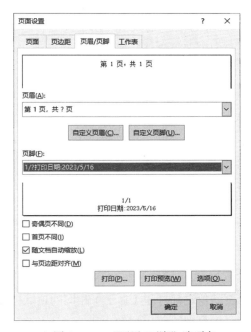

▲ 图4-1-33 "页眉/页脚"选项卡

"自定义页眉/页脚"对话框中，可输入位置为左对齐、居中、右对齐的三种页眉/页脚。10个小按钮自左至右分别用于定义字体、插入页码、总页码、当前日期、当前时间、文件路径、工作簿名、工作表名、图片和设置图片格式，如图4-1-34所示。

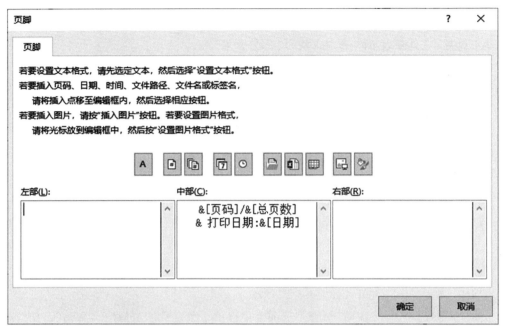

▲ 图4-1-34 "自定义页眉/页脚"

4."工作表"选项卡 用于设置打印的区域、标题、打印顺序等信息，如图4-1-35所示。

（1）打印区域：允许用户输入打印区域或单击右侧对话框折叠按钮选择打印区域，进而打印部分内容。

（2）打印标题：选定或输入在每页需要打印的顶端标题或左侧标题所在的单元格区域。当工作表内容较多或较宽，需要分成多页打印时，会出现除第一页外其余页要么看不见列标题，要么看不见行标题的情况，此时可通过此种方法解决。本任务中，将前两行作为每页的顶端标题行，可通过鼠标选定前两行或直接输入$1:$2。这样当打印区域超过一页时，便会将在每页的顶端都打印（显示）相同的顶端标题行。

（3）打印：可以控制注释、是否打印网格线（默认没有网格线）、单/多色打印、草稿质量（加快打印

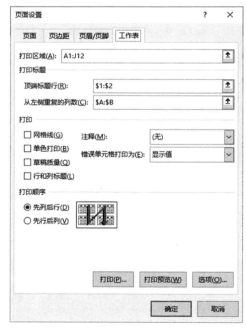

▲ 图4-1-35 页面设置"工作表"选项卡

速度但会降低打印质量）、行和列标题（默认为不输出），以及错误单元格内容打印方式等。

（4）打印顺序：如果工作表较大，超出一页宽和一页长，则可选择打印方式。

1）"先列后行"规定垂直方向先分页打印完，再水平方向分页打印，此为默认打印顺序，如数据在A~J，共2页，但页面宽度只能打印到A~H列，则先把2页的A~H列（左侧）内容打印完后，再打印2页的I~J两列内容。

2）"先行后列"规定水平方向先分页打印，即先把第1页A~J列内容打完（共2页），再打印下一页（共2页）。

四、打印预览

在打印输出之前，可通过打印预览命令来查看工作表的打印效果，如果对工作表的排版不满意，可以及时修改，节省纸张和时间。在页面设置对话框中单击"打印预览"按钮或者单击"文件"选项卡中的"打印"菜单，如图4-1-36所示。

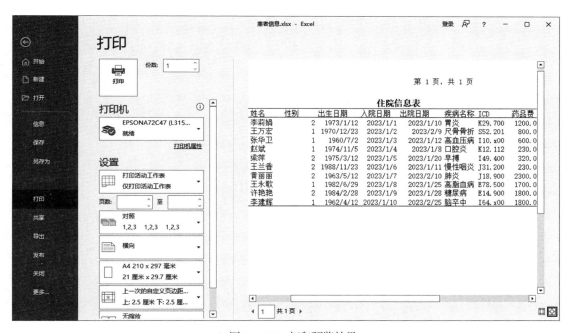

▲ 图4-1-36　打印预览效果

在打印预览窗口左侧和下方有一些设置，用于查看版面效果或调整版面的编排：

1. 下方的右向和左向小箭头　可以翻页。

2. 份数　可设置打印份数。

3. 页面设置　可重新设置页面、页边距、页眉/页脚，以及控制是否打印某些选项。

4. 打印机属性　可设置打印机属性，如纸张尺寸、打印质量（深浅）等，如图4-1-37所示。

5. 单击"打印"按钮　可以打印工作表。

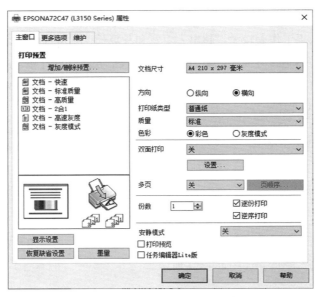

▲ 图4-1-37 打印机属性对话框

任务4-2 统计患者清单数据

【任务描述】

1. 计算每名患者的住院总费用，并对费用分级。

2. 制作一个九九乘法表。

3. 将每名患者心率、性别数据插入患者信息表中。

4. 计算每名患者的年龄及住院天数。

【知识点分析】

4.2.1 公式

一、公式概述

如果电子表格中只是输入一些数字和文本，那么字处理软件完全可以取代它的作用。Excel通过公式和函数，实现对数据的计算和统计功能，如对表中数据进行求和、平均，以及其他更为复杂的运算，从而避免用户手工计算的繁杂和差错。数据修改后，公式的计算结果可自动更新，这是手工计算无法完成的。

公式（formula）可以用来执行各种运算，如加法、减法、乘法及除法等。输入公式的操作类似于输入文本，不同之处为在输入公式时是以一个等号"="作为开头。在一个公式中可以包含各种运算符号、常量、变量、函数及单元格引用等。需要说明的是，公式或函数中用的所有符号（如引号、括号等）均需输入法在英文状态下输入。

二、创建和编辑公式

在"患者住院信息"工作表中计算每个人住院的总费用，操作步骤如下：

1. 在K2单元格中输入字段名"总费用"。

2. 选定要输入公式的单元格K3。

3. 由于总费用＝药品费＋其他费用，因此在K3输入公式的内容"=I3+J3"。输入完毕后，按回车键或者单击编辑栏中的"输入"（"√"）按钮，便会求出第1名患者的住院总费用。

4. 选定K3，单击"开始"选项卡→"剪贴板"选项组→"复制"命令，选定K4:K12单元格，单击"开始"选项卡→"剪贴板"选项组→"粘贴"命令复制该公式。也可以将鼠标指向K3单元格右下角的填充柄，向下拖动鼠标，复制该公式，计算其他患者住院总费用，如图4-2-1所示。

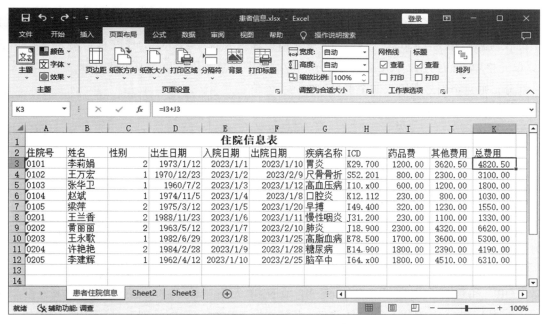

▲ 图4-2-1　使用公式计算总费用

当更改与公式有关的单元格（如I3）中的数值时，Excel会自动重算与该单元格有关的所有公式。此时，K3的值也会发生更改。在单元格中不显示实际公式，而是显示计算结果。选定含有公式的单元格时，在编辑栏中会显示公式。如果要在单元格显示公式，单击"公式"选项卡→"格式审核"选项组→"显示公式"命令，则可显示公式，再次单击"显示公式"命令则恢复原样。

编辑公式同编辑文本的方法一样，选定该单元格，在编辑栏中进行修改，或者可双击鼠标在单元格中直接修改公式。在编辑公式时，被该公式所引用的所有单元格及单元格区域都将显示在公式单元格中，并在相应单元格及单元格区域的周围显示具有相同颜色的边框。

三、运算符

公式中可使用的运算符包括数学运算符、比较运算符、文本运算符和引用运算符。

（一）数学运算符

包括加号"+"、减号"-"、乘号"*"、除号"/"、百分号"%"和乘方"^"等，算术运算符可以完成基本的数学运算。用运算符将2个及以上的操作数连接起来构成一个式子称为算术表达式，表达式计算结果为一个数值。例如，在单元格中输入"=3*4"，结果为"12"。

（二）文本运算符

"&"（连接）可以将两个文本连接起来，其操作数可以是带引号的文字，也可以是单元格地址（单元格引用如A3）。在公式中使用文本运算时，以"="开头，输入文本的第一段（文本或单元格引用），加入文本运算符（&），输入下一段（文本或单元格引用）。如果要在公式中直接加入文本，则用引号将文本括起来。

例如，B3单元内容为"李莉娟"，K3单元格内容为"4 820.50"，要使L3单元格中得到"李莉娟的住院总费用为4 820.50"，则在L3单元格中输入公式：=B3&"的住院总费用为"&K3。拖动L3单元格填充柄到L12单元格则可显示相应的名字及总费用信息，如要把引号""""作为文本的一部分，则每个引号需输入四个引号""""""。

（三）比较运算符

比较运算符（comparison operator）又称为关系运算符，包括等于"="、大于">"、小于"<"、大于等于（即不小于）">="、小于等于（即不大于）"<="、不等于"<>"。比较运算符公式返回的计算结果为真"TRUE"或假"FALSE"。

例如，在单元格中输入"=2>1"，则结果为TRUE。

用关系运算符将2个及以上的操作数连接起来构成一个式子称为关系表达式。表达式计算结果为一个逻辑值，只有两种结果：TRUE（真）或FALSE（假）。

两个关系运算也可用逻辑函数连接起来，常用的逻辑函数有逻辑与函数"AND"，逻辑或函数"OR"和逻辑非函数"NOT"。例如，在N3单元格中输入"=AND(2>1, 3>7)"，结果为FALSE；输入"=AND(I3>1 000, C3=2)"（药品费大于1 000元同时性别为女）结果为TRUE。

（四）引用运算符

可将单元格区域合并计算，如通过引用求引用区域的单元格和等。对单元格位置的引用中，有以下三个引用运算符：

1. 冒号":" 区域运算符，对两个引用之间，包括两个引用在内的所有单元格进行引用。例如，对I3到J7之间的矩形区域内的单元格进行引用（如求和），可表示为"I3:J7"。

2. 逗号"," 联合运算符，将多个引用合并为一个引用，相当于集合的并集。例如，仅对

I3和J7单元格进行引用（如求和）可用"I3,J7"。联合引用也可以是两个或多个单元格区域，如"I3:J7,I3:J12"。

3. 空格 交叉运算符，产生同时属于两个引用的单元格区域的引用，相当于集合的交集。如引用为"I3:J7 J6:K12"，则只有J6和J7两个单元格被引用。

（五）运算顺序

如果公式中同时用到了多个运算符，运算符的优先级依次为引用运算符［区域（冒号）、联合（逗号）、交叉（空格）］、负号（－）、百分号（％）、乘幂（＾）、乘和除（＊和／）、加和减（＋和－）、文本运算符（＆）、比较运算符（＝、＜、＞、＞＝、＜＝、＜＞）。如果公式中包含多个相同优先级的运算符，则按照从左到右的原则进行计算。如果要修改计算的顺序，就把公式中要先计算的部分括在圆括号内。

例如，给定公式"=A1+B3*2+C4"，Excel先计算B3*2的值，然后与A1相加，再加C4。如果要计算单元格A1、B1和C1的平均值，输入公式"=A1+B1+C1/3"，会得到错误的答案。必须用圆括号把A1、B1和C1先括起来，即输入公式"=(A1+B1+C1)/3"。

4.2.2　单元格的引用

单元格的引用是指单元格在表中坐标位置的标识，分为相对引用、绝对引用和混合引用。

一、相对引用

默认情况下，Excel使用相对引用样式。这种引用样式用字母标识列，用数字标识行。要引用单元格，可按顺序输入列字母和行数字。例如，G6引用了列G和行6交叉处的单元格，也可对单元格区域进行引用，方法如上。

在相对引用中，当公式在复制或移动时，会根据移动的位置自动调节公式中引用单元格的地址。例如，图4-2-1中求每人总费用，在K3单元格中输入公式"=I3+J3"，然后选定K3单元格，执行"复制"命令（或按快捷键Ctrl+C），复制该公式，单击K4单元格，然后执行"粘贴"命令（或按快捷键Ctrl+V），将公式粘贴到K4单元格中。可以发现K4单元格的公式为"=I4+J4"，复制后的公式列未变（I和J列），行加1（由3变为4）。因为当公式从K3复制到K4时，列相对于原来位置（K列）并没有改变，但行相对于原来位置下移了一个单位（3变为4），因此公式列不变，行加1。

如将K3单元格中的公式复制到N6则公式变为"=L6+M6"，列变了（向右移了三列）、行也变了（向下移了3行）。

二、绝对引用

绝对引用指公式复制时，单元格中的公式不随位置变化而改变。方法是：在列号和行号前面均加上＄号。例如，把K3单元格中的公式的改为"=$I$3+$J$3"，则不管将该公式复制到哪个单元格，公式仍然为"=$I$3+$J$3"。适合用于求出公式的值不随单元格地址的改变而改变的情况。

三、混合引用

上述绝对引用是行和列都不改变，但有时需要行变列不变，或列变行不变，则可以使用混合引用。混合引用是指公式中参数的行采用相对引用，列采用绝对引用，或行采用绝对引用，列采用相对引用，如$A1、A$1。当含有公式的单元格因插入、复制等原因引起行、列引用的变化时，公式中相对引用部分随公式位置的变化而变化，绝对引用部分不随公式位置的变化而变化。

例如，要做一个九九乘法表，可在sheet2工作表的A2:A10输入数字1~9，B1:J1输入数字1~9，在B2单元格中输入“=$A2*B$1”，向下拖动填充柄复制公式至B10，再分别选中B2~B10向右拖动填充柄复制公式至J2~J10，便可得到九九乘法表，如图4-2-2所示。

	A	B	C	D	E	F	G	H	I	J	K
1		1	2	3	4	5	6	7	8	9	
2	1	1	2	3	4	5	6	7	8	9	
3	2	2	4	6	8	10	12	14	16	18	
4	3	3	6	9	12	15	18	21	24	27	
5	4	4	8	12	16	20	24	28	32	36	
6	5	5	10	15	20	25	30	35	40	45	
7	6	6	12	18	24	30	36	42	48	54	
8	7	7	14	21	28	35	42	49	56	63	
9	8	8	16	24	32	40	48	56	64	72	
10	9	9	18	27	36	45	54	63	72	81	
11											
12											
13											

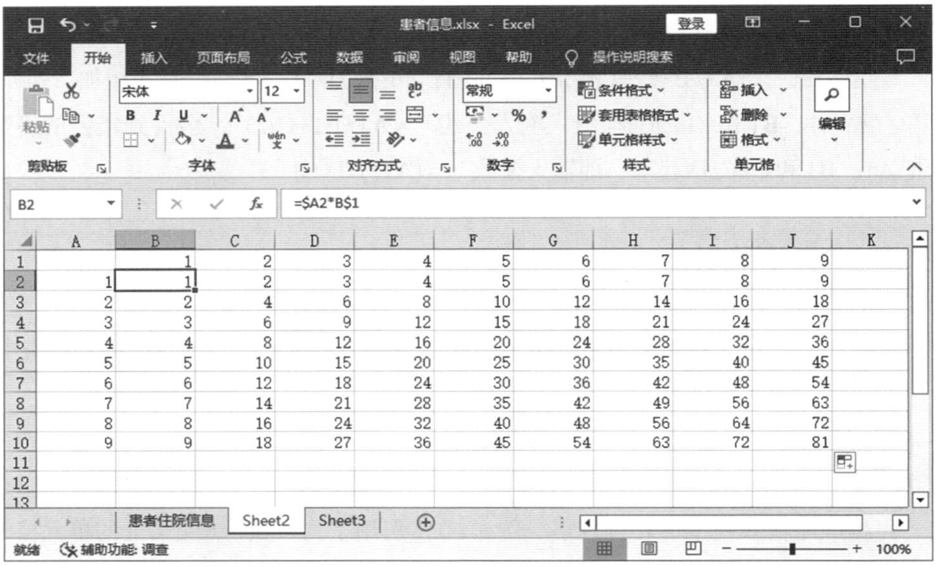

▲ 图4-2-2　九九乘法表

三种引用输入时可以互相转换：用鼠标或键盘选定引用单元格的部分，把插入点定位在编辑栏要更改引用的单元格名称前，反复按F4键可进行三种引用间的转换。转换时，单元格中公式的引用会按下列顺序变化，如A1到$A$1、$A$1到$A1、$A1到A$1、A$1再到A1。

四、不同工作表单元格的引用

单元格地址的一般形式为“[工作簿文件名]工作表名！单元格地址”。在引用当前工作簿的工作表单元格地址时，当前“[工作簿文件名]”可以省略，引用当前工作表单元格的地址时，“工作表名！”可以省略。

1. 同一个工作簿中多个工作表的引用　如果公式中要引用同一个工作簿中不同工作表的单元格，单元格地址可以省略工作簿文件名。

例如，将Sheet2工作表中的A1单元格内容与Sheet1工作表中的B2单元格内容相加，其结果放入Sheet3工作表中的C3单元格，则在Sheet3工作表中的C3单元格中应输入公式“=Sheet2！

A1+Sheet1！B2"。

2. 不同工作簿上单元格的引用　在公式中引用其他工作簿中的单元格。

例如，当前工作簿为"Book1.xlsx"，现在要引用文件夹"C:\ABC"下的工作簿"book2.xlsx"中工件表Sheet2上的D3单元格，则引用式为"=C:\ABC\[book2.xlsx]sheet2！$D$3"。如果被引用工作簿已打开，则可以省略文件路径。

五、定义和引用名称

为单元格或单元格区域定义一个名称，是实现绝对引用的方法之一。将常量、单元格、单元格区域、公式等对象定义为名称后，可在公式中使用已定义的名称以实现绝对引用。

（一）定义名称

1. 使用名称框定义名称

（1）选择要命名的单元格或单元格区域。

（2）在编辑栏左侧的"名称框"中输入名称。

（3）按回车键确认。

2. 使用"新建名称"对话框定义名称

（1）单击"公式"选项卡→"定义的名称"选项组→"定义名称"命令按钮，打开如图4-2-3所示的"新建名称"对话框。

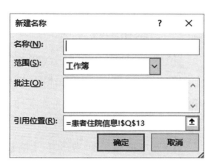

▲ 图4-2-3　"新建名称"对话框

（2）在"名称"文本框中输入用于引用的名称。

（3）设定名称的适用范围：在"范围"下拉列表框中选择"工作簿"或某个工作表名称，可以指定该名称只在某个工作表中有效还是在工作簿中的所有工作表中均有效。

（4）在"引用位置"框中显示当前选择的单元格或单元格区域。

（5）单击确定按钮，完成命名。

（二）引用名称

名称可直接用来快速选定已命名的区域，更重要的是在公式中引用名称可以实现快速的绝对引用。在公式中引用名称的操作步骤如下：

1. 在单元格中输入公式。

2. 在"公式"选项卡上的"定义的名称"选项组中单击"用于公式"命令按钮，打开名称下拉列表。

3. 从中选择需要引用的名称，该名称则出现在公式中。

4. 按回车键确认输入。

4.2.3　函数

Excel提供已定义好的公式以便进行一些比较复杂的运算，这些公式被称为"函数"。这些函数包括常用、财务、时间与日期、数学与三角函数、统计、查找与引用、数据库、文本、逻辑、信息、工程等。

一个函数包括三个部分：等号、函数名称和函数的参数。函数名称表明了函数的功能，如AVEAGE是求平均值的函数，MAX是求最大值的函数。参数是函数运算的对象，可以是数字、文字、逻辑值、引用或者错误值等，有些函数可以没有参数。函数的语法形式为"函数名称（参数1，参数2……）"，其中的参数可以是常量、单元格、区域、区域名称或其他函数。区域可以是连续或不连续的单元格。

函数输入有两种方法，分别为粘贴函数法与直接输入法。初学者可用粘贴函数法。

由于Excel有几百个函数，记住函数的所有参数难度很大，为此，Excel提供了粘贴函数的方法，引导用户正确输入函数。下面介绍几个常用函数。

一、求和函数

格式：SUM(number1, number2……)。

功能：返回某一单元格区域中所有数字之和。"number1, number2……"为1到255个需要求和的参数。下面以SUM函数求每名患者总费用为例，说明函数使用的两种方法。

（一）粘贴函数法

1. 选中要输入函数的单元格K3（即计算结果存放位置）。

2. 单击"公式"选项卡→"函数库"选项组→"*fx*"插入函数命令，弹出如图4-2-4所示的"插入函数"对话框。

3. 在"选择类别"列表中选择函数类型（如"常用函数"），在"选择函数"列表框中选择函数名称（如SUM）。

4. 单击"确定"按钮，弹出"函数参数"对话框，如图4-2-5所示。

5. 在参数框中输入常量、单元格或区域（I3:J3），默认为两个单元格区域（number1，number2），最多可选择255个单元格区域。默认为左侧数值型数据的和，如果不是，可在参数区域直接输入需要求和的单元格，也可单击右侧的"折叠对话框"按钮，以暂时折叠起对话框，

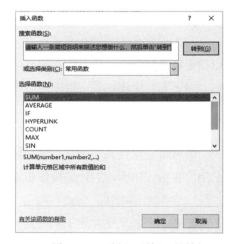

▲ 图4-2-4 "插入函数"对话框

显露出工作表，选择单元格区域（如I3到J3两个单元格），最后单击折叠后的输入框右侧按钮，恢复函数参数对话框。

6. 输入函数所需的所有参数后，单击"确定"按钮。则在单元格中显示计算结果，编辑栏中显示公式。计算结果4 820.5显示在K3单元格中，可选定I列，单击"开始"选项卡→"数字"选项组→"增加小数位"或"减少小数位"命令设置保留2位小数。

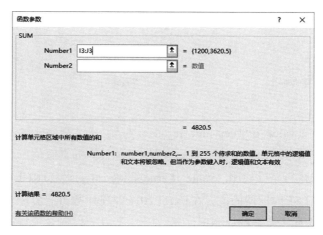

▲ 图4-2-5 "函数参数"对话框

（二）直接输入法

如果对函数使用方法比较了解，可在单元格中直接输入公式。例如，可直接在K3单元格中输入"=SUM(I3:J3)"，对相应的单元格进行求和。

拖动K3单元格的填充柄到K12单元格，可求其他患者的总费用。

二、平均值函数

格式：AVERAGE(number1, number2……)

功能：返回参数的平均值（算术平均值），"number1, number2……"为需要计算平均值的1到255个参数。

例如，求10名患者的平均药品费、平均其他费用及平均住院总费用，可在I13单元格中输入"=AVERAGE(I3:I12)"，拖动I13单元格的填充柄到K13单元格。结果分别为1 098.00、2 507.05、3 605.05。如果参数区域中包含非数值单元格和空单元格，则不参加求平均值运算。

三、最大值及最小值函数

格式1：MAX(number1, number2……)

格式2：MIN(number1, number2…….)

功能：返回一组值中的最大/小值。

例如，求10名患者药品费的最大值，可在I14单元格中输入"=MAX(I3:I12)"，结果为2 300.00。求最小值只需将函数名改为"=MIN(I3:I12)"即可。

四、标准差函数

格式：STDEV(number1, number2……)

功能：计算样本标准差。标准差反映数值相对于平均值的离散程度，在统计分析时经常使用。求10名患者药品费的标准差，可在I15单元格中输入"=STDEV(I3:I12)"，结果为763.92。

五、条件函数

（一）IF函数

格式：IF(logical_test, value_if_true, value_if_false)

功能：IF函数的作用是根据logical_test（逻辑测试）计算的真假值，返回不同结果。可以使用函数IF对数值和公式进行条件检测。value_if_true是logical_test为TRUE时返回的值。value_if_false为logical_test为FALSE时返回的值。在Excel 2016中IF函数可嵌套64层，从而可用value_if_true及value_if_false参数构造复杂的检测条件。

本任务中，在K列求出每名患者的总费用后，若要在L列计算两个费用等级：低费用（<3 500）和高费用（>=3 500），则在L3单元格中输入公式"=IF(K3<3500,"低费用","高费用")"，从而计算出第一名患者的费用等级。

如需分成低费用（小于1 500）和中等费用（1 500到不超过4 500）及高费用（4 500及以上）三个等级。则在M3单元格中输入"=IF(K3<1500,"低费用",IF(K3<4500,"中等费用","高费用"))"，则可计算出第一名患者的费用等级。若要计算其他患者费用等级，用填充方式就可以完成，结果如图4-2-6所示。

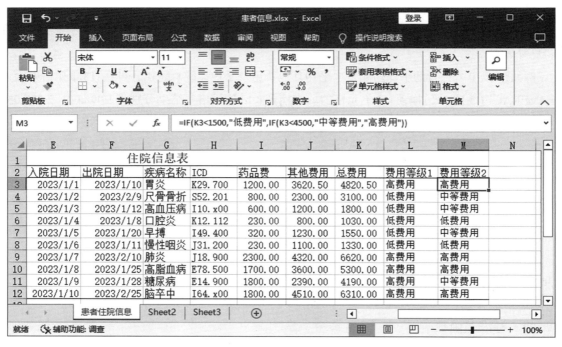

▲ 图4-2-6　IF函数的两层嵌套

（二）COUNTIF 函数

格式：COUNTIF(range, criteria)

功能：计算区域中满足给定条件的单元格的个数。range 为需要计算其中满足条件的单元格数目的单元格区域。criteria 为确定哪些单元格将被计算在内的条件，其形式可以为数字、表达式或文本。例如，条件可以表示为 32 或 "32" ">32" "李莉娟"。

例如，求总费用大于 4 000 元的患者数，可在计算结果的单元格输入"=COUNTIF(K3:K12, ">4000")"。若要计算基于一个文本字符串或某范围内的一个数值的总和，可使用 SUMIF 函数。

六、取字串函数

常用的有取左字串、取右字串和取指定位置开始的字符串函数。

（一）取左/右字串函数

格式 1：LEFT(text, num_chars)

格式 2：LEFTB(text, num_bytes)

功能：取 text 字符串的左串，text 是包含要提取字符的文本字符串或单元格，num_chars 指定要由 LEFT 所提取的字符数。num_chars 必须大于等于 0。如果 num_chars 大于文本长度，则 LEFT 返回所有文本。省略 num_chars 时，则假定其为 1。num_bytes 按字节指定要由 LEFTB 所提取的字符数。

如求每名患者的"姓"，则可在 R3 单元格中输入"=LEFT(B3, 1)"或"=LEFTB(B3, 2)"，拖动填充柄到 R12 即可。

取右字串与取左字串类似，将 LEFT 或 LEFTB 换为 RIGHT 或 RIGHTB 即可。如果求每名患者的"名"可在 S3 单元格中输入"=RIGHT(B3, 2)"或"=RIGHTB(B3, 4)"。

（二）取指定位置开始字符串

格式 1：MID(text, start_num, num_chars)

格式 2：MIDB(text, start_num, num_bytes)

功能：返回文本字符串 text 中从指定位置 start_num 开始的特定数目 num_chars 的字符串。text 是包含要提取字符的文本字符串。start_num 是文本中要提取的第一个字符的位置。num_chars 指定希望 MID 从文本中返回字符的个数；num_bytes 指定希望 MIDB 从文本中返回字符的个数（按字节）。

如要得到每名患者"名"，也可使用公式"=MID(B3, 2, 3)"（如果姓名中没有空格可用 2 代替 3，空格将作为字符进行计数）或"MIDB(B3, 3, 4)"。这里的姓名长度都是 3 个汉字，如果姓名中的姓是一个汉字而名是多个汉字（字数不一），要得到名，可以使用公式"=MID(B3, 2, LEN(B3)–1)"，这里的 LEN 是计算字符串长度函数。双字节字符也可用 LENB。

七、随机数函数

格式：RAND( )

功能：返回大于等于 0 及小于 1 的均匀分布随机数，每次计算工作表（或按 F9）时都将返回一个新的数值。若要生成 a 与 b 之间的随机实数，可使用"RAND( )*(b–a)+a"。如果要使用 RAND

函数生成随机数，并且使之不随单元格计算而改变，可以在编辑栏中输入""= RAND( )""，保持编辑状态，然后按F9，将公式永久性地改为随机数。

八、查找与引用函数

分行查找（HLOOKUP）和列查找（VLOOKUP）函数。

（一）行查找

格式：HLOOKUP(lookup_value, table_array, row_index_num, range_lookup)

功能：在查询表table_array区域的首行查找与指定的lookup_value值相匹配的列，返回与查询表第row_index_num行对应列的结果。

lookup_value为需要在数据表第一行中进行查找的数值，可以为数值、引用或文本字符串。

table_array为需要在其中查找数据的数据表，可以使用对区域或区域名称的引用。

range_lookup为逻辑值，指查找时是精确匹配还是近似匹配。如果为"TRUE"或"省略"，则返回近似匹配值，即如果找不到精确匹配值，则返回小于lookup_value的最大数值；如果range_value为"FALSE"，函数将返回精确匹配值，如果找不到，则返回错误值"#N/A"。

（二）列查找

格式：VLOOKUP(lookup_value, table_array, col_index_num, range_lookup)

功能：在查询表的table_array区域的首列查找与指定的lookup_value值相匹配的行，返回查询表第col_index_num列对应行的结果。默认情况下，表是已升序排列的。

例如，在"患者信息.xlsx"工作簿中，除"患者住院信息"表外，另建"心率"表和"性别"表。其中"心率"表中仅有"住院号"和"心率"两列，如图4-2-7所示；"性别"表有"性别编号""性别"两行，如图4-2-8所示。

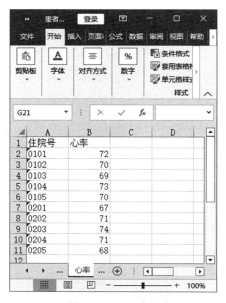

▲ 图4-2-7 "心率"表

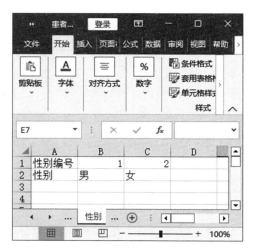

▲ 图4-2-8 "性别"表

要将"心率"表中"心率"列的内容合并到"患者住院信息"表的"心率"列;"性别"表中"性别"字段内容,添加到"患者住院信息"表的sex列中。操作步骤如下:

在"患者住院信息"表的N2和O2单元格分别添加两个字段名"心率"和sex字段(为了和原有的性别字段区别)。

在N3单元格中输入公式"=VLOOKUP(A3,心率!\$A\$2:\$B\$11,2)"。

O3单元格中输入公式"=HLOOKUP(C3,性别!\$A\$1:\$C\$2,2)"。

选定N3和O3单元格,拖动填充柄到N12和O12单元格,结果如图4-2-9所示。

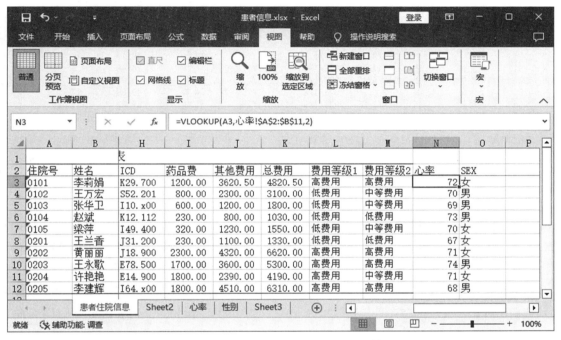

▲ 图4-2-9 添加"心率"与"性别"数据

九、当前日期函数

格式:TODAY( )

功能:返回计算机系统的当前日期,如果系统日期设置正确,则返回当天日期。函数没有参数,但括号不能省略。

例如"=TODAY( )"的返回值为系统的当前日期。在患者基本信息表中,D列为出生日期,要在P列中计算每名患者到今天的年龄操作步骤为:

1. 在P2单元格中输入字段名"年龄",在P3单元格中输入公式"=(TODAY( )-D3)/365.25"。

2. 选定P3单元格,鼠标移至该单元格右下角的填充柄上,然后向下拖动。

如计算每名患者的住院天数,则在Q3单元格中输入公式"=F3-E3"。拖动Q3填充柄到Q12单元格即可,结果如图4-2-10所示。

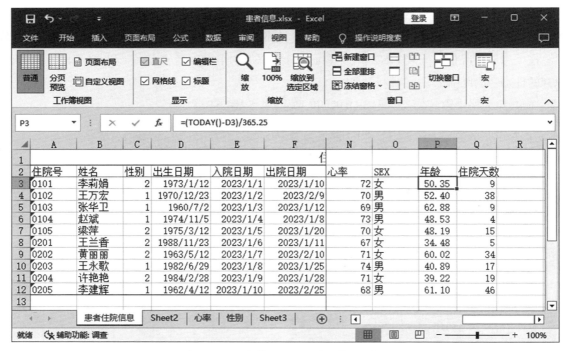

▲ 图4-2-10 "年龄"及"住院天数"计算结果

Excel也提供了其他类型的日期函数，如求年份函数YEAR（serial_number）（返回日期的年份）、求月份函数MONTH（serial_number）（返回日期的月份）、求日期天数函数DAY（serial_number）（返回日期的日期天数）。参数serial_number是一个日期型的量，且不可省略。

日期型数据内部存储的是一个序列号，该序列号以"1900-1-1"为1，其他日期也是该日期向前或前后推若干天后的序列号，如"2017-10-1"的序列号为43009，表示1900年1月1日向后推（包括该天）43 009天后的日期。默认日期设置为"日期型"时当输入日期型数据时显示日期，当把日期类型改变成"常规"或"数值"型（单击菜单"格式"→"单元格"命令）则显示其序列号。同理当一个"数值型"数据改变为"日期型"时显示为日期格式。

两个日期相减后得到两个日期之间的天数。设某人出生日期是2023-1-1，应用公式"=（"2023-2-15"-"2023-1-1"）"计算结果为45。

另外NOW( )函数可得到当前日期和时间。

十、排序函数

格式：RANK(number, ref, order)

功能：返回一个数字在数字列表中的顺序。number为需要找到排序的数值，ref为数字列表数组或对数字列表的引用。ref中的非数值型参数将被忽略。order为一个数字，指明排序的方式，order为0（零）或省略，按降序排列，不为零则按照升序排列。

如求每名患者总费用在所有患者中的位置（由大到小排序），可在R3单元格中输入公式

"=RANK(K3,$K$3:$K$12,0)",注意数字列表应绝对引用,拖动填充柄到R12单元格即可。

十一、自动求和与自动计算

(一)自动求和

SUM函数是Excel中常用函数之一,Excel提供了一种自动求和功能,可以快捷地输入SUM函数。如果要对一个区域中各行(各列)数据分别求和,可选定这个区域以及它右侧一列(下方一行)单元格,再单击"公式"选项卡→"函数库"组→"自动求和"命令。各行(各列)数据之和分别显示在右侧一列(下方一行)单元格中。求每名患者的总费用及所有患者的各项费用总和的结果如图4-2-11所示。

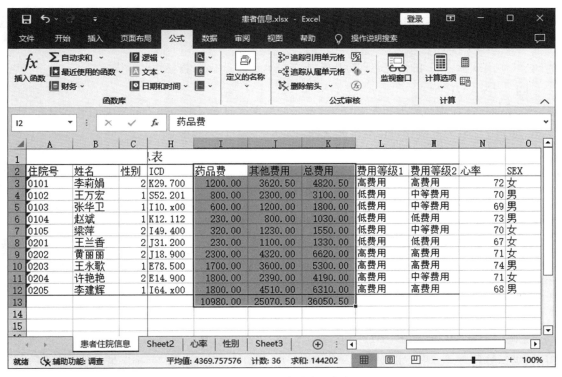

▲ 图4-2-11 自动求和命令

(二)自动计算

Excel提供自动计算功能,利用它可以自动计算选定单元格的总和、均值、最大值等,在状态栏显示出来,其默认计算为求总和。在状态栏单击鼠标右键,弹出"自定义状态栏",可设置自动计算功能,如计数、平均值、最大值、最小值、求和等。选择了这些自动计算功能后,当选定单元格区域,计算结果就可在状态栏显示。如图4-2-11所示,状态栏中显示的选定区域数值平均值为"4 369.76",计数"36"等。

4.2.4 公式与函数常见问题

一、常见错误信息

当输入的公式或函数有误时，单元格中会出现各种错误信息提示。了解这些信息有助于发现并更正公式或函数的错误。

（一）####

如果在单元格中出现"####"错误信息，可能是因为单元格的宽度不足而无法显示所有结果，可以通过调整单元格的宽度来消除错误；或者设置为日期时间格式的单元格中包含负的日期或时间值时也会出现该错误信息。

（二）#N/A

公式或函数中引用了不允许引用的值时，会出现这种错误信息。

（三）#DIV/0!

公式中出现除"0"的情况，即除以零或空白单元格，Excel将显示此错误。

（四）#NAME?

当Excel无法识别公式中的文本时，将显示此错误。经常导致此错误的原因如下：

1. 使用了不存在（未经过定义）的名称。

2. 函数名拼写错误。

3. 在公式中输入文本没有使用双引号。

4. 公式中的区域引用不正确。如"=SUM(A2A3)"，公式中区域引用应该为"(A2:A3)"。

（五）#NUM!

当公式或函数中包含无效数值时，显示此错误。例如，公式产生的结果太大或太小，超出范围：$-10^{307} \sim 10^{307}$。

（六）#NULL!

单元格中出现此错误是因为试图为两个并不相交的区域指定交叉点。

例如，"=SUM(A1:A2 B1:B2)"，区域"A1:A2"和"B1:B2"不相交。应该在两个区域之间使用区域运算符"，"，将公式改为"=SUM(A1:A2，B1:B2)"，完成对两个区域的求和。

（七）#REF!

单元格出现此错误信息是因为单元格引用了无效的结果。例如，单元格A1中有数值"1"，单元格A2中有公式"=A1+1"，A2显示结果为2。删除单元格A1后，A2中的公式对单元格A1引用无效，就会出现错误信息"#REF!"。

（八）#VALUE!

当公式中使用不正确的参数，将会产生此错误信息。这时应该确认公式或函数的参数类型是否正确，公式引用的单元格中是否包含有效的数值。

二、更正错误

（一）通过错误指示器

1. 选择出现错误信息的单元格，左侧显示错误提示器。

2. 单击错误提示器，从下拉列表中选择相应的命令，如图4-2-12所示。

3. 列表中的命令会因错误类型不同而有所不同。如果单击"忽略错误"，则后面的每次检查都忽略此错误。

（二）通过"错误检查"对话框

1. 选择要进行错误检查的工作表。

2. 单击"公式"选项卡→"公式审核"选项组→"错误检查"命令，自动开始对工作表中的公式和函数进行检查。

3. 当找到错误时，会显示如图4-2-13所示的"错误检查"对话框。

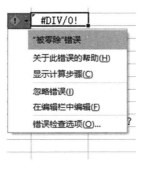

▲ 图4-2-12 错误提示器

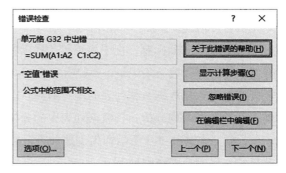

▲ 图4-2-13 "错误检查"对话框

4. 根据需要选择对话框右侧的操作按钮。可选的操作按钮会因错误类型的不同而有所不同。

5. 单击"下一个"按钮，直至完成整个工作表的错误检查。

任务4-3 分析管理患者列表

【任务描述】

1. 使用记录单管理数据列表，进行查看、更改、添加及删除。

2. 针对患者住院信息表，根据一列或多列条件进行排序。

3. 将患者住院信息表中数据进行简单和高级筛选。

4. 使用数据透视表，汇总并分析患者信息数据。

5. 通过模拟分析数据变化后对其他数据变化的影响。

6. 通过卡方检验判断男女患者在费用构成上的分布是否有统计学意义。

【知识点分析】

4.3.1 数据列表

一、记录单创建

数据列表（data list）又称数据清单、记录单，有时称之为工作表数据库。它与一张二维数据表非常相似，由若干行和列组成，每一行数据称为一条记录，每一列数据称为一个字段，每一列有一个列标题。它与前面介绍的工作表中的数据有所不同，是一种特殊的工作表。创建数据列表的具体要求如下：

1. 避免在一个工作表中建立多个数据列表。若在同一张工作表中还有其他数据，则与其他数据间以空行或空列分隔，以便在执行排序、筛选等操作时选定数据列表。

2. 列表中不允许有空白行和空白列，单元格中的数据不应以空格开头或结尾；同时避免将2个以上单元格合并形成一个新的单元格。

3. 数据列表必须有列标题，位于第一行，列标题一般不相同，且每列必须是性质相同、类型相同的数据；每一行代表一条记录，不能有完全相同的两行内容。

4. 不要将关键数据放到数据列表的左右两侧，以免数据在筛选数据列表时被隐藏。

为便于后续数据处理分析，将数据列表中的分类变量数据采用代码录入，文本型数据一般应放在列表的左边。如图4-3-1所示即为创建的符合数据列表条件的患者住院信息数据列表（为方便操作及显示，仅取至表格中M列）。

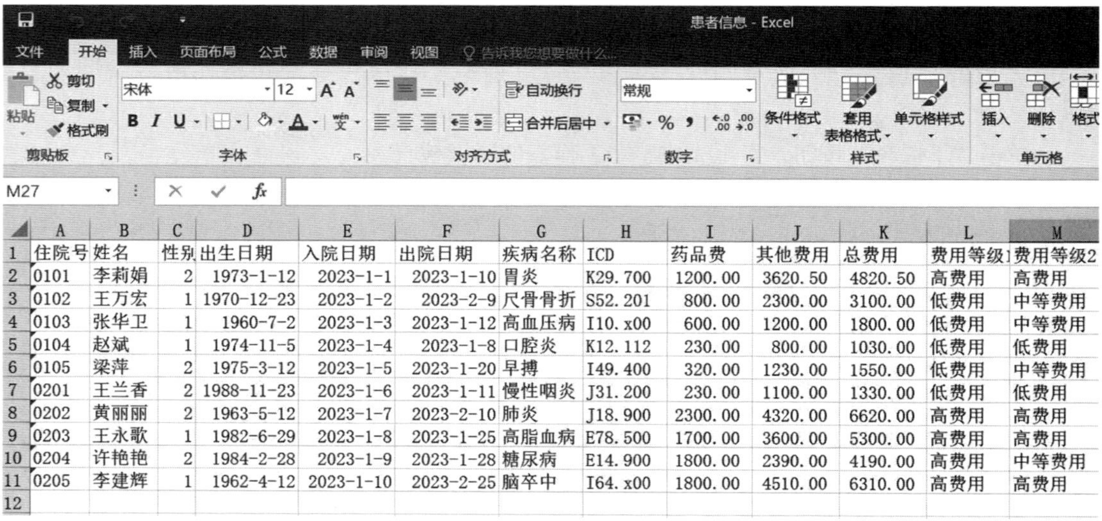

	A	B	C	D	E	F	G	H	I	J	K	L	M
1	住院号	姓名	性别	出生日期	入院日期	出院日期	疾病名称	ICD	药品费	其他费用	总费用	费用等级1	费用等级2
2	0101	李莉娟	2	1973-1-12	2023-1-1	2023-1-10	胃炎	K29.700	1200.00	3620.50	4820.50	高费用	高费用
3	0102	王万宏	1	1970-12-23	2023-1-2	2023-2-9	尺骨骨折	S52.201	800.00	2300.00	3100.00	低费用	中等费用
4	0103	张华卫	1	1960-7-2	2023-1-3	2023-1-12	高血压病	I10.x00	600.00	1200.00	1800.00	低费用	中等费用
5	0104	赵斌	1	1974-11-5	2023-1-4	2023-1-8	口腔炎	K12.112	230.00	800.00	1030.00	低费用	低费用
6	0105	梁萍	2	1975-3-12	2023-1-5	2023-1-20	早搏	I49.400	320.00	1230.00	1550.00	低费用	中等费用
7	0201	王兰香	2	1988-11-23	2023-1-6	2023-1-11	慢性咽炎	J31.200	230.00	1100.00	1330.00	低费用	低费用
8	0202	黄丽丽	2	1963-5-12	2023-1-7	2023-2-10	肺炎	J18.900	2300.00	4320.00	6620.00	高费用	高费用
9	0203	王永歌	1	1982-6-29	2023-1-8	2023-1-25	高脂血病	E78.500	1700.00	3600.00	5300.00	高费用	高费用
10	0204	许艳艳	2	1984-2-28	2023-1-9	2023-1-28	糖尿病	E14.900	1800.00	2390.00	4190.00	高费用	中等费用
11	0205	李建辉	1	1962-4-12	2023-1-10	2023-2-25	脑卒中	I64.x00	1800.00	4510.00	6310.00	高费用	高费用
12													

▲ 图 4-3-1　患者住院信息数据列表

由图4-3-1可见，数据列表中性别分类变量（1＝“男”，2＝“女”）采用了代码化录入的方法。

二、记录单管理

Excel提供了记录单命令，以实现对数据列表的查看、更改、添加及删除，也可根据指定的条件查找指定的记录。一个记录单一次只显示一条完整的记录，在记录单上输入或编辑数据，Excel将在数据列表中更改相应单元格的数据。使用记录单来管理数据列表，可以按照下述步骤进行：

1. 单击"文件"选项卡→"选项"命令，打开选项对话框→在"自定义功能区"的"从下列位置选择命令"列表框中选择"不在功能区中的命令"→将"记录单"命令添加至"自定义功能区"中（需要事先建立一个"选项卡"和"组"或在当前选项卡中建立一个"组"）。也可以把该命令放到"快速访问工具栏"中，这里选择将该命令放至"快速访问工具栏"中。记录单的设置流程及设置后效果如图4-3-2、图4-3-3所示。

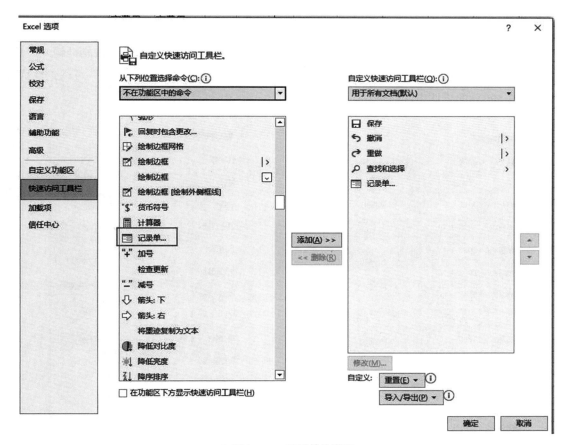

▲ 图4-3-2　记录单的设置

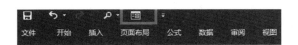

▲ 图4-3-3　记录单设置后效果

2. 选中管理的数据列表中的任一单元格。

3. 单击如图4-3-3所示的"记录单"命令，打开"记录单"对话框，如图4-3-4所示。在记录单右上角显示的分母为总记录数，分子表示当前显示记录内容为第几条记录。对话框最左列显示记录的各字段名（列名），其后显示各字段内容。

可以通过记录单中提供的按钮根据需要进行新建、查看、删除，以及设置查找条件等操作。

1."新建"按钮　可向数据列表中添加记录。单击"新建"按钮，出现空白记录单，输入新数据后单击"关闭"按钮则在数据列表的下面出现一行新记录。

2."上一条"或者"下一条"按钮　可查看各记录内容。显示某条记录后也可以修改该记录内容。

3."删除"按钮　单击"删除"按钮，可删除数据列表中当前显示的记录。也可通过对话框中的垂直滚动条查看并修改数据列表中的数据（除公式或函数单元格数据外），显示要修改的记录，然后对记录内容进行修改。

4."条件"按钮　可查找特定的记录，在相应的文本框中输入查询条件，如性别框输入"1"、药品费输入">1500"，如图4-3-5所示。然后单击"上一条"按钮或者"下一条"可逐条显示药品费大于1 500元的男性患者记录。

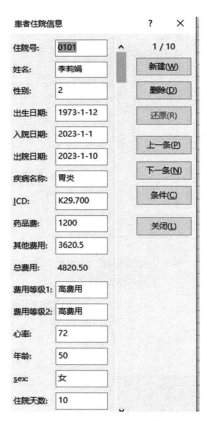

▲ 图4-3-4　记录单管理数据列表

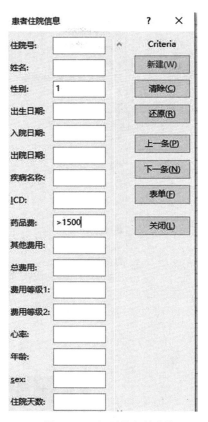

▲ 图4-3-5　记录单条件查询

4.3.2　数据排序

按一列或多列数据对某个数据区域或数据表进行排序，并可按指定条件排序。排序时，Excel将根据指定的顺序重新排列单元格，因此要保留原数据顺序最好将原数据另存。排序时对英文字母可按字母次序（默认不区分大小写），汉字可按拼音或笔画排序。默认按列方式排序，但也可以按行方式排序。

一、根据一列数据对数据排序
如将总费用按从高到低的顺序排列，具体操作步骤如下：

1. 在数据列表中单击要排序的字段列中（如"总费用"列）任一单元格。

2. 单击"数据"选项卡→"排序和筛选"选项组中的 "降序"按钮，即可将"总费用"以从高到低的顺序排列。另外，单击 "升序"按钮，可实现总费用由低到高排列。

二、根据多列数据对数据排序
（一）排序方法
如将患者住院信息按性别（升序）对总费用（降序）进行排序，可单击"数据"选项卡→"排序和筛选"选项组→"排序"命令完成。操作步骤如下：

1. 选定需要排序的数据列表中的任一单元格。

2. 单击"数据"选项卡→"排序和筛选"选项组→"自定义排序"命令，打开如图4-3-6所示的"排序"对话框。

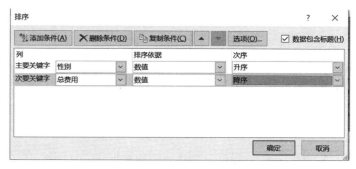

▲ 图4-3-6　"排序"对话框

3. 单击"主要关键字"列表框右侧的向下箭头，从下拉列表中选择需要排序的字段名"性别"。

4. 在"排序依据"中选择"数值"，在"次序"中选择"升序"（1在前2在后，即先男性后女性）。

5. 单击"添加条件"按钮，在"次要关键字"列表框中选择"总费用"，"排序依据"中选择"数值"，"次序"中选择"降序"。

6. 单击"确定"按钮，即可看到数据列表排序结果，如图4-3-7所示。如果需要多个字段排序时，先按"主要关键字"排序，当"主要关键字"相同时再依次按"次要关键字"排序。

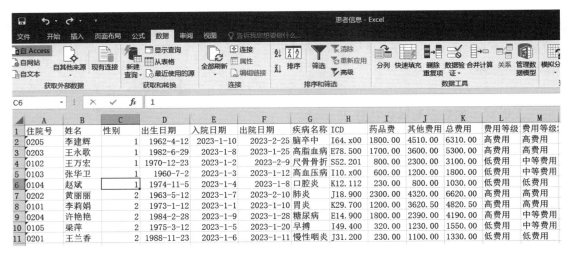

	A	B	C	D	E	F	G	H	I	J	K	L	M
1	住院号	姓名	性别	出生日期	入院日期	出院日期	疾病名称	ICD	药品费	其他费用	总费用	费用等级	费用等级2
2	0205	李建辉	1	1962-4-12	2023-1-10	2023-2-25	脑卒中	I64.x00	1800.00	4510.00	6310.00	高费用	高费用
3	0203	王永歌	1	1982-6-29	2023-1-8	2023-1-25	高脂血病	E78.500	1700.00	3600.00	5300.00	高费用	高费用
4	0102	王万宏	1	1970-12-23	2023-1-2	2023-2-9	尺骨骨折	S52.201	800.00	2300.00	3100.00	低费用	中等费用
5	0103	张华卫	1	1960-7-2	2023-1-3	2023-1-12	高血压病	I10.x00	600.00	1200.00	1800.00	低费用	中等费用
6	0104	赵斌	1	1974-11-5	2023-1-4	2023-1-7	口腔炎	K12.112	230.00	800.00	1030.00	低费用	低费用
7	0202	黄丽丽	2	1963-5-12	2023-1-7	2023-2-10	肺炎	J18.900	2300.00	4320.00	6620.00	高费用	高费用
8	0101	李莉娟	2	1973-1-12	2023-1-1	2023-1-10	胃炎	K29.700	1200.00	3620.50	4820.50	高费用	高费用
9	0204	许艳艳	2	1984-2-28	2023-1-9	2023-1-28	糖尿病	E14.900	1800.00	2390.00	4190.00	高费用	中等费用
10	0105	梁萍	2	1975-3-12	2023-1-5	2023-1-20	早搏	I49.400	320.00	1230.00	1550.00	低费用	中等费用
11	0201	王兰香	2	1988-11-23	2023-1-6	2023-1-11	慢性咽炎	J31.200	230.00	1100.00	1330.00	低费用	低费用

▲ 图4-3-7 排序结果

（二）注意事项

本例先按"性别"升序排列（先男后女），"性别"相同时按"总费用"由大到小进行排序。排序时需注意以下几点：

1. 为防止数据列表的标题也参加排序，可勾选"排序"对话框右上角的"数据包含标题"复选框。

2. 汉字默认为按拼音排序，如按笔划排序或按自定义次序（参见自定义序列）排序，或排序字母数据时需区分大小写，可在"排序"对话框中单击"选项"按钮，弹出"排序选项"对话框，如图4-3-8所示，在"方法"栏中选择按"笔划顺序"；在"自定义排序次序"下拉列表框中可选择自定义次序，例如，以"甲、乙、丙……"等作为排序的依据；如选中"区分大小写"复选框，大写字母将位于小写字母前面。如改变排序方向可在方向栏中选择"按行排序"，默认为按列排序。

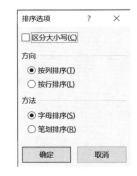

▲ 图4-3-8 排序选项对话框

3. 如将数字型文本（如本例中的住院号所在列）作为排序关键字排序，则打开"排序提醒"对话框，如图4-3-9所示，提示"将任何类似数字的内容排序"或"分别将数字和以文本形式存储的数字排序"。例如，比较数字文本3和11时，若按数字排序（前者）则3小11大；但若将数字和数字文本按文本分别排序（后者），则数字型数据按大小排序，数字型文本按文本形式大小排序（按位大小排序），结果为11小3大（3前面没有空格）。

4. 可使用文本链接运算符"&"将文本、数值及日期型数据连接起来后再进行排序，如将性别、出生日期、药品费、总费用连接起来，则可在N1单元格中输入一个字段名字如"合并字段"，在N2单元格中输入公式"=C2&D2&I2&K2"；再拖动N2单元格右下角的填充柄将公式复制N3到N11的单元格，然后使用"合并字段"为排序依据进行排序。排序后数据列表顺序可能与原顺序不同，如果要恢复，可单击工具栏上的"撤消"按钮，或按能返回原顺序的关键字（如这里的编号，或者流水号）重新排序，也可以将原数据列表复制到其他工作表中保存。

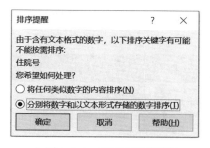

▲ 图4-3-9　排序提醒对话框

5. 一列或多列排序时，不需要只选定需要排序的列（如选定则需要选定数据列表全部），若选定则排序后数据排列顺序只会在选定的区域发生改变。排序时也可以按单元格颜色或字体颜色排序，方法是选中需按某种颜色排序的单元格（如字体红色）后，单击鼠标右键，在弹出的快捷菜单中选择"排序"，然后选择"将所选字体颜色放在最前面（F）"。

4.3.3　数据筛选

当数据列表中记录非常多时，如果仅显示符合条件的记录，而将其他记录隐藏起来，可以使用Excel的数据筛选功能，从而将不感兴趣的记录暂时隐藏起来，只显示感兴趣的数据。

通过筛选工作表中的信息，可以快速查找数值，以及创建仅用来限定要显示的数据的特定筛选器。可以按数字值、文本值、单元格颜色筛选出符合条件的单元格，对于筛选过的数据子集，不需要重新排列或移动就可以复制、查找、编辑、设置格式、制作图表和打印。

一、自动筛选

1. 单击数据列表中的任一单元格。

2. 单击"数据"选项卡→"排序和筛选"选项组→"筛选"命令。此时，在每个字段（列标题）的右侧会出现一个向下三角按钮。

3. 单击查找列的向下三角按钮，便会列出该列中的所有项目，可以从下拉列表框选择设置筛选条件的选项，各选项含义如下：

升序（S）：按数据升序排序。

降序（O）：按数据降序排序。

按颜色排序（T）：按某种指定颜色排序。

全选：显示数据列表中的所有记录。若为数值型数据，会出现"数字筛选（F）"列表，可选择条件，如"等于""小于""大于"等；若为文本型数据，则给出"文本筛选（F）"条件列表，如"等于""开头是""包含"等条件。

例如，要查看药品费大于1 500元的男性患者，可单击"性别"列的筛选下拉三角按钮 ▼ ，选择下拉列表框中的"1"；再单击"药品费"列的筛选下拉三角按钮，单击"数字筛选"下拉菜单按钮，选择条件"大于"，在弹出的"自定义自动筛选方式"对话框中输入"1500"，最后单击"确定"按钮即可，结果如图4-3-10所示。

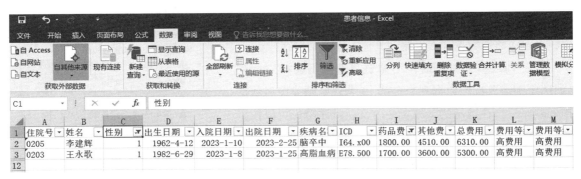

▲ 图4-3-10　数据筛选

4. 筛选后所显示的数据记录行的行号变为蓝色。设置筛选条件的字段名右侧的下三角按钮变为 ▼ ，行号变为蓝色。筛选并不意味着删除不满足条件的记录，只是暂时隐藏。如果想恢复被隐藏的记录，取消对某一列的筛选即可，可单击该列的自动筛选下拉按钮，从筛选列的下拉列表框中选择"全选"选项，或再单击"筛选"按钮，则数据恢复显示，筛选箭头随之消失。当筛选条件比较复杂，利用自动筛选无法完成时，可使用高级筛选。

二、高级筛选

高级筛选后能够将满足条件的记录复制到另一个工作表中或当前工作表的空白单元格区域中。在使用高级筛选之前，须先设定一个条件区域，该区域应在工作表中与数据列表分隔开的空白单元格区域上。条件区域至少为两行，第一行为字段名，以下各行为相应的条件值。条件值录入到与字段名同一列单元格内，可以设置多个条件，各条件可以不在同一行上。同行不同列的条件作"与"的条件组合运算；不同行的条件作"或"的条件组合运算。

例如，患者住院信息表中，利用数据的高级筛选功能筛选1980年1月1日后出生的女性患者或总费用大于4 000元的患者的操作步骤如下：

1. 在B13:D15区域设置筛选条件，如图4-3-11所示。

2. 将插入点定位至数据列表中，单击"数据"选项卡→"排序和筛选"选项组→"高级"命令，打开如图4-3-12所示的"高级筛选"对话框。该对话框中有以下几个选项：

（1）方式：该选项栏中有两个选项。

1）在原有区域显示筛选结果：筛选结果显示在原数据列表位置，不符合条件的记录将被隐藏。

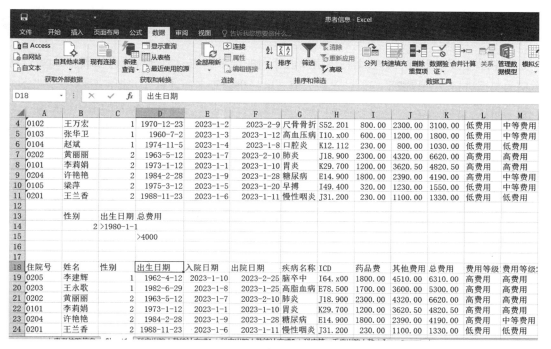

	A	B	C	D	E	F	G	H	I	J	K	L	M
4	0102	王万宏	1	1970-12-23	2023-1-2	2023-2-9	尺骨骨折	S52.201	800.00	2300.00	3100.00	低费用	中等费用
5	0103	张华卫	1	1960-7-2	2023-1-3	2023-1-12	高血压病	I10.x00	600.00	1200.00	1800.00	低费用	中等费用
6	0104	赵斌	1	1974-11-5	2023-1-8	2023-1-8	口腔炎	K12.112	230.00	800.00	1030.00	低费用	低费用
7	0202	黄丽丽	2	1963-5-12	2023-1-7	2023-2-10	肺炎	J18.900	2300.00	4320.00	6620.00	高费用	高费用
8	0101	李莉娟	2	1973-1-12	2023-1-1	2023-1-10	胃炎	K29.700	1200.00	3620.50	4820.50	高费用	高费用
9	0204	许艳艳	2	1984-2-28	2023-1-9	2023-1-28	糖尿病	E14.900	1800.00	2390.00	4190.00	中等费用	中等费用
10	0105	梁萍	2	1975-3-12	2023-1-5	2023-1-20	早搏	I49.400	320.00	1230.00	1550.00	低费用	低费用
11	0201	王兰香	2	1988-11-23	2023-1-6	2023-1-11	慢性咽炎	J31.200	230.00	1100.00	1330.00	低费用	低费用
12													
13		性别	出生日期	总费用									
14			2	>1980-1-1									
15				>4000									
16													
17													
18	住院号	姓名	性别	出生日期	入院日期	出院日期	疾病名称	ICD	药品费	其他费用	总费用	费用等级	费用等级
19	0205	李建辉	1	1962-4-12	2023-1-10	2023-2-25	脑卒中	I64.x00	1800.00	4510.00	6310.00	高费用	高费用
20	0203	王永歌	1	1982-6-29	2023-1-8	2023-1-25	高脂血病	E78.500	1700.00	3600.00	5300.00	高费用	高费用
21	0202	黄丽丽	2	1963-5-12	2023-1-7	2023-2-10	肺炎	J18.900	2300.00	4320.00	6620.00	高费用	高费用
22	0101	李莉娟	2	1973-1-12	2023-1-1	2023-1-10	胃炎	K29.700	1200.00	3620.50	4820.50	高费用	高费用
23	0204	许艳艳	2	1984-2-28	2023-1-9	2023-1-28	糖尿病	E14.900	1800.00	2390.00	4190.00	中等费用	中等费用
24	0201	王兰香	2	1988-11-23	2023-1-6	2023-1-11	慢性咽炎	J31.200	230.00	1100.00	1330.00	低费用	低费用

▲ 图4-3-11　高级筛选条件设置

2）将筛选结果复制到其他位置：选中该单选按钮后"复制到"文本框处于编辑状态，指定复制到的目标区域（可以是一个工作表或当前工作表的其他区域）中的第一个单元格地址，如将筛选后的结果复制到A18:M18区域。

（2）列表区域：该文本框中用于输入要筛选的数据区域，也可单击该框右侧的折叠按钮 ，然后在工作表中选择数据区域，选择后再单击折叠按钮，所选区域地址就会显示在该文本框中，这里显示 $A$1:$M$11单元格区域。

（3）条件区域：在该文本框中指定包含筛选条件的条件区域，选择方法与上面类似，这里选择 $B$13:$D$15区域。

（4）复制到：当在上文"方式"选项栏中选中"将筛选结果复制到其他位置"单选按钮时，需要在该文本框中指定复制到的目标单元格的起始位置或区域，这里选择当前工作表的A18单元格。

▲ 图4-3-12　"高级筛选"对话框

（5）选择不重复的记录：选中该复选框，则筛选结果中将不包含符合筛选条件的相同记录。若为两行内容相同的记录，则只取第一个。在"筛选"下拉菜单中可以将符合某一种颜色的数据筛选出来。数据输入时，可能出现重复录入现象，通过"数据工具"组中的"删除重复项"按钮，可删除重复数据，如可以删除"编号""姓名"相同的行。

4.3.4 分类汇总

分类汇总是指把工作表中数据列表字段值相同的记录作为一类进行统计处理。Excel自动对各类别的数据进行求和、求平均值、求最大值、求最小值等多种计算，并把汇总结果以"分类汇总"和"总计"显示出来；但要求数据区域中将被进行分类汇总计算的每列的第一行都有一个标签，每列中都包含类似的数据，并且该区域不包含任何空白行或空白列。分类汇总前需对分类汇总的列进行排序。

一、建立分类汇总

在患者住院信息数据中将男女患者的药品费、其他费用及总费用进行分类求和的操作步骤如下：

1. 对需要进行分类汇总的字段（"性别"）进行排序，同性别的患者放在一起。

2. 单击要分类汇总的数据列表中的任一单元格。

3. 单击"数据"选项卡→"分级显示"选项组→"分类汇总"命令，弹出"分类汇总"对话框，如图4-3-13所示。

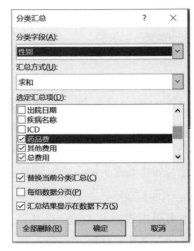

▲ 图4-3-13 "分类汇总"对话框

（1）分类字段：表示按该字段进行分类，本例中选择"性别"。

（2）汇总方式：表示要进行汇总的函数，如求和、计数、平均值、最大值、最小值、乘积、标准差、变异值等，本例选择"求和"。

（3）选定汇总项：表示用选定的汇总函数进行汇总的对象，本例选定"药品费""其他费用""总费用"，并清除其余默认汇总对象。

（4）替换当前分类汇总：表示汇总方式只保留一种，如除了对"药品费""其他费用""总费用"进行求和外，还要求"平均值"，可取消该复选框，再次进行分类汇总后将保留原来的求和结果。可叠加多种分类汇总方式。

（5）每组数据分页：表示在每组分类汇总后自动插入分页符。

（6）汇总结果显示在数据下方：表示将汇总结果显示在每类数据下方，否则显示在上方，最后给出类别总计。

4. 单击"确定"按钮，得到分类汇总后的结果如图4-3-14所示。

二、删除分类汇总

如需取消分类汇总的显示结果，可将插入点定位到数据列表中的任意单元格（单击鼠标左键），单击图4-3-13所示对话框中的"全部删除"按钮，则可恢复到分类汇总之前的状态。

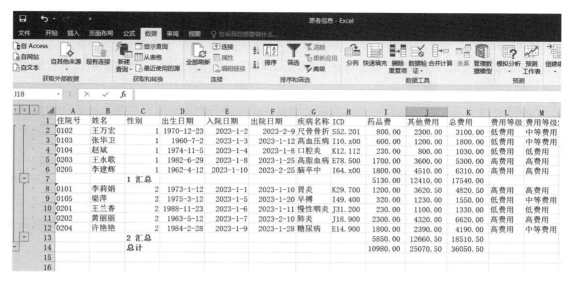

▲ 图4-3-14　分类汇总结果

三、分级显示分类汇总表

分类汇总后，在行号的左侧出现分级显示区，列出分级显示符号，默认数据分三级显示。其中"+"按钮用于显示分级明细数据，"-"按钮用于隐藏分级明细数据信息。

1. 按钮显示级别1　显示总汇总结果。

2. 按钮显示级别2　分类结果及总汇总结果。

3. 按钮显示级别3　显示全部数据，分类结果及总汇总结果。

四、复制分类汇总结果

将分类结果复制到其他工作表或其他单元格区域，操作步骤如下：

1. 在显示某个级别时，选定需要复制的单元格区域，如单击级别2只显示分类结果和总汇总结果。

2. 通过光标定位于任一单元格，按Ctrl+G调出"定位条件"中的"可见单元格"命令后，进行汇总结果的复制。由于分类字段只是一个，当需要按多个字段进行分类汇总时，可按前文排序中所述的方法，将字段内容按文本格式连接生成一个新的字段，按新关键字段进行排序后再进行分类汇总，或使用数据透视表来解决。

4.3.5　数据透视表

数据透视表是一种汇总数据的交互式表格，将汇总数据放在表格中。通过使用数据透视表，可以汇总、分析、浏览和提供工作表数据或外部数据源的汇总数据，以不同的角度查看数据，并且可对相似数据的数值进行比较。

一、建立数据透视表

前文介绍的分类汇总适合按一个字段进行分类，如要求按多个字段进行分类并汇总，可以通过 Excel 提供的数据透视表来解决。在使用数据透视表对数据进行分析处理前，需先对数据进行整理，使其符合分析的要求。

在任务4-3患者住院信息表中，首先需要根据住院号计算出患者所属科室，然后利用数据透视表，分性别、科室（住院号前两位，01表示内科，02表示外科）对药品费、其他费用、总费用进行分类汇总。操作步骤如下：

1. 根据住院号求出所属科室。在患者住院信息表中的L1单元格输入"科室"，在L2单元格输入公式"=LEFT（A2，2）"，拖动L2单元格填充柄到L11，求出每名患者所属科室。

2. 将插入点定位于数据列表中任一单元格，单击"插入"选项卡→"表格"组→"数据透视表"命令，弹出"创建数据透视表"对话框，如图4-3-15所示。

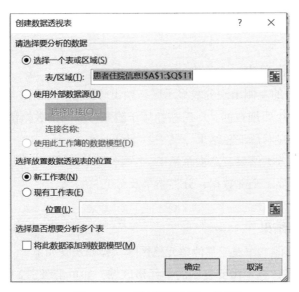

▲ 图4-3-15 "创建透视表"对话框

3. 选择需要创建透视表的工作表，这里默认选择患者住院信息表。

4. 选择放置数据透视表的位置，可选择"新建工作表"或"现有工作表"，默认为"新建工作表"。

5. 单击"确定"按钮，打开如图4-3-16所示对话框，数据透视表由报表筛选字段区域、行字段区域、列字段区域和数据项区域组成。根据需要将字段名列表中字段按钮拖放到相应的区域。其中的行、列、报表筛选为分类的字段，数值区为汇总的字段。通过改变对话框中字段的位置，可达到改变分类和汇总字段的目的，在默认情况下，数据区的汇总字段如果是数值型则对其求和，否则为计数。例如，若要改变字段的汇总方式，可单击数值区域相应的汇总字段名称下拉按钮，选择"值字段设置"，在打开的值字段设置对话框进行设置，改变汇总方式：求和、计数、平均值、最大值、最小值、乘积、数值计数、标准偏差、总体标准偏差、方差、总体方差等。

6. 将"性别"字段拖到"行标签","科室"拖到"列标签"。单击"药品费""其他费用""总费用",则这三个字段自动显示在"数值"区域,可按性别分析不同科室患者的各项医药费用,拖动列标签下面的"数值"到"行标签"。也可将ICD字段拖动到"报表筛选"框中,对不同疾病费用进行分析。这里的"行""列""数据"中的字段都可以不止一个,输出透视表结果如图4-3-16所示。

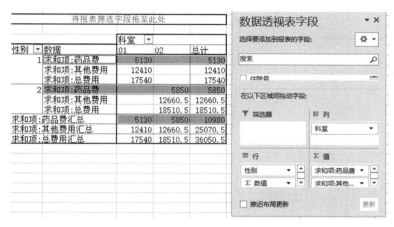

▲ 图4-3-16　数据透视表字段列表设置

二、数据透视表的编辑

当透视表源数据内容更新后,需更新透视表内容,通过单击"选项"选项卡→"数据"选项组→"刷新"命令,即可刷新透视表数据。如需在打开文件时自动刷新数据,可单击"选项"选项卡→"数据"选项组→"选项"命令,弹出"数据透视表选项"对话框,如图4-3-17所示。在"数据"标签中选择"打开文件时刷新数据",可通过单击"数据透视表工具"中的"设计"选项卡,实现更改数据透视表样式、布局等。

透视表生成后如需在透视表中筛选符合某一条件的数据,可将插入点定位到透视表任意位置,单击数据透视表工具的"分析"选项卡→"筛选"选项组→"插入切片器"命令选定需要按条件筛选的字段(如所有字段)→单击"确定"按钮后,将按给定字段分别打开多个对话框,可按某字段的内容筛选出符合该条件的透视表,如图4-3-18、图4-3-19所示。

三、清除数据透视表

单击"数据透视表工具"中的"选项"选项卡→"操作"选项组→"清除"→选择"全部清除"命令,即可清除数据透视表。

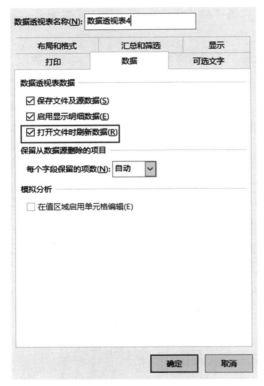

▲ 图4-3-17 "数据透视表选项"对话框

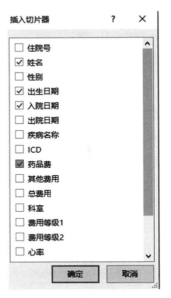

▲ 图4-3-18 插入切片器

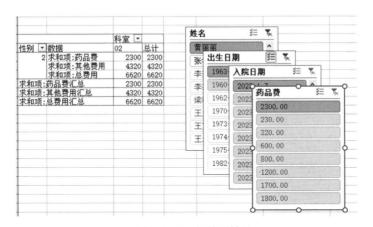

▲ 图4-3-19 切片器效果

4.3.6 合并计算数据

Excel的合并计算不仅可以进行求和汇总，还可以进行求平均值、计数统计和求标准差等运算，它可以将各单独工作表中的数据合并计算到一个主工作表中。单独的Excel工作表可以与主工作表在同一个工作簿中，也可以位于其他工作簿中。

通过合并计算的方法汇总一个或多个数据源区中的数据，可完成多张数据表格的汇总等数据处理。"合并计算"的主要功能是将多个区域的值合并到一个新区域。

一、多区域汇总

图4-3-20分别记录了2022年第一季度和第二季度的医院部分科室出院人数统计。现将两季度出院人数汇总合并，具体操作如下：

2022年第一季度				2022年第二季度	
科室	出院人数			科室	出院人数
消化内科	652			消化内科	520
心内科	879			心内科	760
老年病科	271			老年病科	300
全科医学科	77			全科医学科	100
内分泌科	343			内分泌科	400
神经内科	798			神经内科	803
血液内科	184			血液内科	203
风湿免疫	179			风湿免疫	189
肾内科	249			肾内科	315
肿瘤科	291			肿瘤科	403
骨外科	1527			骨外科	1800
神经外科	337			神经外科	421
普外科	599			普外科	609
泌尿外科	300			泌尿外科	295

▲ 图4-3-20　部分科室出院人数统计

1. 调出合并计算对话框　先选中需要存放结果的起始单元格，以C20单元格为例，点击"数据"选项卡→"数据工具"选项组→"合并计算"对话框，如图4-3-21所示。

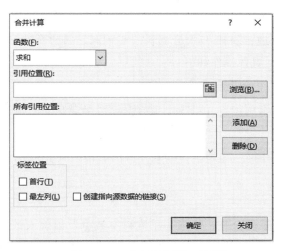

▲ 图4-3-21　"合并计算"对话框

2. 添加数据区域　在引用位置使用 选择第一季度数据A3:B17，然后点击"添加"，再选择第二个区域E3:F17的第二季度数据，点击"添加"。完成两个区域数据添加，如图4-3-22所示。

其中的函数可根据实际问题进行求和、计数、平均、方差等处理。此处计算出院总人数，函数默认选择求和。在标签位置，勾选首行和最左列，如图4-3-23所示。

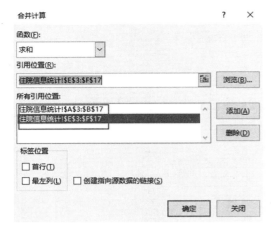

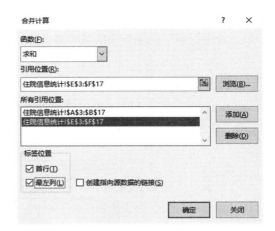

▲ 图4-3-22　添加数据区域　　　　　　　▲ 图4-3-23　标签设置

最后单击确定。合并计算后数据如图4-3-24所示，完整计算出了各科室出院人数。

二、求和

对数据按条件求和，除可以使用Sumif函数或透视表来实现外，合并计算也可以完成此类汇总，将杂乱无章的数据按条件求和。图4-3-25所示的第一季度、第二季度各科室患者出院数据信息混杂，使用合并计算功能可以方便、快捷地计算出如内分泌科、心内科、神经外科、普外科、肿瘤科出院人数。具体操作如下：

1. 选中目标区域D3:E7，调出合并计算对话框。

2. 使用添加数据的引用位置A3:B31，选中标签位置处的首行和最左列选项。

3. 单击确定。效果如图4-3-26所示，准确计算出了相关科室的出院人数。

科室	出院人数
消化内科	1172
心内科	1639
老年病科	571
全科医学科	177
内分泌科	743
神经内科	1601
血液内科	387
风湿免疫	368
肾内科	564
肿瘤科	694
骨外科	3327
神经外科	758
普外科	1208
泌尿外科	595

▲ 图4-3-24　合并计算后数据

三、多表汇总数据

合并计算也可应用于多表合并，如第一季度科室数量及出院人数未变，第二季度新增了皮肤科、产科、急诊科及其出院人数的统计，现根据需要将它们合并成一张表格，如图4-3-27、图4-3-28所示，具体操作如下：

选择结果存放区域的起始单元格，如选择第二季度出院人数表格中的F2单元格。然后调出合并计算对话框，将第一季度、第二季度表中数据添加至引用位置，并选中标签位置处的首行和最左列。单击确定，效果如图4-3-29所示，合并表中既实现了第一季度、第二季度出院人数中相同科室的合并计算，又将第二季度新增加的三个科室的人数合并至新表中。

▲ 图4-3-25　各科室出院数据

▲ 图4-3-26　合并计算求和效果

▲ 图4-3-27　第一季度出院人数

▲ 图4-3-28　第二季度出院人数

▲ 图4-3-29　多表合并计算

4.3.7　模拟分析

模拟分析（simulation analysis）是对表格中数据的变化情况进行模拟，并分析出该数据变化后所导致其他数据变化的结果，即单元格中更改值，进而查看这些更改将如何影响工作表中公式结果的过程。Excel提供了方案管理器、单变量求解、模拟运算表3种模拟分析工具。其中，方案管理器和模拟运算表可获取一组输入值并确定可能的结果，单变量求解则针对希望获取的结果确定生成该结果的可能的输入值。

一、方案管理器

方案管理器是整合不同方案的管理工具。Excel中方案管理器能够帮助用户创建和管理方案。每个方案允许建立一组假设条件，自动产生多种结果，并可直观地观察每个结果的显示过程，还可以将多种结果存放在一个工作表中进行比较。使用方案管理器分析数据时，首先需创建方案，然后执行方案，以查看不同方案的执行结果。下面以贷款购房为例，介绍方案管理器的使用：现有多家银行可提供贷款，需根据自己的收入及支出情况，决定采用哪种方案。

银行1：允许贷款 500 000 元，年利率 5.15%，贷款年限 10 年。

银行2：允许贷款 600 000 元，年利率 5.60%，贷款年限 20 年。

银行3：允许贷款 800 000 元，年利率 5.88%，贷款年限 30 年。

1. 创建方案

（1）输入数据及公式 建立如图4-3-30所示的预测模型，并在单元格B4中输入公式"=PMT（B3/12，B2*12，-B1）"，计算出每种方案下的月还款额度。

	A	B	C	D	E	F
	贷款金额	500000	600000	800000		
	贷款年限	10	20	30		
	月利率	5.15%	5.60%	5.88%		
	月还款额	¥5,340.01	¥4,161.29	¥4,734.86		=PMT(B3/12,B2*12,-B1)

▲ 图4-3-30 预测模型

（2）选中可变单元格B4。

（3）单击"数据"选项卡"数据工具"选项组中的模拟分析按钮，选择"方案管理器"，打开"方案管理器"对话框，如图4-3-31所示。

（4）单击"添加"按钮，出现如图4-3-32所示的"添加方案"对话框。

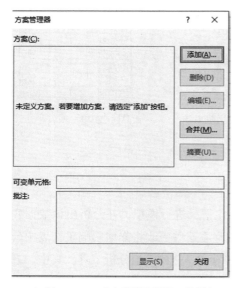

▲ 图4-3-31 "方案管理器"对话框

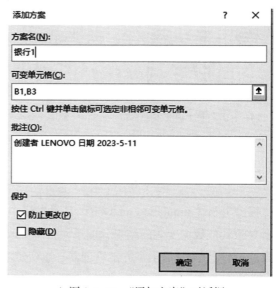

▲ 图4-3-32 "添加方案"对话框

在"方案名"中输入方案名称，如输入"银行1"，在可变单元格编辑框中显示选择的变量单元格或单元格区域，可以在可变单元格中指定可变变量的单元格。本例中贷款额度和年利率设为可变变量，故在可变单元格中输入"B1，B3"，将B5作为目标单元格，单击"确定"按钮，出现如图4-3-33所示的"方案变量值"对话框。分别在对应可变单元格中输入具体贷款额度和年利率，为了后续生成"摘要"报表时能够体现标题列，可变单元格的名称设置与标题列的文字应一致，否则在"摘要"报表中标题列将用可变单元格的地址如图4-3-33中的"$B$3"显示，使报表的可读性变差。可通过右键选中需要设置名称的单元格B3，选择定义名称，在弹出的对话框的名称输入框中键入"年利率"后点击确定，如图4-3-34所示。依次选中B1、B4，并为其设置单元格名称为贷款额度、月还款额。

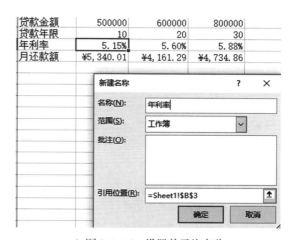

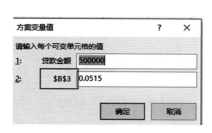

▲ 图4-3-33　"方案变量值"对话框　　　　　▲ 图4-3-34　设置单元格名称

（5）单击"确定"按钮，返回方案管理器对话框，在方案列表中可见已创建的"银行1"方案。

（6）重复步骤（3）～（5），依次创建银行2、银行3方案。

（7）单击"关闭"按钮，完成所有方案的创建。

如需对已创建的方案进行修改，可在"方案管理器"对话框的方案中选择需要修改的方案，然后单击"编辑"按钮进行修改。如需删除方案，可单击"删除"按钮进行删除。

2. 显示方案　方案创建后，可随时显示方案，查看模拟结果，具体步骤如下：

（1）打开含有创建好方案报表的工作表，打开"方案管理器"对话框。

（2）在方案列表中单击要显示的方案名，然后单击"显示"按钮，在工作表中显示该方案的对应信息。

3. 摘要报告　创建方案后，可以通过建立摘要报告的方式，显示所有方案及各自的输入值和目标值，以供决策选择。具体步骤如下：

（1）打开含有创建好方案的工作表，打开"方案管理器"对话框。

（2）单击"摘要"按钮，打开方案摘要对话框，如图4-3-35所示。

（3）在"方案类型"中选择"方案摘要"单选按钮。

（4）"结果单元格"中，输入包含每个方案结果目标值的单元格，多个目标单元格之间以逗号分隔。

（5）单击"确定"按钮，在当前工作表左侧插入"方案摘要"工作表，显示各种方案的结果，如图4-3-36所示。

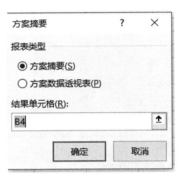

▲ 图4-3-35 "方案摘要"对话框

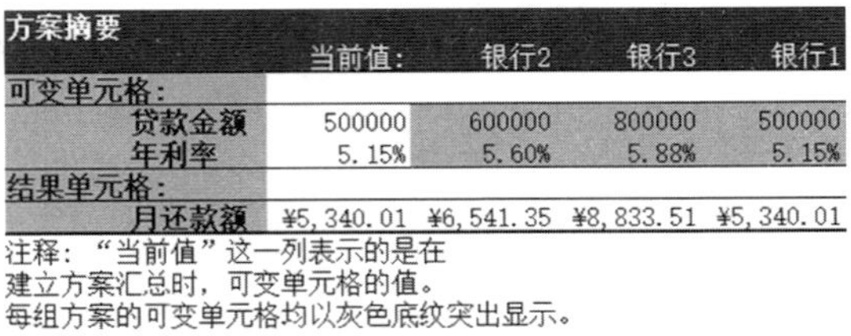

方案摘要				
	当前值：	银行2	银行3	银行1
可变单元格：				
贷款金额	500000	600000	800000	500000
年利率	5.15%	5.60%	5.88%	5.15%
结果单元格：				
月还款额	¥5,340.01	¥6,541.35	¥8,833.51	¥5,340.01

注释："当前值"这一列表示的是在建立方案汇总时，可变单元格的值。
每组方案的可变单元格均以灰色底纹突出显示。

▲ 图4-3-36 方案摘要报告

二、单变量求解

在单变量数据表中，可通过一个变量取不同的值时，查看它对一个或多个公式的影响，以图4-3-30中预测模型中数据为例，综合考虑收入、支出及预期每月可还额度等因素，当利率、贷款年限或贷款额度变化至可接受区间时，向银行贷款。以预期每月可还款4 000元为例，通过单变量求解分析，确定利率、贷款年限或贷款额度值，以供决策。操作步骤如下：

1. 以图4-3-30中预测模型中数据为例，将光标定位于C5。

2. 单击"数据"选项卡"数据工具"选项组中的"模拟分析"按钮，在展开的下拉列表中选择"单变量求解"选项，打开"单变量求解"对话框。

3. 在"目标单元格"编辑框中显示目标值的单元格地址（即输入公式所在的单元格）；在"目标值"编辑框中输入希望得到的结果值（即公式需要得出的最终值）。本例在目标值中输入预期还款额4 000；在"可变单元格"编辑框中输入能够得到目标值的变量所在的单元格地址（即要求的变量），此处以选择年利率所在的单元格C4为例，如图4-3-37所示。

4. 单击"确定"按钮，打开"单变量求解状态"对话框，自动进行迭代计算，计算结束后在数据区域中的可变单元格中显示单变量求解值，如图4-3-38所示。

由计算结果可知，当贷款年利率由5.6%降为5.12%时，可满足贷款额度为600 000元，还款年限20年。重复以上步骤通过设定不同的可变单元格，可分别测算出贷款额度为576 744.911元或贷款年限为21.55年时可实现月还款4 000元的预期。

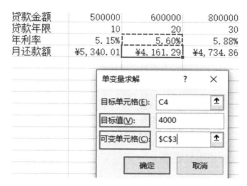

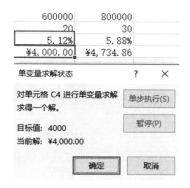

▲ 图4-3-37　单变量求解　　　　　　　　　▲ 图4-3-38　单变量求解值

三、模拟运算表

模拟运算表是进行预测分析的一种工具，它可显示工作表中一个或多个数据变量的变化对计算结果的影响，求得某一过程中可能发生的数值变化，同时将这一变化列在表中以便于比较。运算表根据需要观察的数据变量的多少可以分为单变量数据表和多变量数据表两种形式，两种形式操作方法相同。此处选择对公式中两个变量的变化进行模拟，分析不同变量在取值不同时公式运算结果的变化情况及关系，应用双变量模拟运算表，预测不同贷款额度、不同年限下的月还款额。使用双变量模拟运算功能的具体操作如下：

1. C13单元格输入"＝C4"。

2. 设定输入变量值，在行、列分别输入贷款额度、还款年限。

3. 选中要创建模拟运算的单元格区域，单击"数据"选项卡"数据工具"选项组中的"模拟分析"按钮，打开"模拟运算表"对话框。

4. 依次输入"模拟运算表"对话框中的所引用的行和列变量所在的单元格，本例中的行为贷款额度，列为还款年限，故分别选择C1和C2为所引用的行和列，如图4-3-39所示。

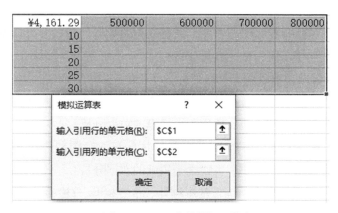

▲ 图4-3-39　双变量模拟运算表

5. 单击"确定"按钮，在选中的单元格区域自动生成模拟运算表，如图4-3-40所示，从中可看出，每种贷款额度、还款年限下的月还款额。

¥4,161.29	500000	600000	700000	800000
10	5451.12262	¥6,541.35	7631.5717	8721.796
15	4111.99822	4934.397862	5756.7975	6579.197
20	3467.73758	4161.285092	4854.8326	5548.38
25	3100.36865	3720.442376	4340.5161	4960.59
30	2870.3949	3444.473884	4018.5529	4592.632

▲ 图4-3-40 双变量模拟运算结果

4.3.8 卡方检验

卡方检验是由Karl Pearson于1900年发明的用于检验2个及以上样本的实际观测值与理论推断值之间的拟合程度的统计方法。在医学领域，卡方检验被广泛应用于研究疾病的发病机制、诊断方法和治疗效果分析等方面。卡方检验是一种假设检验方法，属于非参数检验。简单来说，卡方检验用于比较定量变量之间是否存在关系。在卡方检验中，只要获得每个细分类别的频率，就可以计算出它们之间的卡方统计量，而无须了解数据的真实分布情况，易于操作。另外，卡方检验可以用来分析包括频率分布在内的各种数据关系，而且可以应用于多元数据分析，显示不同类别间的数据（如性别、出生年份与收入）的关系，卡方检验的核心思想是计算模型期望与样本实际之间的差异。卡方检验研究实际观测值与理论值之间的偏离程度，实际观测值与理论值之间的偏离程度决定卡方值的大小，卡方值越大，偏差越大；卡方值越小，偏差越小，越趋于符合；若两个值完全相等，卡方值为0，表明实际观测值与理论值完全符合。

1. 卡方检验的常用软件　在进行卡方检验时，可以使用统计软件来完成数据的分析。以下是一些常用的卡方检验软件：

（1）SPSS：SPSS是一种广泛使用的统计软件，包含了卡方检验等多种常用的统计方法，可以用于数据的整理、分析、可视化等方面。

（2）SAS：SAS是一种专业的统计软件，具有强大的数据处理和分析功能，包含多种卡方检验的实现方法，可以适用于不同领域的数据分析。

（3）R：开源统计软件，可以用于数据分析、可视化等多个方面。

（4）Excel：Excel没有提供卡方检验的分析工具，可以通过函数CHITEST实现P值的计算，但是使用函数前需要先计算出理论值。适用于小规模的数据分析。

（5）GraphPad Prism：GraphPad Prism是一种常用的科学绘图和数据分析软件，其中包含卡方检验等多种统计方法，适用于医学、生物学等领域的数据分析。

（6）医学统计助手：功能丰富，包含基本统计、卡方检验、t检验、z检验、秩和检验、游程检验等功能。

本例样本数据较小，选用操作简单的、基于Excel函数的方法进行卡方检验。

2. 卡方检验的步骤

（1）选择检验的类型和方法：在进行卡方检验前，应先根据检验要求确定检验的类型，即针对数据或分组实验数据，选择卡方检验计算表或计算公式，然后进行统计。

（2）收集并统计数据：收集和归类数据，统计每个样品组的数据，求出个体频率或归类频率。

（3）计算检验值：根据卡方检验模型和计算表或计算公式，计算出卡方值。

（4）检验结果：比较卡方值与定义的卡方检验表值，如果卡方值大于卡方分布表值，在规定的概率水平、样本量的条件下，可以拒绝原假设，即推断双方总体有显著性差异。

一、建立Excel数据

本例基于图4-3-1的患者住院信息表中数据，将患者住院总费用进行分组，设5 000元及以上为高费用，5 000元以下为低费用，比较男性、女性患者费用构成（高低程度或高费用率差异有无统计学意义。用Excel进行卡方检验时，常采用四格表进行数据录入，数据的录入方式是将实际值和理论值分别录入至四个单元格中，即分别计算患者住院信息中男性、女性费用高于5 000元人数并录入四格表中，如图4-3-41所示。

二、计算理论值

根据公式：$T11 = (a+c)(a+b)/(a+b+c+d)$；$T12 = (b+d)(a+b)/(a+b+c+d)$

$T21 = (a+c)(c+d)/(a+b+c+d)$；$T22 = (b+d)(c+d)/(a+b+c+d)$

获得高低费用实际人数的理论值，如图4-3-42所示。

		低费用	高费用	合计
	A组	a	b	a+b
	B组	c	d	c+d
	合计	a+c	b+d	a+b+c+d
		低费用	高费用	合计
实际值	男	3	2	5
	女	4	1	5
	合计	7	3	10
理论值	男	T11	T12	
	女	T21	T22	

▲ 图4-3-41　四格表数据录入

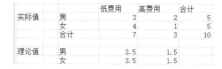

▲ 图4-3-42　理论值计算

三、使用函数"CHISQ. TEST""CHISQ. INV. RT"计算概率和卡方值

1. 选择表中任一空白单元格，用于存放概率 P 值的计算结果，单击"公式"选项卡的"函数库"组中的"fx"快捷键，打开函数对话框。

2. 在"或选择类别"框中选择"统计"项，然后在"函数名"栏内选择"CHISQ.TEST"函数，单击"确定"按钮，如图4-3-43所示。

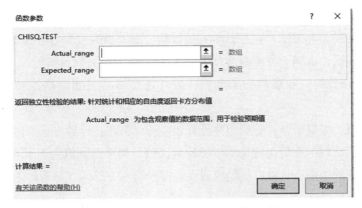

▲ 图4-3-43　CHISQ.TEST函数对话框

3. 在"Actual_range"项的输入框内输入实际值（a、b、c、d）的起始单元格和结束单元格的行列号，在"Expected_range"项的输入框内输入理论值（T11、T12、T21、T22）的起始单元格和结束单元格的行列号，起始单元格和结束单元格的行列号之间用"："分隔。数据输入后，单击"确定"按钮，单元格显示P值，如图4-3-44所示。

4. 依次重复以上3个步骤，调出函数CHISQ.INV.RT（Probability，degfreedom），函数使用后将返回卡方检验概率对应的卡方值，参数Probability代表概率值P，Degfreedom代表自由度，对于R×R交叉表自由度为R–1，故本例中其自由度为2–1＝1。单击"确定"按钮，得出卡方值：0.434 381 02，如图4-3-45所示。

从P值或卡方值可以看出，男性、女性患者费用构成差异无统计学意义，说明不同性别患者住院费用等级相同。

		低费用	高费用	合计
实际值	男	3	2	5
	女	4	1	5
	合计	7	3	10
理论值	男	3.5	1.5	
	女	3.5	1.5	
P值	0.49015296			

▲ 图4-3-44　P值

		低费用	高费用	合计
实际值	男	3	2	5
	女	4	1	5
	合计	7	3	10
理论值	男	3.5	1.5	
	女	3.5	1.5	
P值	0.49015296			
卡方值	0.43438102			

▲ 图4-3-45　卡方值

任务4-4　创建和编辑患者体温图表

【任务描述】

1. 将患者体温数据以图表形式显示。

2. 患者体温数据图表的编辑。

3. 图表的布局。

4. 通过图表分析数据规律、趋势。

【知识点分析】

4.4.1 图表的基本知识

一、图表的类型

Excel图表的类型系统中有柱形图、折线图、饼图、条形图、面积图、XY散点图、股价图、曲面图、雷达图、树状图、旭日图、直方图、箱形图、瀑布图、组合图15种，每种图表类型有多种变形，其中柱形图为默认图形。各种图表类型之间可以相互转换，但一般情况下需要根据数据的性质绘制相应的图形。查看图表类型操作如下：

1. 将光标点定位于数据区域，选择"插入菜单"选项卡→图表功能区→单击 打开"插入图表"对话框，内含推荐图表和所有图表类型，如图4-4-1所示。

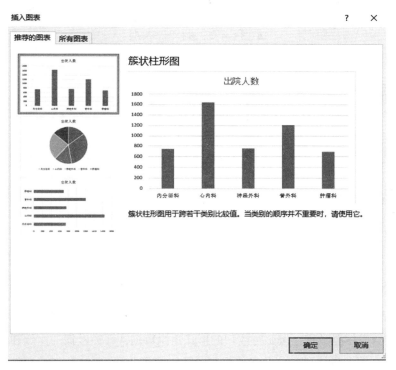

▲ 图4-4-1 "插入图表"对话框

2. 若要查看所有可用的图表类型，单击"插入图表"对话框中所有类型选项，然后单击"浏览图表类型"。将鼠标指针指向该类型右侧的图形类型时，显示此类型的特点，可根据不同的需要，选择某一图表类型后，单击"确定"按钮，如图4-4-2所示。

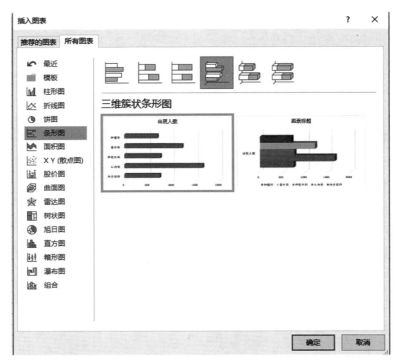

▲ 图4-4-2　选择图表类型

二、图表的结构

数学中经常使用坐标来表示数据点，再通过点来绘制各种图形。Excel中的图表与此类似，它分别用垂直方向的数轴（Y轴）和水平方向的数轴（X轴）来确定数据点，X轴相当于工作表中的行，Y轴相当于工作表中的列。在图表中，X轴是分类坐标轴（主语），Y轴是数轴（谓语）。

4.4.2　图表的创建

选定数据列表，使用"插入"选项卡中的"图表"选项组，制作各种类型的图表。完成创建和编辑患者体温图表的过程如下：

一、数据整理

1.绘制图表所需体温数据　按照行或列的形式组织数据，并在数据的左侧和上方分别设置行标签和列标签，本例中将姓名和住院号作为行标签，日期作为列标签。Excel会自动确定将数据绘制在图表中的最佳方式。

2.选择制作图表的数据区域　如果绘制图表中的数据不在连续的单元格区域中，只要选择的区域为矩形，便可以选择不相邻的单元格或区域。还可以隐藏不想绘制到图表中的行或列。如果只选择一个单元格，则Excel自动将紧邻该单元格且包含数据的所有单元格绘制到图表中。本例以将光标点定位于体温数据表任一单元格的方式选中整个数据区域。

二、选择图表类型

将光标点定位于数据区域，选择"插入菜单"选项卡→"图表功能区"→单击⬛，打开"插入图表"对话框，选择"推荐的图表类→簇状图类型"，单击"确定"，完成图表的创建，如图4-4-3所示。

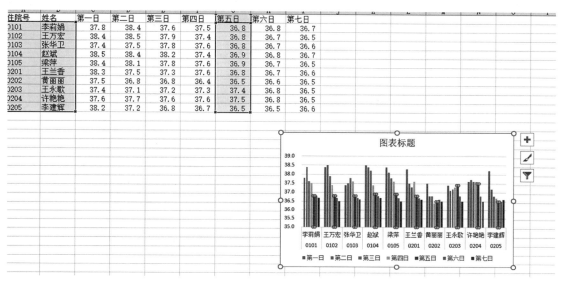

▲ 图4-4-3　簇状图

从图中看出，图表将患者每日的体温以不同的颜色、数值展现，与此同时，图表中的温度值与表格中的数值建立起关联，实现了同步更改、更新。

可通过图表工具选项卡→设计→图表样式选择不同的图表类型，如图4-4-4所示为选择折线类型后的效果。

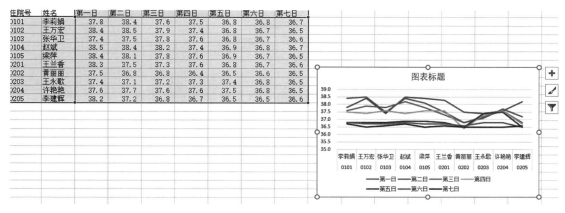

▲ 图4-4-4　折线图

4.4.3　图表的编辑

一、图表的设计

1. 图表位置　默认情况下，图表以嵌入的形式放在当前工作表中。如果要将图表放在单独的图表工作表中，则可以通过执行下列操作来更改其位置：

（1）单击图表中的任意位置将其激活。显示"图表工具"及其"设计"和"格式"选项卡。

（2）在"设计"选项卡中单击"移动图表"按钮，打开"移动图表"对话框，如图4-4-5所示。

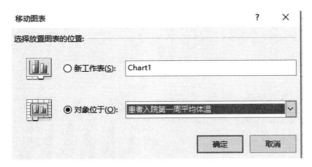

▲ 图4-4-5　"移动图表"对话框

（3）在"选择放置图表的位置"下，执行下列操作以确定位置。

若要将图表显示在新工作表中，可选择"新工作表"，并可在"新工作表"框中键入新的名称，然后单击"确定"按钮。如需将图表显示为工作表中的嵌入图表，可选择"对象位于"，然后在"对象位于"框中单击相应的工作表，然后单击"确定"按钮。

2. 图表标题

（1）单击图表中的图表标题框，输入"患者体温"，如图4-4-6所示。

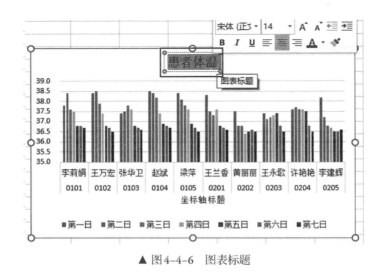

▲ 图4-4-6　图表标题

（2）右键选中患者体温标题框，弹出"设置图表标题格式"对话框，如图4-4-7所示，可以根据需要对标题的样式、填充、轮廓进行设置。

（3）单击图4-4-7中的 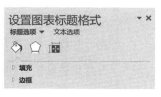，可对标题的文本和属性进行设置。

3. 坐标标题

（1）单击"患者体温"图表，选中图表中的图表元素后，选择坐标轴标题中的主要横坐标轴和主要纵横坐标轴选项。

（2）在图表中显示的"坐标轴标题"文本框中，分别将横坐标轴标题设为"日期"，将纵坐标轴标题设为"体温"。

▲ 图4-4-7　"设置图表标题格式"对话框

（3）如需设置坐标轴标题文本的格式，右键选择标题文本，然后对坐标轴标题进行编辑、设置，如图4-4-8所示。

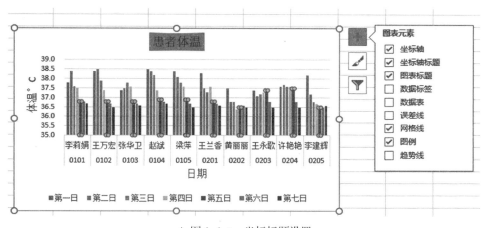

▲ 图4-4-8　坐标标题设置

二、图表的布局

1. 快速布局　单击图表中的任意位置，显示"图表工具"。在设计"选项卡""图表布局"选项中，单击快速布局的 ▼，可从系统默认的11种布局中任选一种方式。选择布局后，可以使用 ▼ 对图表元素进行增加、删除、转换行列操作。如图4-4-9所示为进行行列转换及未显示第三日体温效果图。

2. 添加图表元素　单击"图表布局"中的"添加图表元素"，打开图表元素列表，除可对坐标轴、标题设置外，还可以添加数据标签、图例、网格线等图表元素。如图4-4-10所示即为将图表元素数据标签设置为"外"，图例设置为"右侧显示"，数据表设置为"显示图例项标示效果"。

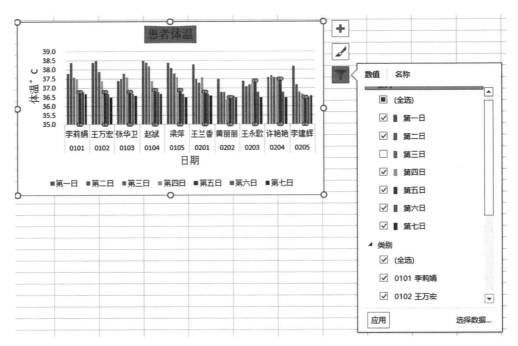

▲ 图4-4-9 更改布局

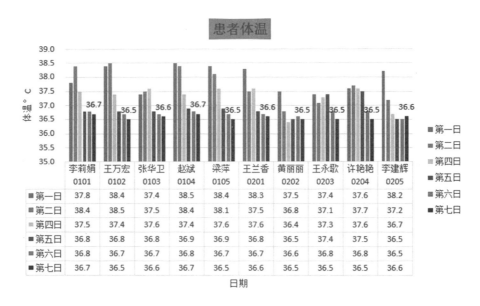

	李莉娟 0101	王万宏 0102	张华卫 0103	赵斌 0104	梁萍 0105	王兰香 0201	黄丽丽 0202	王永歌 0203	许艳艳 0204	李建辉 0205
■第一日	37.8	38.4	37.4	38.5	38.4	38.3	37.5	37.4	37.6	38.2
■第二日	38.4	38.5	37.5	38.4	38.1	37.5	36.8	37.1	37.7	37.2
■第四日	37.5	37.4	37.6	37.4	37.6	37.6	36.4	37.3	37.6	36.7
■第五日	36.8	36.8	36.8	36.9	36.9	36.8	36.5	37.4	37.5	36.5
■第六日	36.8	36.7	36.7	36.8	36.7	36.7	36.6	36.8	36.8	36.5
■第七日	36.7	36.5	36.6	36.7	36.5	36.6	36.5	36.5	36.5	36.6

日期

▲ 图4-4-10 添加图表元素

思政案例4-1 创新发展，持之以恒——世界上最大的单口径射电望远镜FAST建设团队

1994年，中国科学院国家天文台研究员南仁东在国际天文学联合会上听说美国有建设大型射电望远镜的计划，他意识到这是中国赶超的机会。随后，他开始酝酿在中国建设大型射

电望远镜的想法，带领团队进行了长达10年的论证和选址工作。2006年国家发改委正式批准FAST建设项目，2011年项目开工建设，2016年9月25日FAST落成启用，成为世界上最大的单口径射电望远镜。FAST建设项目的主要发起人和首席科学家的南仁东，为这个项目奋斗了22年，直到生命的最后一刻。他常说"我们不能永远仰望别人的星空"，他希望通过FAST，使中国在射电天文学领域走在世界前列，为人类探索宇宙奥秘作出重大贡献。

FAST建设团队的事迹启示我们：科技创新需要远见卓识，更需要持之以恒的努力。我们应该学习南仁东团队的家国情怀和科学精神，将个人理想融入国家发展的大局，勇于创新，敢于攻坚克难。

【学习小结】

本章通过四个任务主要介绍Excel 2016软件的基本使用方法，包括工作表的创建、格式化及打印；利用公式及函数对工作表中的数据进行处理与分析；利用数据列表对数据进行筛选、排序、分类汇总及数据透视表的使用，图表的制作方法；通过具体事例展现了模拟分析、合并计算、卡方检验的使用方法。

（吴方　刘二林）

复习参考题

一、单项选择题

1. 在Excel 2016中，定义某单元格的格式为0.00，在其中输入"=0.567"，点击确定后单元格内显示
   A. FALSE
   B. 0.565
   C. 0.57
   D. 0.56

2. 假设A1为文字"50"，A2为数字"4"，A3为数字"0"，A4为空，若在B2中输入"=COUNT（A1:A4）"，则值为
   A. 1
   B. 10
   C. 3
   D. 2

3. 在Excel 2016工作表中，错误的单元格地址是
   A. C$66
   B. C6$6
   C. $C66
   D. $C$66

4. 在Excel 2016中，A1:D1区域中各单元格中的数据分别是100、200、300、400，E1单元格中的公式是"=MAX（A1:D1）/100"，则E1单元格结果显示为
   A. 1
   B. 2
   C. 3
   D. 4

5. 在Excel 2016中，对数据表作分类汇总前，先要
   A. 按分类关键字排序
   B. 筛选
   C. 选中
   D. 按任意列排序

二、简答/操作题

1. 在Word中设计一个居民健康知识问卷调查表，在Excel中输入10例调查数据。要求字符型、日期型、数值型数据，定性数据采用代码化录入方法，并对数据进行统计分析，对定性数据（如性别）求每类合计及构成，定量数据（如年龄）求和及求平均数。

2. 打印患者信息表时，如何在每页都显示相同的标题行？

3. 数据筛选中的高级筛选条件设置，同行不同列的条件以及不同行的条件分别进行哪种运算？在患者住院信息表中要筛选药品费用大于1 500元的男性患者（性别＝1）应如何设置筛选条件？

4. 分类汇总中的分类字段可以是哪种类型，如何得到不同汇总方式结果（如通过性别对药品费汇总同时得到不同性别药品合计以及平均药品费用）？要将数据筛选后所得到的结果和分类汇总后得到分类的结果复制到其他单元格，都可以直接用复制粘贴方法吗？

5. 要将每名患者的总费用绘制成条形图，应如何操作？如何做药品费用（X）和其他费用（Y）的散点图？

演示文稿制作软件

学习目标

知识目标	1. 掌握演示文稿制作软件的基本环境及启动和退出；创建演示文稿的方法、幻灯片的编辑方法。 2. 熟悉美化演示文稿的方法、幻灯片的动画设计方法；幻灯片的放映方法及演示文稿的打印。 3. 了解幻灯片的打包和发布。
能力目标	根据演示文稿制作的需求，熟练使用制作精美的演示文稿，不断提高逻辑思维能力与审美能力，解决工作生活中演示文稿实际应用问题。
素质目标	在演示文稿处理过程中，培养严谨的作风、实事求是的科学态度、良好团队合作和创新精神。

演示文稿的作用是将信息从演讲者传达给听众，通常是演示、介绍、讲座或演讲，旨在告知、说服、启发、激励、展示新的想法或产品。本章将以演示文稿制作软件 PowerPoint 2016 为例，讲解演示文稿的制作。PowerPoint 2016 是一个功能强大的，集文字、图形、图像、声音及视频于一体的多媒体演示文稿软件，利用它可以轻松地将要表达的信息以文字 + 图像 + 声音 + 动画 / 视频等方式，图文并茂地展现出来，搭配适当的幻灯片切换效果和动画效果，可以使演示文稿具有形象生动的视觉效果。PowerPoint 演示文稿软件广泛应用于演讲、报告、产品演示和课件制作等领域，借助演示文稿，可更有效地进行表达和交流。

任务 5-1　建立"高血压病的健康教育"演示文稿

【任务描述】

根据下列要求建立"高血压病的健康教育"演示文稿：

1. 使用"主题"为"水滴"（蓝色方案）的模板，创建演示文稿。

2. 第 1 张幻灯片版式采用"标题幻灯片"，标题为"高血压病的健康教育"，标题文字对齐方式为"分散对齐"，字体为"华文彩云"，字号为 44，加粗，字体颜色采用"粉红色，个性色 5，深色25%"。副标题为"附属医院 心内科"，字体为"宋体"，字号为28，加粗，字体颜色"黑色，文字1"。设置结果如图5-1-1所示。

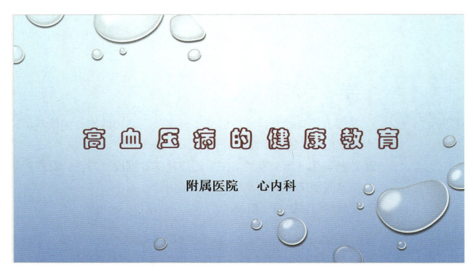

▲ 图5-1-1 任务5-1：幻灯片1

3. 第2张幻灯片版式采用"标题和内容"，在文本框中输入如图5-1-2所示内容，插入图片"doctor.jpg"，适当调整图片大小和位置。

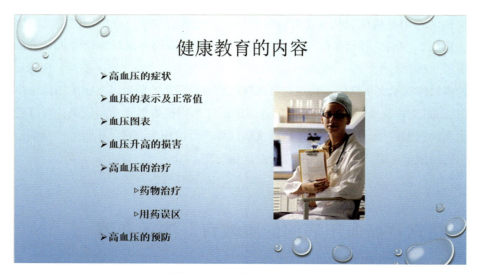

▲ 图5-1-2 任务5-1：幻灯片2

4. 第3张幻灯片的版式为"两栏内容"，在两栏中分别输入相关内容，设置两栏的边框颜色为"蓝色，个性色1"，如图5-1-3所示。

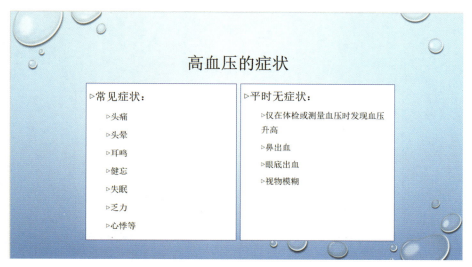

▲ 图5-1-3 任务5-1：幻灯片3

5. 第4张幻灯片版式采用"标题和内容"，输入如图5-1-4所示的内容，并插入3×7表格，设置表格样式为"中度样式2-强度1"，输入内容并设置表格中文本居中。

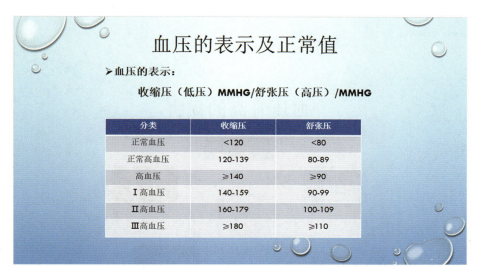

▲ 图5-1-4 任务5-1：幻灯片4

6. 第5张幻灯片版式采用"标题和内容"，标题输入"血压图表"，建立Excel图表，"设置数据标签格式"，舒张压中显示"类别名称"和"值"，并设置坐标轴格式，将纵轴最大值改为"160"，如图5-1-5所示。

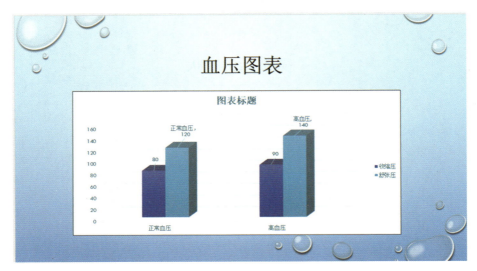

▲ 图5-1-5　任务5-1：幻灯片5

7. 第6张幻灯片版式为"标题和内容"，标题文本为"血压升高的损害"；插入"SmartArt图形"中的"射线群集"；输入相关内容文本，并设置中心形状字体大小为"28"，四周形状字体大小为"16"；设置图形"更改颜色"为"彩色-强调文字颜色"，并适当调整各形状的大小和位置，如图5-1-6所示。

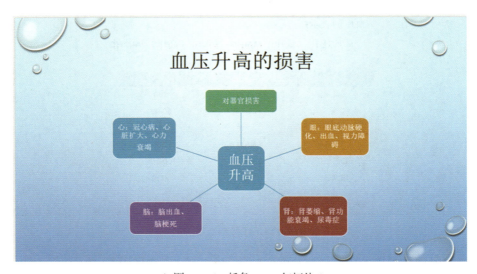

▲ 图5-1-6　任务5-1：幻灯片6

8. 第7张幻灯片版式为"内容与标题"，标题文本为"高血压的治疗"，将"背景样式"设置为"渐变填充"，"颜色"设置为"蓝色，个性色1"，输入文本内容，如图5-1-7所示。

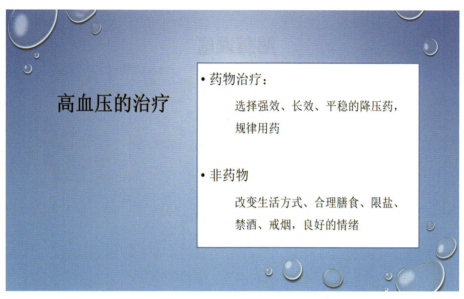

▲ 图5-1-7　任务5-1：幻灯片7

9. 第8张幻灯片版式为"标题和内容"。将"背景样式"设置为"图片或纹理填充","纹理"设置为"画布",并"隐藏背景图形",输入文本内容。插入给出的两个".gif"文件,如图5-1-8所示。

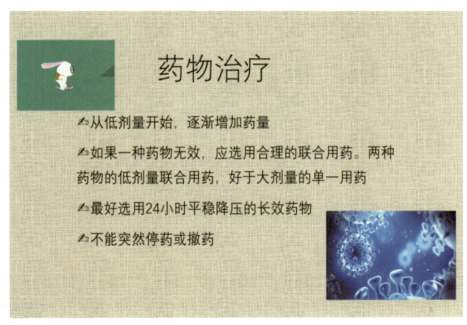

▲ 图5-1-8　任务5-1：幻灯片8

10. 第9张幻灯片版式为"仅标题",标题文本输入"用药误区",背景颜色选择"纯色填充",颜色值为RGB(204,221,234)、"隐藏背景图形"。插入形状,如图5-1-9所示。

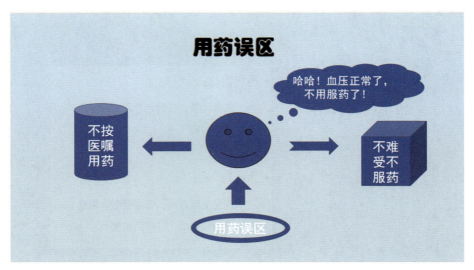

▲ 图5-1-9　任务5-1：幻灯片9

11. 第10张幻灯片版式为"空白"，插入图片作为背景，插入艺术字"高血压的预防"，"文本效果"设置为"桥形"，"文字填充"设置为"标准色-绿色"，插入如图5-1-10所示的图片，设置图片透明色。

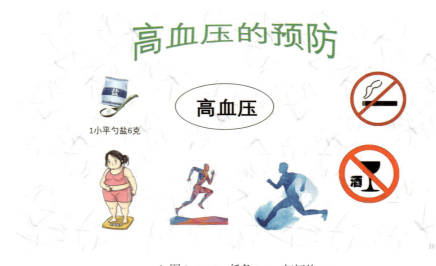

▲ 图5-1-10　任务5-1：幻灯片10

12. 在幻灯片母版右上角插入人民卫生出版社"徽标"，在"日期区"中插入"时间和日期"，并选择为"自动更新"。在"页脚区"中插入"人民卫生出版社"，在"数字区"中显示幻灯片编号，并勾选"标题幻灯片中不显示"复选框，如图5-1-11所示。

13. 为幻灯片添加备注，内容自定。

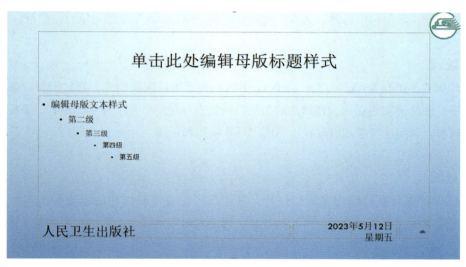

▲ 图5-1-11　任务5-1：幻灯片11

【知识点分析】

5.1.1　PowerPoint 2016 的基本概念

一、演示文稿

把所有为某一个演示而制作的幻灯片单独存放在一个PowerPoint文件中，这个文件就称为演示文稿。演示文稿由演示时用的幻灯片、发言者备注、概要、录音等组成，以文件形式存放在PowerPoint的文件中，该类文件的扩展名是".pptx"。

二、幻灯片

在PowerPoint演示文稿中创建和编辑的单页被称为幻灯片。演示文稿由若干张幻灯片组成，制作演示文稿就是制作其中的每一张幻灯片。

三、对象

演示文稿中的每一张幻灯片由若干对象组成，对象是幻灯片重要的组成元素。幻灯片中的文字、图表、组织结构图及其他可插入元素，都是以对象的形式出现在幻灯片中。用户可以选择对象，修改对象的内容或大小，移动、复制或删除对象；还可以改变对象的属性，如颜色、阴影、边框等。所以制作一张幻灯片的过程，实际上是编辑其中每一个对象的过程。

四、布局

幻灯片的布局涉及其组成对象的种类与相互位置的问题。PowerPoint提供了多种幻灯片设计方案供用户选择，其中包括标题、文本、图片、图表、SmartArt图形等对象的占位符。

五、版式

幻灯片版式（slide layout）是PowerPoint中的一种常规排版的格式，通过幻灯片版式的应用可以对文字、图片等实现更加合理简洁的布局，版式有标题幻灯片、标题和内容、节标题、两栏内容、比较等，利用这些版式可以轻松完成幻灯片制作和运用。

六、母版

母版是指一张具有特殊用途的幻灯片，其中已经设置了幻灯片的标题和文本的格式与位置，其作用是统一文稿中包含的幻灯片的版式。因此对母版的修改会影响到所有基于该母版的幻灯片。

七、模板

模板是指一个演示文稿整体上的外观设计方案，它包含预定义的文字格式、颜色以及幻灯片背景图案等。PowerPoint所提供的模板都表达了某种风格和寓意，适用于某方面的演示内容。PowerPoint的模板以文件的形式被保存在指定的文件夹中，该类文件的扩展名是".potx"。

八、占位符

顾名思义，占位符（placeholder）就是预先占住一个固定的位置，等待用户输入内容。绝大部分幻灯片版式中具有这种占位符，它在幻灯片上表现为一种虚线框，框内往往有"单击此处添加标题"或"单击此处添加文本"之类的提示语，一旦用鼠标单击虚线框内部，这些提示语就会自动消失。占位符由程序自动添加，具有很多特殊的功能，例如，在母版中设定的格式可以自动应用到占位符中；在对占位符进行缩放时，其中的文字大小会随占位符的大小进行自动调整等。

5.1.2　PowerPoint 2016的启动与退出

一、PowerPoint 2016的启动

PowerPoint 2016的启动通常有以下三种方法：

1. 单击"开始"按钮→"所有程序"→"PowerPoint 2016"子菜单，即可启动PowerPoint 2016。

2. 如果桌面上或其他位置已经创建了PowerPoint 2016的快捷方式，双击该快捷方式图标即可启动PowerPoint 2016。

3. 通过双击PowerPoint 2016制作的演示文稿，便可启动PowerPoint 2016并同时打开所选演示文稿。

二、PowerPoint 2016的退出

当完成了演示文稿的编辑以后，需要存盘退出。编辑或修改后，如果未保存而直接退出时，PowerPoint会提示编辑者进行保存。PowerPoint 2016的退出方法有如下几种：

1. 选择"文件"选项卡中的"退出"命令。

2. 单击PowerPoint窗口右上方的关闭按钮。

3. 按键盘上的Alt＋F4快捷键。

4. 单击标题栏左侧的窗口控制菜单图标，并在下拉菜单中选择"关闭"命令。

5.1.3　PowerPoint 2016的窗口与视图

一、PowerPoint 2016窗口

PowerPoint 2016的窗口界面相对于以前版本的PowerPoint，更加简洁、新颖，掌握后可以为用户节省许多操作时间。PowerPoint 2016的工作界面如图5-1-12所示。

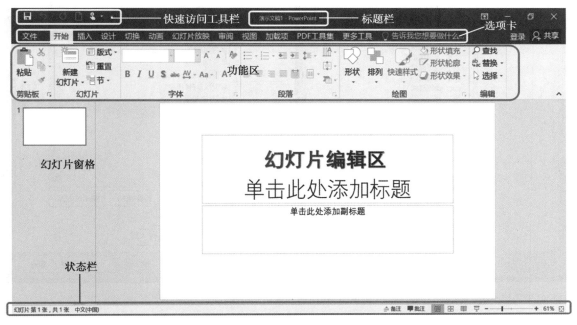

▲ 图5-1-12　PowerPoint 2016窗口

1. 标题栏　位于PowerPoint 2016工作界面顶端，左侧为控制菜单按钮，保存、撤销、恢复等常用工具按钮，中间显示当前演示文稿名称（默认为演示文稿1，2……），右侧为功能区显示选项、最小化按钮、最大化（还原）按钮、关闭按钮。

2. 功能区　相当于PowerPoint早期版本中的菜单项和工具栏上的命令按钮的组合。功能区旨在帮助用户快速找到完成某项任务所需的命令。

3. 选项卡　位于标题栏的下方。PowerPoint 2016有"文件""开始""插入""设计""切换""动画""幻灯片放映""审阅""视图""加载项""PDF工具集"和"更多工具"12个不同类别的默认选项卡。其中"文件""开始""插入""审阅""视图"等选项卡的功能与Word相似，"设计""切换""动画""幻灯片放映"选项卡为PowerPoint特有项目。可以通过单击"文件"选项卡→"选项"→"自定义功能区"命令，打开"自定义功能区"对话框，如图5-1-13所示，设置选项卡。

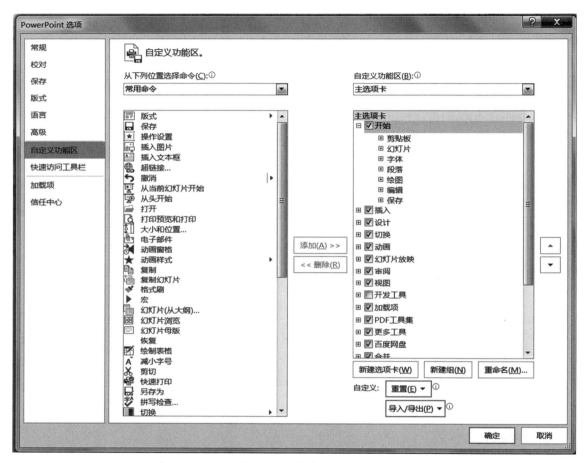

▲ 图5-1-13　自定义功能区

选项组：各个主选项卡下均含有多个选项组，每个组中又有多个"命令"（按钮），单击对应的命令可完成相应操作。

4. 编辑区　窗口的主体部分是演示文稿的编辑区，位于功能区的下方。编辑区左侧默认显示幻灯片缩略图。编辑区中部是幻灯片窗格，用于编辑幻灯片内容和显示幻灯片效果。拖动窗口之间的分界线可调整幻灯片缩略图的大小，调整显示比例按钮可以调整编辑区幻灯片的显示大小。

5. 状态栏　位于PowerPoint 2016工作界面的最下方。状态栏从左到右依次显示当前幻灯片的编号及幻灯片总数、输入法、备注、批注、视图按钮、幻灯片显示比例等。

二、PowerPoint 2016的视图

为了使演示文稿便于浏览和编辑，PowerPoint 2016为用户提供了两大类视图：演示文稿视图和母版视图。视图之间的切换，可单击"视图"选项卡下"演示文稿视图"组中的各项命令按钮，或者单击演示文稿状态栏中的视图按钮。

（一）演示文稿视图

演示文稿视图包括普通视图、大纲视图、幻灯片浏览视图、备注页视图和阅读视图五种模式。

1. 普通视图　启动 PowerPoint 2016 后，系统默认为普通视图方式。普通视图是 PowerPoint 2016 主要的编辑视图，可用于撰写和设计演示文稿。普通视图左侧是"幻灯片"窗格，默认显示幻灯片的缩略图，如图5-1-14所示。使用幻灯片缩略图能方便地遍历演示文稿，还可以轻松地利用缩略图对幻灯片进行复制、移动、删除或隐藏等操作。

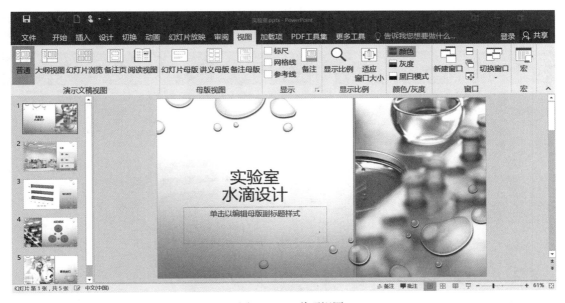

▲ 图5-1-14　普通视图

2. 大纲视图　单击"视图"选项卡→"演示文稿视图"选项组→"大纲视图"命令，或单击状态栏中的"大纲视图"按钮，即可切换到大纲视图，大纲视图下呈现的是演示文稿的标题和主要文本，如图5-1-15所示。

3. 幻灯片浏览视图　单击"视图"选项卡→"演示文稿视图"选项组→"幻灯片浏览"命令，或单击状态栏中的"幻灯片浏览"按钮，即可切换到幻灯片浏览视图，该视图模式下整个编辑区均显示幻灯片的缩略图，如图5-1-16所示。该视图模式适用于查看幻灯片整体内容以及调整幻灯片的排列顺序。

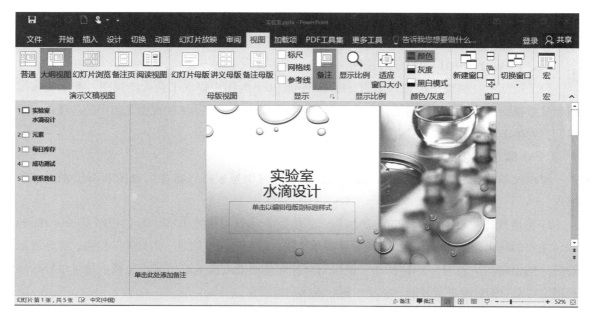

▲ 图5-1-15 大纲视图

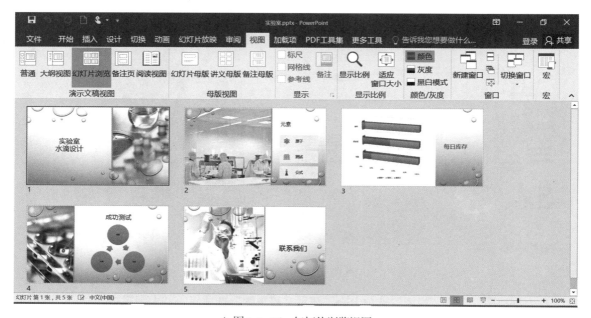

▲ 图5-1-16 幻灯片浏览视图

4. 备注页视图 单击"视图"选项卡→"演示文稿视图"选项组→"备注页"命令，即可打开备注页视图，如图5-1-17所示。该视图模式主要用于同时查看幻灯片及其备注，可在下方的备注窗格中输入或修改备注内容。

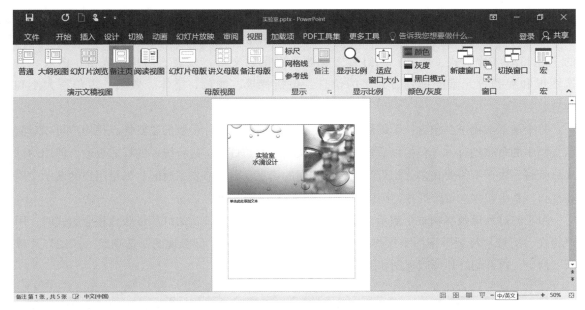

▲ 图5-1-17　备注页视图

5. 阅读视图　单击"视图"选项卡→"演示文稿视图"选项组→"阅读视图"命令，即可切换到阅读视图，如图5-1-18所示。该视图模式将演示文稿在PowerPoint的工作界面中进行幻灯片放映。阅读视图适合用户自己在窗口中而非全屏模式下观看幻灯片，可随时按Esc键退出阅读视图模式，或单击右下角状态栏中的视图按钮切换到其他视图模式进行编辑。

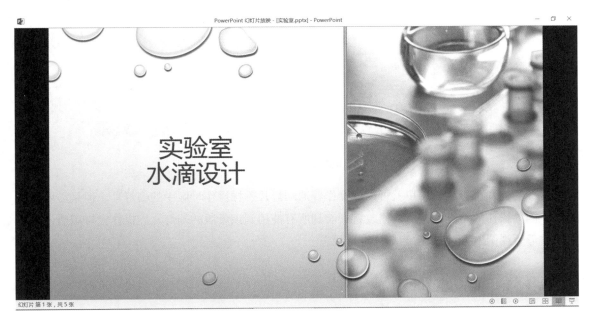

▲ 图5-1-18　阅读视图

（二）母版视图

幻灯片母版（slide master）是幻灯片层次结构中的顶层幻灯片，用于存储有关演示文稿的主题和幻灯片版式（版式：幻灯片上标题和副标题文本、列表、图片、表格、图表、自选图形和视频等元素的排列方式）的信息，包括背景、颜色、字体、效果、占位符大小和位置。

每个演示文稿至少包含一个幻灯片母版。修改和使用幻灯片母版的主要优点是用户可以对演示文稿中的每张幻灯片（包括以后添加到演示文稿中的幻灯片）进行统一的样式更改。使用幻灯片母版时，由于不需要在多张幻灯片上键入相同的信息，因此节省了时间。如果用户的演示文稿非常长，其中包含大量幻灯片，则使用幻灯片母版会特别方便。

由于幻灯片母版影响整个演示文稿的外观，因此在创建和编辑幻灯片母版或相应版式时，用户将在"幻灯片母版"视图下操作。单击"视图"选项卡→"母版视图"选项组→"幻灯片母版"命令，打开幻灯片母版视图如图5-1-19所示。

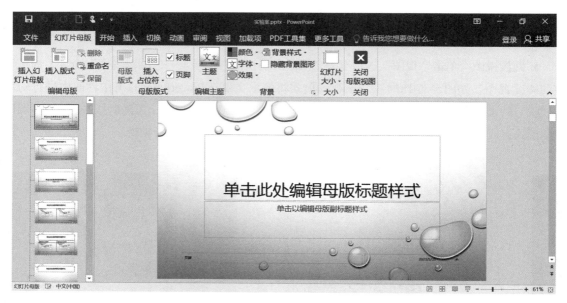

▲ 图5-1-19　母版视图

打开幻灯片母版后，用户就可以像操作普通幻灯片一样操作母版中的幻灯片，但是需要注意的是，因为操作的是母版，所以修改将影响到所有使用到该母版的幻灯片。操作完母版后，需要关闭"母版视图"，返回正常幻灯片编辑状态。

5.1.4　演示文稿的建立

启动PowerPoint 2016后，系统会在窗口中新建一个名字为"演示文稿1"的空白文档，该演示文稿采用默认的设计模板，用户可以在该新建的演示文稿中输入内容。

一、创建空白演示文稿

1. 单击"文件"选项卡→"新建"命令，打开如图5-1-20所示窗口。

2. 在"新建"中单击"空白演示文稿"图标，即可创建一个空白演示文稿。

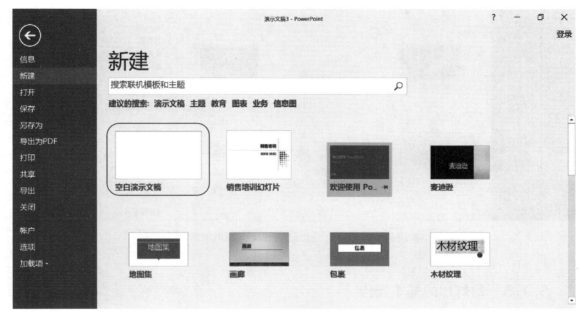

▲ 图5-1-20 新建空白演示文稿

二、根据联机模板和主题创建

1. 单击"文件"选项卡→"新建"命令。

2. 在"搜索联机模板和主题"中可按"建议的搜索"中的内容搜索样本模板，PowerPoint 2016为用户提供了非常丰富的样本模板。如输入"水滴"进行搜索，则会打开如图5-1-21所示窗口。

3. 单击"水滴"按钮，即可根据内置的主题模板来创建演示文稿。也可以在"设计"选项卡中"主题"选项组中选择相应的主题命令按钮来更改主题。

【实例操作】

完成任务5-1中的1

使用"主题"为"水滴"的模板，创建演示文稿。操作步骤如下：

● 单击"文件"选项卡→"新建"命令。

● 在"新建"搜索框中输入"水滴"，并在弹出的模板列表中选择相应的模板图标"水滴"，即可创建"水滴"为主题模板的演示文稿。

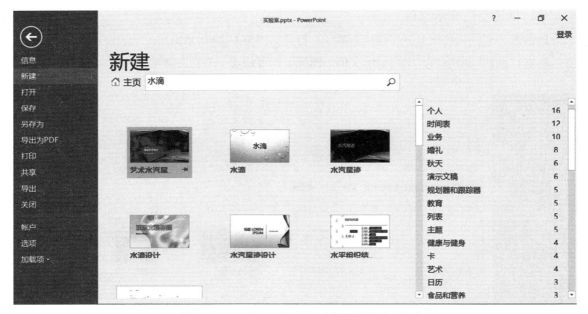

▲ 图5-1-21　创建"水滴"为主题模板的演示文稿

5.1.5　幻灯片的基本操作

一、选择幻灯片

在对幻灯片编辑之前，都要遵循"先选定后操作"的原则，首先选择将要进行操作的幻灯片。在"幻灯片浏览"视图下，如果选择单张幻灯片，用鼠标单击即可，此时被选中的幻灯片周围有一个色框，表示该幻灯片已经被选中。

如果希望选择连续多张幻灯片，则先选中第一张，再按住Shift键，单击要选中的最后一张，就可以完成多张连续幻灯片的选择。

如果希望选择不连续的多张幻灯片，则先选中第一张，然后按住Ctrl键再单击要选择的幻灯片即可。另外使用快捷键Ctrl+A，可以选中全部幻灯片。

二、插入幻灯片

当建立了一个演示文稿后，常需要增加幻灯片。有多种方法插入新幻灯片：

1. 在"幻灯片"窗格中选择一张幻灯片，然后按Enter键，或者按Ctrl+M快捷键，即可在演示文稿中快速插入默认版式的新幻灯片。

2. 单击"开始"选项卡→"幻灯片"选项组→"新建幻灯片"命令，插入默认版式幻灯片，或单击"新建幻灯片"右下角的下三角，或单击"版式"按钮，选择相应的幻灯片版式即插入相应版式的幻灯片。

【实例操作】

完成任务5-1中的3

第2张幻灯片版式采用"标题和内容"。可进行如下操作：

● 单击"开始"选项卡→"幻灯片"选项组→"版式"命令的下拉列表按钮。

● 选择"标题和内容"版式，即可插入新幻灯片。

● 在要插入位置的前一张幻灯片上单击右键，执行"新建幻灯片"命令，即可在选择的幻灯片之后插入新幻灯片。

● 在当前演示文稿中也可以插入其他演示文稿的幻灯片。操作步骤如下：

➢ 单击"开始"选项卡→"幻灯片"选项组→"新建幻灯片"命令的右下角的下三角按钮→选择"重用幻灯片"命令，打开"重用幻灯片"窗格。

➢ 单击"浏览"按钮，选择"浏览文件……"，打开"浏览"对话框。

➢ 选中要重用幻灯片所在的演示文稿，单击"打开"按钮，之后该演示文稿中的所有幻灯片全部显示在"重用幻灯片"窗格中，单击选择幻灯片，即可将其加入当前文档，如果选中"重用幻灯片"窗格下面的"保留源格式"，如图5-1-22所示，则重用的幻灯片会保留其在原演示文稿中的格式，否则就匹配当前演示文稿的模式。

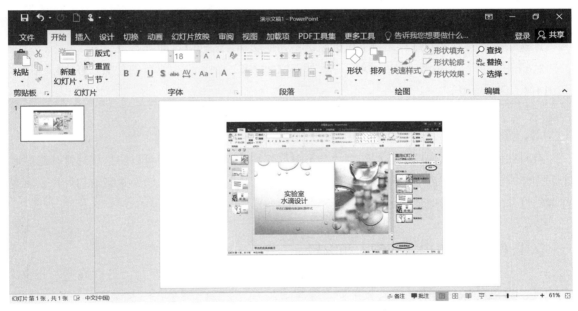

▲ 图5-1-22 重用幻灯片：保留源格式

三、删除幻灯片

删除幻灯片可以通过以下方法来实现。

1. 选中待删除的幻灯片，直接按Delete键。

2. 在选择的幻灯片上单击鼠标右键，执行"删除幻灯片"命令即可。

3. 选中待删除的幻灯片，单击"开始"选项卡→"剪贴板"选项组→"剪切"命令。

四、复制幻灯片

用户可以通过复制幻灯片的方法，来保持新建幻灯片与已建幻灯片版式与设计风格的一致性。复制可采用以下方法：

1. 单击"开始"选择卡→"剪贴板"选项组→"复制"／"粘贴"命令完成复制。

2. 在演示文稿内部复制幻灯片可以使用拖动的方法，选中需要复制的幻灯片，按下Ctrl键拖动鼠标到合适的位置即可。

3. 也可以从别的演示文稿复制幻灯片，首先选择需要复制的幻灯片，执行"复制"命令，再到需要的位置，执行"粘贴"命令即可。粘贴时可以选择"保留源格式""使用目标主题"或"图片"。

五、移动幻灯片

在幻灯片制作过程中，有时需要调整幻灯片的先后次序，这就需要将幻灯片从一个位置移动到另外一个位置。在普通视图或幻灯片浏览视图下都可以移动幻灯片。移动幻灯片可用以下的两种方法。

1. 选中需要移动的幻灯片，按下鼠标左键将其拖动到合适的位置即可。

2. 选中需要移动的幻灯片，执行"剪切"（Ctrl＋X）命令，再到新的位置，执行"粘贴"（Ctrl＋V）命令即可。

六、隐藏幻灯片

有时在使用演示文稿时，有些幻灯片并不想放映给观众看，这时就可以将这些幻灯片隐藏起来。操作方法：右击要隐藏的幻灯片，选择"隐藏幻灯片"命令即可。已经隐藏的幻灯片，重复隐藏幻灯片的步骤即可取消隐藏。

5.1.6 幻灯片内容的输入和编辑

一、对象的编辑操作

各种对象都可以进行移动、复制、删除等操作。在操作前要先选择对象。

1. **移动对象** 在对象内按下鼠标并拖动；也可用Ctrl＋↑、Ctrl＋↓、Ctrl＋←、Ctrl＋→快捷键进行微调。

2. **缩放对象** 将鼠标放在对象边界的控点上，鼠标变成双向箭头时拖动鼠标。

3. **删除对象** 选中要删除的对象，按Delete键；或右击对象，在弹出的快捷菜单中选择"剪切"命令。

4. 旋转和翻转对象   选定对象，单击"绘图工具–格式"选项卡→"排列"选项组→"旋转"命令，并在其级联菜单中选择旋转或翻转方式。

二、文本的编辑与格式设置

文本是演示文稿中的重要内容，几乎所有的幻灯片中都有文本内容，在幻灯片中添加文本是制作幻灯片的基础，同时对于输入的文本还要进行必要的格式设置。

（一）文本的输入

在幻灯片中创建文本对象有如下方法：

1. 在占位符中添加文本   如果用户使用的是带有文本占位符的幻灯片版式，单击文本占位符位置，就可在其中输入文本，如图5–1–23所示。

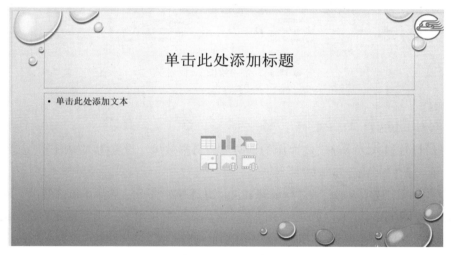

▲ 图5–1–23   文本占位符

【实例操作】

完成任务5-1中的2

第1张幻灯片版式采用"标题幻灯片"，标题为"高血压病的健康教育"，副标题为"附属医院   心内科"。操作步骤如下：

● 单击"文件"选项卡→"新建"→创建"空白演示文稿"。

● 在"单击此处添加标题"的文本占位符中输入"高血压病的健康教育"。

● 在"单击此处添加副标题"的文本占位符中输入"附属医院   心内科"。

2. 在文本框中添加文本   如果用户要在没有文本占位符的幻灯片版式中添加文本对象，单击"插入"选项卡→"文本"选项组→"文本框"命令，可以选择插入"横排文本框"或"竖排文本框"。

3. 在形状中添加文本   单击"插入"选项卡→"插图"选项组→"形状"命令，选择适当形状，拖动鼠标在幻灯片中添加形状，然后选中相应形状后单击鼠标右键，选择"编辑文字"命令，即可在形状中添加文本。

4. 在艺术字中添加文本　可以使用艺术字为文档添加特殊文字效果。例如，可以拉伸标题、对文本进行变形、使文本适应预设形状，或应用渐变填充。相应的艺术字将成为用户可以在文档中移动或放置在文档中的对象，以此添加文字效果或进行强调。用户可以随时修改艺术字或将其添加到现有艺术字对象的文本中。

单击"插入"选项卡→"文本"选项组→"艺术字"命令，然后单击所需的艺术字样式。幻灯片上会出现"请在此放置您的文字"的文本框，然后修改文本框中的内容即可。插入艺术字后，可以通过选项卡"绘图工具–格式"，对艺术字进行设置。在"绘图工具–格式"选项卡下有"插入形状""形状样式""艺术字样式""排列"和"大小"选项组，如图5-1-24所示。

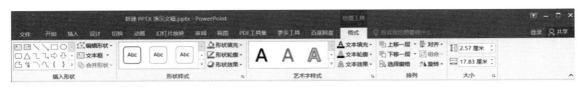

▲ 图5-1-24　绘图工具–格式

【实例操作】

完成任务5-1中的11

第10张幻灯片插入艺术字"高血压的预防"，"文本效果"设置为"桥形"，"文字填充"设置为"标准色–绿色"。操作步骤如下：

● 单击"插入"选项卡→"文本"选项组→"艺术字"命令，然后单击任意的艺术字样式。

● 单击"绘图工具–格式"选项卡→"艺术字样式"选项组→"文本填充"命令按钮右侧的下拉按钮→在打开的"主题颜色"对话框中，选择"标准色"的"绿色"。

● 单击"绘图工具–格式"选项卡→"艺术字样式"选项组→"文本效果"命令按钮右侧的下拉按钮→在打开的下拉列表中，选择"转换"→"弯曲"→"桥形"。

（二）文本的格式化

文本的格式化是指对文本的字体、字号、样式及色彩进行必要的设定。通常文本的字体、字号、样式及色彩由当前设计模板设置和定义，设计模板作用于每个文本对象或占位符。

在格式化文本之前，必须先选择该文本。若格式化文本对象中的所有文本，先单击文本对象的边框选择文本对象本身及其所包含的全部文本。若格式化某些内容的格式，先拖动鼠标指针选择要修改的文字，然后执行所需的格式化命令。

选定文本对象后，在"开始"选项卡→"字体"选项组中可设置文本的字体、字号等，这与Word相关操作类同，在此不再赘述。

【实例操作】

完成任务5-1中的2

对标题"高血压病的健康教育"，字体为"华文彩云"，字号为44，加粗，字体颜色采用"粉红色，个性色5，深色25%"。操作步骤如下：

- 选定标题"高血压病的健康教育"。
- 单击"开始"选项卡→"字体"选项组→分别在"字体"和"字号"命令按钮右侧的下拉按钮→在下拉列表中，选择字体为"华文彩云"，字号为44。
- 单击"加粗"按钮。
- 单击"字体颜色"命令按钮右侧的下拉按钮→在打开的"主题颜色"对话框中，选择"粉红色，个性色5，深色25%"。

（三）段落的格式化

1. **段落设置** 首先选择文本框或文本框中的某段文字，单击"开始"选项卡→"段落"选项组右下角的对话框启动按钮→打开"段落"对话框，该对话框包括对齐方式设置、缩进设置、段落间距和行距设置，如图5-1-25所示。

也可以单击"开始"选项卡→"段落"选项组的"文本左对齐""居中""文本右对齐"或"分散对齐"按钮设置对齐方式。

2. **项目符号和编号的设置** 单击"开始"选项卡→"段落"选项组→"项目符号"命令按钮右侧的下拉按钮→选择"项目符号和编号"，弹出"项目符号和编号"对话框，如图5-1-26所示。

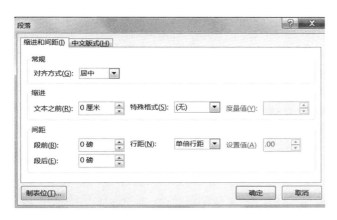

▲ 图5-1-25 "段落"对话框

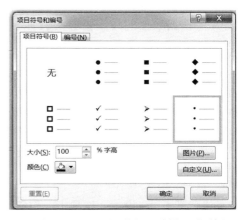

▲ 图5-1-26 "项目符号和编号"对话框

选择相应的项目符号，单击"确定"按钮，即可更改符号。通过"大小"和"颜色"更改项目符号的大小和颜色。也可以通过"图片"和"自定义"按钮来选择自己喜欢的图片作为项目符号或自定义新的项目符号。

三、插入对象及其操作

对象是幻灯片的基本成分，幻灯片中的对象包括文本对象（标题、文字说明等）、可视化对象（图片、剪贴画、图表等）和多媒体对象（视频、声音剪辑等）三类，各种对象的操作一般都是在幻灯片视图下进行，操作方法基本相同。

为了使幻灯片的内容更加丰富多彩，可以在幻灯片上添加一个或多个对象。这些对象可以是文本、图形和图片、声音和影片、艺术字、组织结构图、Word表格、Excel图表等。

1. 插入文本框　单击"插入"选项卡→"文本"选项组→"文本框"命令，选择插入"横排 / 竖排文本框"，然后在合适位置按鼠标左键拖出一个文本区域，即可插入文本框。或单击"开始"选项卡→"绘图"选项组中的"横排文本框"或"竖排文本框"命令，插入文本框。

2. 插入表格　单击"插入"选项卡→"表格"选项组命令，如图5-1-27所示，可以有多种方法插入表格，与Word插入表格操作相似。

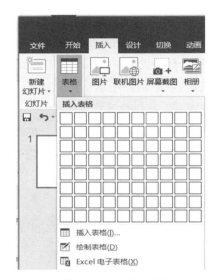

（1）在"表格"下拉列表中，拖动鼠标直接选择行数和列数，即可在幻灯片中插入相对应的表格。

（2）在"表格"下拉列表中，单击"插入表格"命令，在打开的"插入表格"对话框中输入列数与行数后单击"确定"即可。

（3）在"表格"下拉列表中，单击"绘制表格"命令，当光标变为"笔"形状时，拖动鼠标就可以在幻灯片中根据数据的具体要求，手动绘制表格的边框与内线。

（4）在"表格"下拉列表中，单击"Excel电子表格"命令，则出现Excel编辑窗口，在其中可以输入数据，并利用公式功能计算表格数据，然后在幻灯片任意位置单击鼠标，就可以将Excel电子表格插入幻灯片。

▲ 图5-1-27　插入表格

在幻灯片中插入表格后，PowerPoint功能区中自动添加"表格工具"功能区，包含"设计"和"布局"两个选项卡。

"表格工具–设计"选项卡，包含"表格样式选项""表格样式""艺术字样式""绘图边框"命令组，如图5-1-28所示。通过"设计"选项卡下的命令组，可以快速为表格选择套用样式，设置表格底纹、边框、效果等。

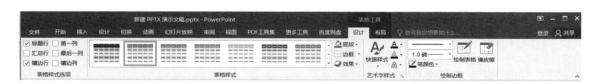

▲ 图5-1-28　表格工具–设计

"表格工具-布局"功能区，包含"表""行和列""合并""单元格大小""对齐方式""表格尺寸""排列"等命令组，如图5-1-29所示。布局功能区主要的表格编辑功能有选择表格、删除表格、行或列、插入行或列、合并单元格、拆分单元格、设置表格大小、设置单元格大小、设置单元格文本对齐方式等。

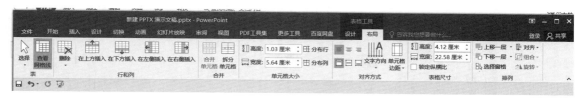

▲ 图5-1-29　表格工具-布局

【实例操作】

完成任务5-1中的5

第4张幻灯片版式采用"标题和内容"，输入如图5-1-4所示的内容，并插入3×7表格，设置表格样式为"中度样式2-强度1"，输入内容并设置表格中文本居中。操作步骤如下：

● 插入新幻灯片，单击"插入"选项卡→"幻灯片"选项组→"版式"的下拉命令按钮→在列表中选择"标题和内容"版式。

● 单击"插入"选项卡→"表格"选项组→"表格"的下拉命令按钮，选择插入3×7表格。

● 单击"表格工具-设计"选项卡→"选择表格样式"选择组右下角的对话框启动按钮→在下拉列表中选择"中度样式2-强度1"样式。

● 输入内容并选定表中所有文本，单击"开始"选项卡→"段落"选项组→"居中"命令将表格中的文本居中，如图5-1-4所示。

3. 插入图表　在PowerPoint 2016中，用户可以插入多种数据图表和图形。操作步骤如下：

（1）单击"插入"选项卡→"插图"选项组→"图表"命令，弹出如图5-1-30所示的"插入图表"对话框。

（2）在"插入图表"对话框中，选择所需图表的类型，然后单击"确定"按钮。

（3）弹出如图5-1-31所示的Excel窗口，编辑PowerPoint图表数据，完成后，关闭Excel即完成PowerPoint图表建立。

在幻灯片中插入图表，并且图表处在选中状态时，PowerPoint功能区中将自动添加"图表工具"功能区，包含"设计""布局"和"格式"三个选项卡。

"图表工具-设计"选项卡，包含"类型""数据""图表布局""图表样式"等命令组，通过"设计"选项卡下的命令组可以快速更改图表类型，编辑图表数据，更改图表样式等。

"图表工具-布局"选项卡，包含"插入""标签""坐标轴""背景"和"分析"等命令组。布局功能区主要用于设计图表标题、图例、标签、坐标轴、趋势线和误差线等图表选项。

"图表工具-格式"选项卡，包含"形状样式""艺术字样式""排列"和"大小"等命令组。

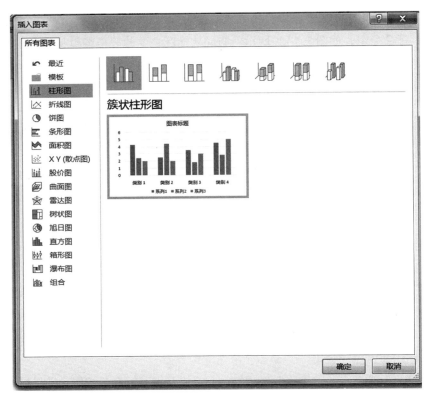

▲ 图5-1-30 "插入图表"对话框

【实例操作】

完成任务5-1中的6

第5张幻灯片版式采用"标题和内容",标题输入"血压图表",建立Excel图表,"设置数据标签格式",舒张压中显示"类别名称"和"值",并设置坐标轴格式,将纵轴最大值改为"160"。操作步骤如下:

- 插入新幻灯片,版式采用"标题和内容",标题输入"血压图表"。
- 单击"插入"选项卡→"插图"选项组→"图表"命令→选择插入"柱形图"→"簇状柱形图"→单击"确定"按钮。
- 在弹出"PowerPoint中的图表"的Excel数据表中,修改相应的数据。
- 在图表中选择纵坐标轴,单击鼠标右键→在弹出的快捷菜单中选择"设置坐标轴格式"命令→在弹出"设置坐标轴格式"对话框中,将坐标轴的最大刻度改为"160"。
- 在图表中单击鼠标右键→选择"设置数据标签格式"命令→在弹出的"设置数据标签格式"对话框中,选择"标签选项"→"标签包括"→勾选"类别名称"和"值"复选框。

4. 插入图片 单击"插入"选项卡→"图像"选项组→"图片"命令→弹出"插入图片"对话框,选择需要插入的图片→单击"打开"按钮,即可插入来自文件中的图片,如图5-1-32所示。

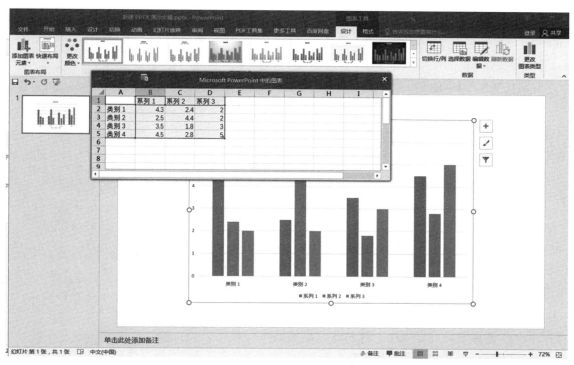

▲ 图5-1-31 PowerPoint中图表的数据编辑

【实例操作】

完成任务5-1中的3

第2张幻灯片版式采用"标题和内容",在文本框中输入如图5-1-2所示内容,插入图片"doctor.jpg",适当调整图片大小和位置。操作步骤如下:

● 选中幻灯片,单击"插入"选项卡→"图像"选项组→"图片"命令。

● 在弹出的"插入图片"对话框中找到存放"doctor.jpg"的位置,找到"doctor.jpg"图片插入。

● 通过图片四周的控制柄,调整图片的大小和位置。

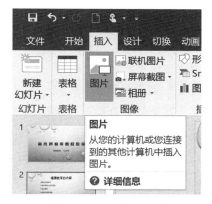

▲ 图5-1-32 插入图片

5. 插入形状 单击"插入"选项卡→"插图"选项组→"形状"命令,弹出如图5-1-33所示的下拉列表,包括线条、矩形、基本形状、箭头总汇、流程图、星与旗帜、标注等。选择一种形状,然后在幻灯片中拖动鼠标即可画出该形状。

6. SmartArt 图形是信息和观点的视觉表示形式,与文字相比,插图和图形更有助于读者理解和记住信息,但是大多数人还是创建只含文字的内容,创建具有设计师水准的插图很困难。使用SmartArt 图形可创建具有设计师水准的插图。

单击"插入"选项卡→"插图"选项组→"SmartArt"命令,弹出"选择SmartArt图形"

对话框，选择合适的图形，单击"确定"按钮，即可插入 SmartArt 图形。

【实例操作】

完成任务 5-1 中的 7

插入"SmartArt 图形"中的"射线群集"；输入相关内容文本，并设置中心形状字体大小为"28"，四周形状字体大小为"16"；设置图形"更改颜色"为"彩色 – 强调文字颜色"，并适当调整各形状的大小和位置。操作步骤如下：

● 单击"插入"选项卡→"插图"选项组→"SmartArt"命令→在弹出"选择 SmartArt 图形"对话框中的左侧选择"循环"，在右侧选择"射线群集"的图形→单击"确定"按钮。

● 选定此 SmartArt 图形，单击"SmartArt 工具 – 设计"选项卡→"创建图形"选项组→按两次"添加形状"命令，则可为 SmartArt 图形添加 2 个形状。

● 在每个图形中输入相关内容文本，并设置中心形状字体大小为"28"，四周形状字体大小为"16"。

● 选定此 SmartArt 图形，单击"SmartArt 工具 – 设计"选项卡→"SmartArt 样式"选项组→"更改颜色"命令→在下拉列表中，选择"彩色 – 强调文字颜色"样式。

● 适当调整各形状的大小和位置。

7. 插入屏幕截图　在 PowerPoint 2016 中，用户可以快速、轻松地将屏幕截图插入幻灯片，以增强可读性或捕获信息，而不需要退出 PowerPoint。操作步骤如下：

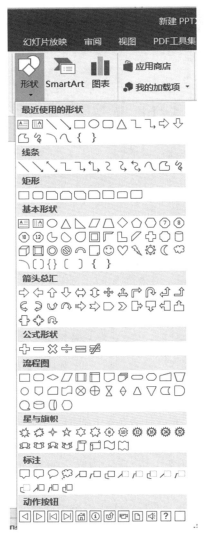

▲ 图 5-1-33　插入形状

（1）单击"插入"选项卡→"图像"选项组→"屏幕截图"命令，弹出如图 5-1-34 所示的下拉菜单。

（2）在"可用视窗"中选择要插入幻灯片的视窗，即可将该视窗插入幻灯片。

（3）若在"可用视窗"中选择"屏幕剪辑"命令，屏幕变成灰色，这是屏幕剪辑界面，鼠标指针变成"十"字时，按住鼠标左键以选择要捕获的屏幕区域，即可将捕获的图形插入幻灯片。

（4）如果要捕获其他窗口的图像，需先最大化要剪辑的窗口，然后再切换到 PowerPoint 界面，单击"屏幕剪辑"命令。"屏幕截图"只能捕获没有最小化到任务栏中的窗口。使用"图片工具"选项卡上的工具来编辑和增强屏幕截图。

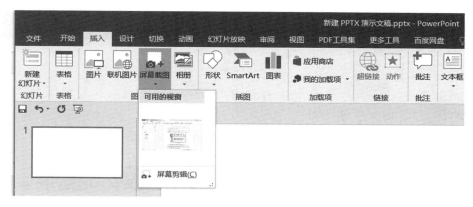

▲ 图5-1-34 "屏幕截图"命令下拉菜单

四、查找与替换文字

单击"开始"选项卡→"编辑"选项组→"查找"命令，弹出如图5-1-35所示的对话框。输入要查找的内容，并设置是否"区分大小写""全字匹配"和"区分全/半角"，进行查找。如果单击"替换"按钮，弹出"替换"对话框，在"替换为"中输入替换的内容，完成替换。

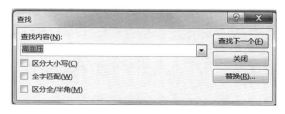

▲ 图5-1-35 "查找"命令

5.1.7 幻灯片的格式设置

母版用于设置文稿中每张幻灯片的预设格式，这些格式包括每张幻灯片标题及正文文字的位置和大小、项目符号的样式、背景图案等，母版上的更改将改变每个使用该母版的幻灯片。PowerPoint 2016母版可以分为幻灯片母版、讲义母版和备注母版。

一、幻灯片母版

幻灯片母版是所有母版的基础，控制除标题幻灯片之外演示文稿中所有幻灯片的默认外观。单击"视图"选项卡→"母版视图"选项组→"幻灯片母版"命令，就进入了"幻灯片母版"视图，如图5-1-36所示。

（一）页面设置

在"幻灯片母版"选项卡→"页面设置"选项组中，包括"页面设置"和"幻灯片的方向"命令，单击"页面设置"命令，会弹出如图5-1-37所示的对话框。在"页面设置"对话框中，可进行幻灯片大小的修改，如将幻灯片大小修改为16∶9。设置幻灯片编号的起始值，幻灯片、备注、讲义和大纲的方向等。

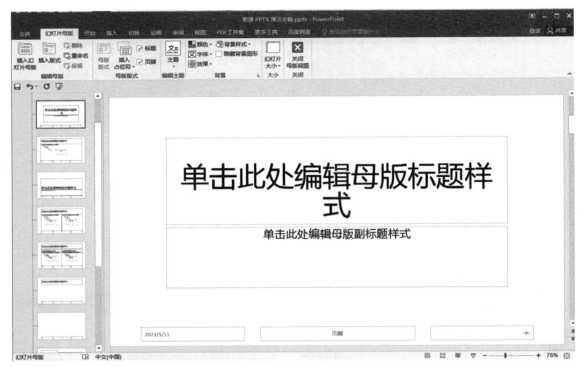

▲ 图5-1-36 幻灯片母版

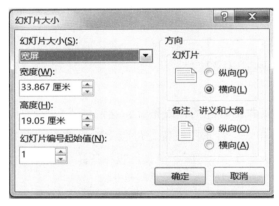

▲ 图5-1-37 页面设置

（二）占位符的设置

默认的幻灯片母版中有三个占位符区：标题区、对象区和页脚区。标题区和页脚区的占位符可以通过单击"幻灯片母版"选项卡→"母版版式"选项组→"标题"和"页脚"命令显示或隐藏。

也可以通过"幻灯片母版"选项卡→"母版版式"选项组→"插入占位符"命令的下拉菜单，如图5-1-38所示，插入各种占位符。在幻灯片母版中选择对应的文本占位符，如标题样式或文本样式等，可以设置字符格式、段落格式等。修改母版中某一对象格式，就是同时修改使用该母版的所有幻灯片对应对象的格式。

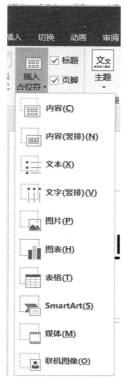

▲ 图 5-1-38　插入占位符

（三）页眉、页脚和幻灯片编号的设置

如果希望对页脚占位符进行修改，可以在幻灯片母版状态单击"插入"选项卡→"文本"选项组→"页眉页脚"命令，这时打开"页眉和页脚"对话框，如图 5-1-39 所示。

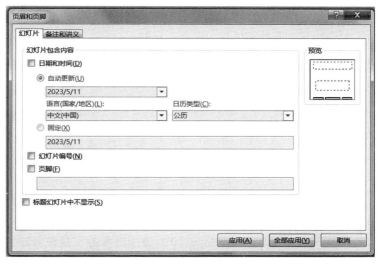

▲ 图 5-1-39　"页眉和页脚"对话框

在"幻灯片"选项卡中，选中"日期和时间"复选框，表示在幻灯片的"日期区"显示日期和时间；若选择了"自动更新"单选按钮，则时间域会随着系统的日期和时间的变化而改变；选中"幻灯片编号"复选框，则每张幻灯片上将加上编号；选中"页脚"复选框，可在页脚区输入要在幻灯片上显示的内容。

（四）向母版插入对象

要使每张幻灯片都出现某个对象，可以向母版中插入该对象。如在某个演示文稿的幻灯片母版中插入一个单位的标志（logo），则每张幻灯片（除标题幻灯片外）都会自动拥有该对象。

【实例操作】

完成任务 5-1 中的 12

在幻灯片母版右上角插入人民卫生出版社"徽标"，在"日期区"中插入"时间和日期"，并选择为"自动更新"。在"页脚区"插入"人民卫生出版社"，在"数字区"中显示幻灯片编号，并勾选"标题幻灯片中不显示"复选框。操作步骤如下：

● 单击"视图"选项卡→"母版视图"选项组→"幻灯片母版"命令，就进入了"幻灯片母版"视图。

● 在幻灯片母版右上角插入人民卫生出版社"徽标"。

● 单击"插入"选项卡→"文本"选项组→"页眉页脚"命令，这时打开"页眉和页脚"对话框，选中"时间和日期"格式，并设置为"自动更新"。在"页脚"中插入"人民卫生出版社"，选中"幻灯片编号"，并勾选"标题幻灯片中不显示"复选框。

● 单击"全部应用"按钮，则将上述设置应用在全部幻灯片。

（五）主题设置

在"设计"选项卡→"主题"选项组中，将鼠标定位在主题库中的相应缩略图上，文档会相应地发生变化，出现该主题的预览结果，帮助用户选择合适的主题。

单击某主题缩略图，默认情况下会将该主题应用到所有幻灯片。如果要将主题应用于选定的幻灯片，可在选定的主题缩略图上单击鼠标右键，弹出快捷菜单，如图 5-1-40 所示，有"应用于所有幻灯片""应用于选定幻灯片""设置为默认主题""添加到快速访问工具栏"4 个选项，用户可以根据需要选择相应命令。

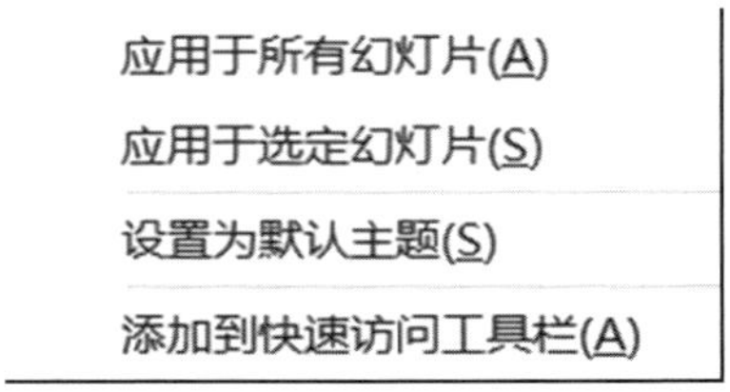

应用于所有幻灯片(A)

应用于选定幻灯片(S)

设置为默认主题(S)

添加到快速访问工具栏(A)

▲ 图 5-1-40　主题应用菜单

（六）自定义主题

用户可以选择相应主题，然后更改其设置或定义自己的设置，然后将这些设置作为新主题保存在库中。新定义的主题缩略图，将出现在"设计"选项卡的"变体"选项组中。

1. 主题颜色　针对同一种主题，PowerPoint 2016 为用户准备了多种内置主题颜色，用户可以根据需要，在"设计"选项卡→"变体"选项组→"颜色"下拉列表中选择主题颜色，如图 5-1-41 所示。

用户还可以创建新的主题颜色。单击"设计"选项卡→"变体"选项组→"颜色"→"自定义颜色"命令，打开如图5-1-42所示的"新建主题颜色"对话框→ 在对话框中，选择新建主题颜色→在"名称"文本框中输入新建主题颜色的名称→单击"保存"按钮，保存新创建的主题颜色。

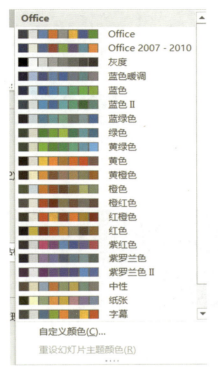

▲ 图5-1-41　主题颜色

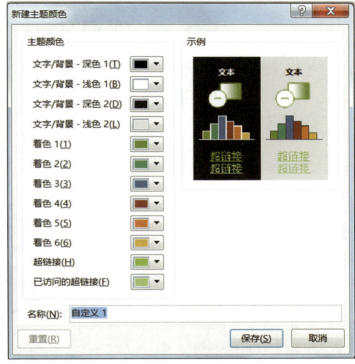

▲ 图5-1-42　新建主题颜色

2. 主题字体　PowerPoint 2016为用户提供了多种主题字体，用户可以在"字体"下拉列表中选择字体样式。除此之外，用户还可以创建自定义主题字体。单击"设计"选项卡→"变体"选项组→"字体"→"新建主题字体"命令，打开"新建主题字体"对话框→在对话框中，用户可以设置所需的西文和中文字体→在"名称"文本框中输入自定义主题字体的名称→单击"保存"按钮，保存自定义主题字体。

3. 主题效果　主题效果是指幻灯片中对象元素的视觉属性的集合，是指对象轮廓和填充的视觉效果。通过使用主题效果，可以快速更改幻灯片中不同对象的外观，使其看起来更加专业、美观。单击"设计"选项卡→"变体"选项组→"效果"命令，弹出如图5-1-43所示的下拉菜单，选择合适的主题效果，应用到幻灯片中。

（七）背景设置

单击"设计"选项卡→"自定义"选项组→"设置背景格式"命令，可选择系统内置的背景样式，如图5-1-44所示。

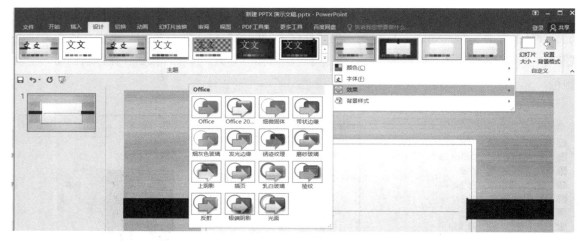

▲ 图5-1-43　主题效果

【实例操作】

完成任务5-1中的8

第7张幻灯片版式为"内容与标题"，标题文本为"高血压的治疗"，将"背景样式"设置为"渐变填充"，"颜色"设置为"蓝色，个性色1"，输入文本内容。操作步骤如下：

● 单击"开始"选项卡→"幻灯片"选项组→"版式"命令右下角的下拉按钮，在弹出的版式中选择"内容与标题"，输入标题文本为"高血压的治疗"。

● 单击"设计"选项卡→"自定义"选项组→"设置背景格式"命令→在弹出的"设置背景格式"对话框中，设置"渐变填充"→在"颜色"中选择"蓝色，个性色1"。

完成任务5-1中的10

第9张幻灯片版式为"仅标题"，标题文本输入"用药误区"，背景颜色选择"纯色填充"，颜色值为RGB（204，221，234）。操作步骤如下：

● 单击"开始"选项卡→"幻灯片"选项组→"版式"命令右下角的下拉按钮，在弹出的版式中选择"仅标题"，输入标题文本为"用药误区"。

● 单击"设计"选项卡→"背景"选项组→

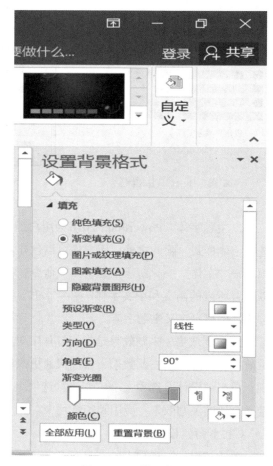

▲ 图5-1-44　设置背景格式

"背景样式"→"设置背景格式"命令→在弹出的"设置背景格式"对话框中选择"纯色填充"→单击"填充颜色"中的"颜色"下拉按钮→在弹出的对话框中，单击"其他颜色"。

● 在弹出的"颜色"对话框中，选择"自定义"选项卡，并设置RGB的颜色值分别为"204""221""234"。其他幻灯片的背景样式设置类似，在此不再赘述。

二、讲义母版

PowerPoint 2016可以按讲义格式打印"演示文稿"，讲义母版就是设置打印演示文稿格式。

单击"视图"选项卡→"母版视图"选项组→"讲义母版"命令，就进入了"讲义母版"视图，如图5-1-45所示。

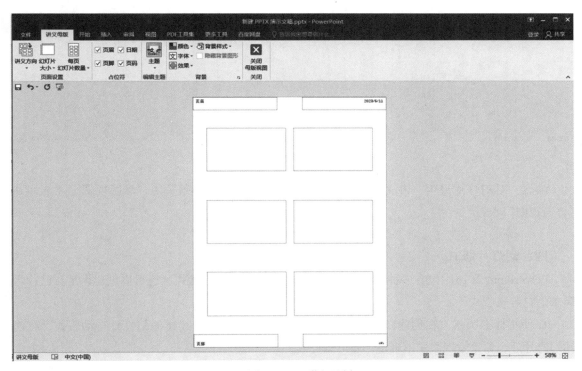

▲ 图5-1-45 讲义母版

在"讲义母版"选项卡→"页面设置"选项组中，可设置"讲义方向"和"幻灯片方向"。

单击"讲义母版"选项卡→"页面设置"选项组→"每页幻灯片数量"命令的下拉按钮，可设置每页讲义显示的幻灯片数量。其余设置与幻灯片母版相同，在此不再赘述。

三、备注母版

单击"视图"选项卡→"母版视图"选项组→"备注母版"命令，就进入了"备注母版"视图，如图5-1-46所示。

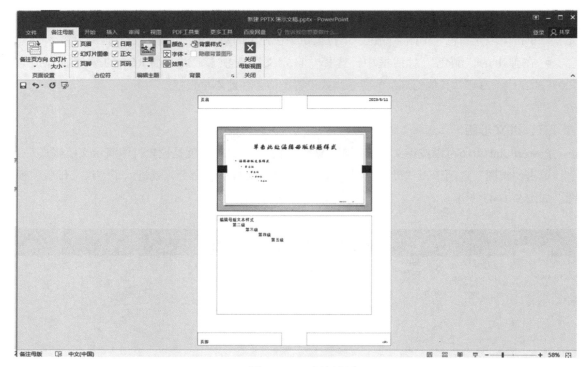

▲ 图5-1-46　备注母版

注意：对幻灯片母版、讲义母版和备注母版编辑完成后，必须关闭"母版视图"才能回到"普通视图"状态。

四、幻灯片版式

PowerPoint 2016中包含多种内置幻灯片版式，用户可以直接使用，也可以创建满足自己特定需求的自定义版式。

1. 使用标准版式　在创建新幻灯片时，可以使用PowerPoint 2016的幻灯片自动版式，在创建幻灯片后，如果发现版式不合适，还可以更改。

如果想更改某一张幻灯片的版式，可先选中该幻灯片→单击"开始"选项卡→"幻灯片"选项组→"版式"命令按钮，显示PowerPoint中内置的幻灯片版式，如图5-1-47所示→单击想要更换的版式则可对当前幻灯片的版式进行更换。

2. 自定义版式　如果找不到能够满足需求的标准版式，则可以创建自定义版式。自定义版式可重复使用，并且可指定占位符的数目、大小和位置、背景内容、主题颜色、字体及效果等。操作步骤如下：

（1）单击"视图"选项卡→"母版视图"选项组中→"幻灯片母版"命令。

（2）选择"编辑母版"选项中的"插入版式"。

（3）重新设计版式，删除或添加占位符。

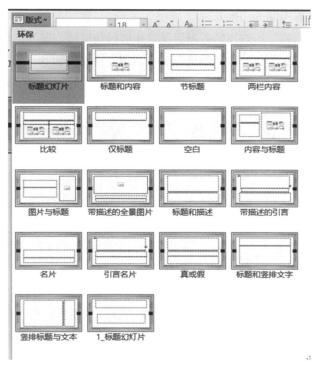

▲ 图5-1-47 幻灯片版式

（4）重命名版式：对自定义的版式单击鼠标右键，选择"重命名版式"命令，为自定义版式重命名。

（5）将自定义版式保存在模板中：单击"文件"选项卡→"保存"→"另存为"命令。在"文件名"框中，键入文件名，在保存类型列表中选择PowerPoint模板"××.potx"，然后单击"保存"按钮。

（6）关闭"母版视图"。

任务5-2　设置演示文稿的效果

【任务描述】

对已建立的演示文稿"高血压病的健康教育"进行如下效果的设置：

1. 为"高血压的症状"幻灯片上文本框中的文字设置效果，要求如下。①"常见症状"设置为："进入"→"飞入"；② 开始：单击时；③ 方向：从左侧；④ 持续时间（期间）：快速（1秒）；⑤"平时无症状"设置为："进入"→"出现"，开始：单击时；⑥ 声音：打字机；⑦"动画文本"设置为"按字母"。

2. 为"用药误区"幻灯片插入自选图形，设置各种动画效果，且包括一个自定义路径。

3. 为不同幻灯片设置不同的切换效果。

4. 为"健康教育的内容"幻灯片的各项目设置相应的超链接，链接到相应的幻灯片。

5. 在幻灯片母版中，为幻灯片加"前进"和"后退"动作按钮和自定义一个按钮，文字标题为"目录"，超链接到"健康教育内容"幻灯片，将动作按钮的"形状填充"颜色设置为"标准色–橙色"。

6. 为整个幻灯片设置背景音乐，从头开始自动播放，到最后一张幻灯片播放结束后停止。

7. 在最后添加一个新的幻灯片，在幻灯片中插入一段视频文件。

【知识点分析】

5.2.1 利用动画方案设置动画效果

动画效果就是为幻灯片上的文本、图片和其他内容赋予动作。当幻灯片中插入了图片、表格、艺术字等对象后，如需对这些对象进行动画设置，就要使用 PowerPoint 2016 提供的自定义动画功能。该功能可以为幻灯片中的元素添加动画效果，还可以设置各元素动画效果的先后顺序并为每个对象设置播放效果。

动画效果包含"进入""强调""退出"和"动作路径"四类，每类又包含不同的效果。

"进入"：对象以某种效果进入幻灯片放映演示文稿。

"强调"：为已出现在幻灯片上的对象添加某种效果进行强调。

"退出"：为对象添加某种效果以使其在某一时刻以该种效果离开幻灯片。

"动作路径"：将幻灯片上的对象从一个位置移动到另一个位置。

一、为对象添加动画效果

操作步骤如下：

1. 在幻灯片中选定要设置动画效果的对象。

2. 单击"动画"选项卡→"预览"选项组→勾选"自动预览"命令。

3. 在"动画"组中，鼠标单击某一动画样式，则为对象选定了该动画效果；再次单击其他动画样式，则更改了动画效果，在幻灯片编辑区即可预览其变化。

可以单击"动画样式"展开按钮，则弹出如图 5-2-1 所示的下拉菜单，或单击"高级动画"选项组→"添加动画"命令，提供更多的动画样式供用户选择。

1. 单击"动画"选项卡→"高级动画"选项组→"动画窗格"命令，打开"动画窗格"，如图 5-2-2 所示。在动画窗格中可以很方便地对其他对象进行动画设置。

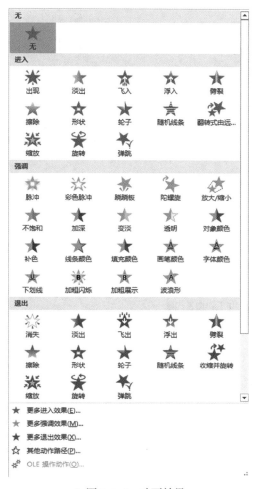

▲ 图 5-2-1 动画效果

在"动画窗格"中单击"播放自"按钮，则依次播放动画列表中的动画效果，其作用与"预览"按钮一样。选中某个动画对象，单击"重新排序"的向上箭头或向下箭头，可以调整动画播放顺序。也可以选择某个动画，按下鼠标左键拖动，来改变动画的播放顺序。

2. 在"动画窗格"中，右击对象或单击某一对象右侧下拉菜单按钮，会弹出如图 5-2-3 所示的快捷菜单，可设置动画的开始时间、效果选项和计时等。

在动画"开始"时有三种选择：

（1）"单击开始"：当鼠标单击时，开始播放该动画效果。

（2）"从上一项开始"：在上一项动画开始的同时自动播放该动画效果。

（3）"从上一项之后开始"：在上一项动画结束后自动开始播放该动画效果。

3. 单击"效果选项"命令，则弹出对应对话框，如图 5-2-4 所示。可对该动画进行更详细的设置，包括方向、声音和动画文本发送方式等。

注意：不同动画样式的"效果选项"对话框中显示的内容不同。

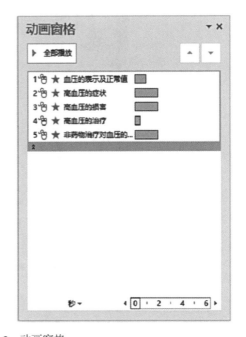

教育的内容

1. 血压的表示及正常值
2. 高血压的症状
3. 高血压的损害
4. 高血压的治疗
5. 非药物治疗对血压的影响

▲ 图5-2-2　动画窗格

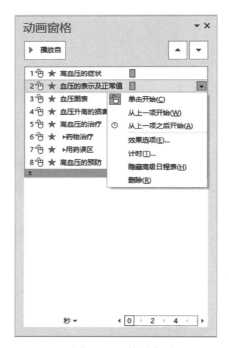

▲ 图5-2-3　效果选项

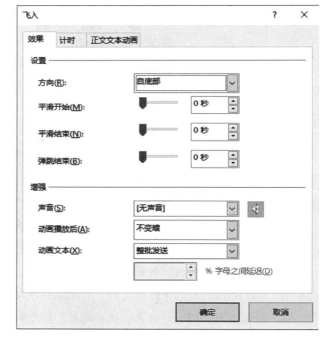

▲ 图5-2-4　效果选项－飞入

4. "计时"选项卡中包含"开始""期间（持续时间）""延迟""重复"等，其作用分别如下：

（1）"开始"：设置动画何时开始。

（2）"期间"：指定动画的播放时间。

（3）"延迟"：设置经过几秒后播放动画。

5. 单击"动画窗格"中的"播放自"按钮观察动画效果。

【实例操作】

完成任务5-2中的1

"高血压的症状"幻灯片上文本框中的文字设置效果如下。①"常见症状"设置为："进入"→"飞入"；②开始：单击时；③方向：从左侧；④持续时间（期间）：快速（1秒）⑤"平时无症状"设置为："进入"→"出现"，开始：单击时；⑥声音：打字机；⑦"动画文本"设置为"按字母"。操作步骤如下：

- 选择文本框中的文字"常见症状"。

- 单击"动画"选项卡→"高级动画"选项组→"添加动画"命令的下拉菜单→选择"飞入"动画效果。

- 单击"动画"选项卡→"高级动画"选项组→"动画窗格"命令，打开"动画窗格"。

- 在"动画窗格"中，右击对象或单击对象右侧的下拉菜单按钮，弹出快捷菜单，选择"效果选项"命令。

- 在弹出"飞入"对话框中，在"效果"选项卡中设置"方向"为"自左侧"；"声音"为"打字机"；"动画文本"为"按字母"。

- 在"计时"选项卡中设置"开始"为"单击时"；"期间"设置为"快速（1秒）"。

二、动作路径

PowerPoint 2016中为用户提供了直线、弧形，转弯、形状和循环等动作路径，如果这些路径不能满足需求，用户还可以自定义路径。

（一）系统预定义动作路径

PowerPoint 2016系统预定义了大量的动作路径。其设置的步骤如下：

1. 选择要设置动作路径的对象。

2. 单击"动画"选项卡→"动画"选项组列表中的"其他动作路径"命令，打开"更改动作路径"对话框，如图5-2-5所示。单击"动画"选项卡→"高级动画"选项组→"添加动画"按钮，则打开"添加动作路径"对话框，具体内容同图5-2-5。

3. 单击路径名称显示动作路径效果预览。

4. 设置好动作路径后，如果在幻灯片上选中动

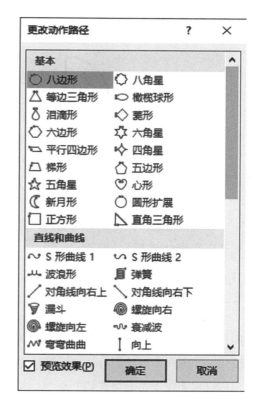

▲ 图5-2-5 "更改动作路径"对话框

作路径，动作路径周围将出现调整柄，通过调整柄，可以对动作路径的大小、位置及旋转进行调整，如图5-2-6所示。

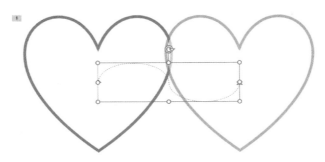

▲ 图5-2-6　图形使用S形曲线路径

5. 单击"动画窗格"中的"播放自"按钮观察效果。

（二）自定义动作路径

操作步骤如下：

1. 选择要设置动作路径的对象。

2. 单击"动画"选项卡→"动画"选项组列表→"动作路径"→"自定义路径"命令。

3. 用鼠标在幻灯片上画动作路径，在转折点处单击，双击则完成动作路径的绘制。图5-2-7所示为自定义路径。

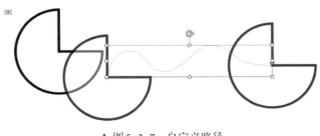

▲ 图5-2-7　自定义路径

4. 预览沿动作路径运行的动画效果。

5. 完成自定义路径设置。

三、动作按钮

PowerPoint 2016提供了一组代表一定含义的动作按钮。为使演示文稿的交互界面更加友好，用户可以在幻灯片上插入各式各样的动作按钮，并为这些按钮设置超链接。放映时可以通过这些按钮，实现在不同的幻灯片之间跳转，也可以播放图像、声音等文件。

设置动作按钮的步骤如下：

1. 选中幻灯片→单击"插入"选项卡→"插图"选项组→"形状"命令下拉菜单按钮，打开 PowerPoint 2016 为用户提供的形状，最下面一排为动作按钮。如图 5-2-8 所示，单击所需要的动作按钮。

2. 将鼠标移到幻灯片中要放置某动作按钮的位置，按下鼠标左键并拖动鼠标，直到动作按钮的大小符合要求为止。添加动作按钮完成后，系统自动打开"操作设置"对话框，如图 5-2-9 所示。

3. 为动作按钮设置"超链接"，超链接的目标可以是当前演示文稿中的幻灯片、其他文件、其他的演示文稿或者是统一资源定位符（uniform resource locator，URL）。

4. 选择动作发生时播放的声音，单击"确定"按钮。

5.2.2 幻灯片的切换效果

幻灯片间的切换效果是指演示文稿播放过程中，幻灯片进入和离开屏幕时产生的视觉效果，也就是让幻灯片以动画方式放映的特殊效果。PowerPoint 2016 提供了"细微型""华丽型""动态内容"等多种类型的切换效果。在演示文稿制作过程中，可以为每张幻灯片设计不同的切换效果，也可以为一组幻灯片设计相同的切换效果。操作步骤如下：

1. 在演示文稿中选定要设置切换效果的幻灯片。

2. 单击"切换"选项卡→"切换到此幻灯片"选项组→"切换方案"下拉菜单，如图 5-2-10 所示。

3. 选择一种切换效果，单击将其应用到选定的幻灯片中。

4. 单击"效果选项"按钮，设置切换效果的属性。不同切换效果的"效果选项"显示的内容不同。

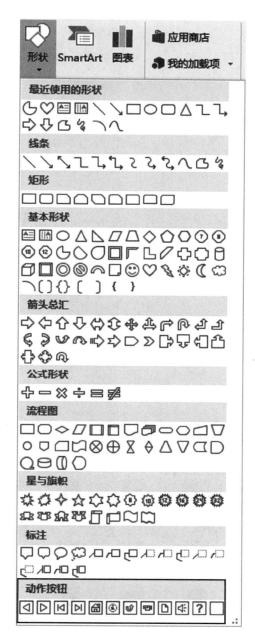

▲ 图 5-2-8　动作按钮

5. 在"切换"选项卡的"计时"组中，设置"声音"和"持续时间"。

6. 若要将演示文稿中所有幻灯片间的切换效果设置为与当前幻灯片所设的切换效果相同，则在"切换"选项卡的"计时"选项组中，单击"全部应用"。否则，切换效果只应用于当前选定的幻灯片。

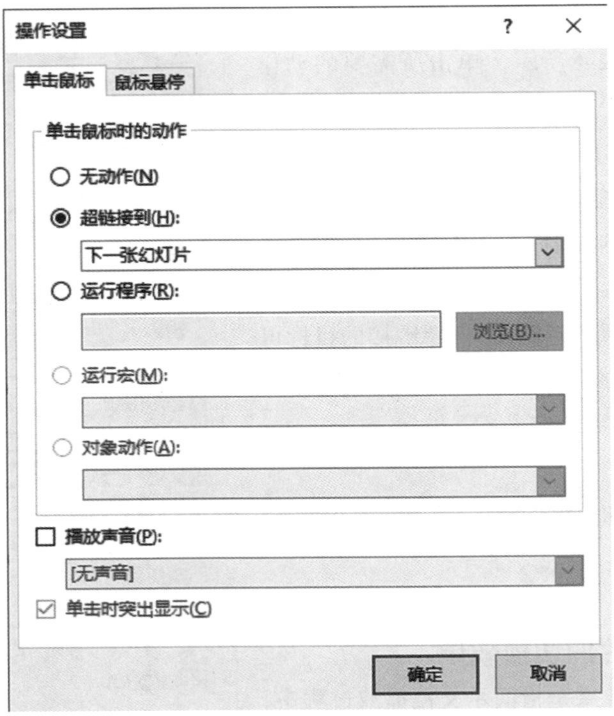

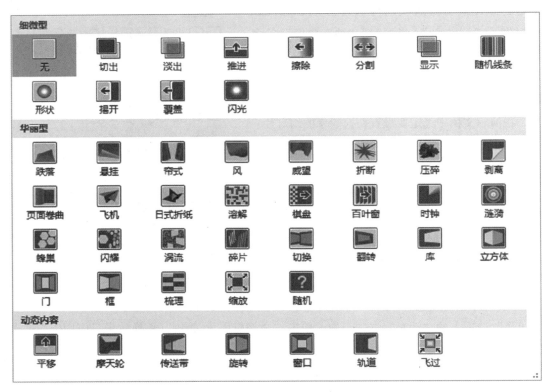

▲ 图5-2-9 操作设置

▲ 图5-2-10 切换方案

7. 在"计时"选项组"换片方式"下设置幻灯片切换方式。选中"单击鼠标时"复选框，则在单击鼠标时立即出现下一张幻灯片；选中"设置自动换片时间"复选框，则在一定时间后自动出现下一张幻灯片。

5.2.3 超链接

PowerPoint 2016的"超链接"功能能够为幻灯片对象创建超链接，完成幻灯片间的跳转，或者跳转到其他演示文稿、Word文档、Excel电子表格、某个URL地址等。利用超链接功能，可以使幻灯片的放映更加灵活，内容更加丰富。

一、为幻灯片中的对象设置超链接

操作步骤如下：

1. 在"幻灯片"视图下选择要设置超链接的对象。

2. 单击"插入"选项卡→"链接"选项组→"超链接"命令，弹出"插入超链接"对话框，如图5-2-11所示。

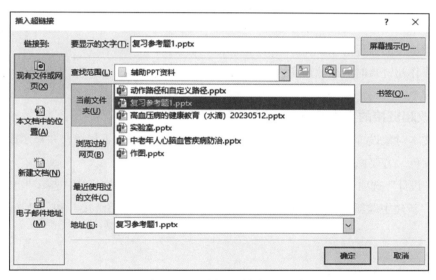

▲ 图5-2-11 "插入超链接"对话框

3. 选择链接目标对象，可以是同一演示文稿中的幻灯片、不同演示文稿的幻灯片、Web上的页面或文件、电子邮件地址、新文件等。

4. 在"插入超链接"中选择"本文档中的位置"，如图5-2-12所示，设置文本文档内的超链接。

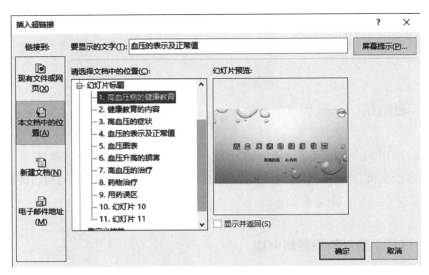

▲ 图 5-2-12　插入超链接 – 本文档中的位置

二、超链接的动作设置

1. 单击"插入"选项卡→"链接"选项组→"动作"命令，可打开"操作设置"对话框。

2. 设置"单击鼠标"还是"鼠标悬停"时发生超链接。

3. 修改超链接的目标对象。

4. 设置操作超链接时的播放声音。

三、修改超链接的文本颜色

如果给文本对象设置了超链接，代表超链接的文本会自动添加下划线，并显示成系统配色方案所指定的颜色。若要修改超链接的文本颜色，操作步骤如下：

1. 单击"设计"选项卡→"变体"选项组→"颜色"命令，在下拉菜单中选择"自定义颜色"。

2. 打开"新建主题颜色"对话框，如图 5-1-42 所示。设置"超链接"和"已访问的超链接"的颜色。

四、编辑和删除超链接

PowerPoint 2016 中可以通过编辑已经存在的超链接，也可以复制或删除建好的超链接。

1. 在已建立超链接的文字或其他对象的右键快捷菜单中，选择"编辑超链接"，可再次打开图 5-2-11 所示的对话框，对于动作按钮，则打开图 5-2-9 所示的对话框。

2. 在菜单中还可选择"复制超链接"及"取消超链接"等命令，完成复制和删除的操作。

【实例操作】

完成任务 5-2 中的 5

在幻灯片母版中，为幻灯片加"前进"和"后退"动作按钮和自定义一个按钮，文字标题为

"目录", 超链接到"健康教育内容"幻灯片, 将动作按钮的"形状填充"颜色设置为"标准色-橙色"。操作步骤如下:

- 单击"视图"选项卡→"母版视图"选项组→"幻灯片母版"命令, 打开母版视图。
- 选择第一张幻灯片母版, 单击"插入"选项卡→"插图"选项组→"形状"→"动作按钮"命令, 在幻灯片母版上画出"前进"和"后退"动作按钮和一个自定义按钮。
- "前进"和"后退"分别超链接到"上一张幻灯片"和"下一张幻灯片", 自定义按钮的超链接设置为: "超链接到"→"幻灯片"→"2.健康教育内容"。
- 在自定义按钮上输入文本"目录", 设置文字的大小及字体颜色。
- 选择动作按钮, 单击"绘图工具-格式"选项卡→"形状样式"选项组→"形状填充"→"标准色-橙色"。

5.2.4 多媒体技术应用

PowerPoint 2016不仅可以在幻灯片中插入图片、图像等, 也可以用插入的方法将声音(声音和音乐)或动画(影片和动画)置于幻灯片中, 在放映幻灯片时, 这些多媒体元素会自动执行。

一、在幻灯片中插入音频
用户可以在演示文稿中添加音频, 可插入的音频包括两种类型: 文件中的音频和录制音频。
(一)插入文件中的音频
1. 选择要插入音频的幻灯片。
2. 单击"插入"选项卡→"媒体"选项组→"音频"→"PC上的音频"命令。
3. 在弹出的"插入音频"对话框中, 选择相应的声音文件, 单击"插入"按钮。
4. 在当前幻灯片中出现一个声音图标, 用户只需单击"播放"按钮, 即可播放插入的声音。

(二)插入录制音频
1. 选择要插入音频的幻灯片。
2. 单击"插入"选项卡→"媒体"选项组→"音频"→"录制音频"命令。
3. 在弹出的如图5-2-13所示"录制声音"对话框中输入音频名称, 单击■按钮, 开始录制声音, 录制完毕后单击■按钮。单击"确定"按钮。

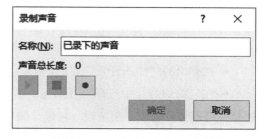

▲ 图5-2-13 "录制声音"对话框

(三)音频属性设置
插入音频后, 选择添加的音频图标, 则系统自动出现"音频工具-格式/播放"选项卡, 如图5-2-14所示。

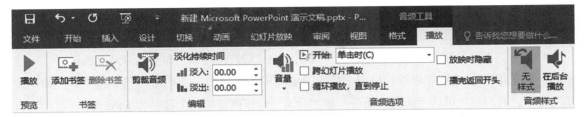

▲ 图5-2-14 音频工具

用户可以在"音频工具-播放"选项卡的功能区中对音频属性进行设置。单击"剪裁音频",弹出如图5-2-15所示的对话框,对音频进行剪辑;单击"音量"按钮,可设置音量的低、中、高及静音;"开始"命令中,可以设置音频的开始时间,包括"自动""单击时";如果要给幻灯片加背景音乐,一定要选择跨幻灯片播放;还可设置播放音频时隐藏音频图标、是否循环播放该音频等。

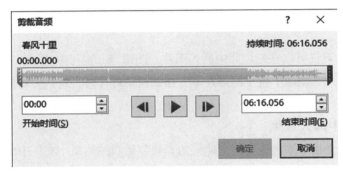

▲ 图5-2-15 "剪裁音频"对话框

【实例操作】

完成任务5-2中的6

为整个幻灯片设置背景音乐,从头开始自动播放,到最后一张幻灯片播放结束后停止。操作步骤如下:

- 选择要插入音频的幻灯片(如第一幻灯片)。
- 单击"插入"选项卡→"媒体"选项组→"音频"→"PC上的音频"命令。
- 在弹出的"插入音频"对话框中,选择相应的声音文件,单击"插入"按钮。
- 在当前幻灯片中选择声音图标,单击"音频工具-播放"选项卡→"音频选项"选项组→选择"跨幻灯片播放"复选框、勾选"循环播放,直到停止"。

二、在幻灯片中插入视频

PowerPoint 2016演示文稿中可以嵌入视频或链接到视频。可插入的视频包括PC上的视频和联机视频。

(一)PC上的视频

1. 选择要向其中插入视频的幻灯片。

2. 单击"插入"选项卡→"媒体"选项组→"视频"命令的下拉菜单按钮，在下拉菜单中选择"PC上的视频"命令。

3. 在"插入视频文件"对话框中，单击要嵌入的视频，然后单击"插入"。

用户还可以在新建幻灯片时，新建有视频占位符的新幻灯片，然后通过单击"插入视频文件"来插入视频。

有时视频太大，将视频嵌入到演示文稿会让演示文稿太大，这时可以选择将视频链接到而非嵌入到演示文稿。重复上述插入视频步骤，再找到视频文件，先在"插入"按钮右边的下拉菜单中选择"链接到文件"，然后单击"插入"命令按钮。

（二）插入联机视频

在PowerPoint网页版和Microsoft 365专属PowerPoint中，可以插入YouTube和Vimeo在线视频，如图5-2-16所示。如果有Microsoft 365组织帐户（版本1907或更高版本），还可以插入来自Microsoft Stream的在线视频，这是一个为企业提供的视频服务。若要嵌入视频，需使用以"http"开头的视频URL或嵌入以"< iframe >"开头和以"< /iframe >"结尾的代码。在其他版本的PowerPoint中，YouTube视频是可插入的唯一联机视频。

1. 选择要向其中插入视频的幻灯片。

2. 单击"插入"选项卡→"媒体"选项组→"视频"→"联机视频"命令。

插入视频操作会受到视频网站访问权限的影响，如YouTube搜索框无法插入带有关键字的视频资源。

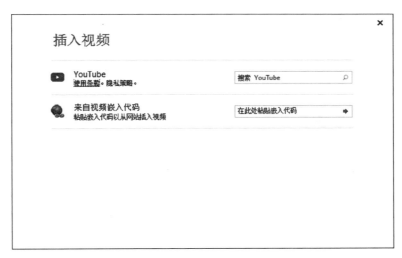

▲ 图5-2-16　插入联机视频

（三）视频属性设置

插入视频后，选择添加的视频，则PowerPoint 2016功能区中自动出现"视频工具–格式/播放"选项卡，用户可以在其各选项组中对视频属性进行设置，基本设置方式与音频设置方式雷同。

【实例操作】

完成任务5-2中的7

在最后添加一个新的幻灯片，并插入一段视频文件。操作步骤如下：

● 在演示文稿最后添加一张新幻灯片。

● 单击"文件"选项卡→"选项"→"自定义功能区"，在右侧"自定义功能区"下拉列表中选择"主选项卡"，勾选"开发工具"复选框。

● 单击"开发工具"选项卡→"控件"选项组→"其他控件"按钮→在弹出"其他控件"对话框中选择"Windows Media Player"控件→在幻灯片上拖动鼠标，画出控件大小，并调整大小和位置。

● 单击"开发工具"选项卡→"控件"选项组→"属性"命令→弹出"属性"窗格，单击"自定义"右侧的对话框按钮。

● 在弹出"Windows Media Player属性"对话框中，单击"浏览（B）……"命令→在弹出"打开"对话框中，找到要插入的视频文件，单击"确定"按钮完成设置。

任务5-3 演示文稿的放映与发布

【任务描述】

对已经建立好的"高血压病的健康教育"演示文稿进行如下操作：

1. 掌握多种演示文稿放映方式。

2. 为幻灯片排练计时。

3. 为幻灯片设置自定义放映。

4. 隐藏部分幻灯片，并对幻灯片进行放映。

5. 打印演示文稿及备注页。

6. 打包演示文稿。

7. 网页发布演示文稿。

【知识点分析】

5.3.1 放映方式的设置

一、从头开始放映演示文稿

在PowerPoint 2016中，打开演示文稿后，启动幻灯片放映常用以下三种方法：

1. 单击"幻灯片放映"选项卡→"开始放映幻灯片"选项组→"从头开始"命令，如图5-3-1所示，即可从演示文稿的第一张幻灯片开始放映。

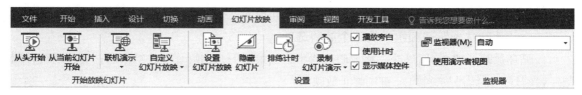

▲ 图5-3-1　幻灯片放映

2. PowerPoint 2016窗口右下角的"幻灯片放映"按钮。

3. 按F5快捷键从头开始放映幻灯片。

二、设置放映方式

幻灯片放映时可以根据环境和观众不同，设置不同的放映方式。

单击"幻灯片放映"选项卡→"设置"选项组→"设置幻灯片放映"命令，就可以打开"设置放映方式"对话框，如图5-3-2所示。

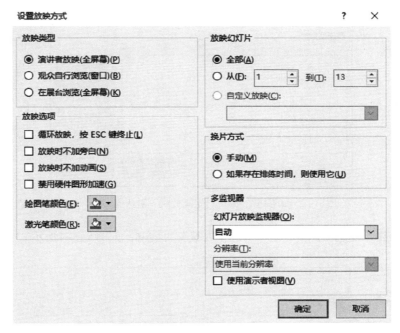

▲ 图5-3-2　"设置放映方式"对话框

（一）"放映类型"选项组中的三种放映类型

1. 演讲者放映（全屏幕）　以全屏幕形式显示。也可以通过快捷菜单或PageDown键、PageUp键显示上下页幻灯片。

2. 观众自行浏览（窗口）　以窗口形式显示，可以在幻灯片放映时利用窗口右下角工具栏中的"上一张""菜单""下一张"按钮切换幻灯片或编辑幻灯片。

3. 在展台浏览（全屏幕）　以全屏形式在展台上做演示，在放映过程中，除了保留鼠标指针用于选择屏幕对象外，其余功能全部失效，若要终止放映，按Esc键。

（二）**"放映选项"选项组中的三个放映选项**

1. 循环放映 按Esc键终止，在放映过程中，当最后一张幻灯片放映结束后，会自动跳转到第一张幻灯片继续播放，按Esc键则终止放映。

2. 放映时不加旁白 在放映幻灯片的过程中不播放任何旁白。

3. 放映时不加动画 在放映幻灯片的过程中，先前设定的动画效果将不起作用。

三、自定义放映

一个演示文稿中有很多张幻灯片，但有时只需要播放其中的部分幻灯片，此时不需要删除不播放的幻灯片，而是选择使用自定义放映。

操作步骤如下：

1. 单击"幻灯片放映"选项卡→"开始放映幻灯片"选项组→"自定义幻灯片放映"命令，弹出"自定义放映"对话框，如图5-3-3所示。

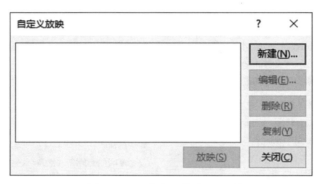

▲ 图5-3-3 "自定义放映"对话框

2. 单击"新建"按钮，弹出"定义自定义放映"对话框，如图5-3-4所示。

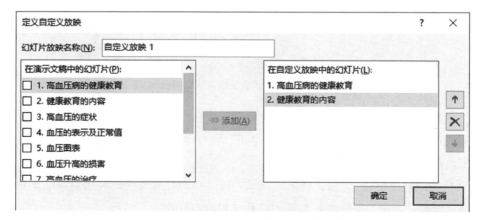

▲ 图5-3-4 "定义自定义放映"对话框

3. 命名自定义"幻灯片放映名称"，选择要添加到自定义播放中的幻灯片，单击"添加"命令按钮，便可添加到自定义播放中，并可以对幻灯片进行顺序编辑。完成后，按"确定"按钮返回自定义放映对话框，完成自定义放映设置。

4. 在"自定义放映"对话框中选择自定义放映的名称，单击"放映"按钮进行播放。

四、隐藏幻灯片

播放演示文稿时，如果有些幻灯片不想播放，还可以采用幻灯片隐藏的方式实现。如果下次需要播放，取消隐藏即可。操作步骤如下：

1. 选中要隐藏的幻灯片。

2. 单击"幻灯片放映"选项卡→"设置"选项组→"隐藏幻灯片"命令，即可将幻灯片隐藏起来。隐藏起来的幻灯片会在幻灯片的编号上有一条斜线表示禁止播放。

重复上面的操作，可以取消幻灯片的隐藏。

5.3.2 放映时间的设置

幻灯片播放默认人工切换幻灯片的方式，如果想使用展台浏览的放映方式自动播放，可为幻灯片设置放映时间。也可以使用排练计时功能，自动记录放映时间，录制旁白，来完善幻灯片的功能。

一、设置幻灯片切换时间

1. 在幻灯片浏览视图下，选择要设定的幻灯片。

2. 选择"切换"选项卡→"计时"选项组→勾选"设置自动换片时间"复选框，并设置时间，则幻灯片会按照设定的换片时间自动切换。

3. 设置完成后，在浏览窗格视图中，每个幻灯片图标的右下角将给出该幻灯片的放映时间，如图5-3-5所示。以后再放映该演示文稿时，将按照设置的时间，自动放映。

二、排练计时

1. 单击"幻灯片放映"选项卡→"设置"选项组→"排练计时"命令，则开始放映当前演示文稿，同时，系统自动弹出如图5-3-6所示的"录制"对话框（显示在屏幕左上角），自动记录幻灯片的放映时间。对话框中，左侧的时间为当前幻灯片的放映时间，右侧的时间为演示文稿的放映时间。

2. 通过人工切换幻灯片，当演示文稿播放结束后，系统自动弹出对话框，如图5-3-7所示，提醒用户保存"排练时间"。

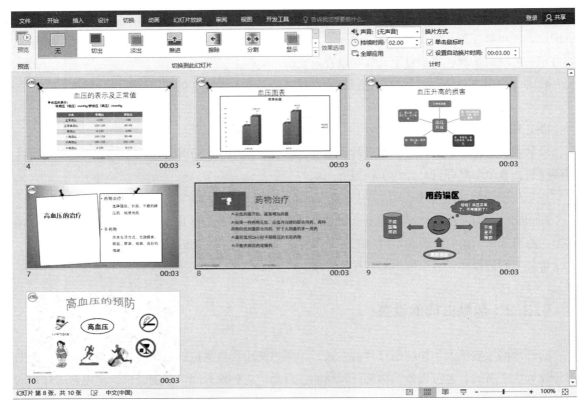

▲ 图5-3-5 设置自动换片

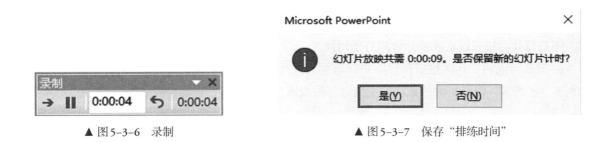

▲ 图5-3-6 录制 ▲ 图5-3-7 保存"排练时间"

3. 单击"幻灯片放映"选项卡→"设置"选项组→"设置幻灯片放映"命令,弹出"设置放映方式",选中"如果存在排练时间,则使用它",即可在放映演示文稿时使用排练时间。

三、录制旁白

1. 单击"幻灯片放映"选项卡→"设置"选项组→"录制幻灯片演示"命令。在下拉菜单中选择"从头开始录制"。

2. 在弹出如图5-3-8所示的对话框中,提示选择要录制的内容,包括"幻灯片和动画计时""旁白和激光笔"。单击"开始录制"按钮，进入录制状态。

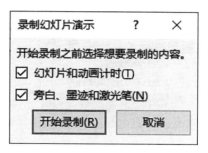

▲ 图5-3-8 "录制幻灯片演示"对话框

3. 录制完成后，将在每个幻灯片的右下角出现一个声音的图标，如图5-3-9所示，再次播放演示文稿时，不仅有排练计时，也有旁白。

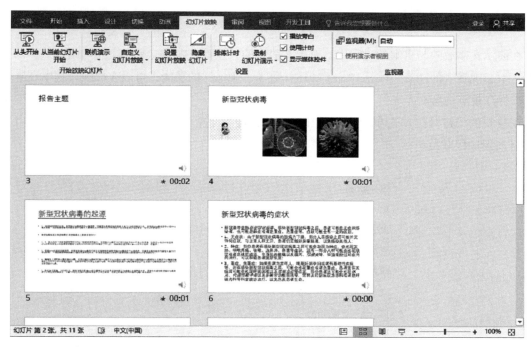

▲ 图5-3-9 录制幻灯片演示：完成

4. 如果对某张幻灯片的录制内容不满意，可选定该幻灯片，然后单击"幻灯片放映"选项卡→"设置"选项组→"录制幻灯片演示"，在下拉菜单中选择"从当前幻灯片开始录制"，则可以对当前幻灯片的旁白和排练计时进行重新录制，直到满意为止。

5. 如果单击"幻灯片放映"选项卡→"设置"选项组→"录制幻灯片演示"命令，在下拉菜单中选择"清除"命令，可分别对选定幻灯片的"排练计时"和"旁白"进行清除，如图5-3-10所示。

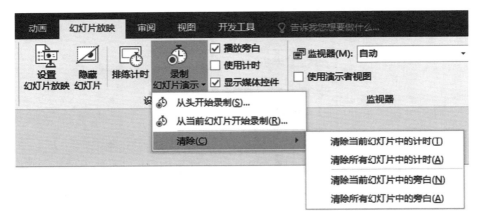

▲ 图5-3-10　录制幻灯片演示：清除

5.3.3　使用画笔

在演示文稿放映与讲解的过程中，对于文稿中的一些重点内容，有时需要勾画一下，以突出重点，引起观看者的注意。PowerPoint 2016提供了"画笔"的功能，可以在放映过程中在屏幕上勾画、标注重点内容。

在放映的幻灯片上单击鼠标右键，在弹出的快捷菜单上选择"指针选项"命令，弹出如图5-3-11所示的级联菜单。

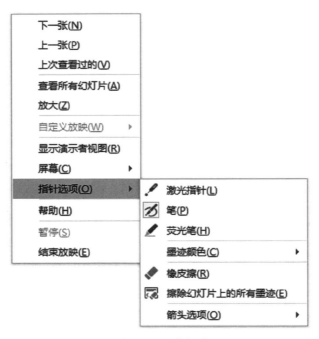

▲ 图5-3-11　指针选项

1. 选择"笔"画出较细的线形。

2. 选择"荧光笔"为文字涂上荧光底色，加强和突出该段文字。

3. 选择"墨迹颜色"为画笔设置一种新的颜色。

4. 选择"橡皮擦"将画线擦除。

5. 选择"擦除幻灯片上的所有墨迹"可清除当前幻灯片上的所有画线墨迹等，使幻灯片恢复清洁。

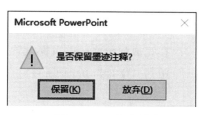

▲ 图5-3-12　保留墨迹

6. 选择"箭头选项"可以隐藏箭头。

当结束幻灯片放映时，系统会弹出如图5-3-12所示的对话框，提示用户是否保留墨迹注释，以备下次放映时使用。

5.3.4　演示文稿的打印

演示文稿的建立、修饰和完善的一系列工作完成之后，一般来说放映是最终的目的。但是将制作好的幻灯片打印出来，有时也很必要。

一、页面设置

在打印输出之前，只有进行正确的页面设置，才能打印出完美的效果。幻灯片页面的大小、方向可以根据显示、打印的需要改变。操作步骤如下：

1. 单击"设计"选项卡→"自定义"选项组→"幻灯片大小"按钮→"自定义幻灯片大小"命令，在弹出的"幻灯片大小"对话框中，即可对页面进行设置，如图5-3-13所示。

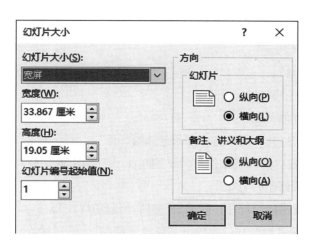

▲ 图5-3-13　"幻灯片大小"对话框

2. 在"幻灯片大小"对话框中，可在下拉列表中选择"宽屏"等预设效果，如果设为"自定义"，则需要在"宽度"和"高度"框中键入或选择所需大小。

3. 为幻灯片备注、讲义和大纲设置方向。

4. 设置幻灯片编号的起始值。

5. 设置好后，单击"确定"按钮，即可将该设置应用到当前演示文稿中。

二、打印

在完成演示文稿的页面设置后，可进行打印设置。

单击"文件"选项卡→"打印"命令，显示打印视图，如图5-3-14所示。

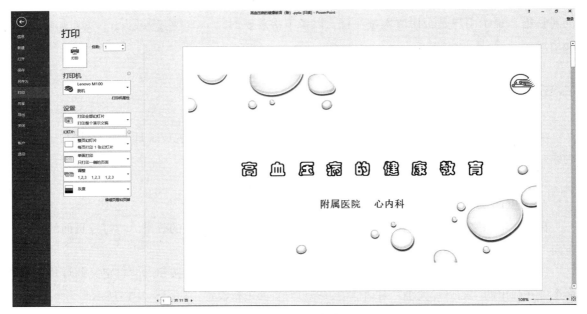

▲ 图5-3-14　打印

1. 右侧为打印效果预览。

2. 左侧可设置打印份数。

3. 可选择打印机。

4. 可设置打印幻灯片的范围。

（1）若要打印所有幻灯片，则单击"打印全部幻灯片"。

（2）若要打印所选的一张或多张幻灯片，则单击"打印所选幻灯片"。注意：单击"打印"按钮前，应首先选择所需打印的幻灯片。

（3）若仅打印当前显示的幻灯片，则单击"打印当前幻灯片"。

（4）若按编号打印特定幻灯片，则单击"自定义范围"，然后输入幻灯片的列表和/或范围。数字或范围间需使用无空格的逗号将各个编号隔开，如"，3，5-12"。

5. 设置打印版式和每页打印的幻灯片个数。

（1）打印版式包括：打印整张幻灯片、备注页和大纲。

（2）讲义中设置每页打印的幻灯片个数。

（3）设置是否给幻灯片加边框和根据纸张大小调整幻灯片等。

6. 设置幻灯片的打印顺序。

7. 设置幻灯片打印颜色。

（1）颜色：使用此选项在彩色打印机上以彩色打印。

（2）灰度：此选项打印的图像包含介于黑色和白色之间的各种灰色调。背景填充的打印颜色为白色，从而使文本更加清晰（有时灰度的显示效果与"纯黑白"一样）。

（3）纯黑白：此选项打印不带灰色填充色的讲义。

8. 单击"打印"按钮进行打印。

5.3.5　演示文稿的打包与网页发布

一、演示文稿的打包

制作好的演示文稿可以复制到需要演示的计算机并进行放映，但是要保证演示的计算机安装了 PowerPoint 2016。如果需要脱离 PowerPoint 2016 环境放映演示文稿，可以将演示文稿打包后再放映。

操作步骤如下：

1. 打开需要打包的演示文稿。

2. 单击"文件"选项卡→"导出"→"将演示文稿打包成 CD"，然后在右窗格中单击"打包成 CD"，弹出"打包成 CD"对话框，如图 5-3-15 所示。

3. 单击"选项"，弹出如图 5-3-16 所示的"选项"对话框。

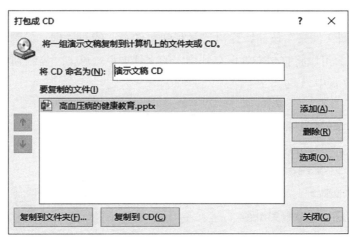

▲ 图 5-3-15　"打包成 CD"对话框

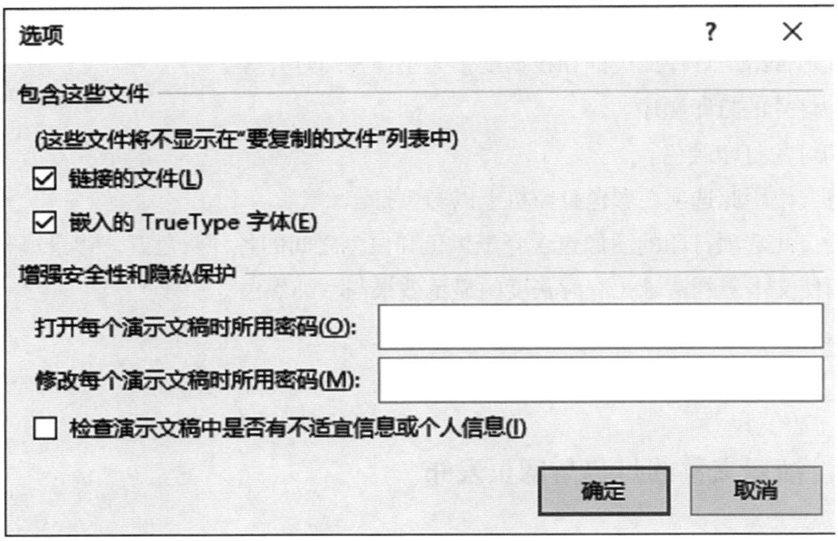

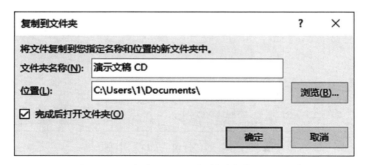

（图片上半部分为"选项"对话框）

▲ 图5-3-16 打包成CD"选项"对话框

在打包"选项"对话框"包含这些文件"选项组中根据需要选中相应的复选框。

（1）如果选中"链接的文件"复选框，则在打包的演示文稿中含有链接关系的文件。

（2）如果选中"嵌入的TrueType字体"复选框，则在打包演示文稿时，可以确保在其他计算机上看到正确的字体。

（3）如果需要对打包的演示文稿进行密码保护，可设置"打开每个演示文稿时所用密码"和"修改每个演示文稿时所用密码"，在文本框中输入密码，用来保护文件。

（4）若要检查演示文稿中是否存在隐藏数据和个人信息，则勾选"检查演示文稿中是否有不适宜信息或个人信息"复选框。

4. 完成上述设置后，单击"确定"，返回到"打包成CD"对话框。

5. 单击"复制到文件夹"按钮，弹出"复制到文件夹"的对话框，如图5-3-17所示。选择保存文件的"位置"，可以将打包文件保存到指定的文件夹中。单击"复制到CD"按钮，则直接将演示文稿打包到光盘中。

▲ 图5-3-17 打包成CD"复制到文件夹"对话框

6. 要想运行打包文件，只要在光盘或打包所在的文件夹中双击文件即可。

二、幻灯片的网页发布

虽然PowerPoint 2016不能将演示文稿存为网页形式，但可以将幻灯片发布到网站上。此操作需要使用"文件"选项卡→"共享"命令，如图5-3-18所示。

1. 若要与人共享，需将文档保存到OneDrive位置。

2. 电子邮件包括"作为附件发送""保存在共享位置的演示文档发送链接""以PDF形式发送""以XPS形式发送""以Internet传真形式发送"。

3. 联机演示特点　不需要安装程序，可以创建一个链接以与人共享，当联机演示时，使用链接的任何人都可以观看幻灯片放映，演示文稿可供下载。

4. 发布幻灯片　将幻灯片发布到幻灯片库或SharePoint网站。操作步骤如下：

（1）打开或创建要发表到Web上的演示文稿。

（2）单击"文件"选项卡→"共享"→"发布"。

如果想要访问发布到网站的演示文稿，选择文件位置时必须指定Web服务器或其他可用的计算机。某些Web站点，如Windows Live，可能要求登录到服务器后才能保存演示文稿。

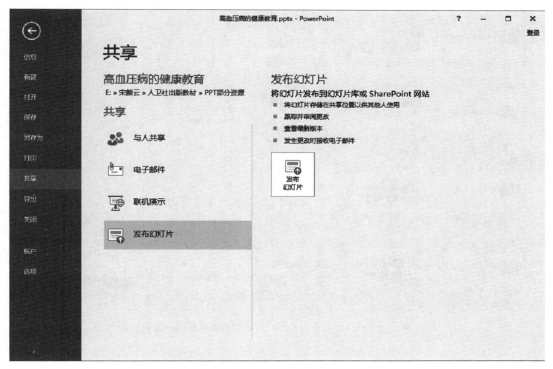

▲ 图5-3-18 "文件"选项卡 →"共享"命令

（3）选择要发布的幻灯片，可选择其中一部分，也可单击"全选"按钮选中所有幻灯片。

（4）选择发布的位置，如本机中的"我的幻灯片库"，然后单击"发布"按钮。

任务5-4　综合案例——中老年人心脑血管防治知识讲座

5.4.1　知识讲座演示文稿效果展示

本演示文稿由17张幻灯片组成，分别从疾病产生原因、发展数据、防治措施、治疗手段四个方面展开介绍。学习者可将临床应用实例添加其中，以达到更佳的展示效果。演示文稿选择视图方式为"幻灯片浏览视图"，其展示效果如图5-4-1所示。

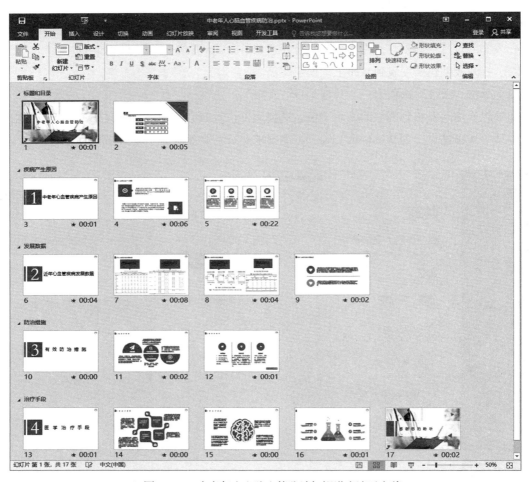

▲ 图5-4-1　中老年人心脑血管防治知识讲座演示文稿

5.4.2 设计过程

本知识讲座的设计和制作过程如下：

一、需求分析

根据知识讲座的受众，确定演示文稿的设计方案和内容呈现形式。如知识讲座面向中老年人讲授心脑血管疾病的产生、防治，宜选择内容突出、配色柔和、图文并茂的设计方案。本例中使用"医学护理"模板。

二、演示文稿设计

此部分包括选择幻灯片版式、设计配色方案、插入多媒体元素、幻灯片切换效果、添加动画等，从而呈现图文并茂的效果，以最高效的方式传播和普及医学知识。

（一）结构设计

从结构来分，可将演示文稿分为四个节。如图5-4-2所示，在需要增加节的位置单击右键，在菜单中选择"新增节"；分好节后，在当前节的任一张幻灯片上选择右键菜单中的"重命名节"完成命名，如本例中将第1节命名为"标题和目录"。以此方法将内容的四个部分划分为新的节。

注意：分节前先选中新节中的第一张幻灯片，然后再新增节。

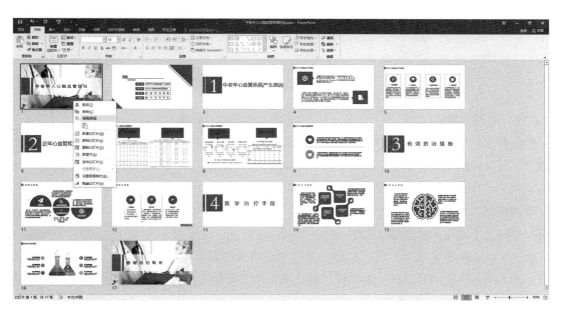

▲ 图5-4-2　演示文稿分节

（二）修改母版

通过修改母版，为所有幻灯片添加报告人所在单位的标志（logo）。如图5-4-3所示，选择幻灯片母版视图中的第1张幻灯片，在其右上角插入标志图片。

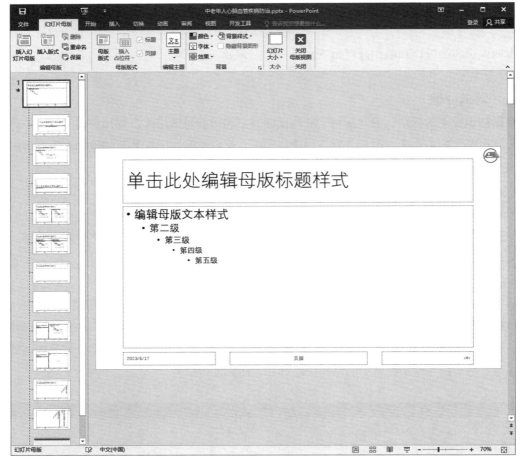

▲ 图5-4-3 修改母版

（三）动画效果

根据每张幻灯片呈现元素分析，添加1个或多个动画。通过"更多进入效果"进入"更改进入效果"任务窗格，获得更多动画效果选择，如图5-4-4所示。

本例中"中老年心血管疾病产生原因"部分设置第1个动画"伸展"，第2个动画"缩放"，在"动画窗格"中的展示效果如图5-4-5所示。如果对动画播放顺序不满意，可随时使用"动画窗格"中的上下按钮来调整播放顺序。

在第1个动画的基础上，点击右侧三角形，在打开的菜单中选择"计时"或"效果选项"，打开如图5-4-6所示的对话框。本例使用默认的方向"跨越"，计时使用"单击时"开始、延迟"1秒"播放，"期间"选择0.5秒（非常快）的播放速度。在图5-4-7所示的对话框中，还可以添加"触发器"，如通过选择"单击直角三角形3"产生动画效果。

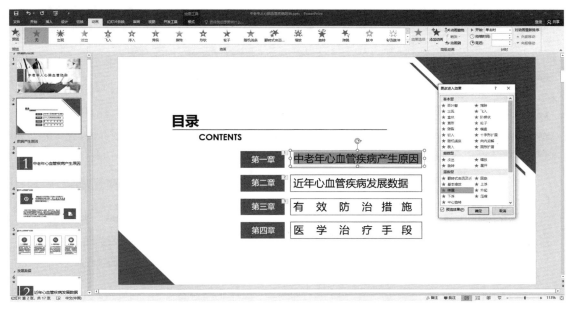

▲ 图5-4-4 设置更多进入效果

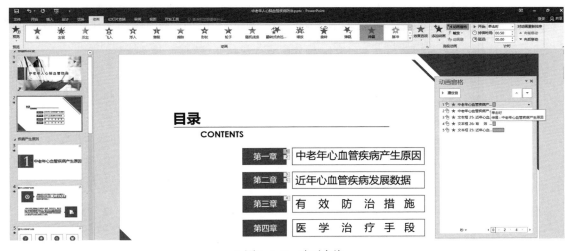

▲ 图5-4-5 动画窗格

（四）幻灯片切换

选择"华丽型–立方体"切换效果，"效果选项"选择"自左侧"，并单击"全部应用"按钮。同时可以设置换片方式，本例选择"单击鼠标时"，如果已完成了排练计时，会自动出现"自动换片时间"，如本例中的"00:05.33"。

（五）多媒体元素加入

根据演示文稿的效果要求，可加入无版权争议的心脑血管疾病发病时的症状、防治方案、治疗的图片或视频等。本例通过插入超链接的方式，在第12张幻灯片的右下角设置超链接文字"听听专家怎么说"，链接到网络共享视频资源，如图5-4-8所示。

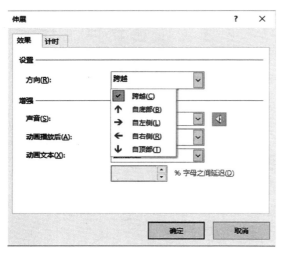
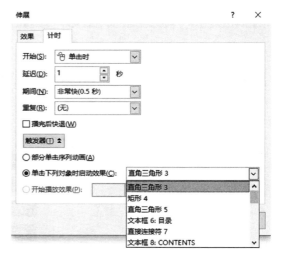

▲ 图 5-4-6 "伸展"效果选项　　　　　　　▲ 图 5-4-7 添加触发器

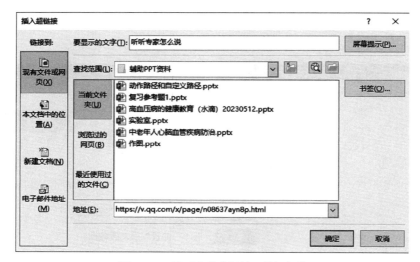

▲ 图 5-4-8 演示文稿中链接网络视频资源

三、演示文稿放映

选择放映方式、设置排练计时等，能够帮助演讲者全面掌握内容的呈现时间，为达到最好的实际表现效果做好充足准备。

（一）自定义放映

将演示文稿的第 2~16 张幻灯片添加到名为"疾病防治演讲"的自定义放映中。操作步骤为：在图 5-3-4 所示的幻灯片列表中点选第 2~16 张幻灯片，单击"添加"。在图 5-3-2 所示的"设置放映方式"对话框中便可看到此自定义放映了。

（二）排练计时

帮助演讲者合理安排每张幻灯片的展现时间。本例所有幻灯片播放时经过排练计时，时长在

"幻灯片浏览"视图下有所显示。

（三）设置放映方式

本例中"换片方式"设为"手动"，播放时可借助其他设备进行换页操作。播放的幻灯片可选择已经建立的自定义放映"疾病防治演讲"，如图5-4-9所示。

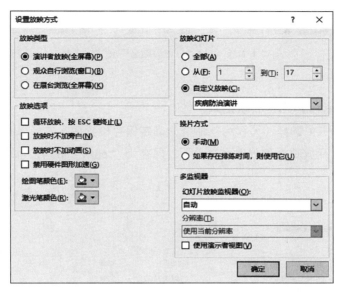

▲ 图5-4-9　对案例设置放映方式

四、录制幻灯片演示

录制本演示文稿，以做线上共享资源使用。

五、打包

将演示文稿中所有的元素打包，以备在需要演示的机器上正确显示这些元素。在图5-3-17所示的对话框中进行如下设置：

1. 将CD命名为"中老年人心脑血管疾病防治"。

2. 单击"复制到文件夹"，选择D盘根目录作为存放位置。

3. 在出现的打包提示对话框中选择"是"，如图5-4-10所示。

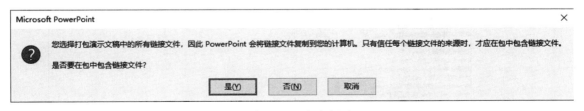

▲ 图5-4-10　打包提示

4. 打包好的文件如图 5-4-11 所示。

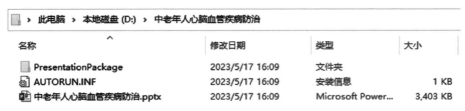

▲ 图 5-4-11　打包后的文件夹结构

六、保存为 PowerPoint 放映格式

在"文件"选项卡中选择"另存为"命令，确定保存位置后，选择保存格式，如图 5-4-12 所示。本例中将幻灯片放映文件放置在 D 盘下，保存为".ppsx"格式，也可保存为较早版本的".pps"格式。

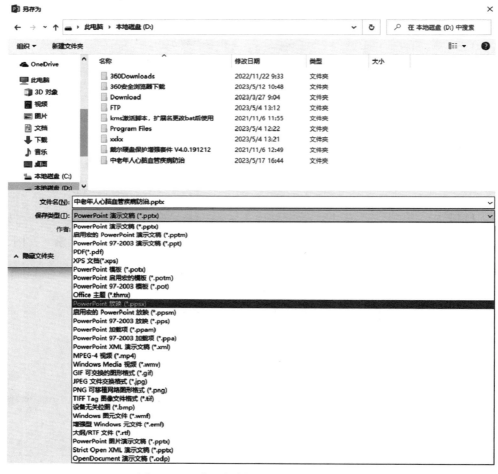

▲ 图 5-4-12　演示文稿保存为 PowerPoint 放映格式

演讲者只需双击放映文件即可进入幻灯片放映状态，而不会打开PowerPoint 2016应用程序窗口。放映文件图标如图5-4-13所示。

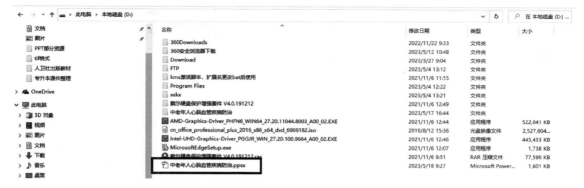

▲ 图5-4-13　放映文件

思政案例5-1　扎根中国大地，创新服务需求——即时通信工具腾讯QQ研发团队

2001年，中国刚刚加入世界贸易组织，腾讯公司意识到互联网正在改变人们的沟通方式，中国需要一款适合本土文化和使用习惯的即时通信工具。随后，腾讯公司研发团队开发出了QQ即时通信软件，融入了中国元素，如QQ表情、头像、个性签名等，让用户能够更生动地表达自我。通过不断创新，该团队推出了QQ空间、QQ音乐等延伸服务，逐步构建了一个综合性的社交平台。作为中国互联网新兴力量，该团队选择深耕本土市场，为即时通信、社交网络、数字内容等多个领域作出了重要贡献。腾讯公司团队的工作不仅推动了中国互联网产业的发展，还为亿万用户提供了便捷的交流平台。QQ成为连接中国人的重要纽带，见证了中国互联网的快速崛起。

QQ研发团队的工作启示我们：扎根本土、服务大众是科技创新的重要方向。我们应该深入了解用户需求，将科技创新与文化传播相结合，用优质产品服务国家战略。同时，我们也要牢记科技向善的理念，重视用户信息和隐私保护，为构建清朗的网络空间贡献力量。

【学习小结】

PowerPoint 2016是一款功能强大的演示文稿制作软件，本章的重点在于利用多种方式建立演示文稿；学会演示文稿的各种视图方式及相互间的切换，幻灯片的添加、删除、复制和移动，模板、母版的使用，幻灯片背景、切换效果、动画效果、动作按钮及超链接，多媒体技术应用，自定义放映的设置，文稿的打印及打包、发布。

（宋颜云　苑宁萍）

复习参考题

一、单项选择题

1. 在 PowerPoint 2016 中，若想要为所有幻灯片添加相同的页脚，可以选择
   - A. 在第一张幻灯片上添加页脚，然后复制到其他幻灯片
   - B. 逐张幻灯片手动添加页脚
   - C. 使用"幻灯片母版"功能添加页脚
   - D. 无法实现

2. 若想实现幻灯片的快速切换，可使用
   - A. 超链接
   - B. 插入
   - C. 幻灯片切换
   - D. 动画

3. 将所有幻灯片中的"计算机"全部删除，可实现并且最优的方案是

   - A. 查找再删除
   - B. 全部替换
   - C. 逐个剪切
   - D. 逐个替换

4. 关于动画的说法，不正确的是
   - A. 可以为对象设置多个动画效果
   - B. 动画窗格可调整动画的顺序
   - C. 可以预览动画
   - D. 动画一旦设置，必然会播放

5. 关于幻灯片的隐藏，说法错误的是
   - A. 在普通视图的幻灯片/大纲切换窗格设置
   - B. 在幻灯片浏览视图下设置
   - C. 在幻灯片放映视图中设置
   - D. 使用幻灯片放映选项卡设置

   答案：1. C；2. A；3. B；4. D；5. C

二、简答/操作题

1. PowerPoint 2016 有几种视图方式，如何在不同视图方式间进行切换？

2. 设置配色方案和设置背景两个操作有何不同？

3. 幻灯片母版和模板的作用与区别是什么？

4. 在 PowerPoint 2016 幻灯片中，如何建立超链接？

5. 按以下要求创建演示文稿

（1）创建有 4 张幻灯片的演示文稿，对这门课程进行概括和介绍，并将文稿保存在 D 盘上的"PowerPoint"文件夹中，文件名为"计算机基础 .pptx"。

（2）第 1 张幻灯片采用"标题幻灯片"版式，标题为"计算机基础"；"作者：×××"中填入制作者自己的名字。

（3）使用"开始"选项卡→"幻灯片"选项组→"新建幻灯片"命令，建立第 2 张幻灯片，采用"内容与标题"版式，标题处填入"本书内容介绍"，在下面文本框中输入本书的内容介绍，在右侧建立 2 行 10 列的表格，输入本书的各章题目，如图 A 所示。

（4）新建第 3 张幻灯片，并采用"图片与标题"版式，选择与计算机相关的图片并加文本说明。

（5）第 4 张幻灯片采用"空白"版式，通过插入 SmartArt 图形"水平层次结构"建立如图 B 所示的结构图。可使用"SmartArt 工具"→"设计选项卡"→"创建图形"选项组中的"添加形状"完成复杂层次结构的构建。

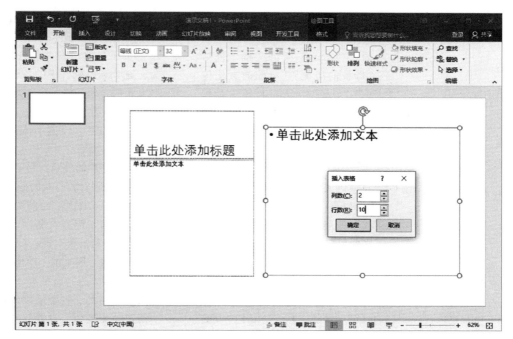

▲ 图A 内容与标题版式

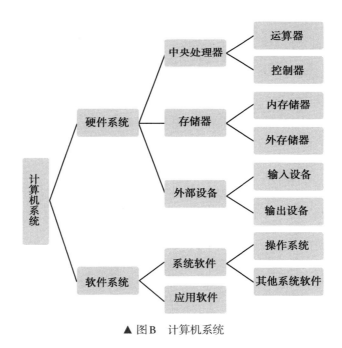

▲ 图B 计算机系统

6. 按以下要求创建演讲文稿

（1）使用"内容提示向导"制作"我的母校.pptx"演讲文稿，包括"母校的历史""母校的文化传承""母校的今天与未来""母校与我"等内容。篇幅为8页以上。

（2）在该演讲文稿中加入文本、图表、图片及声音文件。

（3）进行幻灯片排练计时。

（4）将演讲文稿定义为"演讲者放映（全屏幕）"放映方式，"换片方式"使用"如果存在排练时间，则使用它"。

（5）将演讲文稿保存在D盘的"PowerPoint"文件夹中，文件名为"我的母校.pptx"。

7. 自选演示文稿内容（介绍本专业的科普知识），内容要完整，有较好的可读性、知识性和趣味性；要有一定的文字量。演示文稿的幻灯片不得少于10张。发挥各自的创造力，充分利用软件中的各种工具。版面布局合理，整体效果美观，并进行如下设置：

（1）美化幻灯片：设置字体、字号、颜色、行距等。

（2）设计幻灯片的外观：利用设计模板、母版设计幻灯片的框架。

（3）插入对象：图片、绘制图形、表格、图表、声音、动画、乐曲、视频（进行剪辑）等。

（4）创建链接：用文本、动作按钮等作为链接。

（5）放映幻灯片：创建动画幻灯片、创建动作按钮、设置放映时间、控制放映方式等。

第六章 计算机网络基础与应用

学习目标

知识目标	1. 掌握计算机网络的定义与组成；IP地址和域名系统的原理及相互关系；通过FTTH和局域网接入Internet的方法；WWW、HTTP、HTML和URL等基本概念；Microsoft Edge浏览器的常用功能和设置；搜索引擎的使用方法；电子邮件的基本概念和采取的通信协议；网络文件下载的常用方法。 2. 熟悉计算机网络的分类；Internet的基本结构与TCP/IP协议；常见的Internet浏览器；搜索引擎的类型；Foxmail邮件客户端的使用。 3. 了解常见的计算机网络设备；搜索引擎的评价指标。
能力目标	能灵活选择上网方式，并能够正确使用搜索引擎查找资料。
素质目标	通过学习较全面系统地掌握计算机网络的基础知识和应用技能，并逐步养成实事求是的科学态度和严谨的工作作风，为专业课和专业基础课打下坚实的基础。

任务 6-1　认识计算机网络

【任务描述】

1. 观察身边人采用什么方式上网。将你的电脑分别通过FTTH宽带方式和局域网方式接入Internet。

2. 熟悉组成计算机网络的各种设备。

3. 熟悉TCP/IP体系结构，通信协议的基本概念和域名机制的原理。

4. 描述常用的Internet应用。

6.1.1　计算机网络

当今信息社会，人们在日常工作和生活中，无论是进行信息查询、即时通信、网上购物、电子支付，还是电子政务、信息管理、远程医疗服务等都已离不开计算机网络。那么，什么是计算机网络？计算机网络又是如何工作的呢？

一、计算机网络及其组成

（一）计算机网络

1. 计算机网络的定义　计算机网络是指将分布在不同地理位置上的，具有独立功能的多台计算机、终端及其附属设备，通过通信线路连接起来，在网络操作系统（networking operating system，NOS）、网络管理软件及网络通信协议（networking communication protocol，NCP）的管理和协调下，实现资源共享和信息传递的计算机系统。

2. 计算机网络的功能　计算机网络的功能主要体现在数据通信、资源共享、并行和分布式处理，以及提高系统可靠性等方面。

（1）数据通信：实现计算机与终端、计算机与计算机间的数据传输，如电子邮件、电子商务、远程医疗等应用。

（2）资源共享：网络中的用户能够部分或全部使用网络中所共享的软件、硬件和数据资源。

（3）并行和分布式处理：把一个大型任务分配给网络上不同的服务器同时进行计算处理的技术。

（4）提高系统的可靠性：数据的集中存储与备份，服务器出现故障后备用服务器自动接替工作，以及网络负载均衡等技术，大大提高了网络系统的可靠性。实际生活中，重要资源可以通过网络进行多点备份，用户可以通过多条链路来访问网上的资源，从而有效避免由于单个部件、计算机等故障影响用户的使用。

（二）计算机网络的组成

计算机网络系统由硬件系统和软件系统组成。硬件系统包括主体设备、连接设备和传输介质三大部分。软件系统包括NOS、应用软件及网络中的各种协议。

1. 网络硬件系统　是联网的物质基础，各种硬件设备共同组成一个物理网络。有主体设备和网络连接设备。

（1）主体设备：又称为主机（host），按用途和功能的不同，一般分为中心站（服务器）和工作站（客户机）两类。

1）服务器：是为网络提供共享资源的基本设备，在其上运行NOS，是网络控制的核心。服务器对CPU主频、硬盘容量及内存容量的指标都要求较高，一般应选择专用服务器，如IBM、HP、华为、曙光、浪潮、联想等品牌。服务器按使用功能一般分为文件、域名、Web、邮件、通信和数据库等。其中，文件服务器最为重要。

2）客户机：是网络用户入网操作的结点，分为PC机和网络终端。PC机有自己的操作系统，具有较强的处理能力，用户既可以上网使用网络资源，也可以使用本机资源单独工作。工作站的网络终端性能一般较低。

（2）网络连接设备：是实现网络互连的各种设备的总称，包括网络适配器、集线器、交换机、路由器和网关等。

1）网络适配器（network interface card，NIC）：计算机通过网络适配器接入网络，它上连交换机或路由器。网络适配器又称为网卡，是局域网中连接计算机和传输介质的接口，不仅能实现与局域网传输介质之间的物理连接和电信号匹配，还涉及帧的发送与接收、帧的封装与拆封、介质访问控制、数据的编码与解码，以及数据缓存等功能。

根据网络接口分类，网卡分为RJ-45接口网卡、光纤接口网卡和无线网卡等。

RJ-45接口网卡：是目前应用最广的一种网卡，用于以双绞线为传输介质的以太网客户机联网，带宽一般为100~1 000Mbps，个人电脑常使用100Mbps/1 000Mbps自适应的RJ-45接口网卡。

光纤接口网卡：多用于服务器，带宽一般为1 000Mbps；

无线网卡：多用于移动设备，如笔记本电脑、掌上电脑等。无线网卡的功能与普通网卡一样，用来将计算机连接到局域网上，但只能在提供无线信号的范围内发挥作用。无线网卡根据接口不同，主要分为PCMCIA无线网卡、PCI无线网卡、MiniPCI无线网卡、USB无线网卡、CF/SD无线网卡几类产品。

虽然网卡有很多种，但是每块网卡都拥有唯一的ID号，也叫作介质访问控制（media access control，MAC）地址，用48位二进制或12位十六进制表示，它是由网卡厂家在生产时写入网卡上的ROM中，在全球范围都不会重复。常见网卡如图6-1-1所示。

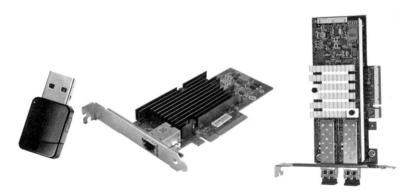

▲ 图6-1-1　常见网卡

2）集线器（hub）：是网络传输媒介的中间节点，可以将一些计算机连接起来组成一个局域网，如图6-1-2所示。集线器的基本功能是信息分发，它将一个端口收到的信号转发给其他所有端口。集线器的所有端口共享带宽，带宽较低，即用集线器组网时，连接的计算机越多，网络速度越慢。

3）交换机（switch）：已取代集线器，其具备集线器的功能且各端口独享带宽。一台交换机通常具有8口、16口、24口甚至更多的端口，每个端口可以连接一台计算机。交换机上的端口彼此相互独立，不会因某一端口的故障影响其他用户。交换机如图6-1-3所示，其带宽范围为100Mbps~10Gbps。

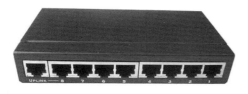

▲ 图6-1-2 集线器

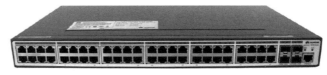

▲ 图6-1-3 交换机

交换机分为可管理和不可管理交换机，利用可管理交换机可以很方便地实现虚拟局域网（virtual LAN，VLAN）的划分。VLAN是一种将局域网中的计算机从逻辑上划分成一个个网段，从而实现虚拟工作组的数据交换技术。分组可以将一个部门分成几个不同的组（网段）或不同部门中的某些用户共同组成一个组。所以，通过VLAN技术可以方便地对网络上的算机进行逻辑分组与管理。

4）路由器（router）：是连接两个或多个网络的硬件设备，它为经过该设备的每个数据帧寻找一条最佳传输路径，并将该数据有效地转发到目的站点，在Internet中路由器起到数据转发和信息资源进出的枢纽作用，是Internet的核心设备，如图6-1-4所示。

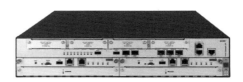

▲ 图6-1-4 路由器

路由器的功能主要体现在以下几个方面。

路由功能：所谓路由，即信息传输路径的选择。路由器收到分组后，根据路由表查找出下一跳路由器的地址，然后转发分组，如图6-1-5所示。路由器根据与其他路由器交换的路由信息构造出自己的路由表，可以在不同网络间选择最佳的信息传输路径，从而使信息更快地传输到目的地。

事实上，我们访问的互联网就是通过众多的路由器将世界各地的不同网络互联起来的，路由器在互联网中选择路径并转发信息。

隔离广播、划分子网：当网络规模较大时，同一网络中的主机台数过多，会产生过多的广播流量，从而使网络性能下降。为了提高性能，减少广播流量，可以通过路由器将网络分隔为不同的子网。路由器可以在网络间隔离广播，使一个子网的广播不会转发到另一子网，从而提高每个子网的性能，因此当一个网络因流量过大而性能下降时，可以考虑使用路由器来划分子网。

广域网接入：当一个较大的网络要访问互联网并要求有较高带宽时，通常采用专线接入的方式，一些大型网吧、校园网、企业网等往往采用这种接入方法。当通过专线使局域网接入互联网时，则需要用路由器实现接入。

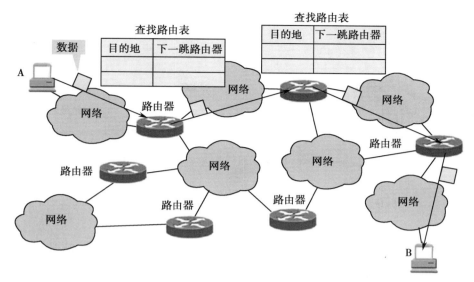

▲ 图6-1-5　数据的路由传输

5）网关（gateway）：又叫网间连接器、协议转换器，它是网络相连的关口，既可以用于广域网互连，也可以用于局域网互连，是一种承担转换重任的计算机系统或设备。

6）调制解调器（modem）：调制解调器（俗称"猫"）是一种信号转换装置，其功能是将电脑中表示数据的数字信号在模拟线路（电话线或有线电视线）上传输，从而达到数据通信的目的，如图6-1-6所示。

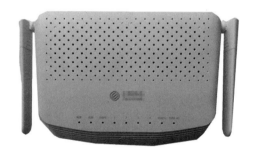

▲ 图6-1-6　调制解调器

调制解调器的主要功能有两部分：调制和解调。调制是将数字信号转换成适合于在模拟线路上传输的模拟信号进行传输。解调则是将模拟线路上的模拟信号转换成数字信号，由电脑接收并处理。

（3）传输介质：传输介质是通信中实际传送信息的载体，在网络中是连接收发双方的物理通路。传输介质可分为有线介质和无线介质。有线介质可传输模拟信号和数字信号，无线介质大多传输数字信号。

1）目前常用的有线介质：双绞线电缆、同轴电缆、光纤等。

双绞线电缆：由两根彼此绝缘、相互缠绕成螺旋状的铜线组成。缠绕的目的是减少对外的电磁辐射和外界电磁波对数据传输的干扰。双绞线分5类、超5类、6类、超6类等，主要用于基于以太网的局域网络，如图6-1-7所示。它组网方便、价格便宜、应用广泛，有效传输距离小于100m，传输速率在10~1 000Mbps，双绞线可分为非屏蔽双绞线（unshielded twisted pair，UTP）和屏蔽双绞线（shielded twisted pair，STP）两种类型。

同轴电缆：由内外两个导体组成，如图6-1-8所示。局域网诞生初期曾广泛使用同轴电缆，但随着技术的进步，组网基本上采用双绞线电缆和光纤作为传输媒体。目前同轴电缆主要应用于有线电视网（CATV）业务。

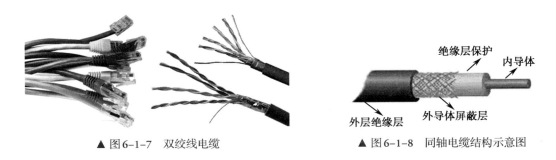

▲ 图6-1-7　双绞线电缆　　　　　　　　　　▲ 图6-1-8　同轴电缆结构示意图

光纤：又称光缆，传输光脉冲数字信号。光纤结构最中心部分是纤芯，由玻璃或塑料制成，纤芯外层是包层，最外侧是保护层，如图6-1-9所示。光纤有单模光纤和多模光纤之分。光信号只能在纤芯中传播，光纤可防止在传输过程中被分接窃听，也杜绝了辐射波的窃听，目前是最安全的传输介质。此外光纤还具有损耗小、带宽大且不受电磁干扰等优点。

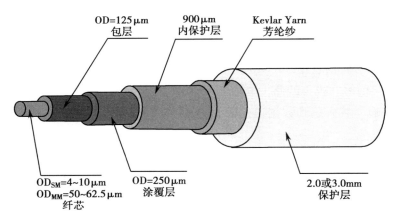

OD.外径；ODsm.单模外径；ODmm.多模外径。
▲ 图6-1-9　光纤结构示意图

2）无线传输：是以大气作为传输介质，不需要架设或铺埋电缆或光纤，使用灵活方便。无线传输的方法有无线电波、微波和红外线。

无线电波：是指在自由空间（包括空气和真空）传播的射频频段的电磁波。通过解调将信息从电流变化中提取出来，达到信息传递的目的。

微波：是指频率为300MHz~300GHz的电磁波，是无线电波中一个有限频带的简称。微波通信方式包括两种，一种是采用地面的微波接力站，每隔50km就需要一个中继站；另一种是采用卫星通信的方法，适用于将两座建筑物内的局域网进行连接。

红外线：采用光线中低于可见光的部分作为传输介质，通过发射和接收由信号调制的非相干红外线形成一条通信链路，这种通信系统具有很强的方向性，对邻近区域的类似系统不产生干扰。

2. 网络软件系统 是实现网络功能不可缺少的软件环境，主要包括以下几类：

（1）通信协议：是网络中计算机间进行通信的基础。网络协议有很多，不同的协议完成不同的工作。如联网至少要安装传输控制协议（transmission control protocol，TCP）/网际协议（internet protocol，IP），局域网中有些软件使用IPX/SPX协议，访问文件服务器使用文件传输协议（file transfer protocol，FTP），远程登录服务器使用远程登录（Telnet）协议等。

（2）网络操作系统：是向网络计算机提供网络通信和网络资源共享功能的操作系统，是网络的心脏和灵魂，负责管理所有网络资源。由于网络操作系统运行在服务器之上，所以有时也把它称为服务器操作系统。目前较常见的主要有Unix、Linux、NetWare和Windows等。

（3）网络管理软件：用来对网络资源进行管理以及对网络进行维护的软件，如性能管理、配置管理、故障管理、计费管理、安全管理、网络运行状态监视与统计等。

二、网络拓扑结构

网络拓扑结构（network topology）是指网络上服务器、计算机，以及网络设备互连的布局结构的点线连接示意图。在选择拓扑结构时，主要考虑的因素包括：① 安装与维护的难易程度；② 通信介质发生故障时设备受到影响的情况。常见的网络拓扑结构如下：

1. 星形结构 优点是结构简单、容易安装与维护；缺点是主节点负载过重，通信线路利用率低，相对其他网络拓扑使用的线缆多，如图6-1-10所示。

2. 总线结构 该结构容易安装，使用的线缆少，配置简单，很容易增加或删除节点，但当可接受的分支点达到极限时，就必须重新敷设主干电缆，如图6-1-11所示。总线结构的优点是信道利用率较高、结构简单、价格相对便宜；缺点是同一时刻只能有两个网络节点相互通信，网络延伸距离有限，网络容纳节点数有限。

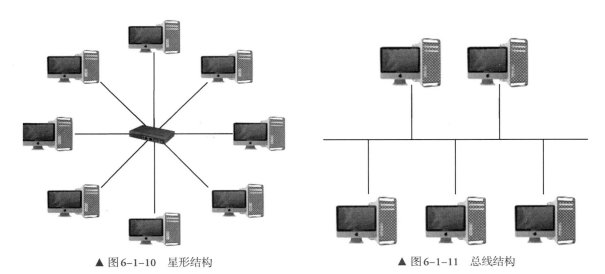

▲ 图6-1-10 星形结构　　　　　　　　▲ 图6-1-11 总线结构

3. 环形结构 在环形结构的网络中，信息按固定方向流动，如图6-1-12所示。环形结构的优点是一次通信信息在网中传输的最大传输延迟是固定的，每个节点只与其他两个节点有物理链路直接互联，因此，传输控制机制较为简单，实时性强；缺点是一个节点出现故障可能会终止全网运行，因此可靠性较差。

4. 树形结构 与星形结构相比，这种结构降低了通信线路的成本，但增加了网络复杂性，如图6-1-13所示。网络中除最低层节点及其连线外，任一节点或连线的故障均影响其所在支路网络的正常工作。

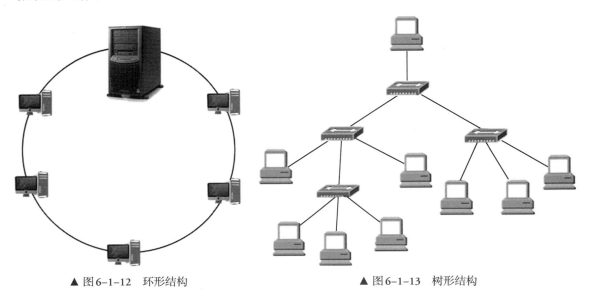

▲ 图6-1-12　环形结构　　　　　　　　　　　　▲ 图6-1-13　树形结构

5. 网状结构 不完全连接网中，两节点之间不一定有直接链路连接，它们之间的通信依靠其他节点转接，如图6-1-14所示。这种网络的优点是节点间路径多，可大大减少碰撞和阻塞，局部故障不会影响整个网络的正常工作，可靠性高，网络扩充和主机入网比较灵活、简单；但缺点是这种网络控制机制复杂，不易建网。广域网属于网状结构。

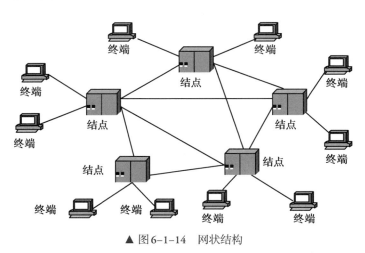

▲ 图6-1-14　网状结构

6. 蜂窝拓扑结构 是无线局域网常用的结构。它以无线传输介质（微波、卫星、红外线等）点到点和多点传输为特征，是一种无线网，适用于城市网、校园网、企业网。蜂窝结构用于移动通信。

三、计算机网络的分类

（一）按网络覆盖的地理范围分类

1. 局域网（local area network，LAN） 是将较小地理区域内的计算机或数据终端设备连接在一起的通信网络。它常用于组建一个办公室、一栋楼、一个校园或一个企业的计算机网络。局域网的特点是分布距离近、传输速率高、数据传输可靠等。

2. 广域网（wide area network，WAN） 是在一个广阔的地理区域内进行数据、语音、图像信息传输的计算机网络。由于远距离数据传输的带宽有限，因此广域网的数据传输速率比局域网要慢。广域网可以覆盖一个城市、一个国家甚至于全球，如 Internet 就是最大、最典型的广域网。

3. 城域网（metropolitan area network，MAN） 覆盖范围介于局域网和广域网之间，一般为几千米至几十千米。例如，将位于一个城市内不同地点的多个计算机局域网连接起来。城域网使用的通信设备和网络设备的功能要求比局域网高，以便有效地覆盖整个区域。

4. 无线个域网（wireless personal area network，WPAN） 是将属于个人使用的电子设备（如笔记本电脑、智能手机、传感器等）在个人周边很小的范围内（10m 左右）用无线技术连接起来的网络。

WPAN 是为了实现活动半径小、业务类型丰富、面向特定群体、无线无缝的连接而提出的新兴无线通信网络技术。支持无线个人局域网的技术包括蓝牙、ZigBee 等。

（二）按不同使用者分类

1. 公用网（public network） 由主管部门或经主管部门批准的电信运营机构为公众提供电信业务而建立并运行的网络。一般是国家的邮电部门建造的网络，"公用"的意思就是所有愿意按邮电部门规定交纳费用的人都可以使用。

2. 专用网（private network） 某些企业、组织或部门为满足自身需要而组建、拥有、管理和使用的网络。这种网络不对外提供服务。例如，军队、铁路、医疗卫生、教育、银行和电力等系统均有本系统的专用网。

（三）按网络中计算机所处地位的不同分类

1. 客户机/服务器（client/server）模式网络 服务器负责保存网络的配置信息并为客户机提供各种各样的服务。客户机需要获得某种服务时，向服务器发送请求，服务器接到请求后，向客户机提供相应服务。服务器的种类很多，有邮件服务器、Web 服务器、目录服务器等，不同的服务器可以为客户提供不同的服务。

2. 对等网（peer-to-peer） 在对等网中，所有的计算机的角色是相同的，没有专用的服务器。每台计算机既作为服务器，又作为客户机，也就是既为别人提供服务，也从别人那里获取服务。由于对等网没有专用的服务器，不能统一管理，所以管理对等网很不方便。

6.1.2 Internet及其发展

互联网（internet，字母 i 小写）指由两台以上的计算机终端等设备连接起来并能彼此通信的网络，不论采用何种网络通信协议与技术。

因特网（Internet）是指全球范围的互联网，它是由成千上万的不同类型、不同规模的计算机网络组成的世界范围的巨型网络，也被称为国际互联网。其前身是美国的阿帕网（ARPANET），1983年正式命名为"Internet"，我国将其翻译为"因特网"，特点是网络上的计算机全部采用TCP/IP协议进行通信。

一、Internet 的发展

Internet的基础结构大体上经历了三个阶段。

第一阶段的特点是从单个网络ARPANET向互联网发展的过程。1969年美国国防部创建的第一个分组交换网ARPANET最初只是一个分组交换网（并不是一个互连的网络），所有要连接在ARPANET上的主机都直接与就近的结点交换机相连。20世纪70年代中期，美国国防部高级研究计划署（Advanced Research Project Agency，ARPA）开始研究多种网络（如分组无线电网络）互连的技术。1983年，TCP/IP协议成为ARPANET上的标准协议，使得所有使用TCP/IP协议的计算机都能利用互联网进行通信，因此，人们就把1983年作为Internet的诞生时间。1990年ARPANET正式宣布关闭。

第二阶段的特点是建成了三级结构的Internet。从1985年起，美国国家科学基金会（National Science Foundation，NSF）开始围绕六个大型计算机中心建设计算机网络，即国家科学基金网（NSFNET）。NSFNET是一个三级计算机网络，分为主干网、地区网和校园网（或企业网），覆盖了全美国主要的大学和研究所，并且成为Internet中的主要组成部分。20世纪90年代开始，世界上的许多大型机构纷纷接入到Internet，使网络上的通信量急剧增大；1992年Internet上的主机超过100万台；1993年Internet主干网的速率提高到45Mb/s。

第三阶段的特点是逐渐形成了多层次ISP结构的Internet。从1993年开始，由美国政府资助的NSFNET逐渐被若干个商用的Internet主干网替代，政府机构不再负责Internet的运营。代之以由Internet服务提供商（Internet service provider，ISP）负责本地区用户的网络接入服务，如在中国的中国移动、中国联通、中国电信等，由它们为用户提供通信线路以及IP地址。

二、传输控制协议（TCP）/网际协议（IP）

TCP/IP是为了包容各种不同网络物理技术而设计的体系结构，是实现网络互联的重要手段和技术基础。TCP/IP是一组协议系列的代名词，包含100多个协议。随着计算机网络技术的发展，还不断有新的协议加入，其中最基本、最重要的两个协议是TCP和IP。

TCP/IP标准将计算机网络中的通信划分为4个层次，每个层次都有对应的一些协议，如图6-1-15所示。

应用层	HTTP、FTP、SMTP、DNS…
传输层	TCP、UDP…
网络层	IP、ICMP、ARP…
网络接口层	IEEE 802.3、ATM、FDDI…

HTTP.超文本传输协议；FTP.文件传输协议；SMTP.简单邮件传输协议；DNS.域名系统；TCP.传输控制协议；UDP.用户数据报协议；IP.网际协议；ICMP.Internet控制报文协议；ARP.地址解析协议；IEEE.电气与电子工程师协会标准；ATM.异步传输模式；FDDI.光纤分布式数据接口。

▲ 图6-1-15 TCP/IP的分层结构

（一）应用层

规定了运行在不同主机上的网络应用程序（如电子邮件、远程文件传输等）如何通过网络进行通信。不同的应用需要使用不同的应用层协议，如电子邮件使用简单邮件传输协议（simple mail transfer protocol，SMTP），远程文件传输使用FTP。

（二）传输层

规定了如何进行端到端的数据传输。大部分应用程序采用TCP协议，它负责可靠地完成数据的传输；而使用用户数据报协议（user datagram protocol，UDP）时网络为了进行快速数据传输，并不保证传输的可靠性，如视频和音频数据的传输就采用UDP。流控制传输协议（stream control transmission protocol，SCTP）兼有TCP及UDP的特点，可以说是TCP的改进协议，但它们之间存在较大的差别。

（三）网络层

网络层的主要功能是处理来自传输层的数据分组，将分组形成数据包（称为IP包），并为该数据包进行路径选择。网络层最主要的协议是IP，它规定了在整个互连的网络中所有计算机统一使用的编址和数据包格式。其他协议用来协助IP的操作。

（四）网络接口层

是TCP/IP与各种物理网络（如以太网、X.25 网、ATM 网等）的接口，负责接收IP包并通过网络发送出去，或从网络接收物理数据帧，抽出IP数据报，交给IP层。

TCP/IP分层结构中的每一层都通过它的下一层所提供的服务来完成自己的需求。不同系统的应用程序在进行数据通信时，信息流动过程如图6-1-16所示。

这里假设系统A要将数据传输给系统B，系统A上的应用程序首先将用户数据送至应用层，该层在数据前加上控制信息，形成的数据单元再送至传输层，传输层在数据单元前也加上本层的控制信息。数据按这种方式逐层向下传递，直至物理传输线路，物理线路上传输的是二进制比特流。当比特流经过网络传输到达系统 B 后，再从下往上逐层传递，每一层都按照相应的控制信息

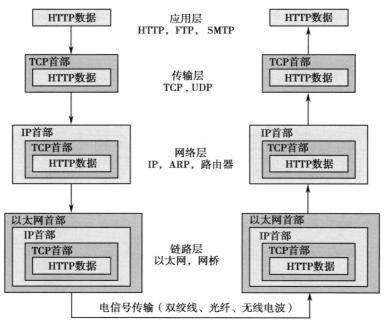

图中文字：

HTTP数据　应用层 HTTP，FTP，SMTP　HTTP数据

TCP首部 / HTTP数据　传输层 TCP，UDP　TCP首部 / HTTP数据

IP首部 / TCP首部 / HTTP数据　网络层 IP，ARP，路由器　IP首部 / TCP首部 / HTTP数据

以太网首部 / IP首部 / TCP首部 / HTTP数据　链路层 以太网，网桥　以太网首部 / IP首部 / TCP首部 / HTTP数据

电信号传输（双绞线、光纤、无线电波）

▲ 图6-1-16　数据在TCP/IP各层间的传递

完成指定操作，再将本层的控制信息去掉后的数据单元向上一层传送，直到应用层把原始用户数据提交给系统B上的应用程序。

三、IP地址

IP地址是指互联网协议地址（internet protocol address），是IP提供的一种统一的地址格式，它为互联网上的每个网络和每台主机分配一个逻辑地址，以此来屏蔽物理地址的差异。IP地址是为Internet上的每个主机分配的一个在全世界范围内唯一的网络标识符，目前使用的IPv4地址标准。每台联网的电脑都需要有IP地址才能正常通信。可以把"个人电脑"比作"一部电话"，那么"IP地址"就相当于"电话号码"，而Internet中的路由器，就相当于电信局的"程控式交换机"。

IP地址由32个二进制位（四个字节）组成，为了表示方便，通常将每个字节用与其等效的十进制数字表示，它的范围是0~255，每个字节间用圆点"."分隔。

（一）IP地址结构

IP地址由两部分组成：一部分为网络号（Net-ID），另一部分为主机号（Host-ID）。每一部分所占的二进制位数按IP地址的类别不同而有所不同。网络号用来标识计算机所在的网络，也可以说是网络的编号。主机号用来标识网络内的不同计算机，即计算机的编号。

（二）IP地址分类

32位的地址中网络号和主机号分别占多少位呢？国际互联网络信息中心（InterNIC）将IP地址分为A、B、C、D、E共5类，如图6-1-17所示。A类、B类、C类为基本地址，地址数据中有全0或全1的有特殊意义的不能作为地址，D类地址为多点广播（multicast）地址，E类地址保留给将来使用。

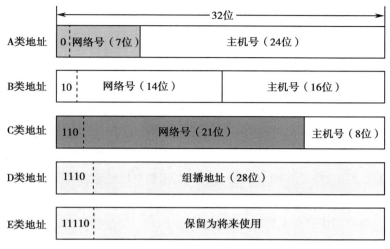

▲ 图6-1-17　IPv4地址分类

A类地址：网络号占7位，可提供使用的网络号是126（2^7-2）个，减2的原因：由于网络地址全0的IP地址是保留地址，意思是"本网络"；而网络号为127（01111111）保留作为本机软件回路测试使用。A类地址可提供的主机地址为16777214（$2^{24}-2$）个，减2的原因：主机地址全0表示"本主机"，而全1表示"所有"，即该网络上的所有主机。A类地址适用于拥有大量主机的大型网络，地址范围是1.0.0.1~127.255.255.254。

B类地址：网络号占14位，允许16383（$2^{14}-1$）个不同的B类网络，其中128.0.0.0保留。B类地址的每一个网络的最大主机数是65534（$2^{16}-2$），扣除全0和全1，一般用于中等规模的网络，地址范围是128.0.0.1~191.255.255.254。

C类地址：网络号占21位，允许2097151（$2^{21}-1$）个不同的C类网络，其中192.0.0.0保留。C类地址的每个网络的最大主机数是254（2^8-2），扣除全0和全1，用于规模较小的局域网，地址范围是192.0.0.1~223.255.255.254。

D类地址：最高位为1110，是多播地址。多播就是同时把数据发送给一组主机。D类地址的范围是224.0.0.1~239.255.255.254。

E类地址：最高位为11110，预留在未来使用，也可以用于实验。E类地址的范围是240.0.0.1~255.255.255.254。

注意，有一些特殊的IP地址不能分配给主机：

1. 主机号全0　表示网络号。例如，192.168.4.0为已经分配给一个C类网络号为192.168.4的网络。

2. 主机号全1　是网络广播地址，当一个数据分组要发送到一个网络的广播地址时，该数据分组将会到达该网络中所有的主机。例如，192.168.1.255表示向网络号192.168.1.0发广播。

3. 127.×.×.×　回送地址，用于测试网络应用程序，常用的是127.0.0.1。

（三）IP地址的分配

如果用户需要将计算机直接连入Internet，则必须向有关部门申请IP地址，而不能随便配置IP地址。这种申请的IP地址称为"公有IP"。在互联网中的所有计算机都要配置公有IP。

InterNIC负责全球IP地址的规划和管理。通常每个国家成立一个组织，该组织统一向国际组织申请IP地址，然后将这些地址分配给客户。

个人用户通常需要向本地Internet服务提供商注册申请来获取IP地址。

（四）划分子网

1. IP地址的使用缺陷 在ARPANET的早期，IP地址的设计不够合理。例如，IP地址空间的利用率有时很低，每个A类地址网络可连接的主机数超过1 000万个，而每个B类地址网络可连接的主机数也超过6万。然而有些网络对连接在网络上的计算机数目有限制，根本达不到这样大的数值，而其他单位的主机无法使用这些被浪费的地址。IP地址的浪费使IP地址空间的资源过早地被用完。

如果给每个物理网络分配一个网络号，就会使路由表变得太大，造成网络性能变差，互联网中的网络数越多，路由器中路由表的项目数也越多。因此，即使拥有足够多的IP地址资源可以给每个物理网络分配一个网络号，也会导致路由器中路由表项目数过多，这不仅增加了路由器的成本（需要更多的存储空间），而且查找路由需耗费更多的时间，同时也使路由器之间定期交换的路由信息急剧增加，使路由器和整个网络的性能下降。

两级IP地址不够灵活。

2. 划分子网 为解决上述问题，从1985年起采用划分子网（subnetting）的方法，在IP地址中增加一个"子网号字段"，使两级IP地址变成为三级IP地址。划分子网能够较好地解决上述问题，并且使用起来也很灵活，已成为Internet的正式标准协议。

划分子网的方法是从网络的主机号借用若干位作为子网号Subnet-ID，当然主机号也就相应减少了同样的位数。于是两级IP地址在本单位内部就变为三级IP地址：网络号、子网号和主机号。也可以用以下记法来表示：

IP地址：= { < 网络号 > , < 子网号 > , < 主机号 > }

3. 子网掩码 32位IP地址本身以及数据报的首部都没有包含任何有关子网划分的信息。因此必须另外想办法，这就是使用子网掩码（subnet mask）。

子网掩码采用32位模式，设置子网掩码的规则是：IP地址中表示网络地址的那些位，对应位置表示成1，表示主机地址部分的对应位表示成0，它的作用是识别子网和判别主机属于哪个网络。当主机之间通信时，通过子网掩码与IP地址的"与"运算，计算出网络地址。对于A类地址，默认的子网掩码是255.0.0.0；B类地址默认的子网掩码是255.255.0.0；C类地址默认的子网掩码是255.255.255.0。

子网掩码的另一个功能就是用于将一个大的IP网络划分为若干小的子网络。使用子网掩码可以减少IP的浪费。

（五）IPv6

32位的IPv4地址总数理论上有2^{32}=4 294 967 296个，接近43亿个，但是仍不能满足使用需求，2011年2月3日IPv4地址已经分配完毕。为了彻底解决IP地址紧张的状况，互联网工程任务组制定了新一代的IP协议：IPv6（internet protocol version 6）。IPv6使用长达128位的地址空间，使互联网中的IP地址量达到2^{128}个，几乎不可能被用尽。除此之外，IPv6具有安全性更强和配置更容易等优点，以适应互联网的发展。

用点分十进制格式表示128位的地址很不方便，例如：

106.220.136.100.255.255.255.255.0.0.18.128.140.10.255.254

所以，IPv6通常使用更为紧凑的"冒号十六进制表示法"，即每16位为一组写成16进制数，每个组之间用冒号"："分隔。例如，上面的地址可表示为：

6ADC:8864:FFFF:FFFF:0:1280:8C0A:FFFE

另外，还可采用零压缩法对地址的表示进一步优化，所谓零压缩法是用两个冒号代替连续的零。例如，地址：

AB0C:0:0:0:0:0:0:B1

可被写成：AB0C::B1

为了便于从IPv4过渡到IPv6，设计者将IPv4现有地址映射到IPv6的地址空间。任何以80个0位和16个1位开头的IPv6地址，它的低32位就含有一个IPv4地址。例如，IPv6 地址为0:0:0:0:0:ffff:192.168.0.105/96（也可以表示为"：：ffff:192.168.0.105/96"），其对应的IPv4 地址为192.168.0.105。

四、域名系统

由于IP地址是数字型的，难以记忆，输入也不方便，因此，Internet采用另一套字符型的地址方案，即域名地址。IP地址与域名地址两者相互对应，而且保持全网唯一。注意：一台主机的IP地址是唯一的，但它的域名却可以有多个。

整个Internet的域名空间采用层次结构，即将名字空间划分为许多不同的域，每个域又划分为若干子域，子域再分成多个子子域。由于美国是Internet的发源地，因此美国的顶级域名是以组织模式来划分的。例如，com表示商业组织、gov表示政府部门等。其他国家或地区的顶级域名以地理模式划分，每个接入Internet的国家都作为一个顶级域出现。例如，cn表示中国、fr表示法国等。域名的划分如表6-1-1、表6-1-2所示。

▼ 表6-1-1　顶级域名分配

域名	意义	域名	意义
com	商业组织	mil	军事机构
gov	政府部门	net	网络机构
edu	教育机构	org	非营利性组织
int	国际性机构	国家/地区代码	各个国家/地区

域名	国家	英文释义	域名	国家	英文释义
ar	阿根廷	Argentina	au	澳大利亚	Austria
br	巴西	Brazil	ca	加拿大	Canada
cn	中国	China	de	德国	Germany
es	西班牙	Spain	fr	法国	France
kr	韩国	Korea-South	jp	日本	Japan
uk	英国	United Kingdom	us	美国	United States

域名地址由 InterNIC 集中管理，采用分级管理的方法。各级域名的管理权授予相应的机构，各管理机构可以将管辖内的各域进一步划分成若干个子域，管理权再授予相应的子机构，以完成所属主机名和主机 IP 地址的管理。CNNIC 是中国域名注册管理机构和域名根服务器运行机构，负责运行和管理国家顶级域名 ".cn"、中文域名系统及通用网址系统。

我国把二级域名划分为 7 个类别域名和 34 个行政区域名。类别域名包括 edu（教育机构）、com（工、商、金融等企业）、net（网络服务商）、gov（政府机构）、ac（科研机构）、org（非营利性组织）、mil（国防机构）。行政区域名适用于我国的各省、自治区、直辖市，如 bj（北京市）、sh（上海市）、js（江苏省）等。用户必须在二级域名下注册三级域名，CNNIC 将二级域的管理权授予指定的管理机构，各管理机构再为自己管理的二级域分配三级域，并将三级域的管理权授予下属的管理机构。如 CNNIC 将 edu 域的管理权授予中国教育科研网（CERNET）网络中心，CERNET 再将 edu 域划分为多个三级域，将三级域名分配给各个大学与教育机构，各个机构再划分四级域。例如，哈尔滨医科大学的域名 "www.hrbmu.edu.cn"，其二级域名是 edu，三级域名为 hrbmu，www 表示提供万维网（world wide web，WWW）服务的机器名。

域名系统（domain name system，DNS）是 Internet 使用的命名系统，用来把便于人们使用的机器名字转换为对应的 IP 地址。运行域名系统的主机被称为域名服务器（domain name server），Internet 中设有很多域名服务器，一般每个网络均要设置一个域名服务器，域名服务器保存了它所负责的域内主机域名和主机 IP 地址对照表。

6.1.3　Internet 接入

一、Internet 服务提供商

ISP 为用户提供 Internet 接入服务，它是用户接入 Internet 的入口点。用户必须通过某种通信线路连接到 ISP，再借助 ISP 接入 Internet。

ISP 有两种类型，一种是主干网 ISP，它是拥有国际出口的主干网的运营商，如中国电信、中

国移动、中国联通等；另一种ISP是租用主干网运营商线路的ISP。

二、Internet接入方式概述

随着Internet的发展，用户接入Internet的方式也越来越多样化，主要包括以下类型：

（一）宽带上网

宽带上网是指用户使用宽带连接设备，通过电话线或有线电视线与ISP建立连接。宽带上网与拨号上网方式使用的接入设备是不同的，宽带上网的数据传输速率更高。非对称数字用户环路（asymmetrical digital subscriber line，ADSL）和光纤同轴电缆混合网（hybrid fiber coaxial，HFC）是常用的宽带上网方式。

1. ADSL技术　是运行在原有普通电话线上的一种新的高速宽带技术，它利用现有的一对电话线，为用户提供上、下行非对称的传输速率（带宽）。非对称主要体现在上行（从用户到网络）速率（最高640Kbps）和下行（从网络到用户）速率（最高20Mbps）的非对称性上。ADSL是由固定电话运营商（如中国联通）提供的，使用的接入设备是ADSL调制调解器（ADSL modem）。ADSL安装简单，只需额外安装一个ADSL调制解调器，上网速度较快，且上网的同时可以接打电话，互不影响。

2. HFC技术　是在干线传输中使用光纤，在接入网部分使用同轴电缆分配到用户的一种传输方式，由有线电视运营商提供。HFC上网使用的接入设备是线缆调制解调器（Cable modem），它用于有线电视网和用户计算机之间数据格式的转换，一端与有线电视同轴电缆相连，一端通过10BaseT接口与用户计算机的网卡相连，就可以使用户接入Internet。

（二）光纤接入

光纤接入方式是宽带接入网的发展方向，可以分为FTTx（fiber to the x），此处"x"可以是路边（curb，C）、楼宇（building，B）和家庭（home，H）。这里主要介绍光纤到户（fiber to the home，FTTH）技术。

FTTH是直接把光纤接到用户的家中，即将光网络单元（optical network unit，ONU）安装在用户家中。通常，ONU由网络运营商（如中国联通）提供。FTTH技术的特点是提供更大的带宽，提高了网络对数据格式、速率、波长和协议的透明性，放宽了对供电和环境条件等要求，同时简化了安装和维护。

（三）局域网接入

目前许多公司、学校和单位都已建立了局域网，这些局域网通过一个或多个边界路由器与ISP相连以接入Internet。局域网用户只需用网线将个人计算机的网卡与局域网交换机相连，然后对计算机进行适当配置即可访问Internet。

（四）无线接入

无线上网是指使用无线电波作为数据传送媒介的Internet接入方式，主要有两种形式：一是直接通过移动通信网络（如当前的5G网络）接入，二是通过无线局域网（wireless LAN，WLAN）接入。

WLAN是以传统局域网为基础，利用射频（radio frequency，RF）技术取代不方便的网线所构成的局域网络。用户计算机通过无线网卡与附近的无线接入点（access point，AP）建立连接，从而实现上网，如图6-1-18所示。

第五代移动通信技术（5th generation mobile communication technology，简称"5G"）是具有高速率、低时延和大连接特点的新一代宽带移动通信技术，5G通信设施是实现人机物互联的网络基础设施。

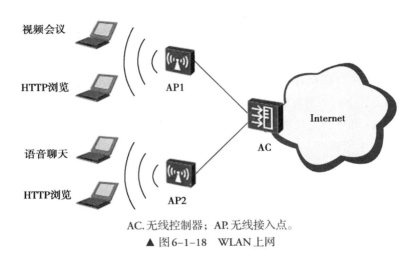

AC.无线控制器；AP.无线接入点。

▲ 图6-1-18　WLAN上网

5G作为一种新型移动通信网络，不仅解决了人与人之间的通信问题，为用户提供增强现实、虚拟现实、超高清（3D）视频等更加身临其境的极致业务体验，也实现了人与物、物与物之间的通信互联，满足移动医疗、车联网、智能家居、工业控制、环境监测等物联网应用需求。5G网络未来将渗透到社会的各行业各领域，成为支撑经济社会数字化、网络化、智能化转型的关键新型基础设施。

三、FTTH接入

家庭用户使用FTTH上网前，首先要向当地的电信部门咨询并提出申请，办理相关手续和缴纳相关费用。

（一）硬件连接

FTTH上网主要涉及的硬件通常包括一台光纤调制解调器（以太网无源光纤接入用户端设备，EPON ONU），一般由电信运营商提供。如果用户要构建自己的无线局域网，则还需要一台无线路由器。用户室内的连接方式按照图6-1-19所示进行。

（二）创建连接

1. 光纤调制解调器的管理　光纤调制解调器在安装的时候，技术人员会现场进行设备调试和用户注册，开通联网使用。用户的上网帐号系统设置完成后保存在调制解调器中。用户如果需要进入光纤调制解调器管理界面修改参数或进行帐号管理，则打开浏览器，输入网址192.168.1.1就可以进入光纤调制解调器的登录界面。用户管理帐号标注在调制解调器背面的铭牌上。

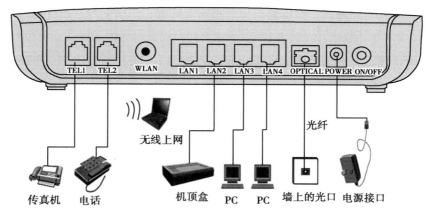
▲ 图6-1-19 设备连接示意图

光纤调制解调器自带Wi-Fi属于附加功能，性能和稳定性都非常有限，无线信号覆盖范围小，穿墙效果也不好，连接设备数量不宜过多。而路由器的功能相对比较丰富，如多WAN接入，负载均衡，IP-MAC绑定，虚拟专用网络（virtual private network，VPN）接入、用户接入数量限制、流量控制、支持内/外网攻击防御，还有反木马、病毒、黑客等各种功能，比光纤调制解调器强很多。用户需要增加路由器，将上网方式设置为自动获取IP方式，并设置Wi-Fi名称和Wi-Fi密码以实现无线上网。

2. 路由器管理 家庭用户通常会使用无线路由器，以构建家庭无线局域网。可以参照无线路由器设备的使用手册对其进行设置。下面以当前比较常用的华为路由器为例进行步骤说明。

（1）打开浏览器，输入http://192.168.3.1/或者通过应用软件扫码进行管理，如图6-1-20所示，在弹出的管理登录界面中，输入路由器登录密码，进入路由器管理界面。

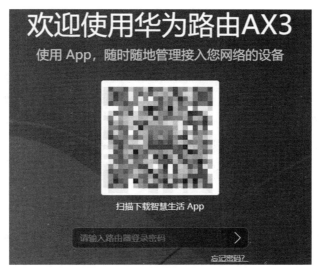
▲ 图6-1-20 路由器登录界面

（2）输入宽带帐号和密码：路由器会自动检测上网方式，如上网方式检测为"自动获取IP（DHCP）"地址或"手动输入IP（静态IP）"地址上网，根据向导提示操作，填写对应参数即可，如图6-1-21所示，单击"保存"按钮。如上网方式检测为"宽带拨号上网（PPPOE）"，在对应设置框中输入运营商提供的宽带帐号和密码，并确定该帐号、密码输入正确。

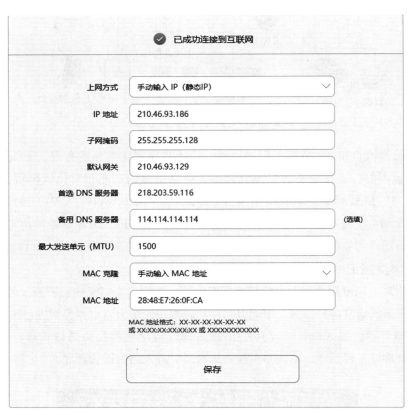

▲ 图6-1-21　路由器上网设置

（3）设置无线名称和密码：无线网络中设置对应的无线名称和无线密码。"无线名称"建议使用数字或字母组合，勿使用中文；"无线密码"建议设置8~63位的数字与字母组合，如图6-1-22所示，单击"保存"按钮。

至此，路由器设置完成。电脑可以通过网线连接路由器的LAN口实现上网；如果是笔记本电脑、手机等无线终端，连接上路由器的无线信号即可上网。

（三）局域网接入

局域网接入方式需要用户将计算机上的网卡通过网线与局域网交换机相连，并进行相应设置。当前大多数局域网都是以太网（Ethernet），使用最广泛的网卡是Ethernet网卡。

网卡的配置步骤如下：

1. 打开"网络连接"窗口（控制面板→网络和Internet→网络连接），鼠标右键点击要设置属性的网卡（如"本地连接"），选择"属性"，弹出"本地连接属性"窗口，如图6-1-23所示。

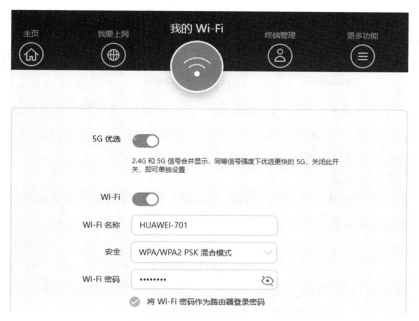

▲ 图6-1-22　路由器设置无线名称和密码

2. 双击"Internet 协议版本 4（TCP/IPv4）"，在"Internet 协议版本 4（TCP/IPv4）属性"对话框中选择"常规"选项卡，"使用下面的IP地址"和"使用下面的DNS服务器地址"，然后输入从网络管理员处获取的相应地址，如图6-1-24所示，单击"确定"按钮。

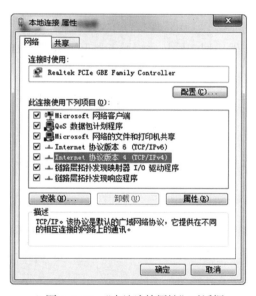

▲ 图6-1-23　"本地连接属性"对话框

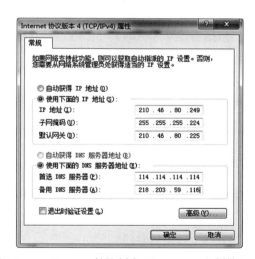

▲ 图6-1-24　"Internet 协议版本 4（TCP/IPv4）属性"对话框

网关是一种连接内部网与Internet上其他网的中间设备，网关地址可以理解为内部网与Internet信息传输的通道地址。

四、Internet 应用概述

Internet上有丰富的信息资源，通过各式各样的应用满足人们阅读、信息搜索、交流、娱乐、购物、学习、办公、科学研究和远程医疗等各种需求。随着越来越多的人参与到Internet中，新的应用还在不断涌现，成为人们了解世界、讨论问题、进行商贸活动与结识朋友的重要途径。

常见的应用类型有以下几种：

（一）基于网页的应用

浏览网页是使用最频繁也最吸引人的Internet功能之一。特别是一些著名的门户网站，其内容包罗万象，通过浏览网页就能够足不出户尽知天下事。

基于网页的应用已扩展到信息搜索、电子商务、远程教育、远程医疗等领域。例如，有"天猫""淘宝""京东"和"当当网"等众多的网购零售平台；以"腾讯视频""优酷""搜狐视频"等为代表的视频网站；以"百度""必应"为代表的信息搜索网站。另外，通过论坛、个人空间、博客等形式，人们还可以发布各类信息，与他人进行交流。

（二）电子邮件

电子邮件是最早也是最广泛使用的网络应用。通过电子邮件系统，用户可以非常低廉的价格、非常快捷的方式，与世界上任何一个角落的网络用户沟通，这些电子邮件可以包含文字、程序、图像和声音等多种形式的内容。

（三）文件传输

文件传输是Internet最早使用的应用之一。其主要作用就是让用户连接一个远程运行文件传输协议（FTP）的服务器，浏览该服务器上有哪些文件，然后把文件从远程服务器上下载到本地计算机，或把本地计算机的文件上传到服务器。

利用FTP可以免费下载许多软件和资料。虽然通过电子邮件也能传输文件，但邮件更适合于小的文件传输。

（四）远程登录

远程登录（Telnet）就是通过Internet进入和使用的远程计算机系统，就像使用本地计算机一样做任何允许的事情，如读、写、删除文件和运行程序等。

（五）流媒体应用

流媒体是随着互联网发展而出现的一种传输声音和视频的技术。以前要聆听一段音频或观看一段视频，都需要把文件完整地下载到本地计算机上后才可以播放。流媒体技术可以一边下载一边播放，省去了等待的时间。

除了通过网页的形式观看视频外，还可以通过本机的客户端视频软件（如暴风影音等）、音乐播放器（如酷我音乐等）获取Internet上的视频和音乐。

（六）即时通信

即时通信（instant messaging，IM）是指能够即时发送和接收互联网消息等的业务。相对于传统的电话和电子邮件等通信方式，即时通信不仅节省费用，而且效率更高，成为继电子邮件、万维网之后又一个使用极为广泛的互联网应用。

随着即时通信技术的不断发展，其功能日益丰富，逐渐集成了电子邮件、博客、个人空间、音乐、视频、游戏和搜索等多种功能，已经发展成集交流、资讯、娱乐、搜索、电子商务、办公协作和企业客户服务等为一体的综合化信息平台。随着移动互联网的发展，即时通信也在向移动终端扩展，用户可以通过手机与其他安装了相应客户端软件的手机或电脑收发消息。

最早得到大规模使用的即时通信软件产品是ICQ，当前国外用户最常使用的是微软公司的MSN。国内用户量最大的即时通信软件是腾讯的QQ和微信，还有阿里巴巴的旺旺等。

（七）网上支付

网上支付是客户、商家、网络银行（或第三方支付）之间使用安全电子手段，利用电子现金、银行卡、电子支票等支付工具，通过互联网传送到银行或相应的处理机构，从而完成支付的整个过程，这种方式具有方便、快捷、高效、经济的优势。

网上支付的方式多种多样，以下是几种主要的支付方式：

1. 电子货币类　电子钱包：如支付宝、Apple Pay、微信钱包等。

2. 电子信用卡类　借记卡和信用卡等。

3. 电子支票类　电子支票和电子汇款等。

4. 其他支付方式　网银支付、快捷支付、H5支付、小程序支付和公众号支付等。

5. 其他分类方式　银行卡直接支付、手机PUSH支付、手机WAP支付等。

网上支付的方式多种多样，用户可以根据自己的需求和习惯选择合适的支付方式。进行网上支付时，需要保护个人信息和账户安全，避免遭受诈骗和损失。

（八）其他互联网应用

其他众多的互联网应用包括拍摄短视频、即时通信、网络新闻、网络直播、在线医疗、网络游戏、网上银行、网络文学、旅行预订、互联网理财、微博、地图查询、在线教育、网约出租车、网约专车和共享单车等。

任务6-2　使用浏览器浏览网页

【任务描述】

使用Microsoft Edge浏览器访问"中华人民共和国教育部"，完成以下任务：

1. 查看历年"教育统计数据"信息。

2. 将该网站添加到收藏夹。

3. 熟悉Microsoft Edge浏览器的一些使用技巧和常用设置。

【知识点分析】

6.2.1　基本概念

一、WWW服务

万维网（world wide web，WWW）服务是指用户通过浏览器访问Internet中的网页，简称为Web服务。它是人们在网上查找、浏览信息和获取资源的主要手段之一。

WWW以超文本形式为用户提供丰富的文本、图片、音频和视频等多媒体信息，并通过超链接将分布在Internet空间上的网站和网页链接起来，使得用户可以方便地从一个网页跳转到另一个网页进行浏览信息。

超链接（hyperlink）是网页上允许与其他网页或站点进行连接的元素，用户通过单击超链接可以浏览其他网页、网站或相同网页上的不同位置。超链接的目的端还可以是图片、电子邮件地址和文件，甚至是运行一个应用程序。在一个网页中用来作为超链接的元素可以是一段文本或一个图片等。

超文本（hypertext）就是用超链接的方法，将各种不同空间的信息组织在一起的网状文档。随着信息技术的发展，出现了超媒体（ultramedia，简称"U–Media"）一词。超媒体由超文本衍生而来，除具有超文本的全部功能以外，还能够处理多媒体和流媒体等信息，是超文本和多媒体在信息浏览环境下的结合。

WWW服务是基于客户机/服务器（client/server，C/S）模式工作的，即用户利用客户端程序（Web浏览器）访问Internet上的WWW服务器（通常是Web服务器）。一个客户机可以向多个不同的服务器请求，一台服务器也可以向多个不同的客户机提供服务。Web服务流程如图6–2–1所示。

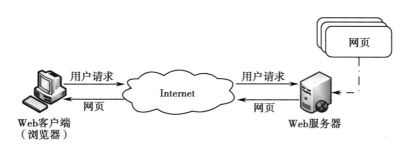

▲ 图6-2-1　Web服务流程

主要包括：

1. Web客户端生成一个用户访问请求（如用户点击某个超链接），并将请求发送给某个Web服务器。

2. Web服务器接受请求，并检查请求的合法性和有效性。

3. Web服务器针对用户请求获取或生成相应的响应信息（网页），然后发送给客户端。

4. 客户端接收返回的响应信息，对该信息进行解释并展现给用户。

二、HTTP协议

超文本传输协议（hypertext transfer protocol，HTTP）是WWW中Web浏览器与Web服务器之间采用的应用层通信协议。它定义了浏览器和服务器之间如何进行请求和应答的方法。

HTTP协议会话过程包括4个步骤：

1. 客户端向服务器发送HTTP请求　客户端（通常是浏览器）通过HTTP协议向服务器发送请求，请求服务器返回某个资源（如HTML页面、图片、视频等）。

2. 服务器接收并处理请求　服务器接收到客户端的请求后，会根据请求中的信息（如请求的资源、请求方式、请求参数等）进行处理，最终生成需要返回给客户端的响应。

3. 服务器向客户端返回响应　服务器生成响应后通过HTTP协议向客户端发送响应，响应中包含请求的资源或其他信息。

4. 客户端接收并处理响应　客户端接收到服务器返回的响应后，会根据响应中的信息（如HTML页面、图片、视频等）进行处理，并将最终结果呈现给用户。

HTTP协议不仅能保证正确地传输超文本文档，还能确定传输文档中的哪一部分，以及哪部分内容首先显示（如文本先于图像）等。

三、网页与超文本标记语言

在Web环境中，信息以网页的形式来显示与组织，由若干主题相关的页面集合构成网站。网站中有一个特殊的网页称为主页（homepage），它通常是我们进入某个网站首先看到的页面，通常也是该网站所有功能和信息的导航，通过主页上的链接可以访问该网站上的全部信息。

网页通常由文字、图片、动画、声音和视频等多种媒体信息和程序、链接等元素组成，通过链接实现与其他网页或网站的关联和跳转。

为保证Web浏览器能正确地解释网页的内容，网页采用超文本标记语言（hypertext markup language，HTML）说明网页内容的表现形式。在网页上单击鼠标右键，选择"查看源文件"，就可以通过记事本看到该网页的实际内容。

网页实际上是一个纯文本文件，它通过各种标记对页面上的文字、图片、表格等元素进行描述（如字体、颜色和大小），而浏览器则对这些标记进行解释并生成页面。对于图片等非文本信息，网页文件中存放的只是它们的链接位置，不能直接插入文档，它们的源文件与网页文件是各自独立存放的，甚至可以不在同一台计算机上。当浏览器遇上这些链接时，要去指定位置获取相应信息，然后将它们插入到所显示的网页中。

HTML中的各种标记被封装在尖括号内，不区分字母大小写，一般成对使用，

如 < html > …… < /html > 。每个 HTML 文档分为头部（head）和主体（body）两个部分，分别用 < head > …… < /head > 和 < body > …… < /body > 表示。头部包含文档有关的信息（如文档的标题），主体则包含要显示的信息。

通常看到的网页，其文件扩展名是 ".html" 或 ".htm"，常见的网页制作工具有 FrontPage 和 Dreamweaver 等。随着基于网页的 Internet 应用的迅速发展，涌现了大量的功能更强大的动态网页。所谓动态网页，就是网页内容是 Web 服务器针对不同的用户或基于与用户的互动而从数据库中抽取数据再动态生成的。而相对应的静态网页，其内容是预先确定好的。动态网页的工作原理如图 6-2-2 所示。

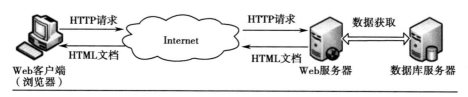

▲ 图 6-2-2　动态网页的工作原理

常见的动态网页制作工具有动态服务器页面（active server page，ASP）、ASP.NET、超文本预处理语言（hypertext preprocessor，PHP）、Java 服务器页面（java server page，JSP）等，它们对应的网页文件的扩展名分别是 ".asp" ".aspx" ".php" 和 ".jsp"。

四、统一资源定位符

在 Internet 中有数量庞大的 Web 服务器，而每台服务器中又包含很多 Web 页，要找到所需网页就必须有一种确定网页位置的方法，这种方法就是统一资源定位符（uniform resource locator，URL）。URL 是 Internet 上标准的资源地址表示方式，这里的资源可以是一个网页、文件、图片等。通常所说的网址（网页地址）就是一种 URL，前文所述的网页上的超链接都是和一个 URL 相对应的。

一个典型的 URL 通常包括访问协议类型、主机地址、路径和文件名，其一般格式为 "访问协议名：//主机地址［：端口号］/［路径/……/文件名］"。

（一）访问协议类型

表示采用什么协议访问哪类资源，以便浏览器决定用什么方法获得资源，常见的有：

1. "http://" 表示采用超文本传输协议 HTTP 访问 Web 服务器。

2. "https://" 超文本传输安全协议（hypertext transfer protocol over secure socket layer，HTTPS）是 HTTP 的安全版，用于安全地传输 HTTP 数据，提供了身份验证与加密通信方法，被广泛用于 WWW 上安全敏感的通信，如交易支付。

3. "ftp://" 表示通过文件传输协议 FTP 访问 FTP 服务器。

4. "telnet://" 表示通过远程登录协议 Telnet 进行远程登录。

（二）主机地址

表示要访问的主机的IP地址或域名地址。

（三）路径和文件名

表示信息在主机中的路径和文件名，如果缺省文件路径，则表示定位于Web服务器的主页。

如"国家医学考试网"网站"政策法规"栏目里的"中华人民共和国医师法"的URL为"http：//www.nmec.org.cn/Pages/ArticleInfo-3-11629.html"。该URL指明所用协议是"http"，域名是"www.nmec.org.cn"，文件路径和名字是"Pages/ArticleInfo-3-11629.html"。

五、浏览器

WWW上最常用的客户端软件就是Web浏览器（Web browser），简称"浏览器"。浏览器根据用户提供的URL在Internet上获取指定的HTML文档，并对其进行解释，生成用户看到的图文并茂的页面。另外，许多浏览器还支持其他的URL类型及其相应的协议，如FTP、Gopher和HTTPS等。

（一）浏览器的组成及功能

1. **地址栏** 用于输入网站的地址，浏览器通过识别地址栏中的信息，正确连接用户要访问的内容。地址栏中还附带了常用命令的快捷按钮，如刷新（C）、停止（X）等，前进、后退按钮设置在地址栏前方。

2. **菜单栏** 由"文件""编辑""查看""收藏夹""工具"和"帮助"菜单组成。每个菜单中包含了控制IE工作的相关命令选项，这些选项包含了浏览器的所有操作与设置功能。

3. **选项卡** 浏览器可以使用多选项卡浏览方式，以选项卡的方式打开网站的页面。

4. **页面窗口** 是浏览器的主窗口，访问的网页内容显示在此。页面中有些文字或对象具有超链接属性，当鼠标指针放上去之后会变成手状，单击鼠标左键，浏览器就会自动跳转到该链接指向的网址；单击鼠标右键，则会弹出快捷菜单，可以从中选择要执行的操作命令。

5. **状态栏** 实时显示当前的操作和下载Web页面的进度情况。正在打开网页时，还会显示网站打开的进度。另外，通过状态栏还可以缩放网页。

（二）浏览器的内核

浏览器的种类很多，主流浏览器内核主要有以下几种：

1. **Trident内核** 这是Internet Explorer（IE）浏览器使用的内核，也被称为IE内核。

2. **Gecko内核** 这是Mozilla Firefox浏览器使用的内核，俗称Firefox内核。

3. **WebKit内核** 这是苹果公司Safari浏览器使用的内核，特点是不受IE、Firefox等内核的约束，比较安全。

4. **Blink内核** 这是Google Chrome浏览器使用的内核，最初基于WebKit内核，后来Google

对其进行了修改和优化，形成了Blink内核。现在，包括Chrome、Microsoft Edge（新版本）、Opera等浏览器都使用Blink内核。

5. EdgeHTML内核　这是旧版Microsoft Edge浏览器使用的内核，基于Trident内核进行重写和改进而来。

6. Presto内核　这是Opera浏览器早期使用的内核，现在已经停止开发并废弃，Opera浏览器后来改用了Blink内核。

这些内核决定了浏览器如何显示网页内容以及页面的格式信息，不同的浏览器内核对网页的语法解释也不同，因此网页开发者需要在不同内核的浏览器中测试网页的渲染效果。

（三）主流浏览器分类

主流的浏览器分为IE、Microsoft Edge、Chrome、Firefox、Safari等，它们具有以下特点：

1. IE浏览器　微软推出的Windows系统自带的浏览器，它的内核由微软独立开发，简称"IE内核"，该浏览器只支持Windows平台。国内大部分浏览器都是在IE内核基础上提供了一些插件，如360浏览器、搜狗浏览器等。

2. Microsoft Edge浏览器　微软开发的基于Chromium的浏览器。

3. Chrome浏览器　由Google在开源项目的基础上进行独立开发的一款浏览器。Chrome浏览器不仅支持Windows平台，还支持Linux、Mac系统，并提供移动端的应用（如Android和iOS平台）。

4. Firefox浏览器　开源组织提供的一款开源浏览器，它开源了浏览器的源代码，同时提供很多插件，方便用户使用，支持Windows平台、Linux平台和Mac平台。

5. Safari浏览器　苹果公司为Mac系统量身打造的一款浏览器，主要应用在Mac和iOS系统中。

（四）选择浏览器

浏览网页是我们常做的事情，但是关于浏览器的选择每个用户却大不相同。常见的网页浏览器包括微软的IE、Microsoft Edge浏览器，Mozilla的Firefox浏览器，苹果公司的Safari浏览器，Google的Chrome浏览器，傲游浏览器，百度公司的百度浏览器，腾讯的QQ浏览器，360安全浏览器和搜狗高速浏览器等。

一个好的浏览器应该具有显示速度快、功能丰富、稳定、良好的兼容性以及易用、操作界面美观等特点。

2022年6月15日微软宣布终止对IE浏览器的更新和维护。此后，其将被Microsoft Edge替代。

6.2.2　Microsoft Edge浏览器的使用

本书以Microsoft Edge为例介绍浏览器的使用。

Microsoft Edge（简称"ME浏览器"）是由微软开发的基于Chromium开源项目及其他开源软

件的网页浏览器。

2015年4月30日，微软在Build 2015开发者大会上宣布，其最新操作系统—Windows 10内置代号为"Project Spartan"的新浏览器被正式命名为"Microsoft Edge"。之所以命名为Edge，官方给出的解释为"Refers to being on the edge of consuming and creating"（指的是在消费和创造的边缘）。表示新的浏览器既贴合消费者又具备创造性。Microsoft Edge采用新引擎、新界面且功能强大，用于替代IE浏览器。Microsoft Edge为Windows 10操作系统的默认浏览器。

1. 媒体功能 Microsoft Edge浏览器支持杜比数字+（Dolby Digital plus）音效，为网站提供更高质量的视听服务。此外，Microsoft Edge浏览器还支持音频、视频播放提醒标记功能，当在受支持的网站播放音频、视频时，浏览器选项卡会有相应的播放提示。

2. 兼容性 Microsoft Edge浏览器可适配几乎所有的国内网站，同时，Microsoft Edge浏览器会使用UA（用户代理）将其优装为Chrome和Safari浏览器，因此提高了网页兼容性。

3. 扩展性 Microsoft Edge浏览器不再支持vml、vb Script、Toolbars及ActiveX等技术，但是支持将Chrome和Firefox浏览器的插件做少量修改移植至Microsoft Edge浏览器使用。此外，Microsoft Edge浏览器支持直接打开PDF文件。

一、Microsoft Edge界面介绍

启动后的Microsoft Edge浏览器界面，如图6-2-3所示。

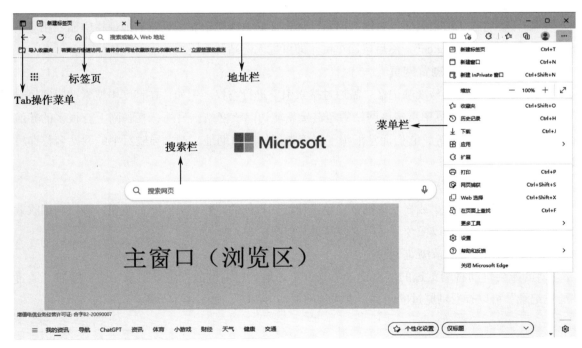

▲ 图6-2-3 Microsoft Edge浏览器界面

1. 地址栏　用户可以在此处输入网站的地址，打开该网站。还包括了最常用的"返回""前进""刷新"和"停止"等按钮，同时还提供了一个搜索栏。在搜索栏中输入关键词可以直接进行搜索。

单击"后退"按钮，可以返回到刚浏览过的网页。单击"前进"按钮，可以回到当前页之后访问的网页。单击"刷新"按钮，可以刷新该网页。

2. 标签页　在一个浏览器窗口中可以同时打开多个网页，点击不同的网页标签可以浏览不同的网页。单击"新建标签页"按钮，可以在新的标签页中输入网址访问新的网页。

用鼠标右键点击页面中的链接，在弹出的快捷菜单中选择"新建标签页中打开链接"，也可以在新的标签页中打开目标网页。

3. 菜单栏　打开Microsoft Edge浏览器，找到右上方"更多"按钮，该"更多"按钮就是Edge浏览器的菜单栏，点击即可打开Edge浏览器的菜单。菜单栏由"新建标签页""新建窗口""新建InPrivate窗口""缩放""收藏夹""历史记录""下载""应用""扩展""打印""网页捕获""Web 选择""在网页上查找""更多工具""设置""帮助和反馈""关闭Microsoft Edge"多个菜单项组成。通过执行菜单中的命令，可以完成网页收藏、打印、网页捕获和浏览器设置等操作。

二、浏览网页

使用浏览器浏览网页的方法通常有以下几种：

（一）通过URL访问网站

例如，要访问"国家医学考试网"网站，最直接的方法就是在浏览器的地址栏中输入相应网址"http://www.nmec.org.cn"，然后按回车键，即可进入网站首页。

（二）通过超链接浏览网页

许多网站的地址不易准确记忆，需通过搜索引擎进行查找。例如，在百度中搜索"国家医学考试网"，然后在结果页中点击该网站的超链接就能访问该网站。另外，互联网上有很多的导航网页，如"360导航"等，它们通常汇集了许多常用的网站网址，点击导航页中的网站名称即可访问。

（三）通过收藏夹浏览网页

对于经常访问的网页或喜欢的网页，单击地址栏右侧的"收藏夹"图标按钮，可以利用收藏夹将其网址收藏起来，以便今后访问这些网页，如图6-2-4所示。

（四）使用历史记录浏览网页

浏览器会自动将浏览过的网页记录下来。单击地址栏右侧的"历史记录"图标按钮，通过"历史记录"可以查看浏览过的网页，点击该网页即可浏览，如图6-2-5所示。

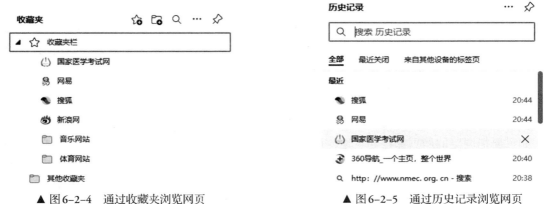

▲ 图6-2-4　通过收藏夹浏览网页　　　　▲ 图6-2-5　通过历史记录浏览网页

三、收藏夹的使用

在浏览网页过程中，可以将网页保存到"收藏夹"中，便于以后的访问。单击菜单"收藏夹"→"将此页添加到收藏夹"，或点击浏览器窗体右上角的图标，弹出"收藏夹"对话框，点击"将此页添加到收藏夹"按钮，如图6-2-6所示。

在"创建位置"可以选择收藏网页的文件夹，单击鼠标右键，在弹出的快捷菜单里选择"将此页面添加到文件夹"，即可完成网页的收藏。如果想新建一个文件夹，用来收藏同一主题的网页，单击"添加文件夹"，然后输入文件夹的名称，通过"将此页面添加到文件夹"将网页保存到该文件夹中。

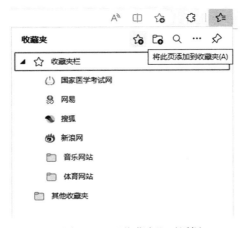

▲ 图6-2-6　"收藏夹"对话框

完整的收藏夹管理功能可以通过单击菜单栏中的"收藏夹"菜单项，然后选择相应的命令以实现。

导出收藏夹：单击菜单栏中的"收藏夹"菜单项，然后点击右上角的"更多"按钮，选择"导出收藏夹"选项，选择要导出的位置，设置好导出的文件名后点击"保存"按钮即可。

导入收藏夹：单击菜单栏中的"收藏夹"菜单项，然后点击右上角的"更多"按钮，选择"导入收藏夹"选项，点击"从其他浏览器导入"选项，点击"选择要导入的内容"按钮，弹出"导入浏览器数据"对话框，"导入位置"选择"收藏夹或书签HTML文件"，点击"选择文件"后在弹出的"打开文件"对话框中，选择要导入的文件即可。

四、保存和打印网页

如果要把浏览的网页保存到本地，可以在网页上单击鼠标右键，在弹出的快捷菜单中选择"另存为"选项，然后指定要存放信息的位置，在"保存类型"下拉式列表中，可以选择文件类型，设置好文件名点击"保存"按钮即可。也可以单击浏览器窗体右上角的"更多"按钮，选择"更多工具"→"将网页另存为"选项，完成上述操作。

如果要保存网页上的某个图片，可以右键点击该图片，选择"将图像另存为"。然后在"保存图片"对话框中输入名称和选择保存位置，单击"保存"按钮。

如果要打印网页，可以在网页上单击鼠标右键，在弹出的快捷菜单中选择"打印"选项，就能将网页打印出来。也可以单击浏览器窗体右上角的"更多"按钮，选择"打印"选项，完成上述操作。此外 Microsoft Edge 浏览器提供了"另存为 PDF"和"Microsoft Print to PDF"两个选项，可以在打印过程中将网页保存为 PDF 文件。

五、浏览器设置

单击浏览器右下角的"设置"按钮，进入设置页面，可以对"个人资料""隐私、搜索和服务""外观""侧栏""开始、主页和新建标签页""共享、复制和粘贴""Cookie 和网站权限""默认浏览器""下载""家庭安全""语言""打印机""系统和性能""重置设置""手机和其他设备""辅助功能""关于 Microsoft Edge"进行查看或设置。

"个人资料"中可以对"管理帐户""同步""Microsoft Rewards""个人信息""密码""付款信息""导入浏览器数据""用户配置偏好设置""与其他 Windows 功能共享浏览数据"等进行设置，如图 6-2-7 所示。

"隐私、搜索和服务"中可以对"防止跟踪""清除浏览器数据""隐私""必需诊断数据""用于产品改进的搜索结果数据""个性化和广告""安全性""服务"等进行设置，其中"防止跟踪"推荐选择"平衡"模式，如图 6-2-8 所示。

"外观"中可以对"自定义外观""自定义工具栏""上下文菜单""自定义浏览器""字体"等进行设置，其中"自定义外观"可以设置更多主题，如图 6-2-9、图 6-2-10 所示。

"侧栏"中可以对"自定义边栏""应用和通知设置"等进行设置，如图 6-2-11 所示。

"开始、主页和新建标签页"中可以对"Microsoft Edge 启动时""'开始'按钮""新标签页"等进行设置，如图 6-2-12 所示。

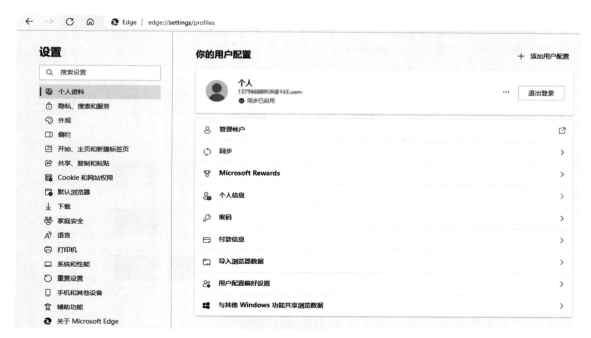

▲ 图6-2-7　Microsoft Edge浏览器"个人资料"设置

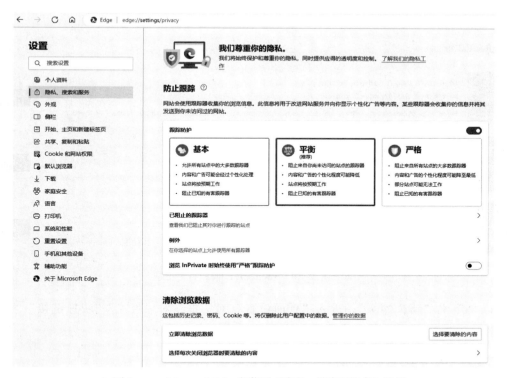

▲ 图6-2-8　Microsoft Edge浏览器"隐私、搜索和服务"设置

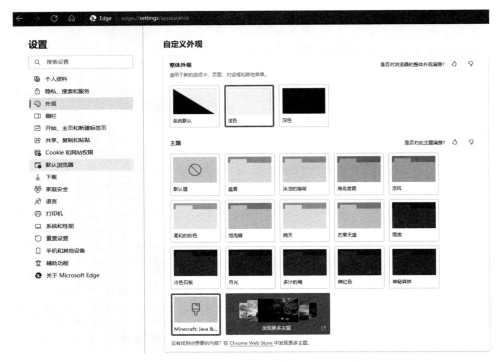

▲ 图6-2-9　Microsoft Edge浏览器"外观"设置

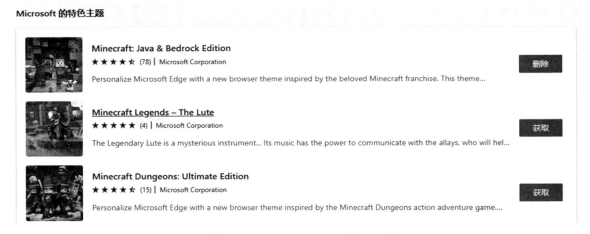

▲ 图6-2-10　Microsoft Edge的特色主题

可以自定义"新标签页",进入"页面设置"对话框,对"版式""快速链接""网站导航""背景""自定义主题""内容"等进行设置,如图6-2-13所示。

可以对"共享、复制和粘贴"进行设置,如图6-2-14所示。

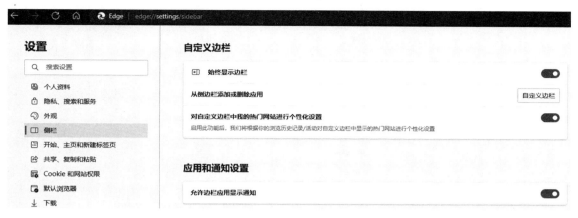

▲ 图6-2-11　Microsoft Edge浏览器"侧栏"设置

　　"Cookie 和网站权限"中可以对"Cookie 和已存储数据""网站权限"等进行设置，如图6-2-15所示。

　　"默认浏览器"中可以对"默认浏览器""Internet Explorer 兼容性"等进行设置，如图6-2-16所示。允许在Internet Explorer模式下重新加载网站，需要重启浏览器生效。

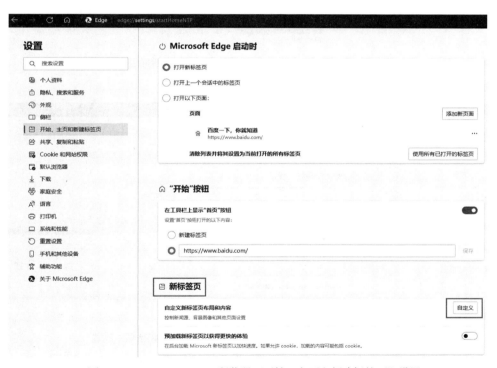

▲ 图6-2-12　Microsoft Edge浏览器"开始、主页和新建标签页"设置

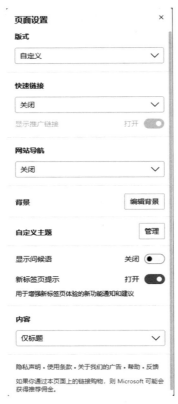

▲ 图 6-2-13　Microsoft Edge 浏览器自定义"新标签页"

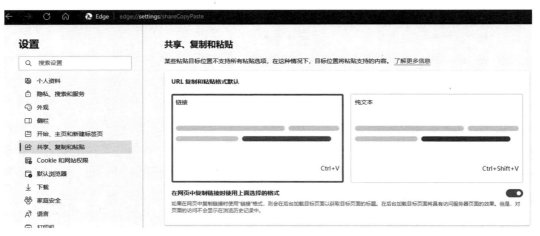

▲ 图 6-2-14　Microsoft Edge 浏览器"共享、复制和粘贴"设置

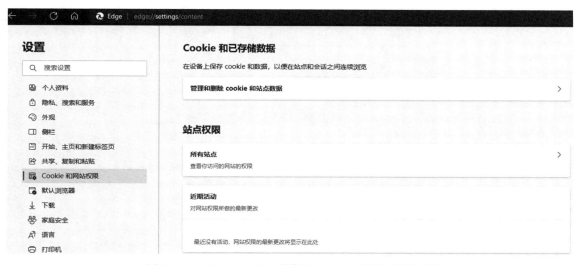

▲ 图6-2-15 Microsoft Edge浏览器"Cookie和网站权限"设置

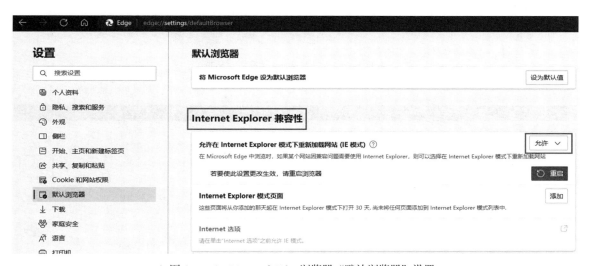

▲ 图6-2-16 Microsoft Edge浏览器"默认浏览器"设置

完成以上设置后，Microsoft Edge浏览器重启，点击浏览器右上角的"更多"按钮，在弹出的对话框里选择"更多工具"，可以发现"Internet选项"由灰色的不可用变为可用，点击"Internet选项"，进入"Internet属性"对话框，如图6-2-17所示，对"常规""安全""隐私""内容""连接""程序""高级"等选项进行设置。

"下载"中可以对文件存放位置等进行设置，如图6-2-18所示。

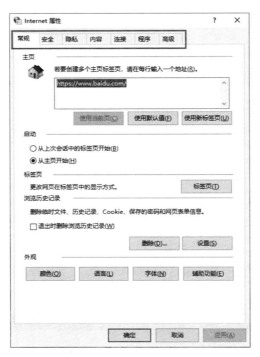

▲ 图6-2-17 "Internet 属性" 对话框

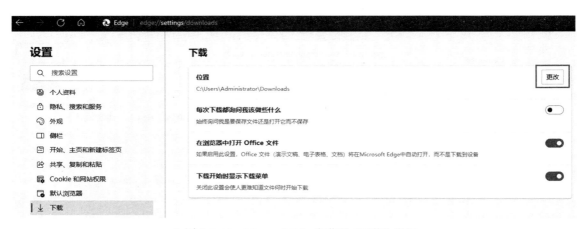

▲ 图6-2-18 Microsoft Edge浏览器 "下载" 设置

"家庭安全"可以使用Microsoft Edge帮助家人提高浏览的安全性，并查看家庭成员访问了哪些网站，搜索了哪些内容等，如图6-2-19所示。

"语言"可以对"语言""共享其他 OS 区域格式"等设置，进行"添加语言"等操作，如图6-2-20所示。

通过"打印机"设置可以管理打印机。

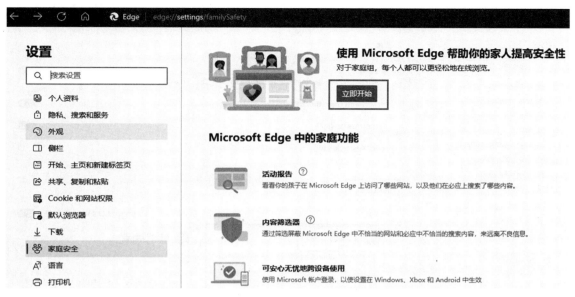

▲ 图6-2-19　Microsoft Edge浏览器"家庭安全"设置

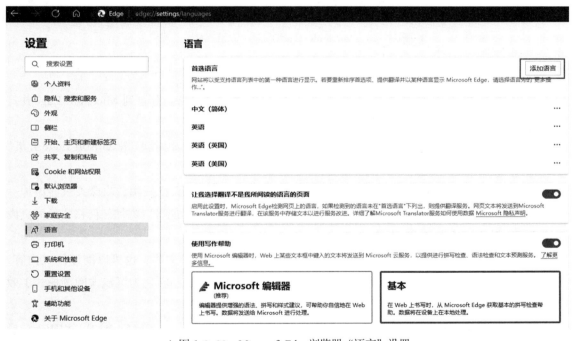

▲ 图6-2-20　Microsoft Edge浏览器"语言"设置

　　"系统和性能"可以对"系统""优化性能""开发人员工具"等进行设置，"优化性能"中"效率模式"推荐使用"均衡的节电量"，如图6-2-21所示。

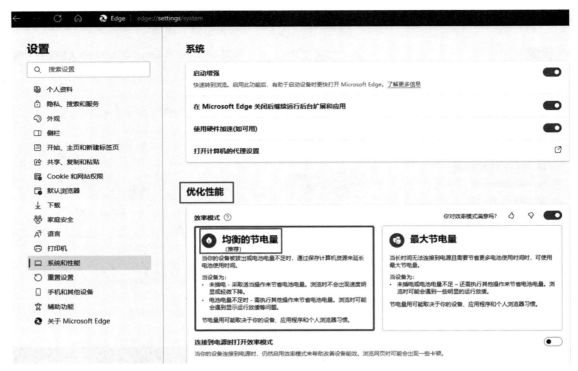

▲ 图6-2-21　Microsoft Edge浏览器"系统和性能"设置

通过"重置设置"可以将设置还原为其默认值。

通过"手机和其他设备""辅助功能"可以设置手机和其他设备。登录到 Microsoft Edge并打开同步，以便在计算机、手机和其他设备上查看信息。

通过"关于Microsoft Edge"可以查看Microsoft Edge 版本以及体验"Microsoft Edge会员"功能，如图6-2-22所示。

集锦功能：Microsoft Edge集锦功能类似于收藏夹，但比收藏夹更好用，收藏夹只能添加一个网站，无法添加某段文字，一些图片甚至是一段视频，而集锦功能可以添加任何格式的网页内容，还可以对添加的内容进行注释。

大声朗读功能：Microsoft Edge的大声朗读功能可以朗读PDF文档，也可以朗读网页内容，搭配阅读模式（直接在网址前面输入英文状态的"read："即可强制转化为沉浸式阅读模式）效果更佳。可以通过浏览器右上角"语音选项"改变语速和"选择语音"。

网页捕获与Web选择功能：Microsoft Edge浏览器自带网页捕获（Ctrl+Shift+S）和Web选择功能（Ctrl+Shift+X），网页捕获可以选择捕获区域或捕获整页，网页捕获后可以进行勾画等操作，也可以复制网页内容后进行编辑。

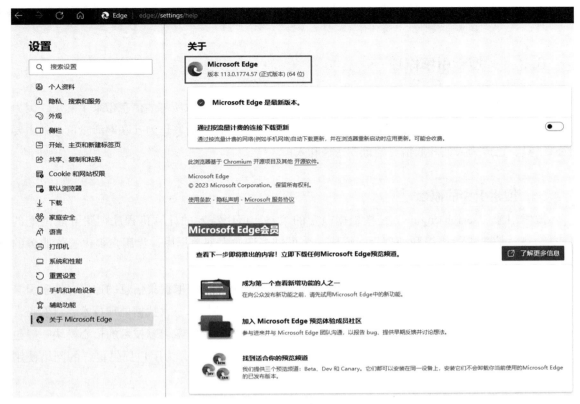

▲ 图6-2-22 Microsoft Edge浏览器"关于Microsoft Edge"界面

扩展功能：扩展程序是简单的工具，可自定义浏览器体验并提供更多控制。Microsoft Edge浏览器因为扩展功能而深受广大用户喜爱，可以根据自己的需求安装插件，常用的如ADGuard广告拦截器、ChatGPT侧边栏（国内免费使用）等，可以通过"管理扩展"功能安装、隐藏或删除插件。

垂直标签页功能：查找资料时往往需要打开很多标签页，打开的标签页过多很难管理，会导致看不到标签关键字，Microsoft Edge浏览器可以通过垂直标签页（Edge独有的功能），管理已经打开的标签页。

任务6-3　使用搜索引擎收集信息

【任务描述】

1. 利用"百度"搜索"老年高血压患者饮食"方面的注意事项。
2. 掌握搜索引擎的常用设置，提高搜索的准确性。

【知识点分析】

6.3.1 搜索引擎概述

Internet提供了海量的、包罗万象的信息资源，这也给精准获取所需的信息带来了麻烦，因为大多数情况下我们不知道所需的信息在哪个网页或网站上。搜索引擎作为互联网海量信息的主要检索工具，已成为人们获取信息的重要途径和入口。

一、搜索引擎的概念

搜索引擎（search engine）是指根据一定的策略、运用特定的计算机程序搜集互联网上的信息，在对信息进行组织和处理后，形成一个可供查询的大型数据库，为用户提供检索服务的系统。

搜索引擎是工作于互联网上的一门检索技术，旨在提高人们获取搜集信息的速度。搜索引擎依托于多种技术，如网络爬虫技术、检索排序技术、网页处理技术、大数据处理技术、自然语言处理技术等，为信息检索用户提供快速、高相关性的信息服务。搜索引擎技术的核心模块一般包括爬虫、索引、检索和排序等，同时可添加其他一系列辅助模块，为用户提供更好的网络使用环境。

二、搜索引擎的发展

搜索引擎是伴随互联网的发展而产生的，互联网已成为人们学习、工作和生活中不可缺少的平台，几乎每个人上网都会使用搜索引擎。搜索引擎的发展大致经历了四代：

（一）第一代搜索引擎

1994年第一代真正基于互联网的搜索引擎Lycos诞生，它以人工分类目录为主，代表厂商是Yahoo，特点是人工分类存放网站的各种目录，用户通过多种方式寻找网站，现在也还有这种方式存在。

（二）第二代搜索引擎

随着网络应用技术的发展，用户开始希望对内容进行查找，出现了第二代搜索引擎，也就是利用关键字来查询，最具代表性的是Google，它建立在网页链接分析技术的基础上，使用关键词对网页搜索，能够覆盖互联网的大量网页内容，该技术在分析网页的重要性后，将重要的结果优先呈现给用户。

（三）第三代搜索引擎

随着网络信息量迅速增大，用户希望能快速并且准确地查找到自己所要的信息，因此出现了第三代搜索引擎。与前两代相比第三代搜索引擎更加注重个性化、专业化、智能化，使用自动聚类、分类等人工智能技术，采用区域智能识别及内容分析技术，利用人工介入，实现技术和人工的完美结合，增强了搜索引擎的查询能力。第三代搜索引擎的代表是Google，它以宽广的信息覆盖率和优秀的搜索性能为发展搜索引擎的技术开创了崭新的局面。

（四）第四代搜索引擎

随着信息多元化的快速发展，用户在互联网上想仅通过搜索引擎得到比较全面的信息是不太可能的，因此需要内容全面、更新及时、分类细致的面向主题的搜索引擎，这种采用特征提取和文本智能化等策略的搜索引擎相比前三代更准确有效，被称为第四代搜索引擎。

三、搜索引擎的工作原理

搜索引擎的整个工作过程视为三个部分：①"蜘蛛"在互联网上爬行和抓取网页信息，并存入原始网页数据库；②对原始网页数据库中的信息进行提取和组织，并建立索引库；③根据用户输入的关键词，快速找到相关文档，并对找到的结果进行排序，并将查询结果返回给用户。以下对其工作原理进行进一步分析：

（一）网页抓取

搜索引擎"蜘蛛"（Spider），又称网络爬虫（webcrawler），是一种按照一定规则自动抓取互联网信息的程序或脚本。"蜘蛛"每遇到一个新文档，都自动搜索其页面中的链接网页。"蜘蛛"访问 Web 页面的过程与普通用户类似，即浏览器/服务器模式（browser/server，B/S）模式。"蜘蛛"先向页面提出访问请求，服务器接收其访问请求并返回 HTML 代码后，把获取的 HTML 代码存入原始页面数据库。搜索引擎使用多个"蜘蛛"分布爬行以提高抓取速度。搜索引擎的服务器遍布世界各地，每台服务器都会派出多只"蜘蛛"同时去抓取网页。搜索引擎为了提高工作效率，每个页面只访问一次，在抓取网页时，搜索引擎会建立两张不同的表，一张表记录已经访问过的网站，一张表记录没有访问过的网站。当"蜘蛛"抓取某个外部链接页面 URL 的时候，需把该网站的 URL 下载后进行分析，分析完成后将这个 URL 存入相应的表中，如果另外的"蜘蛛"从其他的网站或页面又发现了这个 URL，它会对比已访问列表是否存在，如果存在"蜘蛛"就会自动丢弃该 URL，不再访问。

（二）预处理，建立索引

为了便于用户在数万亿级别及更高的原始网页数据库中快速便捷地找到搜索结果，搜索引擎必须将"蜘蛛"抓取的原始 Web 页面做预处理。网页预处理最主要过程是为网页建立全文索引，之后开始分析网页，最后建立倒排索引文件（也称反向索引）。Web 页面分析有以下步骤：判断网页类型，衡量其重要程度，丰富程度，对超链接进行分析，分词处理，去除重复网页。经过搜索引擎分析处理后，Web 网页已经不再是原始的页面，而是浓缩成能反映页面主题内容的、以词为单位形成的文档。数据索引中结构最复杂的是建立索引库，索引又分为文档索引和关键词索引。每个网页唯一的 docID 号是由文档索引分配的，每个 wordID 出现的次数、位置、大小格式都可以根据 docID 号在网页中检索出来，最终形成 wordID 的数据列表。

倒排索引形成过程为：搜索引擎用分词系统将文档自动切分成单词序列，对每个单词赋予唯一的单词编号，记录包含这个单词的文档。倒排索引是最简单的，实用的倒排索引还需记载更多的信息。在单词对应的倒排列表除了记录文档编号外，单词频率信息也被记录，便于以后计算查询和文档的相似度。

（三）查询服务

在搜索引擎界面输入关键词，点击"搜索"按钮之后，搜索引擎程序开始对搜索词进行以下处理：分词处理，根据情况对整个搜索是否需要启动进行判断，找出错别字和拼写中出现的错误，去除停止词。接着搜索引擎程序便从索引数据库中找出包含搜索词的相关网页，并对网页进行排序，最后按照一定格式返回到"搜索"页面。查询服务最核心的部分是搜索结果排序，其决定了搜索引擎的质量好坏及用户满意度。实际搜索结果排序的因素很多，但最主要的因素之一是网页内容的相关度。影响相关性的主要因素包括以下五个方面。

1. 关键词常用程度　经过分词后的多个关键词，对整个搜索字符串的意义贡献并不相同。越常用的词对搜索词的意义贡献越小，越不常用的词对搜索词的意义贡献越大。常用词发展到一定极限就是停止词，对页面不产生任何影响。所以搜索引擎不常用的词加权系数高，常用词加权系数低，排名算法更多关注的是不常用的词。

2. 词频及密度　通常情况下，搜索词的密度和其在页面中出现的次数呈正相关，次数越多，说明密度越大，页面与搜索词关系越密切。

3. 关键词位置及形式　关键词在页面中的位置很重要。通常，关键词出现在文本的开头、标题、副标题、元标签（meta tags）和结尾部分，对搜索引擎优化更为有利。

4. 关键词距离　切分后的关键词完整匹配地出现，说明该词与搜索词相关程度大，当"搜索引擎"在页面上连续完整地出现或"搜索"和"引擎"出现的时候距离比较近，都被认为其与搜索词相关。

5. 链接分析及页面权重　页面之间的链接和权重关系也影响关键词的相关性，其中最重要的是网页上超链接的文字部分，也就是锚文字。页面以搜索词为锚文字的导入链接越多，说明页面的相关性越强。链接分析还包括了链接源页面本身的主题、锚文字周围的文字等。

四、搜索引擎的分类

按工作方式，搜索引擎可分为四种：目录式搜索引擎、全文搜索引擎、元搜索引擎和垂直搜索引擎。

（一）目录式搜索引擎

目录式搜索引擎也称为网络目录（Web directory），它由专业网络开发者不断收集网上信息并进行整理，以分类目录的形式链接起来供用户检索。用户可以按照分类目录层层点击找到所需要的相关的网站，但是不能找到具体内容。所以，它不能称为真正的搜索引擎，只是按目录分类的网站链接列表。

从使用的角度来讲，网络目录的最大特点就是网络用户在查询信息时，事先可以没有特定的信息检索目标（关键词）。另外，它还具有以下优点：

1. 网络目录中的网页是由人工精选得来，故网页分类明确、信息集中。

2. 当用户检索目的不明确、检索词不确定时，分类浏览方式更为有效。

3. 有较高的查准率，因为在分类下搜索可以剔除很多不相关的无效信息。

代表性的目录索引有雅虎、新浪、搜狐、网易等。

（二）全文搜索引擎

全文搜索引擎是名副其实的搜索引擎，它们从互联网上不断搜集网页，通过分析网页全文提取信息建立索引数据库。当用户查询时，检索程序就根据事先建立的索引进行查找，并将查找到的与用户查询条件相匹配的结果反馈给用户。全文搜索引擎利用关键词进行查找。

搜索引擎由搜索器、索引器、检索器和用户接口四个部分组成，如图6-3-1所示。

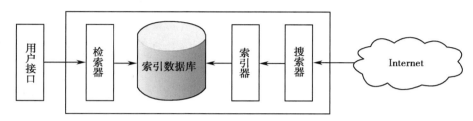

▲ 图6-3-1 搜索引擎的组成

搜索器（如Spider、Crawler、Robot）的功能是在互联网中漫游，发现和搜集信息。

索引器的功能是理解搜索器所搜索的信息，从中抽取出索引项，用于表示文档以及生成文档库的索引表。

检索器的功能是根据用户的查询要求在索引库中快速检出文档，进行文档与查询的相关度评价，对将要输出的结果进行排序，并实现某种用户相关性反馈机制。

用户接口的作用是输入用户查询、显示查询结果、提供用户相关性反馈机制。

搜索引擎的工作主要包括以下几个步骤：

1. 网页信息收集 利用能够从互联网上自动收集网页的"蜘蛛"等程序，自动访问互联网，并通过网页中的所有URL爬取到其他网页，重复该过程，并将爬取过的所有网页收集回来。

2. 索引库建立 由分析索引系统程序对收集回来的网页进行分析，提取相关网页信息，根据一定的相关度算法进行大量复杂计算，得到每个网页针对页面内容中及超链接中每个关键词的相关度（或重要性），然后用这些相关信息建立网页索引数据库。

3. 用户检索式的处理 当用户输入关键词搜索后，由搜索系统程序从网页索引数据库中找到符合该关键词的所有相关网页。按照相关度数值排序，相关度越高，排名越靠前。

4. 检索结果输出 将包含用户检索关键词信息的网页的网址和部分摘要信息展示给用户。

使用比较广泛的全文搜索引擎有百度、Google、微软必应等。

（三）元搜索引擎

元搜索引擎（meta-search engine）是调用其他独立搜索引擎的引擎，该引擎负责转换处理后提交给多个预先选定的独立搜索引擎，并将所有查询结果集中起来处理后再返回给用户。

从用户的角度看，元搜索引擎能同时链接多个独立搜索引擎，在一定程度上提高了查询的广度，也避免了用户在多个搜索引擎之间切换及重复输入查询请求，提高了检索效率。但是，该引擎有时候并不能得到一个搜索引擎全部查完的数据，从而漏掉一些重要信息。

著名的元搜索引擎有 InfoSpace、Dogpile 等。

（四）垂直搜索引擎

垂直搜索引擎适用于在有明确搜索意图情况下进行检索。例如，用户购买机票、火车票或想要浏览网络视频资源时，都可以直接选用行业内专用搜索引擎，以准确、快速获得相关信息。

五、搜索引擎评价指标

面对 Internet，各搜索引擎的能力和偏好不同，所以抓取的网页各不相同，排序算法也各不相同。衡量一个搜索引擎性能的高低主要有以下两个指标：

1. 召回率（recall） 是指检索出的相关文档数和文档库中所有的相关文档数的比率，衡量的是搜索引擎的查全率。

2. 精度（precision） 是指检索出的相关文档数与检索出的文档总数的比例，衡量的是搜索引擎的查准率。

6.3.2 搜索引擎的使用

百度是目前世界上最大的中文搜索引擎，是国内使用相当频繁的搜索引擎之一，下面以百度为例，介绍搜索引擎的使用。

除网页搜索外，百度还提供"图片""贴吧""视频""文库""地图"等多样化的互联网应用。单击首页上的"更多"中"查看百度全部产品"，可以看到百度提供的所有产品，如图6-3-2所示。

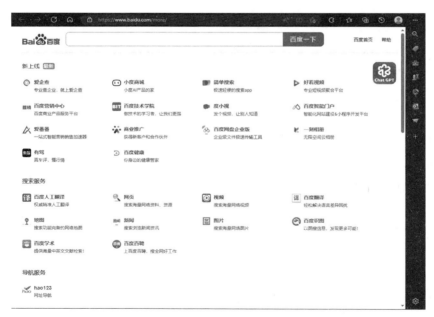

▲ 图6-3-2 百度产品

单击首页右上角的"搜索"，选择"搜索设置"，则可以进行搜索设置，如图6-3-3所示。

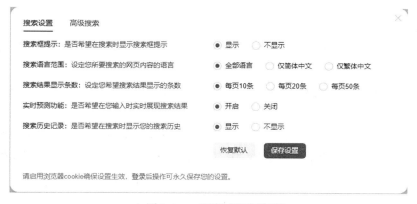

▲ 图6-3-3　百度"搜索设置"

一、搜索入门

在搜索文本框中输入需要查询的内容（如"高血压"），按回车键，或鼠标单击搜索框右侧的"百度一下"，就可以得到大量有关高血压的网页，如图6-3-4所示。

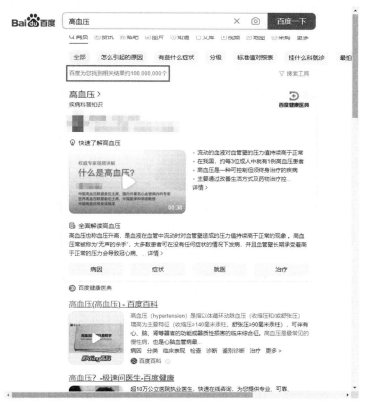

▲ 图6-3-4　百度搜索"高血压"的结果

搜索结果页上的内容主要包括：

1. 搜索结果标题　点击标题，可以直接打开该结果网页。

2. 搜索结果摘要　通过摘要，可以快速判断这个结果是否满足需要。

3. 百度快照　"快照"是该网页在百度的备份，如果原网页打不开或打开速度慢，可以查看"快照"浏览页面内容，当然，"快照"上的内容不是最新的。

4. 搜索结果数量　表示与搜索内容相关的网页数量，如百度搜索到的与"高血压"相关的结果约100万个。

5. 相关搜索　如搜索结果不佳，有时候是因为选择的查询词不妥。这时可以参考其他人的搜索方法，以获得一些启发。百度引擎中的"相关搜索"可以提供与当前的搜索很相似的一系列查询词。百度相关搜索排列在搜索结果页的下方，按搜索热度排序。

二、基本搜索

（一）使用多个词语搜索

输入多个词语搜索，不同字词之间用一个空格隔开，可以获得更精确的搜索结果，因为搜索引擎是将空格当作"与"操作符的。例如，想了解老年高血压病的相关信息，在搜索框中输入"老年 高血压"获得的搜索结果要比只输入"高血压"少很多，效果更好。

（二）搜索结果中不含特定信息

如果发现搜索结果中有某一类网页是不希望看见的，而且这些网页都包含特定的关键词，可以用减号"–"去除所有含有特定关键词的网页。

例如，搜"老年 高血压"，会发现很多关于药品方面的网页。如果不希望看到这些网页，则可以查询"老年 高血压 –药"。

注意：这里的"–"号是英文字符；前一个关键词和"–"之间必须有空格，否则"–"会被当成连字符处理，而失去减号语法功能；操作符与作用的关键字之间，不能有空格，如若输入"高血压–老年"，搜索引擎将忽略中间的"–"。

（三）精确匹配

如果输入的查询词很长，百度在经过分析后，会自动进行分词。例如，搜索"老年高血压"，如果不加双引号，搜索结果是包含"老年"或"高血压"的网页。给查询词加上双引号，可以让百度不拆分查询词。

书名号是百度独有的一个特殊查询语法。在其他搜索引擎中，书名号会被忽略，而在百度，中文书名号可被查询。加上书名号的查询词有两层特殊功能，一是书名号会出现在搜索结果中；二是被书名号括起来的内容不会被拆分。书名号在某些情况下特别有效，例如，查询名称较为常见通俗的电影、小说或书籍。例如，查电影《手机》，如果不加书名号，很多情况下结果是通信工具——手机，而加上书名号后（"《手机》"），结果就都是关于电影的了。

三、高级搜索

1. 把搜索范围限定在网页标题——intitle 网页标题通常是对网页内容提纲挈领式的归纳。把查询内容范围限定在网页标题中，可以找到高相关率的专题页面。使用的方式是把查询内容用"intitle:"连起来。例如，"intitle:老年高血压"。

2. 把搜索范围限定在特定站点中——site 有时候，如果知道某个站点有满足需要的内容，就可以把搜索范围限定在这个站点。使用的方式是在查询内容的后面，加"site：站点或域名"。例如，"老年慢性病 site:www.chinacdc.cn"，就是限定在中国疾病预防控制中心网站内搜索"老年慢性病"的相关信息。

如果要排除某网站或域名范围内的页面，只需用"–site:网站/域名"（要在减号前留一个空格位）。

注意：网站域名不能有"http://"前缀，也不能有带"/"的目录后缀。

3. 搜索所有链接到某个URL地址的网页——link 如果想知道有哪些网站对某个URL进行了链接，可以使用"link:"。用link语法查询与之链接的网站，也许可以找到更多符合的内容，一般说来，做友情链接的网站都有相似的地方。

例如，"link:www.hrbmu.edu.cn"就是搜索所有包含指向"www.hrbmu.edu.cn"链接的网页。

4. 高级搜索与个性化定制 如果不熟悉语法，可以使用百度"高级搜索"功能，在搜索结果页面的最底端，点击"高级搜索"，如图6-3-5所示。

高级搜索页面还可以对搜索结果包含的关键词、时间、语言、文档格式、关键词位置等进行设置。

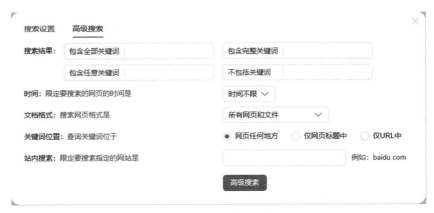

▲ 图6-3-5 百度"高级搜索"界面

6.3.3 搜索的策略

任何搜索过程首先要考虑搜索策略。搜索策略就是计划如何寻找所需要的信息，是指为实现搜索目标而制定的全盘计划或方案，是对整个搜索过程的谋划与指导。对搜索策略考虑得越周详，所做的搜索就会越成功。每次搜索前都要认真拟定搜索策略，考虑每个搜索要点，养成良好的搜索习惯，这将节省搜索时间，发现信息的更多来源，找到更多相关信息，提高搜索效率。有效的搜索过程由以下几个步骤组成：

一、明确搜索目标，确定搜索关键词

明确搜索目标，即要明确需要什么信息，是以找到某个问题的精确答案为目标，还是希望通过搜索扩展自己在某个领域的知识？是图片、文档还是一般的网页信息？例如，要搜索2022年中国卫生统计年鉴的全文，可使用"filetype"语法限定文献格式，或直接在"百度文库"中尝试。

关键词是用于表示信息特征并具有检索意义的词汇，在信息搜索前要先分析所需信息的最具代表性的关键词或词组。例如，"老年高血压患者的饮食方面的注意事项"，可以提取关键词组合为"老年 + 高血压 + 饮食"。选择关键词时应尽量使用多个关键词来缩小搜索范围，同时应用一些具体的词，提供的词越具体，搜索引擎返回无关Web站点的可能性就越小，另外要注意尽量避免使用口语化的语言。

二、选择合适的搜索引擎

搜索引擎的特点是界面清晰，工作方式各不相同，如果没有为每次搜索分别选择不同的搜索引擎，则将会浪费大量的时间。例如，要寻找参考资料，可选用全文搜索引擎。全文搜索引擎从网页中提取所有的文字信息，匹配搜索条件的范围大得多，能够满足各种信息需求。相反，若要查找某种产品或服务，目录索引就略占优势。因为网站在提交目录索引时都被要求提供站点标题和描述，且限制字数，所以网站所有者会用最精炼的语言概括自己的业务范围，让人看起来一目了然。

三、制定搜索的检索式

检索式是搜索过程中用来表达搜索提问的一种逻辑运算式，由关键词和搜索引擎允许使用的各种运算符（布尔算符、优先处理算符、字段限制等）组合而成。例如，要查找除放疗外的有关白血病治疗的文献，首先确定搜索必须包含的两个重要关键词"白血病"和"治疗"，以及不能出现的关键词"放疗"，然后对这些词进行补充或替换，增加一些同义词和相关词，再根据概念组合关系形成检索式"白血病and（治疗or 疗效）not（放疗or 放射疗法or 放射治疗）"。

四、根据结果重复搜索过程

搜索不是一蹴而就的，经常是一种循序渐进的过程，逐步接近目标。用第一次想到的简单关键词搜索，阅读搜索结果，激发灵感，然后寻找更合适的关键词，设计更佳的检索式，不断重复以上步骤，在搜索过程中不断观察、总结、调整、再观察、再总结、再调整……最终获得理想的搜索结果。

五、分析、评估所找到的信息

搜索引擎返回的搜索结果通常只是文字信息，文字本身不能保证其描述信息的真实性和准确性。只有经过分析判断评估之后的文字，才能成为有价值的信息，进一步利用。

随着互联网的发展，网上可以搜索的网页变得越来越多，而网页内容质量良莠不齐，难以判断真假。所以，未来的搜索引擎将会朝着知识型搜索引擎的方向发展，以期为搜索者提供更准确及适用的数据。

任务 6-4 文件上传与下载

【任务描述】

1. 自行搭建 FTP 服务器，完成文件的上传与下载。
2. 访问校内学习资源，下载和上传学习资料。

【知识点分析】

6.4.1 网络文件下载

在 Internet 上有很多网络资源是以文件的形式存在的，人们可以将它们下载到自己的电脑上。

一、文件下载方式

常见的网络文件下载方式有超文本传输协议（HTTP）方式、文件传输协议（FTP）方式、点对点技术（peer to peer，P2P）/P2SP 方式和实时流协议（real time streaming protocol，RTSP）/流媒体服务协议（microsoft media server protocol，MMS）方式。

（一）HTTP 方式

HTTP 方式可以通过浏览器或下载软件来下载。

（二）FTP 方式

FTP 是 TCP/IP 网络上两台计算机间传送文件的协议。这种方式既允许文件的下载，也允许用户将文件从自己的计算机中拷贝至远程主机上。

FTP 方式具有限制下载人数、屏蔽指定 IP 地址、控制用户下载速度等优点，比较适用于大文件的传输（如影片和软件等）。用户可以通过浏览器、Windows 系统的资源管理器或下载软件来下载 FTP 站点上的文件。

（三）P2P/P2SP 方式

P2P也称为对等连接或对等网络，它是不同于C/S、B/S 模式的一种新的通信模式，每个参与者具有同等的下载能力。一般的HTTP/FTP下载，发布文件仅在某个或某几个服务器，若下载的人太多，服务器的带宽容易不胜负荷，变得很慢。而P2P方式是直接在用户机之间进行文件传输，即每台用户机都是服务器，秉承"人人平等"和"我为人人，人人为我"的下载理念。每台用户机在下载其他用户机上文件的同时，还提供被其他用户机下载的功能，所以使用此下载方式下载同一文件的用户数越多，其下载速度就会越快。

P2SP下载方式是对P2P 技术的进一步延伸和改进，P2SP中的S代表"server"。这种方式不仅支持P2P技术，同时通过多媒体检索数据库可把原本孤立的服务器资源和P2P资源整合在一起，使下载速度更快、资源更丰富、稳定性更强。

（四）RTSP/MMS 方式

RTS 和 MMS 是两种流媒体传输协议。用户通过使用特殊的流媒体下载软件在流媒体服务器上下载视频、音频文件。

二、通过浏览器下载文件

网页中的超链接可以跳转到其他网页，也可以下载所链接的某个文件。例如，想重新安装计算机的操作系统，利用百度搜索 Windows 7 旗舰版32位安装软件，在搜索到的网页里面选择"系统之家"，如图6-4-1所示。

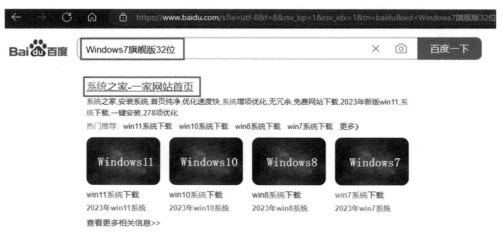

▲ 图6-4-1　百度搜索"Windows 7 旗舰版32位"

可以通过"迅雷下载""本地下载""百度网盘"下载等方式，将安装包"Windows 7 x86.iso"保存到本地，如图6-4-2所示。如用"百度网盘下载"，根据具体情况可能需输入网盘提取码。

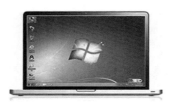

Windows7 SP1 32位 旗舰快速安装版 V2023

软件大小：4.49GB　　　界面语言：简体中文　　更新时间：2023-05-27

授权方式：免费版　　　文件格式：ISO镜像　　　下载次数：915360次

运行环境：WinAll　　　安全检测：⊘ 360安全卫士　　⊘ 电脑管家　　⊘ 360杀毒

MD5: 89A6BB5CBEA7B4B08ABBD42D768323F2

温馨提示: 请用户下载完成后验证MD5值是否正确，以免造成安装错误！

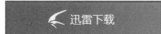 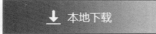

| 迅雷下载 | 本地下载 | 网盘下载 | 更多> |

系统文件较大，推荐使用"迅雷下载"，速度更快、更稳定！　　　　　　[网盘提取码：7to6]

▲ 图6-4-2　多种下载方式

6.4.2　FTP服务器的文件上传与下载

文件传输协议（file transfer protocol，FTP）是TCP/IP协议组中的协议之一。FTP协议包括两个组成部分：① FTP服务器；② FTP客户端。其中FTP服务器用来存储文件，用户可以使用FTP客户端通过FTP协议访问位于FTP服务器上的资源。在开发网站的时候，通常利用FTP协议把网页或程序传到Web服务器上。此外，由于FTP传输效率非常高，在网络上传输大的文件时，一般也采用该协议。默认情况下FTP协议使用TCP端口中的20和21，其中20端口用于传输数据，21端口用于传输控制信息。

与大多数Internet服务一样，FTP也是一个客户机/服务器系统。用户通过一个客户机程序连接至在远程计算机上运行的服务器程序。依照FTP协议提供服务，进行文件传送的计算机就是FTP服务器，而连接FTP服务器，遵循FTP协议与服务器传送文件的电脑就是FTP客户端。用户要连上FTP服务器，就要用到FTP的客户端软件，通常Window自带"ftp"命令，这是一个命令行的FTP客户端程序，另外常用的FTP客户端程序还有FileZilla、CuteFTP、Ws_FTP、Flashfxp、LeapFTP等。

所谓文件上传、下载就是将本地文件上传到服务器端，以及从服务器端下载文件到本地的过程。例如，网站注册时需要上传头像、上传和下载图片，以及网盘等功能都是利用文件上传和下载功能实现的。

文件上传和下载实际上是两步操作：第一是文件上传（upload），就是将本地文件上传到服务器端，实现文件多用户之间的共享，第二是文件下载（download），就是将服务器端的文件下载到本地磁盘。

一、搭建和配置FTP服务器

打开"控制面板"，进入"程序和功能"界面，点击"打开或关闭Windows功能"，即可打开Windows功能，如图6-4-3所示。

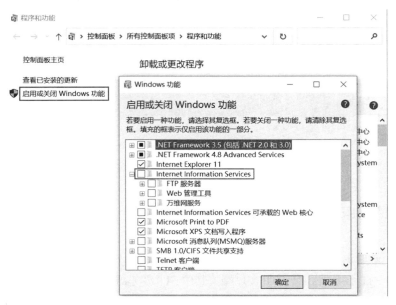

▲ 图6-4-3 "打开或关闭Windows功能"界面

勾选"FTP服务器""Web管理工具"和"万维网服务"下的全部服务，开启"Internet信息服务"下的所有功能，如图6-4-4所示，点击"确定"按钮。

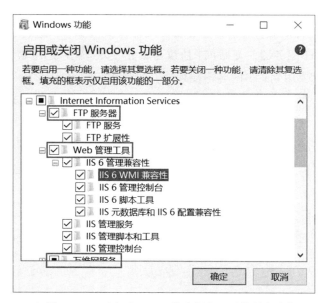

▲ 图6-4-4 开启"Internet信息服务"下的所有功能

在"计算机"图标上点击鼠标右键，点击"管理"，点击"服务和应用程序"→"Internet信息服务（IIS）管理器"，右击"网站"，点击"添加FTP站点"，如图6-4-5所示。

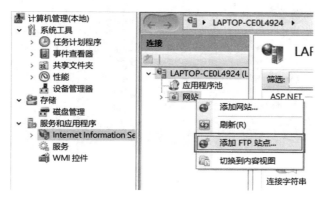

▲ 图6-4-5　配置FTP服务器

在"添加FTP站点"对话框中，进行"站点信息""绑定和SSL设置""身份验证和版权信息"设置，点击"完成"按钮，如图6-4-6所示。

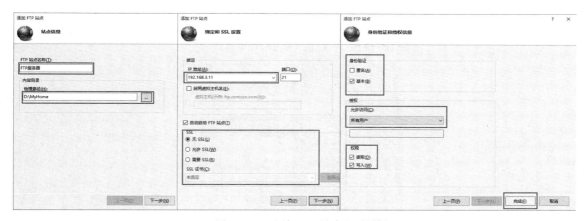

▲ 图6-4-6　"添加FTP站点"对话框

二、访问FTP站点

对FTP站点的访问可以通过命令行、浏览器、计算机资源管理器和专用FTP软件来实现。

1. 通过命令访问FTP站点　点击Windows"开始"图标，点击"运行"选项，输入"cmd"命令后执行，在命令行中输入"ftp 192.168.3.11"并按回车键。其中"192.168.3.11"为FTP服务器地址。根据提示，输入用户名、密码后成功登录服务器，即可访问服务器文件，如图6-4-7所示。可以通过"put""mput"命令单个或批量上传文件；通过"get""mget"命令单个或批量下载文件。

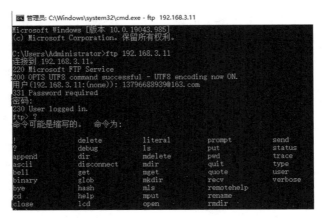

▲ 图6-4-7　通过命令行访问FTP站点

2. 通过浏览器访问FTP服务器并上传和下载文件　在浏览器的地址栏中输入FTP站点的域名或IP地址，如"ftp://ftp.linux.org.tr/"或"ftp://193.140.98.183/"，可看到该FTP站点提供的可下载资源列表，如图6-4-8所示。

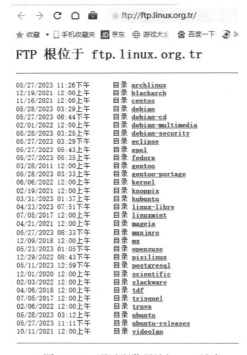

▲ 图6-4-8　通过浏览器访问FTP站点

这里要注意的是，有些FTP站点在登录时需用户输入用户名和密码，用户事先应向FTP站点管理员申请并获取账号。

3. 通过Windows资源管理器访问FTP服务器　打开"资源管理器"窗口，在地址栏中输入

"ftp://192.168.3.11/"并按回车键。其中"192.168.3.11"为FTP服务器地址。在"登录身份"对话框窗口中输入用户名、密码，点击"登录"选项，即可访问服务器文件，如图6-4-9、图6-4-10所示。

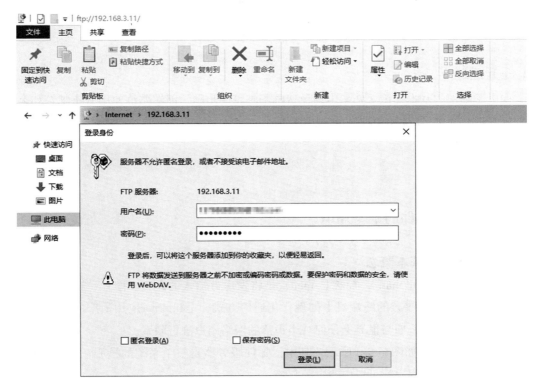

▲ 图6-4-9　Windows资源管理器"登录身份"对话框

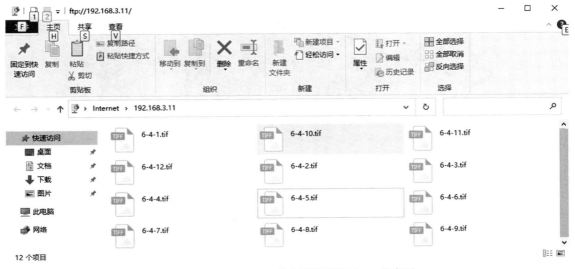

▲ 图6-4-10　Windows资源管理器访问FTP服务器

可以在文件窗口中将本地文件复制、粘贴到服务器上完成上传操作，也可以将服务器上的文件复制、粘贴到本地磁盘完成下载操作。

任务6-5　电子邮件

【任务描述】

掌握电子邮件的基本知识，熟悉申请免费电子邮箱的步骤，能够熟练使用Web邮箱和客户端专用邮件管理软件进行邮件的发送、接收和管理。

【知识点分析】

6.5.1　电子邮件的基本知识

一、电子邮件的基本概念

电子邮件（electronic mail），简称E-mail，是将发送方输入的文字、图片、音频、视频等信息通过互联网传送到接收方的终端机上的现代化通信方式，是Internet应用最广的服务。通过电子邮件用户可以非常快速地与世界上任何一个角落的网络用户进行联系。

电子邮件系统结构如图6-5-1所示，其中，邮件服务器是整个系统的核心，它为用户发送、接收和保存邮件，每个用户都可以申请电子邮箱。

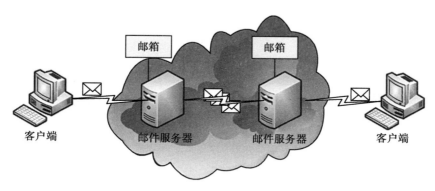

▲ 图6-5-1　电子邮件系统结构

当用户发送邮件时，通过客户端工具（浏览器或电子邮件管理软件）将编辑好的电子邮件发送给寄件人邮箱所在的邮件服务器，邮件服务器接收寄件人发出的邮件，并根据收件人邮箱地址将该邮件发送到接收方的邮件服务器上；接收方邮件服务器将该邮件存放到收件人的邮箱中，收件人通过客户端工具访问邮件服务器来收取邮件。

邮件服务器就像传统邮政系统中的"邮局"，管理着众多用户的电子邮箱。电子邮箱通过网络为用户提供交流的电子信息空间，既能为用户提供发送电子邮件的功能，又能自动为用户接收电子邮件，同时对收发的邮件进行存储，但在存储邮件时，电子邮箱对邮件的大小有严格规定。每个电子邮箱都要占用邮件服务器一定容量的存储空间，由于存储空间是有限的，因此用户需定期查收、阅读和管理邮件，以便有足够的空间来接收新的邮件。

电子邮件的地址与格式：

格式是"username"+"@"+"domain name"。"username"是用户在邮件服务器中的邮箱名，命名规则在不同的邮件服务中的规定也不尽相同，但是对于同一邮件服务器来说，这个账号必须是唯一的。"domain name"是邮箱所在的邮件服务器的域名，用来标识邮件服务器所在的位置。"@"是英文"at"的意思，电子邮件地址表示在某邮件服务器上的一个用户账号。如username@163.com，其中"username"表示用户名，"163.com"是邮件服务器名。

电子邮件具有一定的格式，通常由邮件头（mail header）与邮件体（mail body）组成。邮件头主要包括收件人地址、主题和抄送地址等。邮件体是邮件的主要内容，由信纸、邮件正文、附件、签名、原文（回复时可选）等组成。

二、电子邮件访问方式

电子邮件一般可以通过两种方式进行访问。

（一）浏览器

通过浏览器访问提供电子邮件服务平台的电子邮件系统，输入用户名和密码，登录用户的个人邮箱，在网上发送、接收、阅读和管理邮件。这种方式不需要占用本地存储空间，使用方便，但通常邮箱的容量空间有限，提供的管理功能不强，不支持离线阅读邮件。

（二）电子邮件客户端

电子邮件客户端是安装在本地计算机上用来收发、编辑和管理电子邮件的工具软件。客户端在使用之前需要进行设置，设置完成后方便易用。通常客户端具有更强的邮件管理功能，如能同时管理多个邮箱账户、新邮件提醒、邮件归类、全文搜索、备份等。由于客户端是把邮件下载到本地计算机硬盘上，因此无须上网也能查阅和管理已收取的邮件。

常用的电子邮件客户端有Windows Live Mail、Outlook、Foxmail和网易邮箱大师等。

三、电子邮件通信协议

电子邮件的发送、传输和接收需要遵循相关的协议标准才能实现。主要的电子邮件协议有简单邮件传输协议（simple mail transfer protocol，SMTP）、邮局协议（post office protocol，POP）和Internet消息访问协议（internet message access protocol，IMAP），这几种协议都是TCP/IP协议族中的一员。电子邮件协议及通信结构如图6-5-2所示。

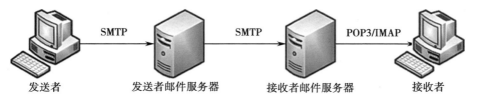

SMTP.简单邮件传输协议；POP.邮局协议；IMAP.Internet消息访问协议。

▲ 图6-5-2　电子邮件协议及通信结构

1. SMTP　是Internet上传输电子邮件的标准协议，用于可靠、高效地传送电子邮件，它规定了主机之间传输电子邮件的标准交换格式和邮件在链路层上的传输机制，用于电子邮件从客户端传输到邮件服务器，以及从一台邮件服务器传输到另一台邮件服务器。这些发送邮件的服务器也称SMTP服务器。

2. POP3　是TCP/IP协议族中的一员，该协议主要用于支持使用客户端远程管理在服务器上的电子邮件。

POP协议具体过程是：当邮件发送到服务器后，电子邮件客户端调用邮件客户机程序连接服务器，下载所有未阅读的电子邮件。这种离线访问模式是一种存储转发服务，将邮件从服务器存储到本地计算机，同时删除服务器上的邮件。但POP3邮件服务器多数支持"只下载邮件，服务器端并不删除"，也就是改进的POP3协议。

3. IMAP　目前的版本为IMAP4，是POP3的一种替代协议，提供了邮件检索和邮件处理功能，用户不必下载邮件正文就可以看到邮件的标题摘要，利用邮件客户端软件可以对服务器上的邮件和文件夹目录等进行操作。IMAP协议增强了电子邮件的灵活性，减少了垃圾邮件对本地系统的直接危害，相对节省了用户查看电子邮件的时间。除此之外，IMAP协议提供Web Mail与电子邮件客户端之间的双向通信，客户端的操作都会反馈到服务器上，若对邮件进行操作，服务器上的邮件也会做相应的动作。

6.5.2　常用电子邮箱及使用

一、常用电子邮箱

目前国内网易、新浪、腾讯QQ和搜狐等都提供免费电子邮箱。大多数机构、企业和单位都建立了电子邮件系统供内部人员使用。国外邮箱则有雅虎邮箱、Gmail、Hotmail等。

在选择使用电子邮箱时可以考虑以下几点：

1. 如需经常和国外客户联系，建议使用国外的电子邮箱。

2. 如果想当作网络大容量硬盘（存放图片、视频资料等）使用或者需要发送大附件，建议选择存储容量大的邮箱。要注意的是，发送方发送大附件的同时需要接收方的邮箱也支持大附件，否则无法发送成功。

3. 如果想通过邮箱客户端软件将邮件下载到自己的计算机，建议选择支持POP3/SMTP协议的邮箱。

4. 如果想在第一时间知道自己有新邮件，建议选择具备手机短信通知功能的邮箱，如中国移动139邮箱、中国联通沃邮箱等。

5. 可根据自己最常用的即时通信软件来选择邮箱，如使用QQ邮箱，快捷方便。

另外，在选择电子邮箱时还应考虑安全性（如较强的反垃圾邮件功能）、稳定性、方便性（如支持搜索、排序等功能）。可根据个人需求选择最适合自己的邮箱。

二、免费电子邮箱的申请与使用

（一）申请免费电子邮箱

目前，许多大型网站都提供免费的电子邮箱，申请方法基本类似，下面以网易163免费邮箱为例介绍整个申请过程。

1. 163网易免费邮（https://mail.163.com）的页面如图6-5-3所示。如果已有邮箱，则输入邮箱帐号和密码直接登录。

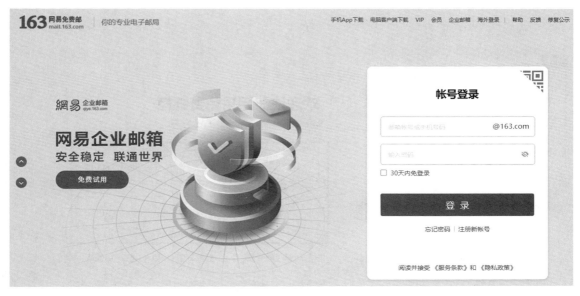

▲ 图6-5-3 "163网易免费邮"登录页面

2. 单击"注册新帐号"，如图6-5-4所示，进入"163 网易免费邮"注册页面，申请新的邮箱。

选择"手机号码"快速注册或普通注册，如图6-5-5和图6-5-6所示，根据页面要求，依次输入"手机号码"或"邮箱地址""密码"和"验证码"进行短信验证。输入的密码尽量由英文字符、数字和其他特殊字符组合而成，以增强密码的强度。复选框选中同意《服务条款》《隐私政策》和《儿童隐私政策》，最后单击"立即注册"，注册成功后就拥有了一个163网易免费邮箱。

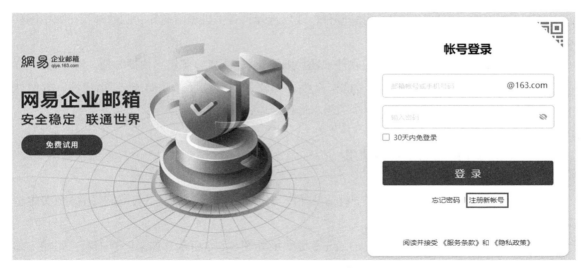

▲ 图6-5-4 "163网易免费邮"注册新帐号页面

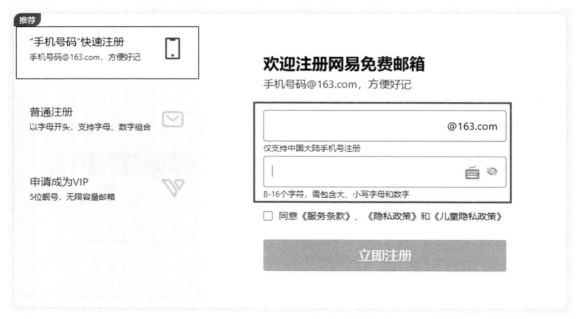

▲ 图6-5-5 "手机号码"快速注册页面

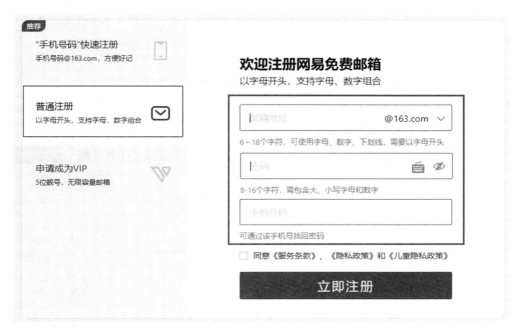

▲ 图6-5-6 普通注册页面

如果有多个网易邮箱（包括163、126、yeah邮箱），还可以将它们关联起来，关联后无须重新登录，即可在已关联的邮箱之间一键切换。

（二）接收与阅读邮件

163网易免费邮的界面如图6-5-7所示。

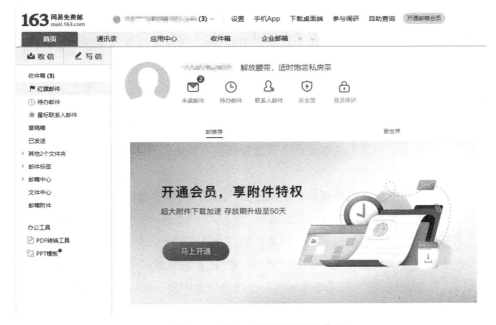

▲ 图6-5-7 "163网易免费邮"首页

单击页面左侧的"收信"按钮或"收件箱"打开收件箱页面，如图6-5-8所示，顶部显示邮件总数和未读邮件数。收件箱邮件列表显示邮件的发送者、邮件主题和时间等信息。

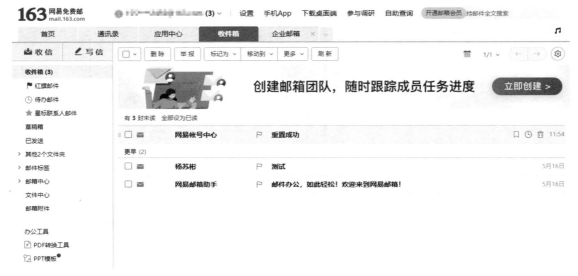

▲ 图6-5-8　收件箱邮件列表

单击列表左侧的复选框可以选中对应的邮件，当选中某邮件后，可以对它进行"删除""举报"（即举报垃圾邮件）、"标记为"某种类型（如未读或已读、插上不同颜色的旗帜或自定义的各种标签等）、"移动到"其他文件夹内。"更多"操作中有导出或转发选中的邮件并进行排序。

单击想阅读的邮件主题进行阅读，通常一封邮件包括以下内容：

1. 主题　显示当前邮件的主题。

2. 时间　显示当前邮件的发出日期及具体时刻。

3. 发件人　显示当前邮件的发件人电子邮件地址。

4. 收件人　显示当前邮件的收件人电子邮件地址。

5. 附件　当邮件带有附件时，显示当前邮件的附件名称。

（三）书写与发送邮件

在阅读邮件时单击"回复"或直接点击页面左侧的"写信"，进入邮件编辑页面，如图6-5-9所示。

在"收件人"栏目中填写邮件接收者的地址，"主题"栏目中填写邮件主题，"内容"栏目中输入邮件内容，单击"发送"按钮即可发送邮件。

1. 正文书写　正文书写时可以利用"内容"栏目上方的功能按钮对邮件进行编辑，鼠标移到这些功能按钮上面时都有提示信息。利用"内容"栏目下方的更多选项对邮件作"紧急"标记、发送"已读回执""定时发送"及"邮件加密"等设置，选中复选框后会提示如何操作。

2. 添加附件　如果发送的邮件需要携带附件，单击"添加附件"。选择想要发送的文件后单击"打开"返回写邮件页面，这时将显示当前附件的上传进度。可以上传多个附件，如果想取消已添加的附件，单击相应附件右侧的"删除"。

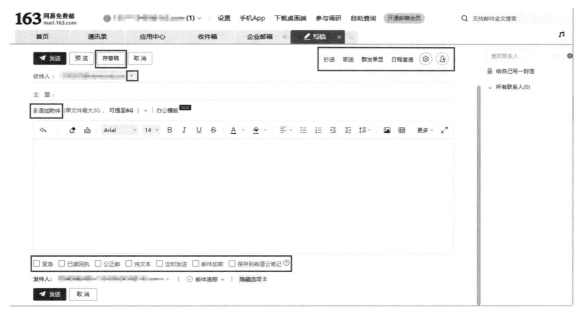

▲ 图6-5-9 "163网易免费邮"撰写邮件界面

3. 保存到草稿箱 在邮件编辑过程中，需要保存该草稿而不是立即发送，可以单击"存草稿"，系统将保存本次编辑后的邮件。打开草稿箱，可以看到刚才编辑的邮件已经成功保存至草稿箱。

4. 多人发送 如需将邮件发送给多人，收件人邮件地址应以分号隔开。"抄送"可同时将这封邮件发给其他联系人。"密送"可以同时将这封邮件发给其他联系人，但收件人和抄送人不会看到密送人。如需将邮件同时发给多人，又不希望收件人获悉其他人也收到此邮件，可以选择"群发单显"。

（四）邮件管理

邮箱中的邮件过多时，就需要对其进行有效的管理。可以在系统提供的"其他文件夹"处创建文件夹，建立或编辑符合自己使用习惯的文件夹名称。系统文件夹（收件箱、草稿箱、已发送、已删除、垃圾邮件）不允许被修改。

1. 创建新文件夹 单击"其他文件夹"右侧的"新建"按钮（"+"），弹出"文件夹添加"对话框，输入文件夹名称，如"学生"，如图6-5-10所示。

指定是学生的联系人的邮件会被自动收取到该文件夹。

2. 文件夹的改名、清空和删除 右键单击"其他文件夹"，再选择"管理文件夹"，或单击"其他文件夹"右侧的 ⚙，进入文件夹管理页面，如图6-5-11所示。

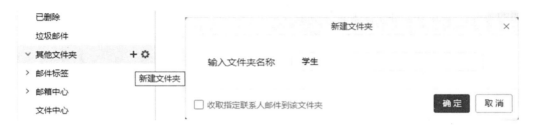

▲ 图6-5-10　新建文件夹对话框

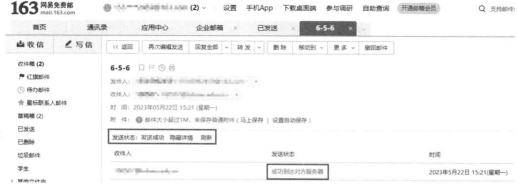

▲ 图6-5-11　文件夹管理页面

　　单击文件夹后面的"改名"，可以对文件夹重新命名。系统提供的文件夹（收件箱、草稿箱、已发送、已删除、垃圾邮件）不允许被改名。单击文件夹后面的"删除"按钮，可以删除该文件夹，但前提是该文件夹为空文件夹。

　　3. 发件箱　单击"已发送"邮件夹，进入发件箱，可以查看已发邮件的情况，如图6-5-12所示。单击需要查看的邮件，可查看该邮件的详细内容。

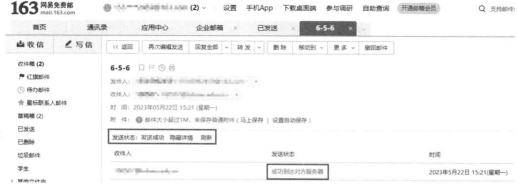

▲ 图6-5-12　发件箱页面

打开具体某封已发送邮件，主题下方会显示"发送状态"，即是否发送成功。若发送失败，可点击"查看详情"了解原因，解决问题后使用"再次编辑发送"功能发送邮件。

（五）邮箱设置

点击邮箱页面顶部的"设置"菜单，可进入邮箱设置页面，页面左侧列出了所有的功能，包括"常规设置""邮箱密码修改""签名/电子名片""反垃圾/黑白名单"等，页面右侧是相应的具体设置。如"常规设置"中包括"基本设置""自动回复/转发""发送邮件后设置""邮件撤回""写信设置"等，如图6-5-13所示。

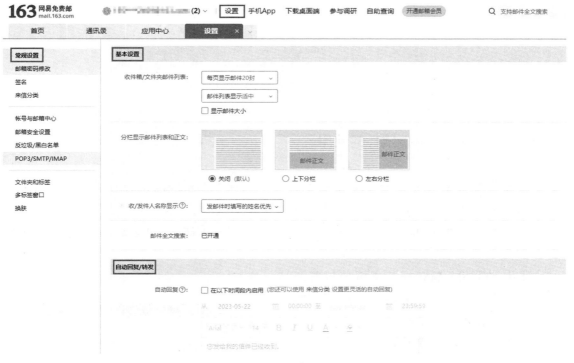

▲ 图6-5-13　邮箱设置页面

如果要通过Outlook Express、Foxmail等客户端软件管理电子邮件，则要对"POP3/SMTP/IMAP"进行设置，如图6-5-14所示。

通常，SMTP、POP3、IMAP服务都要开启，网易邮箱需要用户设置"授权密码"。这里"提示"中给出的各服务器的地址需要自行在客户端软件进行设置。

（六）通讯录

点击邮箱页面上方的"通讯录"，进入通讯录页面对联系人进行管理。可以新增联系人、导入和导出联系人、搜索联系人，也可以对联系人进行分组管理，以便进行基于群组的邮件发送和管理。

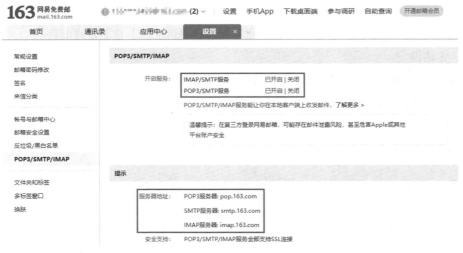

▲ 图6-5-14 邮箱客户端设置页面

6.5.3 邮件客户端软件的使用

众多邮件客户端软件中，Windows Live Mail（早期版本的Windows系统中是Outlook Express）和Foxmail使用范围较为广泛。另外，网易提供的"网易邮箱大师"也是一款设置简单、功能齐全、方便易用的邮件管理软件。各类邮件客户端软件的使用方法和基本功能基本相似，本书以"Foxmail"为例讲解邮件客户端软件的使用。

1. Foxmail简介 Foxmail是腾讯公司的产品，产品界面比较简单，但不影响功能性的丰富度。邮件收发、签名设置、批量导入和导出、联系人设置等都是非常实用的功能，方便广大用户使用。

2. Foxmail设置 前往Foxmail主页（http://www.foxmail.com），下载安装文件后点击安装即可。首次运行时需要新建帐号，如图6-5-15所示。

然后依次按提示信息输入：① 邮件帐号（如×××××××@163.com）；② 电子邮件服务器名（pop.163.com或imap.163.com和smtp.163.com）；③ 该邮箱的帐号名和密码（密码即前文在开启POP3/SMTP/IMAP服务时设置的授权密码）。建立成功后，打开Foxmail主窗口，如图6-5-16所示，就可以利用Foxmail收发163邮件了。

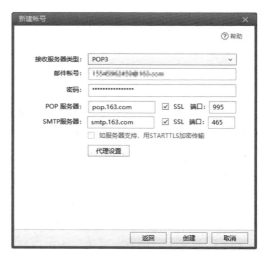

▲ 图6-5-15 Foxmail的"新建帐号"界面

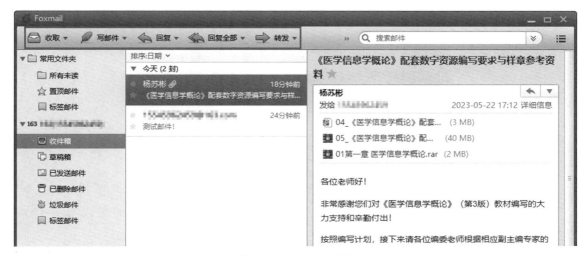

▲ 图 6-5-16　Foxmail 主窗口

3. 接收与阅读邮件　Foxmail 会自动收取相应邮箱帐户里的邮件。

主窗口左侧区域为邮箱的信息，中间区域为邮箱中的邮件，右侧区域为邮件正文，如果该邮件带有附件，双击相应的附件可以打开。

单击工具栏上的"回复"按钮，可以对当前阅读的邮件写回信。回复邮件时，收件人、主题都已经写好，正文部分包含了来信全文。单击工具栏上的"转发"，将该邮件转发给其他人。转发窗口与回复窗口相似，但是需要用户输入"收件人"地址。

点击工具栏上的"写邮件"按钮，可以新建一封邮件。在"主题"栏中输入邮件的标题。通过单击工具栏上的"图片"按钮，可以在正文框中编辑正文时插入图片。如果要在邮件中插入附件，单击菜单栏上的"附件"按钮，选择要插入的文件。邮件书写完毕后，单击工具栏上的"发送"按钮即可发送邮件，如图 6-5-17 所示。

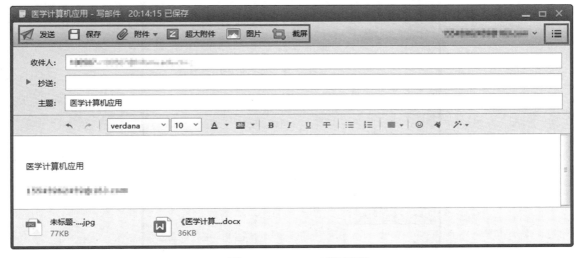

▲ 图 6-5-17　Foxmail 撰写邮件

4. 邮箱设置　点击Foxmail右上角的菜单按钮，选择"设置"进入"系统设置"，可以对其进行个性化设置，如图6–5–18所示。

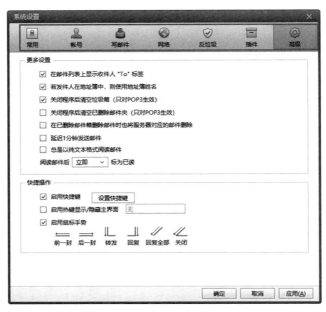

▲ 图6–5–18　Foxmail"系统设置"对话框

5. 添加帐户　Foxmail可以管理多个邮箱帐户。点击Foxmail右上角的菜单按钮，选择"帐号"进入"账号管理"页面，如图6–5–19所示。通过"新建"可以添加新的邮箱帐户，通过"删除"可删除已存在的邮箱帐户。

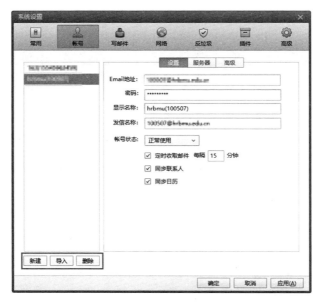

▲ 图6–5–19　Foxmail"帐号管理"对话框

思政案例6-1　创新服务发展，保障网络安全——网络反计算机病毒先锋团队

20世纪80年代至90年代，随着计算机的普及，计算机病毒对计算机系统的威胁日益严重，而当时的中国在计算机反病毒领域还几乎是一片空白之时，江民、瑞星等一批杀毒软件应运而生，其中江民杀毒软件开发团队废寝忘食，在一台386电脑上编写了中国第一个具有自主知识产权的计算机反病毒软件，这款软件能够有效检测和清除当时流行的计算机病毒，为众多用户解决了困扰。作为中国网络安全领域的先驱，这个团队扎根中国大地，持续研发计算机反病毒产品，培养了大批网络安全人才，为中国的计算机反病毒技术、网络安全教育等多个领域作出了重大贡献。

这个事例启示我们：网络安全事关国家安全和社会稳定。网络安全为人民，网络安全靠人民。维护网络安全是全社会的共同责任，需要政府、企业、社会组织、广大网民共同参与，共筑网络安全防线。我们应该保持科学家精神，勇于开拓创新，掌握核心技术，为国家网络安全作出贡献。

【学习小结】

本章重点讲解了计算机网络和Internet相关的基本概念，从Internet的接入、Microsoft Edge浏览器、搜索引擎、文件的上传和下载、电子邮件的使用等角度介绍了Internet的常见应用。

Internet的接入方式多种多样，包括宽带、光纤、DSL等，提供了快速、稳定的网络连接，用户可以随时随地访问全球范围内的信息资源和服务。Microsoft Edge浏览器为用户提供了友好的界面和丰富的功能，使用户可以轻松浏览网页、查找信息。搜索引擎如Google、百度等为用户提供了高效的信息检索服务，使用户能够快速准确地获取所需信息。Internet还为用户提供了便捷的文件上传和下载功能，通过云存储服务和FTP等协议，用户可以轻松地分享和获取文件，进行文件管理。电子邮件是信息传递和协作的重要工具，通过电子邮件，用户可以快速发送和接收消息、文件，实现实时沟通和信息交换。Internet还广泛应用于在线购物、社交媒体、在线教育、远程办公等多个方面，使得生活和工作更加便捷高效，极大地推动了信息社会的发展和进步。

（杨苏彬）

复习参考题

一、单项选择题

1. 在计算机网络中，用于标识计算机或网络设备的唯一地址是
   A. IP 地址
   B. MAC 地址
   C. 域名
   D. URL

2. TCP/IP 协议栈中，负责可靠数据传输的协议是
   A. TCP
   B. UDP
   C. ICMP
   D. ARP

3. 在 TCP/IP 协议中，DNS 的作用是
   A. 路由选择
   B. 域名解析
   C. 数据传输
   D. 错误检测

4. 在 IPv4 中，IP 地址由多少位二进制数组成
   A. 8 位
   B. 16 位
   C. 32 位
   D. 64 位

5. 在计算机中，"上传"通常指的是
   A. 从服务器下载文件
   B. 将文件发送到服务器
   C. 删除文件
   D. 移动文件

   答案：1. A；2. A；3. B；4. C；5. B

二、简答/操作题

1. 什么是计算机网络？
2. 计算机网络常见的网络拓扑结构有哪些？
3. 计算机网络技术中最基本、最重要的两个协议是什么？
4. 搜索引擎的基本概念是什么？
5. 电子邮件的通信协议主要包括哪些？

第七章   信息安全与社会责任

学习目标

知识目标	1. 掌握信息安全的概念、内容及威胁信息安全的主要因素；病毒、木马等的概念、特征和危害；数据加密与认证的基本概念；数字签名的定义和基本工作流程；访问控制和入侵检测的基本概念。
	2. 熟悉信息安全事件；信息安全技术的种类及特点；计算机安全防范措施。
	3. 了解信息安全相关的法律法规和软件知识产权及保护。
能力目标	学会运用信息安全技能培养保护信息安全的能力。
素质目标	培养牢固树立"没有网络安全就没有国家安全"的意识和不断提升信息安全防范的综合素养。

任务 7-1   认识计算机信息安全问题

7.1.1   信息安全问题概述

信息安全在古代就已经受到了学者、军事家和政治家的重视。随着时代的发展，各方面信息量急剧增加，进而要求大容量、高效率地传输这些信息，为了适应这一形势，信息技术发生了前所未有的爆炸性发展。信息安全变成了任何国家、政府、部门、行业都必须十分重视的问题，是一个不容忽视的国家安全战略问题。

总的来说，信息安全是指让信息网络的硬件、软件及其系统中的数据受到保护，不因偶然发生的或者主观恶意的原因而遭到破坏、更改、泄露，确保系统连续、可靠、正常地运行，以保障信息服务不中断，主要包括保证信息的保密性、完整性和可用性等。信息安全的根本目的就是使内部信息不受外部威胁，因此信息通常要加密。为保障信息安全，要求有信息源认证、访问控制，不能有非法操作。

2014年，我国成立了中央网络安全和信息化领导小组。该领导小组将着眼国家安全和长远发展，统筹协调涉及经济、政治、文化、社会及军事等各个领域的网络安全和信息化重大问题，研究制定网络安全和信息化发展战略、宏观规划和重大政策，推动国家网络安全和信息化法治建设，不断增强安全保障能力。2016年国家颁布了《中华人民共和国网络安全法》，对网络空间主权、网络产品和服务提供者及网络运营者的安全义务、个人信息保护规则、关键信息基础设施安全保护制度和重要数据跨境传输规则进行了明确规定，以保障网络安全，维护网络空间主权和国家安全、社会公共利益，保护公民、法人和其他组织的合法权益，促进经济社会信息化健康发展。4月15日是我国全民国家安全教育日。

一、什么是信息安全

（一）信息及其特征

信息（information）是指通过各种媒介传递或接收的知识或数据。它可以是事实、观点、统计数据、新闻或任何其他类型的数据，对于决策、学习或理解特定主题都有用。信息可以通过各种渠道传输，包括印刷媒体、广播媒体、数字媒体和人际交流。随着技术的发展，人们可获取的信息量和速度呈指数级增长，使人们更容易地在全球范围内访问和分享信息。信息学奠基人香农（Shannon）认为"信息是用来消除随机不确定性的东西"。信息作为一种资源，它的普遍性、共享性、增值性、可处理性和多效用性，使其对于人类具有特别重要的意义。

（二）信息安全的定义

"安全"的本意是为防范间谍活动或蓄意破坏、犯罪、攻击而采取的措施。就安全放置在网络与信息系统范畴来说，信息安全（information security）是指为防范计算机网络硬件、软件、数据遭受偶然或蓄意的破坏、篡改、窃听、假冒、泄露、非法访问，保护信息免受多种威胁的攻击，保障网络系统持续有效工作而采取的措施的总和。

根据国际标准化组织的定义，信息安全为数据处理系统建立和采用的技术、管理上的安全保护，目的是保护计算机硬件、软件、数据不因偶然和恶意的原因而遭到破坏、更改和泄露。信息安全性的含义主要是指信息的完整性、可用性、保密性和可靠性。为保障信息安全，要求有信息源认证、访问控制，不能有非法软件驻留，不能有未授权的操作等行为。

信息安全与计算机系统安全、密码安全和网络安全密切相关，但涉及的保护范围不同，信息安全所涉及的保护范围包括所有信息资源。① 计算机系统安全将保护范围限定在计算机系统硬件、软件、文件和数据范畴，安全措施通过限制使用计算机的物理场所和利用专用软件或操作系统来实现；② 密码安全是信息安全、网络安全和计算机系统安全的基础与核心，密码安全是身份认证、访问控制、拒绝否认和防止信息窃取的有效手段；③ 网络环境下的信息安全体系是保证信息安全的关键，包括计算机安全操作系统、各种安全协议、安全机制（数字签名、消息认证、数据加密等），直至安全系统，只要存在安全漏洞便可以威胁全局安全。

因此，计算机信息安全包括两个方面：物理安全和逻辑安全。① 物理安全指系统设备及相关设施受到物理保护，免于破坏、丢失等；② 逻辑安全包括信息的保密性、真实性、可用性、可控性等。

1. 保密性　是信息安全的一个重要方面，是指确保只有授权人员能够访问和使用敏感信息，它对于保护个人隐私、商业机密、国家机密等都有重要的意义。在信息安全中，保密性通常通过以下方式来实现。

（1）数据加密：对敏感数据进行加密处理，确保只有授权人员才能解密并访问数据。

（2）访问控制：通过身份认证、权限管理等方式，限制非授权人员对敏感信息的访问。

（3）安全策略：制定明确的安全策略和规定，明确敏感信息的保护范围和使用规则，确保合法使用和避免误用。

2. 真实性　是信息安全的一个重要方面，是指确保信息的真实、准确、完整。真实性对于信息的可信度和有效性都非常重要，尤其是在金融、医疗、政府等领域。只有保证信息的真实、准确、完整，才能够有效地避免误解、误导和损失。在信息安全中，真实性通常通过以下方式来实现。

（1）数据完整性：确保信息在传输和存储过程中没有被篡改或损坏，保证信息的完整性。

（2）数字签名：使用数字签名技术对信息进行认证，确保信息来源的真实性和完整性。

（3）数据备份：定期备份数据，以防止意外的数据丢失或损坏。

（4）安全协议：使用安全协议，如HTTPS等，确保信息在传输过程中不会被窃听或篡改。

3. 可用性　是信息安全的一个重要方面，是指确保信息系统和数据在需要时可用。在信息安全中，可用性通常通过以下方式来实现。

（1）系统维护：定期进行系统维护和升级，确保系统的稳定性和可靠性。

（2）容灾备份：建立容灾备份机制，以防止系统故障或数据丢失。

（3）防病毒防恶意软件：使用防病毒和防恶意软件等技术手段，避免系统被病毒或恶意软件攻击。

（4）健康检查：定期进行系统健康检查，发现和解决潜在问题，确保系统的正常运行。

（5）培训教育：对用户进行信息安全知识和操作规范的培训，提高用户的安全意识和操作水平，减少人为因素对系统可用性的影响。

4. 可控性　是信息安全的一个重要方面，是指对信息系统和数据进行有效的管理和控制，以确保信息系统和数据的安全。在信息安全中，可控性通常通过以下方式来实现。

（1）安全策略：制定明确的安全策略和规定，明确信息系统和数据的使用规则和管理流程。

（2）审计跟踪：记录信息系统和数据的操作日志，便于追踪和分析安全事件。

（3）风险评估：定期进行风险评估，发现和解决潜在问题，提高信息系统和数据的安全性。

二、信息安全事件的类型

信息安全事件是指对计算机系统、网络、数据和信息进行非法访问或攻击的事件。这些事件可以包括电子邮件欺诈、网络钓鱼、病毒和恶意软件攻击、黑客攻击、数据泄露、身份盗窃、密码破解等，一旦发生会导致以下影响。

1. 数据丢失或损坏。

2. 个人隐私泄露。

3. 金融损失。

4. 营业中断。

5. 影响声誉和信誉。

7.1.2 计算机病毒及其防治

一、计算机病毒

计算机病毒（computer virus）是指一种可以在计算机系统中自我复制、传播和破坏的程序或代码。它们可以通过网络、移动设备、存储介质等途径感染计算机系统，对计算机系统造成不同程度的损害。

（一）计算机病毒类型

不同类型的计算机病毒有不同的特点和行为：

1. 病毒　能够在被感染的系统中自我复制和传播，并且通常会损坏文件或系统。

2. 蠕虫　能够自我复制并传播到其他系统，但不感染其他文件或程序。

3. 木马　隐藏在看似无害的程序或文件中，一旦被执行就会开启一个后门，使攻击者可以远程控制受感染的计算机。

4. 僵尸程序　是指实现恶意控制功能的程序代码。僵尸程序和命令控制服务器、控制者一起组成的可通信、可控制的网络被称为僵尸网络。

5. 勒索软件　是一种特定类型的恶意软件，通过将受感染计算机中重要文件进行加密上锁并威胁定期删除等手段达成勒索钱财目的。

6. 网页内嵌恶意代码　实质上是一种内嵌在网页中的病毒程序，它通过把代码在不被察觉的情况下嵌到另一段程序中，篡改电脑注册表中的源代码，从而更改用户系统设置，造成用户每次开机直接拨号、主页无法改回、弹出众多窗口耗尽资源等严重危害。

（二）计算机病毒的特点

1. 繁殖性　计算机病毒可以像生物病毒一样进行繁殖，当正常程序运行的时候，它也运行并自身复制，具有繁殖、感染的特征是判断某段程序为计算机病毒的首要条件。

2. 破坏性　计算机中毒后，可能会导致正常的程序无法运行，计算机内的文件删除或受到不同程度的损坏。

3. 传染性　病毒会通过各种渠道从已被感染的计算机扩散到未被感染的计算机。病毒程序一旦进入计算机并得以执行，就会搜寻其他符合其传染条件的程序或存储介质，确定目标后再将自身代码插入其中，达到自我繁殖的目的。可能的传染渠道有硬盘、移动存储设备、计算机网络等。

4. 潜伏性　病毒程序进入系统之后一般不会马上发作，而是等到条件具备或满足某种触发机制的时候突然"爆炸"，对系统进行破坏。

5. 隐蔽性　有的病毒可以通过杀毒软件检查出来，有的根本查不出来，有的时隐时现、变化无常，这类病毒处理起来通常很困难。

（三）蠕虫

蠕虫是一种能自我复制并传播的恶意软件，它们可以利用网络漏洞，通过弱密码破解等方式感染计算机系统，并在被感染的计算机上自动执行。与病毒不同，蠕虫不需要依赖于宿主程序或文件来传播。一旦蠕虫感染了一个计算机，它会尝试自我复制并传播到其他计算机，从而形成一个蠕虫网络。

1. 蠕虫通常具有以下特点

（1）自我复制和传播：蠕虫可以自我复制并传播到其他计算机，从而形成一个蠕虫网络。

（2）利用漏洞进行攻击：蠕虫可以利用网络漏洞和弱密码破解等方式感染计算机系统。

（3）消耗网络带宽和资源：蠕虫在传播过程中会占用大量的网络带宽和系统资源，从而影响网络和计算机的性能。

（4）损坏系统：一些蠕虫会尝试进行删除文件、格式化硬盘、关闭安全软件等操作，从而对受感染的计算机造成严重的损害。

2. 蠕虫的分类　按照传播途径，蠕虫可进一步分为邮件蠕虫、即时消息蠕虫、U盘蠕虫、漏洞利用蠕虫等。例如，"飞客"蠕虫（Conficker 或 Kido）是一种针对 Windows 操作系统的蠕虫病毒，它利用 Windows RPC 远程连接调用服务存在的高危漏洞，入侵互联网上未进行有效防护的主机，通过局域网、U盘等方式传播，并且会停用感染主机的一系列 Windows 服务。"飞客"蠕虫最早出现在 2008 年，后来又衍生了多个变种，这些变种感染了上亿台主机，构建了一个庞大的攻击平台，不仅能够被用于大规模的网络欺诈和信息窃取，而且能够被利用发动大规模拒绝服务攻击，甚至可能成为有力的网络战工具。

（四）木马

木马是一种隐藏在看似无害的程序或文件中的恶意软件，它们通常会伪装成合法的软件或文件，如游戏、音乐、视频等。一旦用户执行了这些看似无害的程序或文件，木马就会开始执行其恶意代码，并在用户不知情的情况下开启一个后门，使攻击者可以远程控制受感染的计算机。

1. 一些著名的木马介绍

（1）Zeus：是一种主要用于窃取银行账户和密码的木马，它可以通过钓鱼邮件、恶意网站等途径感染计算机系统，并窃取用户的登录凭证和其他敏感信息。

（2）Back Orifice：是一种远程控制木马，可以被用于远程监视、窃取个人信息、删除文件等恶意操作。它通常会隐藏在其他程序或文件中，并在用户不知情的情况下运行。

（3）DarkComet/Poison Ivy/NetBus：均为远程控制木马，可以被用于远程控制受感染的计算机，从而进行窃取个人信息、监视用户活动等恶意行为。该类木马通常会伪装成合法的程序或文件进行传播。

2. 木马的特点

（1）隐藏性强：木马通常会伪装成合法的程序或文件，很难被用户察觉。

（2）后门功能：一旦木马被执行，它会开启一个后门，使攻击者可以远程控制受感染的计算机。

（3）窃取个人信息：攻击者可以利用木马窃取用户的个人信息、密码和敏感数据。

（4）恶意操作：一些木马会进行恶意操作，如删除文件、修改系统设置等。

（五）僵尸程序

僵尸程序是一种恶意软件，也被称为僵尸网络或僵尸病毒。它们会感染计算机系统，并将受感染的计算机连接到一个控制服务器上，这个服务器通常由黑客或攻击者控制。一旦计算机被感染，攻击者就可以通过远程控制来操纵该计算机，而用户可能完全不知情。

攻击者通常利用这些受感染的计算机进行各种恶意活动：

1. 发送垃圾邮件　攻击者可以利用僵尸程序向大量的电子邮件地址发送垃圾邮件，从而进行广告推销、欺诈或其他恶意行为。

2. 进行分布式拒绝服务（DDoS）攻击　攻击者可以利用僵尸程序发起DDoS攻击，使目标网站或服务器无法正常运行。

3. 窃取个人信息　攻击者可以利用僵尸程序窃取用户的个人信息、密码和敏感数据。

（六）勒索软件

勒索软件是一种恶意软件，它会加密受感染计算机上的文件，然后要求用户支付赎金才能解密文件。勒索软件通常会通过电子邮件、恶意软件下载站点、网络广告等途径传播，并在用户不知情的情况下感染计算机系统。

勒索软件通常具有以下特点：

1. 文件加密　勒索软件会加密受感染计算机上的文件，从而使用户无法访问这些文件。

2. 赎金要求　勒索软件会向用户发送勒索信息，要求用户支付赎金以获取解密工具。

3. 时间限制　勒索软件通常会设定一个时间限制，如果用户不在规定时间内支付赎金，勒索金额将会增加或者文件将会永久丢失。

4. 隐蔽性强　勒索软件通常会伪装成合法的程序或文件进行传播，很难被用户察觉。

（七）网页内嵌恶意代码

网页内嵌恶意代码是指攻击者将恶意代码嵌入到网页中，当用户访问这个网页时，恶意代码就会自动执行。这种恶意代码通常可以利用浏览器漏洞进行攻击，从而感染用户的计算机系统。

网页内嵌恶意代码通常具有以下特点：

1. 隐藏性强　恶意代码通常会被隐藏在网页的HTML代码中，很难被用户察觉。

2. 利用浏览器漏洞进行攻击　恶意代码通常会利用浏览器的漏洞进行攻击，从而感染用户的计算机系统。

3. 窃取个人信息　恶意代码可以利用用户的浏览器记录、Cookie等信息来窃取用户的个人信息和敏感数据。

4. 发起DDoS攻击　一些恶意代码可以被用于发起DDoS攻击，从而使目标网站或服务器无法正常运行。

二、计算机病毒的防治

为了有效预防计算机病毒，可以采取以下的常用防范措施：

1. 安装杀毒软件　可以帮助检测和清除病毒，并提供实时保护。

2. 更新操作系统和软件补丁　及时更新操作系统和软件补丁可以修复已知漏洞，减少病毒感染的风险。

3. 避免打开未知来源的文件　不要打开来自未知来源的文件，避免下载和使用未知来源的软件。

4. 加强安全意识教育　让用户了解病毒的危害和防范方法。

5. 定期备份数据　可以避免因病毒感染导致数据丢失。

6. 使用防火墙　可以管理网络流量，阻止非法访问。

7. 禁用自动运行功能　可以防止病毒通过移动存储介质自动感染计算机系统。

总之，计算机病毒的防治需要综合应用多种措施，包括软件、硬件和人员管理等方面。在使用计算机的过程中，要时刻保持警惕，加强安全防范意识，避免病毒对计算机系统造成破坏而导致不必要的损失。

7.1.3　网络攻击

网络攻击（network attacks incidents）是指通过网络或其他技术手段，利用信息系统的配置缺陷、协议缺陷、程序缺陷或使用暴力攻击对信息系统实施攻击，造成信息系统异常或对信息系统当前运行造成潜在危害的信息安全事件。

网络攻击事件包括拒绝服务攻击、后门攻击、漏洞攻击、网络扫描窃听、网络钓鱼等。

一、拒绝服务攻击

拒绝服务（denial of service，DoS）攻击是指攻击者通过占用目标系统的资源或发送大量无效请求等手段，使目标系统无法正常提供服务的一种攻击方式。拒绝服务攻击会导致目标系统瘫痪，无法正常对外提供服务，给目标系统的业务和用户带来极大的损失。

（一）拒绝服务攻击的常见类型

1. 带宽攻击（bandwidth attack）　攻击者利用大量的流量占用目标系统的网络带宽，使之无法正常提供服务。

2. 连接攻击（connection attack）　攻击者利用大量的连接请求占用目标系统的连接资源，使之无法响应其他合法用户的请求。

3. 协议攻击（protocol attack）　攻击者利用网络协议的漏洞向目标系统发送恶意数据包，使之崩溃或无法正常工作。

4. 应用攻击（application attack）　攻击者利用目标系统应用程序的漏洞或弱点，向其发送恶意请求，使之无法正常处理请求。

DoS攻击通常会导致目标系统无法正常运行，从而对受影响的用户和企业造成严重的损失。为了防止DoS攻击，用户和企业需要采取一系列措施，如使用防火墙和入侵检测系统、限制网络带宽、定期更新系统和软件、加强网络安全意识等。如果发现自己的系统正在遭受DoS攻击，用户和企业应该立即采取相应的措施，如限制网络流量、增加带宽、关闭相关服务等来缓解攻击带来的影响。

（二）为了防范拒绝服务攻击，可以采取以下措施

1. 增加带宽和服务器数量，提高系统的防御能力。

2. 使用防火墙、入侵检测系统等安全设备，及时发现和拦截攻击流量。

3. 配置合理的访问控制策略和限流机制，限制非法用户的访问和请求。

4. 对系统进行安全加固，修复漏洞和弱点，提高系统的安全性和稳定性。

5. 定期进行安全评估和演练，提高应急响应能力。

二、后门攻击

后门攻击（backdoor attacks）是指攻击者在目标系统中留下一个可以绕过安全措施、远程控制目标系统的入口，以便随时对目标系统进行攻击或窃取敏感信息。后门可以通过软件、硬件或系统漏洞等方式实现，攻击者可利用后门来窃取密码、窃取敏感数据、安装其他恶意软件等。

（一）后门攻击通常具有以下特点

1. **隐藏性强**　后门往往会被隐藏在系统中，用户难以察觉。

2. **远程控制**　攻击者可以通过后门远程控制目标系统，进行窃取敏感信息、安装恶意软件等恶意活动。

3. **持久性**　后门可以被设计成长期存在于目标系统中，使攻击者能够长时间持续地对目标系统进行攻击。

4. **难以清除**　一些后门可以被设计得很难被清除，从而使攻击者能够长期地对目标系统进行攻击。

（二）后门程序

后门程序一般是指绕过安全性控制而获取对程序或系统访问权的程序。在软件的开发阶段，程序员常会在软件内创建后门程序以便修改程序设计中的缺陷。但是，如果这些后门被其他人知道，或在发布软件之前没有将后门程序删除，那么它就成了安全风险，容易被黑客当作漏洞进行攻击。后门程序与"木马"有联系也有区别。联系在于都是隐藏在用户系统中向外发送信息，而且本身具有一定权限，以便远程机器对本机的控制。区别在于木马是一个完整的软件，而后门则体积较小且功能都很单一。后门程序和电脑病毒最大的差别在于前者不一定有自我复制的动作，也就是后门程序不一定会感染其他电脑。

三、漏洞攻击

漏洞攻击是指攻击者利用系统或应用程序的漏洞进行攻击的一种方式。漏洞是指系统或应用

程序中存在的安全弱点或错误，攻击者可以利用这些漏洞来获取系统权限、窃取敏感信息、篡改数据或破坏系统正常运行。

（一）漏洞攻击的常见类型

1. 缓冲区溢出（buffer overflow） 攻击者向缓冲区输入大量数据，使其溢出并覆盖其他内存区域，从而控制程序的执行流程。

2. SQL注入（SQL injection） 攻击者通过构造恶意的SQL语句，绕过应用程序的身份验证和访问控制机制，获取敏感信息或直接修改数据库。

3. 跨站脚本（cross-site scripting，XSS） 攻击者向网页注入恶意脚本，当其他用户访问该网页时，恶意脚本会在用户浏览器中执行，从而实现窃取用户信息等攻击目的。

4. 文件包含漏洞（file inclusion vulnerability） 攻击者通过构造恶意路径或文件名，使应用程序加载恶意脚本或文件，从而控制系统或窃取敏感信息。

（二）为了防范漏洞攻击，可以采取以下措施

1. 及时更新系统和应用程序的补丁，修复已知漏洞。

2. 对系统和应用程序进行安全加固，关闭不必要的服务和端口，限制用户权限和访问范围。

3. 使用防火墙、入侵监测系统等安全设备，及时发现和拦截恶意流量。

4. 对输入数据进行合法性检查和过滤，避免恶意输入导致的漏洞。

5. 对代码进行安全审计和测试，发现和修复潜在的漏洞和弱点。

通过以上措施，可以有效提高系统和应用程序的安全性，减少漏洞攻击的风险。

四、网络扫描窃听

网络扫描窃听是指攻击者通过监听网络通信和扫描网络端口，获取目标系统的敏感信息或入侵目标系统的一种攻击方式。

网络扫描通常具有以下特点：

1. 扫描网络端口 攻击者会使用端口扫描工具，扫描目标系统开放的网络端口，从而获取目标系统的服务和应用程序信息。这些信息可以被攻击者用于制定恶意攻击计划。

2. 窃听网络通信 攻击者会利用网络嗅探工具，监听目标系统的网络通信，并窃取敏感信息，如用户名、密码等。

3. 隐藏性强 攻击者通常会采用隐蔽的方式进行网络扫描窃听，很难被发现。

4. 攻击后果严重 如果攻击者成功地进行了网络扫描窃听，就可以轻松地入侵目标系统并窃取敏感信息，从而给受攻击的用户和企业造成严重的损失。

五、网络钓鱼

网络钓鱼（phishing）是指攻击者通过伪造合法的电子邮件、网站或其他通信方式，诱骗用户输入个人敏感信息（如用户名、密码、信用卡号等），从而窃取用户的个人信息或进行其他恶

意活动的一种攻击方式。

（一）网络钓鱼的特点

1. 伪装性强　攻击者会利用合法的电子邮件、网站或其他通信方式来进行网络钓鱼，很难被用户察觉。

2. 制造紧急事件　攻击者通常会制造一些紧急事件，如要求用户立即更新密码、验证账户信息等，从而使用户在不经思考的情况下输入敏感信息。

3. 社交工程　攻击者通常会利用社交工程技巧，如冒充合法机构或个人，制造信任感，从而诱骗用户输入敏感信息。

4. 针对性强　攻击者通常会有针对性地选择目标，如通过社交媒体等方式了解用户的个人信息，从而更容易诱骗用户输入敏感信息。

网络钓鱼并不是一种新的入侵方法，但是它的危害范围却在逐渐扩大，已成为严重的网络威胁之一，是因为随着电子商务和在线支付的普及与发展，人们使用互联网进行在线经济活动越来越频繁。

（二）网络钓鱼攻击者常用的技术

1. 假冒网站　攻击者通过伪造合法的网站，诱骗用户输入个人敏感信息。这些假冒网站往往与合法网站外观相似，并且使用类似的 URL 地址。

2. 假冒电子邮件　攻击者通过伪造合法的电子邮件，诱骗用户输入个人敏感信息。这些假冒电子邮件往往与合法机构的电子邮件外观相似，并且使用类似的发件人地址。

3. 社交工程　攻击者利用社交工程技巧，如通过冒充合法机构或个人，制造信任感，从而诱骗用户输入敏感信息。

4. 恶意软件　攻击者通过发送恶意软件、链接或附件，窃取用户的敏感信息。这些恶意软件通常会在用户点击链接或打开附件后自动执行。

5. 假冒 Wi-Fi 热点　攻击者通过伪造合法的 Wi-Fi 热点，窃取用户的敏感信息。这些假冒 Wi-Fi 热点往往与合法的 Wi-Fi 热点名称相似，并且可以被攻击者轻松设置和控制。

7.1.4　信息破坏

信息破坏事件（information destroy incidents）是指攻击者通过删除、篡改或破坏目标系统中的数据和文件，使其无法正常运行或使用的一种攻击方式。信息破坏可以对受攻击的用户和企业造成严重的损失，如数据丢失、业务中断等。

信息破坏事件包括信息篡改、信息假冒、信息泄露、信息窃取和信息丢失等。

一、信息篡改

信息篡改（information alteration）是指攻击者通过修改、伪造或篡改目标系统中的数据和信息，以达到欺骗、迷惑或破坏的一种攻击方式。信息篡改可以对受攻击的用户和企业造成严重损失，如财产损失、声誉损失等。

信息篡改攻击通常具有以下特点：

1. 修改数据　攻击者会修改目标系统中的数据，如修改账户余额、修改订单信息等，从而达到欺骗、迷惑或破坏的目的。

2. 伪造信息　攻击者会伪造信息，如伪造电子邮件、伪造网站等，从而达到欺骗、迷惑或破坏的目的。

3. 社交工程　攻击者会利用社交工程技巧，如通过冒充合法机构或个人，制造信任感，从而诱骗用户输入敏感信息。

4. 攻击后果严重　信息篡改可以对受攻击的用户和企业造成严重的损失，如财产损失、声誉损失等。

二、信息假冒

信息假冒（information masquerading）是指通过假冒他人信息系统收发信息，如网页假冒等。网页仿冒是通过构造与某一目标网站高度相似的页面诱骗用户的攻击方式。钓鱼网站是网页仿冒的一种常见形式，常以垃圾邮件、即时聊天、手机短信或网页虚假广告等方式传播，用户访问钓鱼网站后可能泄露帐号、密码等个人隐私。被仿冒得最多的网站是银行等著名金融机构和大型电子商务网站，以及知名媒体和互联网企业，通过发布虚假中奖信息、新奇特商品低价销售信息等开展网络欺诈活动。

三、信息泄露

信息泄露（information leakage）是指因误操作、软硬件缺陷或电磁泄漏等因素导致信息系统中的保密、敏感、个人隐私等信息暴露于未经授权者。由于互联网传统边界的消失，各种数据遍布终端、网络、手机和云上，加上互联网黑色产业链的利益驱动，数据泄露日益加剧。网站数据和个人信息泄露事件频发，对政治、经济、社会的影响逐步加深，甚至个人生命安全也受到威胁。在国外，美国大选候选人希拉里的邮件泄露事件，直接影响到美国大选的进程；雅虎两次账户信息泄露涉及15亿个人帐户。

四、信息窃取

信息窃取（information interception）是指攻击者通过黑客攻击、恶意软件等方式获取目标系统中的敏感信息和数据（如个人身份信息、银行账户信息等）的一种攻击方式。攻击者可以利用这些信息进行欺诈、盗窃、勒索等活动，对受攻击的个人和企业造成严重的损失。

信息窃取攻击通常具有以下特点：

1. 黑客攻击　攻击者会使用各种黑客技术，如网络钓鱼、DDoS攻击等，来获取目标系统中的敏感信息和数据。

2. 恶意软件　攻击者会通过发送恶意软件、链接或附件，窃取目标系统中的敏感信息和数据。这些恶意软件可以自动执行并窃取用户的敏感信息。

3. 社交工程　攻击者会利用社交工程技巧，如制造紧急事件、制造恐慌情绪等，从而诱骗用户输入敏感信息或进行其他恶意活动。

4. 攻击后果严重　信息窃取可以对受攻击的个人和企业造成严重的损失，如财产损失、声誉损失等。

五、信息丢失

信息丢失（information loss）是指因误操作、人为蓄意或软硬件缺陷等因素导致信息系统中的信息丢失。

信息丢失通常具有以下特点：

1. 设备故障　由于设备故障（如硬盘损坏、电源故障等），数据或文件可能无法得到良好保存或恢复，从而导致数据或文件的丢失。

2. 自然灾害　由于自然灾害（如洪水、地震等），设备可能无法正常工作，数据或文件可能无法得到良好保存或恢复，从而导致数据或文件的丢失。

3. 人为错误　由于人为错误（如误操作、删除文件等），数据或文件可能没有得到良好保存或恢复，从而导致数据或文件的丢失。

4. 攻击后果严重　信息丢失可以对受影响的个人、组织和公司造成严重的损失，如数据不完整、业务中断等。

任务7-2　信息安全技术

7.2.1　信息安全技术概述

一、信息安全技术

信息安全技术是指为保护信息系统和数据安全而开发的一系列技术和工具。信息安全技术可以帮助用户和企业检测、防御和应对各种安全威胁，确保信息系统和数据的安全性、可靠性和完整性。

常见的信息安全技术有：

1. 认证和授权技术　如密码、数字证书、生物识别技术等，用于验证用户身份并授予访问权限。

2. 数据加密技术　如对称加密、非对称加密、哈希算法等，用于保护敏感数据的机密性和完整性。

3. 安全协议技术　如SSL/TLS、IPSec等，用于保护网络通信的机密性和完整性。

4. 防火墙和入侵检测技术　如网络防火墙、入侵检测系统等，用于检测和防御网络攻击。

5. 杀毒软件和反恶意软件技术　如杀毒软件、反间谍软件等，用于检测和清除计算机中的恶意软件。

6. 安全审计和监控技术　如安全审计、日志管理、事件响应等，用于监控和审计信息系统中的安全事件。

7.2.2　认证和授权技术

一、认证技术

认证技术即数字认证，它是以数字证书为核心的加密技术，可以对网络上传输的信息进行加密和解密、数字签名和签名验证，确保网上传递信息的安全性、完整性。使用了数字证书，即使发送的信息在网上被他人截获，甚至丢失了个人的帐户、密码等信息，仍可以保证用户帐户、资金安全。简单来说就是保证网上交易的安全。

为了保证互联网上电子交易及支付的安全性、保密性，防范交易及支付过程中的欺诈行为，必须在网上建立一种信任机制。这就要求参加电子商务的买方和卖方都必须拥有合法的身份，并且在网上能够有效无误地被验证。数字证书是一种权威性的电子文档，它提供了一种在Internet上验证用户身份的方式，其作用类似于日常生活中的身份证。数字证书由权威机构——证书授权（certificate authority，CA）中心发行，人们可以在互联网交往中用它来识别对方的身份。当然，在数字证书认证的过程中，CA是权威的、公正的、可信赖的第三方，其作用是至关重要的。

二、数字证书

数字证书也必须具有唯一性和可靠性。为了达到这一目的，需要采用很多技术来实现。通常，数字证书采用公钥体制，即利用一对互相匹配的密钥进行加密、解密。每个用户设定一把特定的仅为本人所有的私有密钥（私钥），用它进行解密和签名；同时设定一把公共密钥（公钥）并由本人公开，为一组用户所共享，用于加密和验证签名。当发送一份保密文件时，发送方使用接收方的公钥对数据加密，而接收方则使用自己的私钥解密，这样信息就可以安全无误地到达目的地了。通过数字的手段保证加密过程是一个不可逆的过程，即只有用私有密钥才能解密。公开密钥技术解决了密钥发布的管理问题，用户可以公开其公开密钥，而保留其私有密钥。数字证书颁发过程一般为：用户首先生成自己的密钥对，并将公共密钥及部分个人身份信息传送给CA中心。CA中心在核实身份后，将执行一些必要的步骤，以确信请求确实由用户发送而来，然后，CA中心将发给用户一个数字证书，该证书内包含用户的个人信息和他的公钥信息，同时还附有CA认证中心的签名信息。用户就可以使用自己的数字证书进行相关的各种活动。数字证书由独立的证书发行机构发布。数字证书各不相同，每种证书可提供不同级别的可信度。

三、数字签名

（一）数字签名的概念

数字签名是利用数字技术实现在网络传送文件时，附加个人标记、完成系统上手书签名盖章的作用，以表示确认、负责、经手等。

数字签名（也称为数字签字）是实现认证的重要工具，在电子商务系统中是不可缺少的。保证传递文件的机密性应使用加密技术，保证其完整性应使用信息摘要技术，而保证认证性和不可否认性应使用数字签名技术。

（二）数字签名的原理

数字签名使用的详细过程如下：

1. 发方A将原文消息M进行哈希（Hash）运算，得到哈希值，即消息摘要h（M）。

2. 发方A用自己的私钥K1，采用非对称RSA算法，对消息摘要h（M）进行加密［Eh（M）］，即得数字签名DS。

3. 发方A把数字签名作为消息M的附件和消息M一起发给收方B。

4. 收方B把接收到的原始消息分成M′和［Eh（M）］。

5. 收方B从M中计算出散列值h（M′）。

6. 收方B再用发方A的双钥密码体制的公钥K2解密数字签名DS，得到消息摘要h（M）。

7. 将两个消息摘要h（M′）=h（M）进行比较，验证原文是否被修改。如果二者相等，说明数据没有被篡改，是保密传输的，签名是真实的；否则拒绝该签名。这样就做到了敏感信息在数字签名的传输中不被篡改，未经认证和授权的人，看不到原数据，起到了在数字签名传输中对敏感数据的保密作用。

四、身份认证

身份认证是在计算机网络中确认操作者身份的过程。身份认证可分为用户与主机间的认证、主机与主机之间的认证，下面主要介绍用户与主机间的身份认证过程。

（一）身份认证方法

在现实应用中，对用户的身份认证基本方法如下：

1. 根据所知道的信息来证明身份（你知道什么？），如口令、密码等。

2. 根据所拥有的东西来证明身份（你有什么？），如印章、智能卡等。

3. 直接根据独一无二的身体特征来证明身份（你是谁？），如指纹、声音、视网膜、签字、笔迹等。

为了达到更高的身份认证安全性，某些网络场景会选择性地将上面两种方法混合使用，即所谓的双因素认证。

（二）常见的认证形式

1. 口令

（1）静态口令：用户的口令由用户自己设定，当被认证对象要求访问服务系统时，提供服务的认证方要求被认证对象提交其口令，认证方收到口令后，与系统中存储的用户口令进行比较，以确认被认证对象是不是合法访问者。

（2）动态口令：基本原理是在客户端登录过程中，基于用户的秘密通行短语（seure pass

phrase，SPP）加入不确定性因素，SPP和不确定性因素进行变换，所得的结果作为认证数据（即动态口令），提交给认证服务器。认证服务器接收到用户的认证数据后，以事先预定的算法验算认证数据，从而实现对用户身份的认证。由于客户端每次生成认证数据都采用不同的不确定性因素值，保证了客户端每次提交的认证数据都不相同，因此动态口令机制有效地提高了身份认证的安全性。

2. 证书　由CA中心为系统中的用户颁发证书，证书最后需要分发到每个用户手中，这些证书的副本通常以二进制的形式存储在CA中心的证书服务器数据库中，以便认证时使用。认证过程如下：

（1）客户端用户首先发送登录认证请求到服务器端，内容为用户ID。

（2）服务器端收到仅包含用户ID的登录认证请求后，需要检查用户ID是否为合法注册用户ID。如果不是，将直接返回错误信息到客户端；如果是，服务器将产生随机数，并以明文的形式返回给客户端。

（3）客户端用户必须对下发的随机数用私钥签名，用户必须输入正确口令才能打开私钥文件。用户输入正确的口令以后，客户端的应用程序可以通过私钥完成对随机数的加密，从而生成数字签名，签名结果会和用户ID一起再次传送到服务器端。

（4）服务器端需要验证收到的用户签名。服务器认证程序会根据用户ID从数据库中获取用户的证书，到CA验证用户证书是否合法。如果不合法，则返回认证失败信息。如果合法，则解析证书，获取公钥信息，并用公钥验证签名。如果验签正确，则身份认证通过，反之，则不通过。服务器把认证结果返回给客户端，从而完成身份认证的过程。

3. 智能卡　采用智能卡身份验证方式时，需要将智能卡插入智能卡读卡器中，然后输入一个PIN码（通常为四到八位）。客户端计算机使用证书来进行活动目录的身份验证。这种类型的身份验证既验证用户持有的凭证（智能卡），又验证用户知晓的信息（智能卡PIN码），以此确认用户的身份。

基于智能卡的身份认证系统认证主要流程均在智能卡内部完成。相关的身份信息和中间运算结果均不会出现在计算机系统中。为了防止智能卡被他人盗用，智能卡一般提供使用者个人身份信息验证功能，只有输入正确的身份信息码（PIN），才能使用智能卡。这样即使智能卡被盗，由于盗用者不知道正确的身份信息码仍将无法使用智能卡。智能卡和口令技术相结合提高了基于智能卡的身份认证系统的安全性。

4. 指纹　由于人们生活中的很多应用都需要设定密码、口令，很多口令和密码对于人们来说记忆很困难，因此想要寻找某种人类所特有的生物特征，以方便识别，所以生物识别得到了人们的关注。

指纹识别技术是以数字图像处理技术为基础而逐步发展起来的。相对于密码、各种证件等传统身份认证技术和诸如语音、虹膜等其他生物认证技术而言，指纹识别是一种更为理想的身份认证技术。使用指纹识别具有许多优点，例如，每个人的指纹都不相同，极难进行复制或被盗用；指纹比较固定，不会随着年龄的增长或健康程度的变化而变化；最重要的在于指纹图像便于获取，易于开发识别系统，具有很高的实用性和可行性。

指纹识别技术可以和其他多种技术融合在一起，例如，指纹和智能卡相结合的认证方法、基于 USB Key 的身份认证方法。每种认证机制都不是绝对的，它们之间的有些方式是类似的，实际选择时可能会结合一种以上认证技术。将来也必定有更加优越的身份认证机制出现。

五、防火墙技术

防火墙技术是指一种网络安全设备或软件，它可以检测和控制进出网络的流量，并根据预先定义的安全策略来允许或阻止特定的流量。防火墙可以在网络的边缘或内部部署，以保护网络免受各种威胁，如入侵、恶意软件、拒绝服务攻击等。

防火墙技术的主要功能包括：

1. 包过滤　防火墙可以检查网络流量中的数据包，并根据源地址、目的地址、协议、端口等信息来决定是否允许通过。

2. 应用层网关　防火墙可以检查应用层协议（如 HTTP、FTP 等）的数据，并根据协议规则来过滤流量。

3. 虚拟专用网络　防火墙可以支持虚拟专用网络连接，以加密和保护网络流量。

4. 入侵检测/预防系统　防火墙可以集成入侵检测/预防系统功能，以检测和防止入侵事件。

5. 网络地址转换　防火墙可以实现网络地址转换功能，将内部网络的私有 IP 地址映射为公共 IP 地址，以保护内部网络的安全。

因此，防火墙技术是网络安全的基础设施之一，它可以保护网络免受各种威胁，并确保网络安全和可靠性。

7.2.3　数据加密技术

数据加密技术是指将原始的明文数据通过一定的算法和密钥转换为密文数据的过程，以保护数据的机密性和完整性。数据加密技术广泛应用于网络通信、存储、传输等领域，可以有效地防止数据被未经授权的人员访问、窃取或篡改。

一、常见的数据加密技术

（一）对称加密

使用同一个密钥进行加密和解密，加密和解密速度快，但密钥管理和分发较为困难。

（二）非对称加密

使用公钥和私钥进行加密和解密，公钥可以公开，私钥必须保密，安全性高，但加密和解密速度较慢。

在实际应用中，数据加密技术可以通过多种方式实现，如加密软件、硬件加密、SSL/TLS 协议等。同时，为了提高加密的安全性，还可以采用多重加密、消息认证码等技术来保护数据的完整性和防止重放攻击。

总之，数据加密是信息安全领域中非常重要的一项技术，可以有效地保护数据的机密性和完整性，确保数据的安全性和可靠性。

二、密码技术

密码是按特定法则编成，用以对通信双方的信息进行明密变换的符号。换言之，密码是隐蔽了真实内容的符号序列。就是把用公开的、标准的信息编码表示的信息通过一种变换手段，将其变为除通信双方以外其他人所不能读懂的信息编码，这种独特的信息编码就是密码。密码在中文里是"口令"（password）的通称。

密码技术是实现网络信息安全的核心技术，是保护数据最重要的工具之一。密码技术以保持信息的机密性，实现秘密通信为目的。密码技术建立在密码学的基础之上，密码学包括两个分支：密码编码学和密码分析学。密码编码学通过研究对信息的加密和解密变换，以保护信息在信道的传输过程中不被通信双方以外的第三方窃取；而收信端则可凭借与发信端事先约定的密钥对信息进行解密还原。密码分析学主要研究如何在不知密钥的前提下，通过密文分析来破译密码并获得信息。

（一）密码学基础

密码学涉及信息论、数学理论和算法复杂性等多方面基础知识。随着计算机网络不断渗透到各个领域，密码技术的应用也随之扩大，应用密码学基础理论知识，深入探索可靠可行的加密和解密方法应用于数字签名、身份鉴别等新技术中成为网络安全研究的一个重要方面。

信息论是一门关于信息的本质，用数学理论研究、描述度量信息的方法，以及传递处理信息的基本理论的科学，是运用概率论与数学统计的方法，研究信息、信息熵、通信系统、数据传输、信息编码、数据压缩等问题的应用学科。信息论将信息定义为：信息是人们通过对事物的了解消除的不确定性，即能够使人们在对事物的认识上为消除不确定性所感知到的一切都是信息。信息的各种不同的信号形式可以被识别、转换、复制、存储、处理、传播和传输。传播或传输信息的过程称为通信。

信息量是表示事物的可确定度、有序度、可辨度（清晰度）、结构化（组织化）程度、复杂度、特异性或发展变化程度的量。熵是表示事物的不确定度、无序度、模糊度、混乱程度的量。信息熵是对信息状态"无序"与"不确定"的度量。信息的增加使产生的熵减小，熵可以用来度量信息的增益。信息熵表现信息的基本目的是找出某种符号系统的信息量（表示信息多少）和多余度之间的关系，以便能用最小的成本和消耗来实现最高效率的数据存储、管理和传递。

（二）加密和解密

加密和解密是最常用的安全保密手段。利用技术手段把重要的数据变为乱码称为加密；经网络传送到达目的地后，再用相同或不同的手段还原称为解密。在安全保密中，可通过适当的密钥加密技术和管理机制来保证网络的信息通信安全。

加密技术包括两个元素：算法和密钥。算法是将普通文本（或可以理解的信息）与一串数字（密钥）相结合，产生不可理解的密文的步骤；密钥是用来对数据进行编码和解码的一种算法。

密钥加密技术的密码体制分为对称密钥体制和非对称密钥体制两种。相应地，对数据加密的技术分为两类，即对称加密（私人密钥加密）和非对称加密（公开密钥加密）。对称加密以数据加密标准（data encryption standard，DES）算法为典型代表；非对称加密通常以RSA（Rivest–Shamir–Adleman）算法为代表。对称加密的加密密钥和解密密钥相同；非对称加密的加密密钥和解密密钥不同，加密密钥可以公开而解密密钥需要保密。

对称加密采用了对称密码编码技术，特点是文件加密和解密使用相同的密钥，即加密密钥也可以用作解密密钥，这种方法在密码学中称为对称加密算法，对称加密算法简单快捷，密钥较短，且破译困难。除了DES，另一个对称密钥加密系统是国际数据加密算法（international data encryption algorithm，IDEA），它比DES的加密性好，而且对计算机功能要求不高。IDEA加密标准由PGP（Pretty Good Privacy）系统使用。

1976年，美国学者Dime和Henman为解决信息公开传送和密钥管理问题，提出了一种新的密钥交换协议，允许在不安全的媒体上的通信双方交换信息，安全地达成一致的密钥，这就是公开密钥系统。相对于对称加密算法，这种方法也被称为非对称加密算法。与对称加密算法不同，非对称加密算法需要两个密钥：公开密钥（public key）和私有密钥（private key）。公开密钥与私有密钥相互成对，如果用公开密钥对数据进行加密，那么只有用对应的私有密钥才能解密；如果用私有密钥对数据进行加密，那么只有用对应的公开密钥才能解密。因为加密和解密使用的是两个不同的密钥，所以这种算法被称为非对称加密算法。

7.2.4 防火墙与入侵检测

一、防火墙
（一）防火墙基本概念
防火墙技术是建立在现代通信网络技术和信息安全技术基础上的应用性安全技术，现已被越来越多地应用于专用网络与公用网络的互联环境中，尤其以接入Internet为最多。防火墙是指一个由软件和硬件设备组合而成、在内部网和外部网之间、专用网与公共网之间的界面上构造的保护屏障，是设置在不同网络或网络安全域之间的一系列部件的组合。它是不同网络或网络安全域之间信息的唯一出入口，能根据企业的安全政策控制（允许、拒绝、监测）出入网络的信息流，且本身具有较强的抗攻击能力，是提供信息安全服务，实现网络和信息安全的基础设施。

在逻辑上，防火墙是一个分离器，一个限制器，也是一个分析器，可有效地监控内部网络和外部网络之间的任何活动，保证内部网络的安全，如图7-2-1所示。

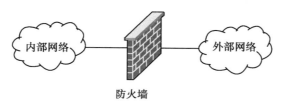

▲ 图7-2-1 防火墙示意图

（二）防火墙的类型

从概念上来讲，防火墙主要分为以下3种：

1. 包过滤（packet filter）防火墙　又称筛选路由器（screening router）或网络层防火墙（network level firewall），可对进出内部网络的所有信息进行分析，并按照一定的安全策略——信息过滤规则对进出内部网络的信息进行限制，允许授权信息通过，拒绝非授权信息通过。信息过滤规则是以其所收到的数据包头的信息为基础，如IP数据包源地址、IP数据包目的地址、封装协议类型（TCP、UDP、ICMP等）、TCP/IP源端口号、TCP/IP目的端口号、ICMP报文类型等，当一个数据包满足过滤规则时，就允许此数据包通过，否则拒绝通过，相当于此数据包所要到达的网络物理上被断开，起到了保护内部网络的作用。采用这种技术的防火墙优点在于速度快、实现方便，但安全性能差，且由于不同操作系统环境下TCP和UDP端口号所代表的应用服务协议类型有所不同，故兼容性较差。

2. 应用层网关级（application level gateway）防火墙　又称代理（proxy）防火墙，由代理服务器和筛选路由器两部分组成。这种防火墙技术是目前最通用的一种，它是把筛选路由器技术和软件代理技术结合在一起，由筛选路由器负责网络的互联，进行严格的数据筛选，应用代理则提供应用层服务的控制，代理服务器起到了外部网络向内部网络申请服务时中间转接的作用。内部网络只接受代理服务器提出的服务请求，拒绝外部网络其他结点的直接请求，代理服务器其实是外部网络和内部网络交互信息的交换点，当外部网络向内部网络的某个节点申请某种服务时，如FTP、Telnet、WWW等，先由代理服务器接受，然后代理服务器根据其服务类型、服务内容、被服务的对象及其他因素（如服务申请者的域名范围、时间等），决定是否接受此项服务，如果接受，就由代理服务器向内部网络转发这项请求，并把结果反馈给申请者，否则就拒绝。

根据其处理协议的功能可分为FTP网关型防火墙、Telnet网关型防火墙、WWW网关型防火墙、WAIS网关型防火墙等。此类防火墙的优点在于既能进行安全控制又可以加速访问，安全性好，但是实现比较困难，对于每种服务协议必须为其设计一个代理软件模块来进行安全控制。

3. 双宿主机（dual-homed host）技术防火墙　又称堡垒主机（bastion host），是使用主机取代路由器执行安全控制功能，故类似于包过滤防火墙。双宿主机，即一台配有多个网络接口的主机，它可以用来在内部网络和外部网络之间进行寻径，如果在一台双宿主机中寻径功能被禁止，则这个主机可以隔离与它相连的内部网络与外部网络之间的通信，而与它相连的内部网络和外部网络仍可以执行由它所提供的网络应用，如果得到这个应用允许，内部网络和外部网络就可以共享数据，这样就保证了内部网络和外部网络的某些结点之间可以通过双宿主机上的共享数据传递信息，但内部网络与外部网络之间却不能传递信息，从而达到保护内部网络的作用

（三）Windows 防火墙

Windows 10操作系统在系统安全性方面有了很多的改进，其自带的防火墙功能，更实用，在Windows 10任务栏上的搜索框中键入"安全中心"，然后单击结果列表中的"Windows安全中心"，或右侧面板中的"打开"，其操作界面如图7-2-2所示。

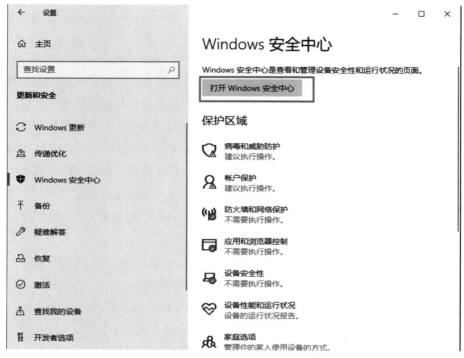

▲ 图7-2-2　Windows 安全中心

二、入侵检测技术

入侵检测（intrusion detection）是为保证计算机系统的安全而设计与配置的一种能够及时发现并报告系统中未授权或异常现象的技术，是一种用于检测计算机网络中违反安全策略行为的技术。进行入侵检测的软件与硬件的组合便是入侵检测系统（intrusion detection system，IDS）。

（一）入侵检测简介

入侵检测是对入侵行为的检测。它通过收集和分析网络行为、安全日志、审计数据、其他网络上可以获得的信息以及计算机系统中若干关键点的信息，检查网络或系统中是否存在违反安全策略的行为和被攻击的迹象。

入侵检测作为一种积极主动的安全防护技术，提供了对内部攻击、外部攻击和误操作的实时保护，在网络系统受到危害之前拦截和响应入侵。因此被认为是防火墙之后的第二道安全闸门，在不影响网络性能的情况下能对网络进行监测。入侵检测通过执行以下任务来监视、分析用户及系统活动，包括：系统构造和弱点的审计；识别反映已知进攻的活动模式并向相关人员报警；异常行为模式的统计分析；评估重要系统和数据文件的完整性；操作系统的审计跟踪管理，并识别用户违反安全策略的行为。

入侵检测是防火墙的合理补充，帮助系统应对网络攻击，扩展了系统管理员的安全管理能力（包括安全审计、监视、进攻识别和响应），提高了信息安全基础结构的完整性。它从网络系统中的若干关键点收集信息，并分析这些信息，查看网络中是否有违反安全策略的行为和遭到攻击的迹象。入侵检测被认为是防火墙之后的第二道安全闸门，在不影响网络性能的情况下能对网络进行监测，从而提供对内部攻击、外部攻击和误操作的实时保护。

通常，上述功能都会通过执行下列任务来实现：

1. 监视、分析用户及系统活动。

2. 系统构造和弱点的审计。

3. 识别反映已知进攻的活动模式并向相关人员报警。

4. 异常行为模式的统计分析。

5. 评估重要系统和数据文件的完整性。

6. 操作系统的审计跟踪管理，并识别用户违反安全策略的行为。

一个成功的入侵检测系统，不但可使系统管理员时刻了解网络系统（包括程序、文件和硬件设备等）的任何变更，还能给网络安全策略的制定提供指南。更为重要的一点是，它应该管理、配置简单，从而使非专业人员非常容易获得网络安全。而且，入侵检测的规模还应根据网络威胁、系统构造和安全需求的改变而改变。入侵检测系统在发现入侵后，会及时做出响应，包括切断网络连接、记录事件和报警等。

（二）入侵检测技术分类

1. 根据检测方法的不同分类

（1）签名检测（signature-based detection）：这种检测方法是基于对已知攻击特征的识别，通过比对已知攻击的特征库，识别网络流量中的恶意行为。

（2）异常检测（anomaly-based detection）：是基于正常网络流量的统计学模型或机器学习算法，检测出与正常流量不同的异常流量，并推断出其中的潜在安全威胁。

（3）行为检测（behavior-based detection）：是基于特定系统或应用程序的正常行为模式，检测出与正常行为不同的异常行为，并推断出其中的潜在安全威胁。

（4）混合检测（hybrid detection）：是将以上几种检测方法结合使用，以提高检测准确率和覆盖面。

入侵检测技术的选择和应用需要根据具体情况进行权衡。一般来说，签名检测方法可以快速准确地识别已知攻击，但无法应对未知攻击；而异常检测和行为检测方法可以检测出未知攻击，但也容易误报。因此，在实际应用中，通常需要结合使用多种入侵检测技术，以提高检测效果和准确率。

2. 根据数据源的不同分类

（1）基于网络流量的入侵检测（network-based intrusion detection，NID）：这种检测方法是基于网络流量数据进行分析和检测，通过监控网络流量、分析网络通信中的异常行为和攻击行为，识别出潜在的安全威胁。

（2）基于主机日志的入侵检测（host-based intrusion detection，HID）：这种检测方法是基于主机日志数据进行分析和检测，通过监控主机系统的日志记录，分析主机系统的运行状态和异常行为，识别出潜在的安全威胁。

这两种入侵检测方法都有其优缺点，一般来说，基于网络流量的入侵检测方法可以更早地发现安全威胁，但也容易被攻击者绕过；而基于主机日志的入侵检测方法可以更准确地定位安全事件，但需要在每台主机上安装检测软件，管理成本较高。因此，在实际应用中，通常需要结合使用这两种入侵检测方法，以达到更好的安全效果。

任务7-3　信息法规与社会责任

7.3.1　信息法规概述

信息法规是指政府或其他机构制定的关于信息安全的法律法规和标准。它们规范了个人、企业和政府在信息处理和传输中应该遵守的规则和要求，以保护信息的安全性和隐私性。

常见的信息法规有：

1. 数据隐私保护　包括《中华人民共和国个人信息保护法》《中华人民共和国网络安全法》等，规定了个人信息的收集、使用、存储和共享等方面的要求，以保护个人数据隐私的安全。

2. 网络安全管理　包括《信息安全技术基本要求》《中华人民共和国网络安全法》等，规定了网络安全管理的要求和责任，包括网络安全防护、事件响应和应急预案等。

3. 信息安全标准　包括《信息安全技术等级保护管理办法》《信息安全管理标准》（ISO/IEC 27001）等，制定了信息安全标准和规范，以规范信息处理和传输的过程中的技术和流程。

4. 知识产权保护　包括《中华人民共和国著作权法》《计算机软件保护条例》等，这些法律法规保护知识产权，规定了软件、音频、视频和文学艺术作品等的版权和使用规则。

5. 电子商务法规　包括《中华人民共和国电子商务法》等，规定了电子商务领域的管理和规范。

7.3.2　常用信息安全法律法规简介

常用的信息安全法律法规有：

1.《中华人民共和国网络安全法》　规定了网络安全的基本要求、网络安全的保护措施、网络安全事件的应急处置等内容。

2.《中华人民共和国个人信息保护法》　规定了个人信息的收集、使用、存储和共享等方面的要求，以保护个人数据隐私。

3.《中华人民共和国保守国家秘密法》　规定了对国家机密的保护措施和管理要求。

4.《中华人民共和国计算机信息系统安全保护条例》　规定了计算机信息系统的安全保护措施和管理要求。

5.《中华人民共和国电子签名法》　规定了电子签名的法律效力和管理要求。

6.《中华人民共和国著作权法》 保护计算机软件、音频、视频和文学艺术作品等的版权和使用规则。

此外，还有一些信息安全标准和规范，如《信息安全技术等级保护管理办法》《信息安全管理标准》（ISO/IEC 27001）等，制定了信息安全标准和规范，以规范信息处理和传输中的技术和流程。

7.3.3 网络道德与社会责任

一、网络道德

网络道德是指在使用互联网和网络技术时应该遵守的道德规范和行为准则。网络道德是网络社会中一种基本的道德规范，它不仅涉及个人的利益和尊严，也影响着整个网络社会的发展和稳定。

（一）网络道德的主要体现

1. 尊重他人隐私　不侵犯他人的隐私权，不盗用他人的个人信息和账号。

2. 维护网络安全　不制造、传播计算机病毒和恶意软件，不进行网络攻击和侵入。

3. 保护知识产权　尊重他人的知识产权，不侵犯版权和专利等知识产权。

4. 言论自由和负责任　在言论自由的前提下，不发表不负责任的言论，不散布谣言和虚假信息。

5. 良好的网络礼仪　遵守网络礼仪和文明用语，不进行辱骂、诋毁、恐吓等不良行为。

（二）社会责任的主要体现

网络社会中的个人和企业，还应该承担相应的社会责任，包括但不限于：

1. 保护用户隐私　企业应该保护用户的个人信息和隐私，不泄露用户信息。

2. 维护公共利益　企业应该遵守法律法规，不从事违法犯罪活动，维护公共利益。

3. 反对网络暴力　企业应该反对网络暴力、网络欺凌、网络诈骗等不良行为，维护网络社会的健康和稳定。

4. 促进技术创新　企业应该积极推动技术创新，为网络社会的发展作出贡献。

网络道德和社会责任是网络社会的基本要求和规范，个人和企业应该遵守相关的规则和准则，共同维护网络社会的健康和稳定。

任务 7-4 软件知识产权

7.4.1 软件知识产权的概念及种类

一、软件知识产权的概念

软件知识产权是指与计算机软件相关的各种法律权利，包括版权、专利、商标、商业秘密等。

软件开发者和厂商可以通过注册和保护软件知识产权来确保其在市场上的竞争优势和商业利益。

二、软件知识产权的种类

（一）软件版权

软件版权是指软件开发者对软件的著作权，包括源代码和二进制代码等。软件版权可以通过版权登记来保护，侵犯软件版权的行为将受到法律制裁。在一些国家或地区，软件版权还可以通过软件著作权登记来获得法律保护。

（二）软件专利

软件专利是指对软件技术的专利保护，包括发明专利、实用新型专利和外观设计专利等。软件专利可以保护软件开发者的技术创新和商业利益。但是，在一些国家或地区，对于软件专利的保护存在争议，因此软件专利的保护范围和效力有所不同。

（三）商标

软件开发者可以通过商标注册来保护软件的商业标识和品牌价值，如软件名称、商标图案等。商标可以防止其他人在同类商品或服务中使用相同或相似的商标，保护软件的知名度和市场地位。

（四）商业秘密

软件开发者可以通过保护商业秘密来保护软件的核心技术和商业机密信息，如源代码、算法、客户列表等。商业秘密可以通过保密协议、保密管理制度等方式来保护，侵犯商业秘密的行为将受到法律制裁。

总之，软件知识产权是软件开发和商业运营中非常重要的一部分，可以帮助软件开发者和厂商保护其知识产权和商业利益，同时也可以促进软件行业的创新和发展。在实践中，需要注意遵守相关法律法规，进行合法的知识产权保护和利用。

7.4.2 软件知识产权保护

一、软件知识产权保护模式

计算机软件的专有性、无形性、时间性、地域性和极易复制性等特点，使其知识产权保护日渐成为广泛关注的主题。为了保障计算机软件产业的健康发展，一般从法律和技术两个方面进行保护。目前，可以适用于计算机软件产权保护的法律有著作权法、商标法、专利法、商业秘密法等，它们从不同角度对软件知识产权进行一定的保护。从软件类知识产权的司法鉴定案件来看，采用最多的首先是软件商业秘密保护，其次是软件著作权保护，最后是软件专利保护。

二、软件著作权保护方式的优势和劣势

（一）软件著作权保护方式的优势

1. 软件著作权是基于软件作品而自动产生的，无须经过任何法律程序。这大大节约了软件开发者的时间和成本。

2. 进行软件著作权登记，使其权属证明力大于其他证据，且著作权的取得条件较为容易，手续简便。

3. 保护期限长，大多数国家的保护期限为著作权人死后50年。

（二）软件著作权保护方式的劣势

1. 软件著作权保护只保护软件的"形式"，而不保护软件的"思想"。

2. 软件著作权不具备排他性，如果两个计算机程序能够达到完全相同的结果，但两者又是以两种差别极大的高级语言表达的，那么从软件著作权的角度看，其中一个程序并不侵犯另一个程序的版权。

3. 软件开发者会对他人已经申请著作权登记的软件进行反向工程，从而获取其技术方案申请专利，侵犯原软件技术。

三、软件专利保护方式的优势和劣势

（一）软件专利保护方式的优势

1. 专利法对于软件的保护方式强调的是专属性和独占排他性，所以计算机软件在符合专利授予要件且被授予专利权之后，就拥有了一种排他性权利，其他与该软件相同或相类似的软件也就不能再通过专利申请而取得专利权。

2. 专利法保护计算机软件的思想及功能，只要他人软件中沿用其思想及功能就可认定为专利侵权，无论他人是否独立开发或完全重新编码。

（二）软件专利保护方式的劣势

1. 专利具有高度的独占性，在一定程度上不利于其他开发者在已有软件的基础上进一步开发和创新，这势必影响软件技术的不断向前发展与提升。

2. 软件开发者申请专利需要支付费用，而且获得专利后每年还需要支付一定的维持费用。从经济角度考虑，不能产生较好经济效益的软件开发者，是不会选择专利保护的。

3. 软件开发者申请专利保护需要符合专利的新颖性、创造性和实用性的条件，符合这些条件的软件在软件产品中占少数。

4. 专利法给予软件专利保护要求专利申请人将发明的内容公开，但是公开软件的内容无疑会部分或全部暴露软件中的精华思想，极易使不法侵害人对软件进行复制或抄袭。因此，这样会使软件开发商不愿意申请专利保护，导致适用专利法保护的积极性不高。

5. 专利的申请及审查需要26~38个月。有些软件的市场生命周期较短，因此它们不适于专利保护。

思政案例7-1　面对挑战，勇于探索创新——为共筑网络安全防线贡献中国力量

2017年5月，"WannaCry"勒索病毒在全球肆虐时，360公司作为中国领先的网络安全企业迅速采取行动，其安全专家团队立即分析病毒特征，发现其利用Windows系统漏洞传播，随即开发针对性防护方案，采取了一系列有效措施，包括更新病毒库、推送紧急安全

补丁、发布预警信息、提供免费专杀工具、开展数据恢复服务、设立24小时技术支持热线，以及进行网络安全知识普及等，这些快速反应和有效措施帮助众多中国用户避免了感染该病毒，也显著降低了用户的受害程度。

360安全专家团队的表现不仅展示了中国安全企业的实力和担当，也凸显了网络安全的全球性和持续性。网络安全是一场没有国界、没有硝烟的持久战，需要不断创新和快速反应。我们不仅要不断创新网络安全防护技术，提高全民网络安全意识，还要具备全球视野，在应对全球性网络安全威胁时积极贡献中国智慧和力量，共同构筑安全的网络空间。

【学习小结】

本章核心内容聚焦于计算机信息安全的相关概念与常用技术，介绍了各类恶意程序的概念、特征及其潜在的危害。同时，本章还涵盖了数据加密与认证、数字签名、访问控制，以及入侵检测等关键技术。在学习这一章节时，建议紧密结合实践操作，充分利用计算机系统内置的安全软件、专业的杀毒工具和系统管理软件。此外，培养良好的计算机安全意识和行为习惯同样至关重要，它们共同构成了保护个人计算机安全的坚实屏障。

（刘伟）

复习参考题

一、单项选择题

1. 我国全民国家安全教育日是每年的
    A. 4月15日
    B. 4月23日
    C. 10月10日
    D. 6月15日

2. 在信息安全中，不属于保密性常用实现方式的是
    A. 数据加密
    B. 访问控制
    C. 数据备份
    D. 安全策略

3. 从概念上来讲，下列不属于防火墙的是
    A. 包过滤（packet filter）防火墙
    B. 应用层网关级（application level gateway）防火墙
    C. 双宿主机（dual-homed host）技术防火墙
    D. 本机杀毒软件

4. 专利的申请及审查一般需要的时长是
    A. 26~38个月
    B. 12~15个月
    C. 2~3个月
    D. 60~70个月

5. 信息作为一种资源，它的普遍性、共享性、增值性、可处理性和多效用性，使其对于人类具有特别重要

的意义。认为"信息是用来消除随
机不确定性的东西"的人是

A. 欧拉

B. 高斯

C. 香农

D. 牛顿

答案：1. A；2. C；3. D；4. A；5. C

二、简答/操作题

1. 请简述信息和信息安全的含义。

2. 请简述蠕虫病毒及其特点。

3. 请阐述信息破坏事件包括哪些内容。

4. 请列出防火墙的定义及类型。

5. 软件知识产权通常包括哪几个方面内容。

第八章　智慧医疗

学习目标

知识目标	1. 掌握智慧医疗、医院信息系统和区域卫生管理系统的基本概念，以及信息技术在医学中的应用。 2. 熟悉数字化医院的相关功能。 3. 了解人工智能在公共卫生领域的应用。
能力目标	具有运用所学习的智慧医疗、医院信息系统和区域卫生管理系统知识解决智慧医疗实际应用中相关问题的能力。
素质目标	坚持生命至上，不断提升利用智慧医疗进行技术创新、高效解决临床问题，为守护人类健康贡献力量。

任务 8-1　智慧医疗及信息技术在医学中的应用

【任务描述】

　　智慧医疗是一个新兴的医疗专有名称，是现代信息技术与医学深度融合的产物，是以患者数据为中心的医疗服务新模式，随着更多的高科技技术的融入，必将使医疗服务走向真正的智能化、智慧化。这方面的相关知识是每个医务工作者必须掌握的。

【知识点分析】

8.1.1　智慧医疗概述

　　智慧医疗（smart medical care）是通过打造健康档案区域医疗信息平台，利用物联网技术，融入更多人工智能、大数据等高科技，使医疗服务走向真正意义的智能化，实现患者与医务人员、医疗机构、医疗设备之间的互动，逐步达到智能化的新型医疗体系。

　　智慧医疗由三部分组成，分别为智慧医院系统、区域卫生系统以及家庭健康系统。

一、智慧医院系统

智慧医院系统由数字医院和提升应用两部分组成。

数字医院（digital hospital）包括医院信息系统（hospital information system，HIS）、实验室信息管理系统（laboratory information management system，LIMS）、医学影像存储与传输系统（picture archiving and communication system，PACS）以及医生工作站，实现患者诊疗信息和行政管理信息的收集、存储、处理、提取及数据交换。其中医生工作站的核心工作是采集、存储、传输、处理和利用患者健康状况和医疗信息，包括门诊和住院诊疗的接诊、检查、诊断、治疗、处方和医嘱、病程记录、会诊、转科、手术、出院、病案生成等全部医疗过程的工作平台。

提升应用包括远程图像传输、海量数据计算处理等技术在数字医院建设过程中的应用，实现医疗服务水平的提升。例如，远程探视，避免探访者与病患的直接接触，杜绝疾病蔓延；远程会诊，支持优势医疗资源共享和跨地域优化配置；自动报警，对病患的生命体征数据进行监控，降低重症护理成本；临床决策系统，协助医生分析详尽的病历，为制定准确有效的治疗方案提供基础；智慧处方，分析患者过敏和用药史，反映药品产地批次等信息，有效记录和分析处方变更等信息，为慢性病治疗和保健提供参考。

二、区域卫生系统

区域卫生系统由区域卫生平台和公共卫生系统两部分组成。

区域卫生平台包括收集、处理、传输社区、医院、医疗科研机构、卫生监管部门记录的所有信息的区域卫生信息平台；包括旨在运用尖端的科学和计算机技术，帮助医疗单位及有关组织开展疾病危险度的评价，制定以个人为基础的危险因素干预计划，减少医疗费用支出，以及制定预防和控制疾病的发生和发展的电子健康档案（electronic health record，EHR）。例如，社区医疗服务系统，提供一般疾病的基本治疗，慢性病的社区护理，大病转诊，接收恢复转诊的服务；科研机构管理系统，对医学院、药品研究所、中医研究院等医疗卫生科研机构的病理研究、药品与设备开发、临床试验等信息进行综合管理。

公共卫生系统由卫生监督管理系统和疫情发布控制系统组成。

三、家庭健康系统

家庭健康系统包括针对行动不便无法前往医院就诊病患的远程视频通话医疗，对慢性病以及老幼病患的远程照护，对智障、残疾、传染病等特殊人群的健康监测，还包括自动提示用药时间、服用禁忌、剩余药量等的智能服药系统。

家庭健康系统可以对患者进行全面的健康管理，及时排除患者健康安全隐患，制定健康干预、健康管理、康复等计划，并建立动态健康档案。

从技术角度上看，智慧医疗应包括基础环境体系、基础数据库群、服务平台（软件基础平台及数据交换平台）、综合运用及其服务体系、保障体系五个方面，如图8-1-1所示。

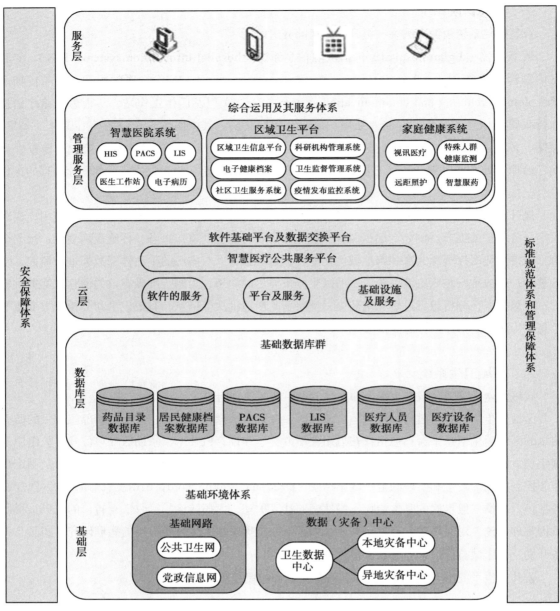

HIS.医院信息系统；PACS.医学影像与传输系统；LIS.实验室信息系统。

▲ 图8-1-1 智慧医疗体系框架图

（一）基础环境

通过建设公共卫生专网，实现与政府信息网的互联互通；建设卫生数据中心，为卫生基础数据和各种应用系统提供安全保障。

（二）基础数据库

基础数据库包括药品目录数据库、居民健康档案数据库、PACS 数据库、LIS 数据库、医疗人员数据库、医疗设备数据库。

（三）服务平台

服务平台常用的是软件基础平台及数据交换平台，它们提供三个层面的服务：基础架构服务，提供虚拟优化服务器、存储服务器及网络资源；平台服务，提供优化的中间件，包括应用服务器、数据库服务器、门户服务器等；软件服务，包括应用、流程和信息服务。

（四）综合应用

综合应用及其服务体系包括智慧医院系统、区域卫生平台和家庭健康系统三大类综合应用。

（五）保障体系

保障体系包括安全保障体系、标准规范体系和管理保障体系三个方面。从技术安全、运行安全和管理安全三个方面构建安全防范体系，切实保护基础平台及各个应用系统的可用性、机密性、完整性、抗抵赖性、可审计性和可控性。

8.1.2 信息技术在医疗中的应用

一、电子病历

病历是患者在医院诊断治疗全过程的原始记录，贯穿在医院就诊的各个环节。电子病历（electronic medical record，EMR）也称计算机化病案系统或基于计算机的患者记录（computer-based patient record，CPR）。《电子病历基本规范》2017版的定义为：电子病历是指医务人员在医疗活动过程中，使用信息系统生成的文字、符号、图表、图形、数字、影像等数字化信息，并能实现存储、管理、传输和重现的医疗记录，是病历的一种记录形式，包括门急诊病历和住院病历，是医疗机构内部支持电子病历信息的采集、存储、访问和在线帮助，并围绕提高医疗质量、保障医疗安全、提高医疗效率而提供信息处理和智能化服务功能的计算机信息系统。电子病历数据能够反映患者疾病诊断、治疗和发展演变的重要信息，是医学大数据的重要组成部分，可以为疾病预警预测、临床辅助诊疗、医学科研分析提供数据支撑。

电子病历是用电子设备（计算机、健康卡等）保存、管理、传输和重现的数字化的患者医疗记录，取代过去的手写纸张病历。值得注意的是，电子病历并不是传统纸质病历的电子化，它是以患者为中心的所有与临床诊疗和指导干预相关的电子化数据的合集。

信息内容方面，电子病历不仅包括个人的医疗记录，即门诊、住院就诊的所有医疗信息，还包括个人的健康记录，如免疫接种、健康体检、健康状态等内容。电子病历除了专业医疗和健康机构产生的信息外，还应包括个人记录的健康信息。从时间跨度上，电子病历应当覆盖个人从出生到死亡的全过程。

功能方面，电子病历强调发挥信息技术的优势，提供超越纸张病历的服务功能。电子病历的功能可归纳为三个方面：医疗信息的记录、存储和访问功能；利用医学知识库辅助医生进行临床决策的功能；为公共卫生和科研服务提供的信息再利用功能。

在医院内部，电子病历建立在各类临床信息系统充分发展的基础上，临床信息系统构成了电子病历的信息源。医生工作站作为临床信息系统的重要部分和电子病历系统的核心部件，既是电子病历的信息源，也是电子病历最重要的展现载体。

二、移动医疗

移动医疗主要是借助移动互联网和使用移动通信技术，如掌上电脑、移动电话和卫星通信来提供医疗服务和信息，具体到移动互联网领域，则是以基于移动终端系统的医疗健康类应用软件为主。它为医疗卫生服务提供了一种有效方法——在医疗人力资源短缺的情况下，通过移动医疗可解决医疗问题。目前在医疗行业采用的移动应用解决方案，可基本概括为无线查房、移动护理、药品管理和分发、条形码患者标识带的应用、无线语音、网络呼叫、视频会议和视频监控。患者在医院经历过的所有流程，从住院登记、发放药品、输液、配液/配药中心、标本采集及处理、急救室/手术室，到出院结账，都可以用移动技术予以优化，从而达到简化工作流程、提高整体工作效率的目的。此外，在移动医疗领域涌现的各种手机应用软件，在医疗行业发挥了重要作用。

无线网络无缝覆盖，为移动医疗奠定基础。医院与支付宝、微信合作，推出掌上医院应用软件。患者将就诊卡与支付宝或微信账号绑定后，即可以在移动终端实现预约挂号、诊间支付、诊后导航、报告推送等多项服务功能，缩短就诊时间。掌上医院应用软件、官方微信、第三方支付的启用等为患者查询、预约及就诊提供了便利，也让科技理念在医院无处不在；除了实现医疗费用由手机支付、银行卡、支付宝支付的功能外，医院还将实现手机应用软件绑定医保卡的脱卡结算功能。门诊大厅设置智能机器人，了解医院、了解专家、挂号，甚至领路导航，都可以通过机器人来完成。

三、医疗大数据与区块链

（一）医疗大数据

医疗大数据（medical big data）是指收集、整理和分析大量与医疗相关的数据，运用大数据技术和方法，为医疗决策和医疗服务提供支持和指导。

随着信息技术在医疗卫生领域的应用，医疗保健数据量呈指数级增长，再加上制药企业和学术研究机构档案，以及从智能化设备、可穿戴式设备的传感器中得到数万亿的数据流，医疗大数据时代已经到来。

随着电子病历的广泛应用，有价值的医疗大数据得到了快速增长，可供医生、研究者和患者使用的数据量极大地提升。大数据分析可以帮助医生确定治疗方案、药物种类和剂量、公共卫生防疫等临床指导，也可以帮助医院的管理者制定更好的管理方式，帮助保险方制定更好的医疗保险支付模式。医疗服务的提供者获取了更多的大数据信息之后，从经验医疗向循证医学转变。

医疗大数据的价值，取决于使用者和应用场景。如果从使用对象来看，医疗大数据的价值主要包含以下五个方面：

1. 为医生服务　实现临床的辅助决策支持，优化诊疗方案，并且对医生的科研工作提供数据支持和帮助。

2. 为医疗机构的管理者服务　帮助医疗机构进行事务、人员、物资的管理，辅助管理决策。

3. 为普通居民服务　通过疾病和健康大数据，结合患者基因学数据，能针对不同疾病建立个性化的治疗方案。为居民提供健康管理和健康数据监控，为慢性病患者提供慢性病管理方案，为患者提供健康行为指导。

4. 为药企服务　药企通过医疗大数据和销售大数据，降低医药研发成本，制定精准的市场营销方案。

5. 为保险服务　通过医疗大数据、医疗费用大数据，建立保险模型，降低保费的同时，提高利润率，扩大保险覆盖范围。

（二）区块链在医学中的应用

1. 促进医学研究　区块链与医学研究的结合拓宽了智慧健康服务的应用场景。与传统的中心化管理不同，区块链的去中心化管理使传统医学研究可以以分工合作的形式展开，大幅提高医学数据利用率。并且区块链不可篡改和按时间成链的特性可以提升医学研究数据的可信度，确保数据的可追溯性。区块链作为分布式数据库技术，为医学研究带来了新的活力。

2. 区块链加医疗　在医疗领域，区块链在认证和隐私保护方面有着广阔的应用前景。由于包括病历在内的很多用户资料极具私密性，这就需要很高的安全措施进行信息保护。然而，当前中心化管理的信息系统在各类网络攻击下常常力不从心，容易出现大规模数据泄露问题。即便是国际上安全技术成熟、采用封闭系统的公司，也曾出现过多次数据泄露，造成了恶劣的影响。区块链高度安全的加密算法与分布式存储认证体系，正适合解决这一问题。通过设立复杂可编程的权限保护，所有数据都无法随意阅读和篡改。即便区块链系统中部分区块遭到攻击，其影响也会被限制在一定范围内。

四、远程医疗

远程医疗（telemedicine）是指通过计算机技术，以遥感、遥测、遥控技术为依托，充分发挥大医院或专科医疗中心的医疗技术和医疗设备优势，对医疗条件较差的边远地区、海岛或舰船上的伤病员进行远距离诊断、治疗和咨询的现代化医疗技术。当然，远程医疗不仅限于对医疗条件差的边远地区，同样支持各类医疗机构和人员使用，包括医疗条件好的地区。远程医疗是可以提高诊断与医疗水平、降低医疗开支、满足广大人民群众保健需求的一项全新的医疗服务。目前，远程医疗技术已经从最初的电视监护、电话远程诊断发展到利用高速网络进行数字、图像、语音的综合传输，并且实现了实时语音和高清晰图像交流，为现代医学的应用提供了更广阔的发展空间。

远程医疗系统包括远程医疗会诊、远程医学教育、建立多媒体医疗保健咨询系统等。远程医疗会诊在医学专家和患者之间建立起全新的联系，使患者在原地、原医院即可接受远方专家的会诊，并在其指导下接受治疗和护理，可以节约医生和患者大量时间和金钱。远程医疗运用计算机、通信、医疗技术与设备，通过数据、文字、语音和图像资料的远距离传送，实现专家与患者、专家与医务人员之间异地"面对面"的会诊。远程医疗不仅仅是医疗或临床问题，还包括通信网络、数据库等各方面问题，并且需要把它们集成到网络系统中。

远程医疗主要包括：

1. 远程会诊　医疗专家可以通过远程视频、音频交流对区域医疗协同医院的患者进行诊断，同时对影像、心电、超声和病理等方面进行远程诊断，使危重患者和偏远地区的患者不出当地就能享受高水平的医疗服务，根据需要还可通过系统进行双向转诊。

2. 远程手术指导、直播演示和视频教学　当前已实现了省级医院对区域协同医院的手术指导、远程医疗视频教学，除进行录播手术的视频教学、手术实时转播外，还能对远端各协作医疗点学生提出的问题进行实时解答。

3. 预约挂号、家庭病床服务和远程咨询　通过呼叫中心平台，可以进行远程预约挂号、家庭病床服务和医疗咨询，还可以进行健康咨询。

4. 应急指挥与救治　具备对突发公共卫生事件的远程应急指挥、远程急救、远程办理住院手续等功能。在发生矿难、疫情等突发公共卫生事件时，医疗指挥车和数字化救护车可以快速到达指定位置，通过卫星、无线网络、微波、光纤等形式快速组建应急指挥通信系统，接入远程医学中心，可将救治现场的音频和视频信息传送到远端会诊中心进行交互通信，实现远程应急指挥和救治。如有需要转运和救治的患者，可以在数字救护车上直接读取患者的居民健康卡信息，快速识别患者的身份，迅速掌握患者基本情况和应急手术的重要信息，对患者实施全程监控和医疗技术指导，并在车内直接办理住院手续，大大缩短院前急救等待时间。

5. 开展远程教育培训　依托远程医疗中心的医疗和教学资源，对所有区域医疗协同医院的医务人员进行远程教育培训，使区域医疗协同医院的医务人员不出医院就能享受高水平的医疗技术培训。

6. 实现数字资源共享　通过远程医疗中心的区域协同医疗综合平台，所有区域医疗协同医院的医院人员可以免费使用远程医疗中心所在医院的数字图书馆，从而对增强各个协作医院业务人员的业务能力，提升协作医院的临床、教学和科研水平具有重要的意义。

五、人工智能在医疗领域的应用

1. 智能诊疗　是将人工智能技术用于辅助诊疗中，让计算机"学习"专家医生的医疗知识，模拟医生的思维和诊断推理，从而给出可靠的诊断和治疗方案。智能诊疗场景是人工智能在医疗领域最重要、最核心的应用场景。

"智医助理"人工智能辅助诊疗系统（医学机器人）可以根据医生和患者的对话迅速生成电子病历并给出病情诊断。医生在看到"智医助理"的诊断后进行确认，此后便可通过"智医助理"查看患者病史，还可查询相似病例、临床指南和应对症使用的药品。

通过智能语音相关技术，"智医助理"可在医患沟通交流的过程中生成电子病历，并根据医患沟通信息自动提取病情。通过认知智能相关技术，"智医助理"可全面学习相关医学专业教材、临床指南和经典病例等海量资料，掌握大量的医学知识，为医生提供鉴别诊断，从而辅助医生提高诊疗质量和效率。此外，对于慢性病患者及其他重点人群，"智医助理"会根据家庭医生制定的随访方案自动对患者和社区居民进行随访，辅助医生对居民进行病情跟踪和健康管理，并完善居民健康档案等医疗大数据。

2. 医学机器人　医学机器人的研究正在推动现代医学的发展，它不仅降低了医生的劳动强度，提高了医生的治疗精准度，还提升了疾病治疗效果，使医学领域向自动化和智能化发展。目前，机器人技术在医疗领域的应用并不少见，如使用智能假肢、外骨骼和辅助设备等技术修复人类受损身体，以及医疗保健机器人辅助医护人员的工作等。常见的医学机器人主要包括手术机器人、康复机器人（康复训练机器人和辅助型康复机器人）、护理机器人（老年照护机器人、饮食护理机器人、物品传送机器人、转运机器人等），以及用于临床教学的生物仿真机器人等。

手术机器人结合了医学、人工智能、材料、物理及工程技术等多领域的知识，给外科手术带来了革命性的变化，经过几十年的发展，它已在多种外科手术中得到应用。手术机器人已成为医生双手和大脑的延伸，医生可通过机器人完成原本双手做不到的事情，或大脑中所想但不能实现的事情。手术机器人能利用高清成像系统、微创机械臂实施精密的手术，避免传统手术视野狭窄、操作空间小、医生生理限制等障碍。目前机器人辅助外科手术的优势和特点如下：

（1）手术机器人的出现，结束了开放性手术的时代，机器人辅助微创手术不但创口小、术中出血少、术后并发症少，而且患者术中输血概率降低、术后疼痛减轻、恢复快、住院时间短。

（2）手术机器人可根据医生操纵者的命令严格执行工作，相对于传统手术医生，机器人借助计算机系统能将生理震颤减到最低。在进行血管复杂、空间狭小的手术时，机器人的机械手会精准地到达医生操纵者所要去的地方，使手术的操作更加精细、灵活，极大地提高了手术的安全性和有效性。

（3）借助高清摄像头和三维影像成像系统，在多个摄像成像的视野中，操纵者可以更加清晰地看到手术部位的具体情况，以此作出明确的判断，减少人工操作的误差，从而提高手术的精细度和成功率。

（4）操纵者只需坐在控制台前完成手术，提高了手术操作的舒适性，降低了医生长时间站立的工作强度。同时，医生无须穿戴铅衣等防护设备在射线下为患者进行手术，减少了医生长时间暴露于射线下所带来的损伤。

缺点：机械手无法模拟人手的触觉反馈，医生只能靠视觉信息估算操作力度，故无法及时对机械手的位置及力度作出有效调整；机器人的准备和连接时间耗时较长；手术成本比传统手术高很多，其性价比目前仍是一个有争议的问题。

3. 智能影像识别　智能医学影像是将人工智能技术应用在医学影像的诊断中。人工智能在医学影像的应用主要分为两部分：图像识别，应用于感知环节，主要目的是分析影像，获取一些有意义的信息；深度学习，应用于学习和分析环节，通过大量的影像数据和诊断数据，不断对神经元网络进行深度学习训练，促使其掌握诊断能力。

4. 智能药物研发　是指将人工智能中的深度学习技术应用于药物研究，通过大数据分析等技术手段快速、准确地挖掘和筛选出合适的化合物或生物结构，达到缩短新药研发周期、降低新药研发成本、提高新药研发成功率的目的。

人工智能通过计算机模拟，可以对药物活性、安全性和副作用进行预测。借助深度学习，人工智能已在心血管药、抗肿瘤药和常见传染病治疗药等多领域取得了新突破。

5. 公共卫生监测　是指有组织、有计划地全面收集、整理、分析、解释与健康事件相关的数据和信息，为相关机构制定公共卫生行动、防控措施及各类公共卫生体系决策提供依据，以减少发病率和死亡率，提高健康水平。随着社会发展和科技进步，大数据和人工智能广泛用于公共卫生、传染病监测与管理、慢性病监测与管理、健康管理等众多领域。

六、虚拟现实/增强现实

1. 虚拟现实（VR）在医疗中的应用

（1）在医疗教学、培训中的应用：在传统的医学教育中，如人体标本解剖和各种手术实训，受标本、场地等限制，实训费用高昂；同时，医学生实训教学中存在的"高投入、高难度、高风险及难实施、难观摩、难再现"等问题，特别是临床实践中也不能通过反复对患者进行操作来提高临床实践能力等，而虚拟现实的直观和可沉浸式体验特性可以很好地解决以上问题。目前在医学教育上应用较多的有虚拟人体解剖学、手术训练教学、虚拟实验室、虚拟医院等。

例如，传统解剖学挂图和大部分多媒体课件上应用的教学图片都是二维模式，缺少直观的、立体的体验，造成了解剖课程学习的困难。模型、标本虽具有立体结构，但形式单一、僵硬，不能满足多角度、多层次的教学和实训需求。而虚拟人体解剖学，可在显示人体组织器官解剖结构的同时，显示其断面解剖结构，并可以任意旋转，提供器官或结构在人体空间的准确定位、三维测量数据和立体图像。利用计算机和专业软件提供虚拟现实医疗培训，为医务人员的培训提供了更逼真的实验环境。

（2）虚拟实验室：在虚拟实验室里，学生有充分的实验自主权，能仿真实现各种实际的，甚至不可视、不可触、不可入、危险性高的实验，以及想象中的实验场景。许多医学教育中的实验和临床相关实验都可以在虚拟实验室中进行。

2. 增强现实（AR）在医疗中的应用　医疗应用方面，虚拟现实多用于模拟练习，而增强现实在实操方面的应用更为广泛。例如，医务人员在工作中可利用智能眼镜联网跟踪患者信息，早上交接班时智能眼镜会一一引导医务人员完成对所有患者信息的更新核实，防止贻误重要病情变化或医嘱要求；与其他设备连接，在患者危急情况下（如心搏骤停）可直接出现红色报警。这些必将大大减少因为工作人员失误等造成的医疗事故。不同于传统手术，增强现实就像一个"放大镜"，患者的超声、MRI、CT图像等将直接映射在手术部位，让医生能够看到肉眼难以分辨的细微情况，获得"透视"能力，大大提高手术操作的效率和舒适度。

目前比较成熟的增强现实医疗应用是关于血管照明，通过计算机应用软件帮助医务人员在手术中查看隐藏的血管，用于在静脉注射、抽血、硬化治疗、一般外科手术及整容手术等过程中将标记直接照射于皮肤表面，呈现出血管纹路以实现血管定位。

在外科手术中，利用CT、MRI多角度拍摄的影像，计算机能还原出一个虚拟却又无比逼真的人体构造，使患者的血管、组织、病灶部位全方位呈现，医生可以更加清楚地知道手术如何实施，大大增加了手术的安全性，提高了手术的精准度。医生佩戴增强现实眼镜进行手术的同时，学生可以通过外接屏幕进行观摩。通过增强现实眼镜显示的画面，学生感觉自己仿佛置身于手术台上，医生通过语音和手势控制增强现实眼镜所示画面，可以在手术中对动脉、静脉、骨骼进行切换显示及拖拉平移等操作，学生可以通过外接屏幕观看精细的手术画面。学生还可以通过增强现实模拟手术全过程。

此外，增强现实游戏在康复治疗中也有非常广泛的应用。

七、智慧康养/智慧康复

智慧康复是指运用现代物理运动康复和临床治疗康复方法，结合数字技术、人工智能、虚拟现实等信息技术，实现康复动态监测、治疗跟踪和结果评估。

智慧康养或康复平台的设备是在传统设备的基础上整合了云计算和大数据技术，提供基于云平台技术支持的综合康复技术与服务，如远程教育功能的云教育平台、支持在线康复的云康复平台、支持在线教学的云教学平台等。其中，远程教育服务于康复人才培养，在线康复服务于精准评估、有效训练，在线教学服务于教学教案在线使用、多人共享共用。基于这类平台的综合康复技术与服务使以往孤立的单一线下设备成为智慧康养或康复平台中的一员，使用户能及时通过互联网获得在线康复技术支持和远程康复服务支持。

智慧康养是以物联网、互联网为依托，集成现代通信与信息技术、计算机网络技术、老年服务行业技术和智能控制技术等，能为老年人提供安全便捷、健康舒适的服务，满足老年人个性化需求的养老模式。

智慧康养的系统构成包括人身安全监护模块（含远程安全监护、居家安防）、物质保障和生活照料模块、社交旅游老年大学模块和健康医疗模块等。成熟的智慧康养系统的基本功能模块有：

1. 档案动态管理子系统　主要包括动态建立适合养老服务开展的老人信息档案，包括老人姓名、身份证等多项信息。

2. 智能呼叫子系统　包括智能求救子系统和智能求助子系统。紧急、重大事件，如突然生病、家中着火等，客户按下红色按钮，服务中心客户端的主界面便会出现该客户的呼叫求救信息列表，中心人员可以立即优先进行救助处理。若为一般性的求助信息，如送水、送米，电灯损坏、打扫卫生等，甚至是法律咨询、心理咨询等，客户按下绿色按钮，服务中心客户端的主界面出现该客户的呼叫求助信息列表，中心人员随即可以安排相应的服务人员进行处理。

3. 老人定位子系统　主要用于外出老人迷失方向、突发疾病无法找到老人的位置时，老人按呼叫终端紧急按键（SOS键），平台能迅速找到老人所在的位置，子女也可以主动查询老人位置。

4. 业务受理子系统　老人通过智能终端呼入平台后，值班界面就会显示老人业务需求受理界面，并能实时显示老人的位置，服务中心人员根据业务类型受理业务（包括家政、送水、旅游、急救等一切老人需求信息）。

5. **服务商考核子系统** 用于加盟服务商在为老人服务时，监控服务人员的服务时间和服务质量，以便规范服务商淘汰机制，形成良性的竞争环境，最终实现提高服务质量的目的。

6. **视频关爱子系统** 适用于以下情况：

（1）子女因工作长期不在家，致使老人长期一个人在家，子女需要随时了解老人身体、生活状况。

（2）老人长期需要护工护理，子女需要及时了解护理状况。

（3）患慢性病的老人，子女白天上班无法照顾，子女需了解老人的情况。

当老人紧急呼叫后，中心人员首先打开视频监控，判断老人需要何种紧急救助措施，然后迅速派单处理。

7. **一卡通子系统** 适用于以下情况：

（1）当加盟商为老人上门服务时，服务人员手持消费机，进行刷卡或健康体检手机即时结算。

（2）老人可以使用一卡通卡或健康体检手机在服务中心免费自助体检。

（3）服务中心举行活动或发放礼品等，一卡通作为签到标志。

8. **远程健康监护子系统** 远程自动对老人各项医疗测量指标（血压、血糖、心电图、体重、脂肪、睡眠、计步等）进行监测，及时发现异常并通知本人或子女，可以供老人就医的医院参考，子女和医生可以通过应用软件实时查询。

9. **生命体征监测子系统** 利用先进的、精密的穿戴设备，对老人进行持续多方面的监测，根据所得的资料，进行综合分析，如果发生危险，能够及时采取相应的治疗措施，从而达到挽救生命、治愈疾病的目的。

10. **安防报警子系统** 适用于家中某段时间无人，可能出现煤气泄漏、被盗风险，或者老人健忘，炖煮食物时忘记关火而发生煤气泄漏等情况。安装相关的安防终端后，出现意外时，服务中心能第一时间收到报警。

11. **志愿者管理子系统** 用于志愿者注册、开展志愿服务信息收集、记载、保存、建立志愿服务情况查询、证明机制、志愿者星级评定等。平台通过该系统可派志愿者上门服务。

12. **主动关怀子系统** 综合运用应用软件、电话、短信等通信手段，平台可以根据发送的内容，将天气状况、保健护理、疾病预防、政府的政策等主动发送给老人。

任务 8-2 认识数字化医院

【任务描述】

随着计算机技术的发展，信息化、科学化的概念已渗透到医院管理中，医院的管理模式逐步实现了由经验管理向信息管理的转变。数字化医院的核心内容之一就是医院信息系统（HIS）。医院信息系统几乎涵盖了患者到医院就诊所涉及的全部费用管理和诊疗管理。作为医务人员，了解和熟悉医院信息系统的基本功能是十分必要的。

【知识点分析】

8.2.1 数字化医院概述

一、数字化医院定义

狭义的数字化医院是指利用计算机和数字通信网络等信息技术，实现语音、图像、文字、数据、图表等信息的数字化采集、存储、阅读、复制、处理、检索和传输。即数字化医疗设备、医院信息系统（HIS）、医学影像存储与传输系统（PACS）和办公自动化（OA）系统等。

广义上的数字化医院是指基于计算机网络技术发展，应用计算机、通信、多媒体、网络等其他信息技术，突破传统医学模式的时空限制，实现疾病的预防、保健、诊疗、护理等业务管理和行政管理自动化、数字化运作。实现医疗服务的全面数字化，即联机业务处理系统、医院信息系统、临床信息系统、联机分析处理系统、互联网系统、远程医学系统、智能楼宇管理系统等。其主要特征包括全网络（多系统全面高性能网络化）、全方位（医疗、教学、科研等方面）、全关联（医院、社会、银行、社区、家庭全面关联）（图8-2-1）。

二、数字化医院的主要系统组成及架构

构成数字化医院的主要系统如下：

1. 医院信息系统（HIS）。

2. 医学影像存储与传输系统（PACS）。

3. 实验室信息系统（laboratory information system，LIS）。

4. 临床信息系统（clinic information system，CIS）。

5. 放射信息系统（radiology information system，RIS）。

6. 区域医疗卫生服务（globe medical information service，GMIS）。

此外还有计算机辅助教学系统、计算机辅助诊断系统、计算机辅助治疗系统、计算机辅助外科系统、放射治疗系统等。

数字化医院的技术核心是智能化与信息化的集成融合，集成优化系统资源，提高医院各系统的协同能力。其特点是"四化"：建筑智能化、医疗数字化、管理信息化、资源社会化；"三无"：无纸化、无胶片化、无线化。

数字化医院是医院管理流程中诸多复杂环节的融合，将诊疗信息化和管理智能化融为一体，以患者为中心，以医疗信息为主线，以智能化和信息化技术为支撑，实现医院诊疗自动化、建筑设备管理智能化、管理信息集成化，并以信息的互通和互操作构建各类应用系统，形成诊疗手段完备、管理科学、信息一体化、高效节能的数字化医院解决方案（图8-2-2）。

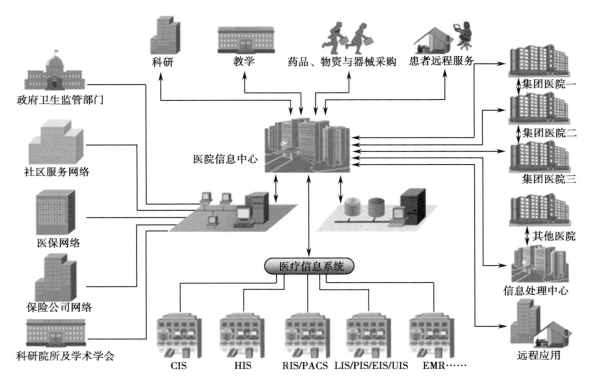

CIS.临床信息系统；HIS.医院信息系统；RIS.放射信息系统；PACS.医学影像存储与传输系统；LIS.实验室信息系统；PIS.患者信息系统；EIS .设备信息系统；UIS .统一身份认证系统；EMR.电子病历；IBMS.智能化集成系统；HMIS.医院管理信息系统；OA.办公自动化。

▲ 图8-2-1　数字化医院

8.2.2　医院信息系统概述

医院信息系统（hospital information system，HIS）的建立始于20世纪60年代初，到20世纪70年代已建成许多规模较大的医院信息系统。随着互联网技术的不断发展，医院信息系统的发展趋势是通过不同系统中病历、登记、检测、诊断等指标标准化的建立，将各类医疗器械直接联机并将附近各医院乃至地区和国家的医院信息系统联网。医院信息系统的高级阶段将普遍采用医疗专家系统，建立医疗质量监督和控制系统，进一步提高医疗水平和保健水平。

一、医院信息系统的功能及划分

从概念上说，医院信息系统的功能是利用现代计算机软、硬件技术，建立一个涵盖全院各部门、各科室的数字化医院信息管理系统，以功能完善和流程优化为核心，加速医院内部各种信息的传递、开发和利用，为医院管理和科学决策提供依据。由此可见，医院业务对于信息系统的依赖是不容置疑的。

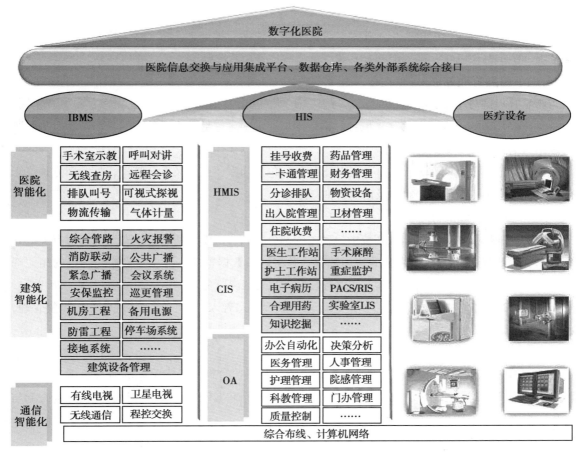

IBMS.智能化集成系统；HIS.医院信息系统；HMIS.医院管理信息系统；
CIS.临床信息系统；OA.办公自动化。

▲ 图8-2-2　数字化医院总体架构

医院信息系统通过软件来实现医院管理和临床管理服务，功能主要有入院管理、住院结算、病案管理、药局管理、医技管理、护理管理、挂号、排队等。通过医院信息系统可以获得门急诊诊疗、住院诊疗、用药、费用等多方面信息。其服务流程主要包括：① 以财务核算为主的服务流程，包括分诊挂号系统、收费结算系统、各类医保接口等；② 以患者就诊为主的医疗流程，包括医生工作站、护士工作站、影像系统、实验室（检验科）系统、手术麻醉系统、药局系统等；③ 以后勤管理为主的管理流程，包括物资、供应、制剂、膳食等辅助系统。

根据《医院信息系统基本功能规范》，将医院信息系统划分为五部分：临床诊疗部分、药品管理部分、经济管理部分、综合管理与统计分析部分、外部接口部分。

（一）临床诊疗部分

临床诊疗部分主要以患者信息为核心，将患者的整个诊疗过程作为主线，医院中所有科室将沿此主线展开工作。随着患者在医院中每一步诊疗活动的进行产生并处理与患者诊疗有关的各种诊疗数据与信息。整个诊疗活动主要由各种与诊疗有关的工作站来完成，并将这部分临床信息进行整理、处理、汇总、统计、分析等。

临床诊疗部分包括门诊医生工作站、住院医生工作站、护士工作站、临床检验系统、输血管理系统、医学影像系统、手术室麻醉系统、重症监护管理系统等。

（二）药品管理部分

药品管理部分主要处理药品的管理与临床使用。在医院中药品从入库到出库直到患者使用，是一个比较复杂的流程，它贯穿于患者的整个诊疗活动中。这部分主要处理的是与药品有关的所有数据与信息。

药品管理可分为两部分，一部分是基本部分，包括药库、药局及发药管理；另一部分是临床部分，包括合理用药的各种审核及用药咨询与服务。

（三）经济管理部分

经济管理部分属于医院信息系统中最基本的部分，它与医院中所有发生费用的部门有关，处理的是整个医院各有关部门产生的费用数据，并将这些数据整理、汇总、传输到各自的相关部门，供各级部门分析、使用并为医院的财务与经济收支情况服务。

经济管理部分包括门急诊挂号，门急诊划价收费，患者入、出、转、住院收费，物资管理，设备管理，财务与经济核算等。

（四）综合管理与统计分析部分

综合管理与统计分析部分主要处理病案的统计分析、管理，并将医院的所有数据汇总、分析、综合处理供决策使用。综合管理与统计分析部分包括病案管理、医疗统计、院长综合查询与分析、患者咨询服务。

（五）外部接口部分

随着社会的发展及各项改革的进行，医院信息系统已不是一个独立存在的系统，它必须实现与社会上相关系统的互联。

外部接口部分提供了医院信息系统与医疗保险系统、社区医疗系统、远程医疗咨询系统等的连接。

目前，国内各层次医院的医院信息系统基本涵盖了门急诊管理、住院管理、医技管理和医疗物资管理四大子系统。

完善的一体化医院信息系统结构如图8-2-3所示。

二、门急诊信息管理系统

（一）概述

门急诊信息管理系统是医院对外服务的窗口，在整个医院信息系统中，门急诊管理系统作为一个重要组成部分，负责向其他系统提供必需的患者信息和准确翔实的临床信息，为医院管理部门服务，并辅助管理部门进行管理，如规范医疗行为、辅助调整门急诊业务流程等。

门急诊信息管理系统既要满足自身的业务管理需求，又要为其他系统应用提供基础数据。从门急诊系统本身的管理看，门急诊信息管理系统服务于门急诊医疗业务，对门急诊患者的数据进行较为完整地采集和管理。基于其地位和作用的重要性，许多医院都非常重视门急诊管理系统的建设。

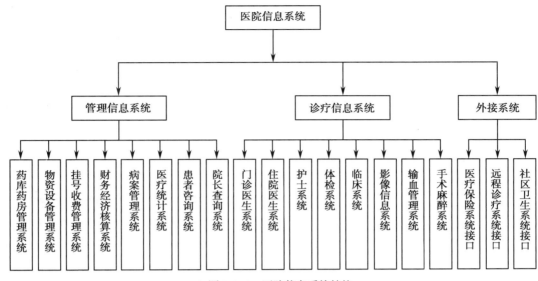

▲ 图8-2-3　医院信息系统结构

（二）系统组成及功能

门急诊信息管理系统设计的基本思想是简化工作流程，实现门急诊业务全流程的计算机管理。患者从入院初（复）诊、诊室看诊、到医技科室检查和检验、窗口缴费和取药，每个环节都应设置相应的功能模块，实现计算机辅助管理，减少患者排队的时间。

门急诊管理系统包括身份登记、病案流通、医保账户、就诊科室、挂号费用、急诊管理、门诊医生工作站、门诊收费、门诊药局、门急诊导医等多个子系统。

1. 身份登记子系统　登记患者的自然信息、建立患者主索引，包括患者ID号、姓名、性别、出生日期、费别等内容。此外还要修改和合并主索引信息，一名患者出现多条主索引信息时，应能合并ID号、住院号。

2. 病案流通子系统　管理门急诊病案，办理门急诊病案的借阅和归档，登记借阅者、借阅时间、归还日期等信息。

3. 医保账户子系统　维护患者的医疗保险账户，包括新建、挂起暂停使用和注销。挂号预约子系统，管理门急诊挂号工作，处理患者就诊的基本信息，包括初诊、复诊。

4. 就诊科室、挂号费用子系统　通过设置可以在挂号的同时建立患者的主索引信息。做好挂号窗口的预约、挂号、退号业务工作，对就诊患者进行分诊，减少患者排队现象。

5. 急诊管理子系统　登记急诊患者的基本信息，记录主要诊治情况，快速准确采集患者信息；实现急诊挂号、急诊收费、急诊记账的管理；对患者的紧急程度进行管理，对最紧急的患者进行最及时诊治；给需要住院的患者迅速办理住院手续；查询急诊病历和登记表，统计急诊收治患者情况，分析汇总表（针对病种、病因、患者来源等）等。

6. 门诊医生工作站子系统　处理患者就诊的详细信息，应该包括：建立并书写门诊病历、开检查和实验室检查申请单并传送至相应科室、开处方等；对医生在诊室的业务行为进行管理。

7. 门诊收费子系统　对在门诊进行的诊治等进行划价、收费管理。

8. 门诊药局子系统　包括库存、处方发药处理和处方录入等功能，完成库存初始化、入出库处理、确认门诊收费发送的处方并进行出库处理、负责未经门诊收费处理的其他处方录入和出库处理，包括领导批药、出院带药和门诊退药等。

9. 门急诊导医子系统　提供患者就诊指南，采用触摸屏或电子滚动屏的方式提供医院概况、科室设置、出诊专家和收费标准等咨询服务，方便患者进行相关信息查询。

在门急诊信息管理系统中，患者有多种标识方法，包括患者唯一标识号（ID号）、门诊病案号、就诊序号和医疗保险号等，每种标识都要求唯一。

为进一步规范门诊医疗业务、方便患者，在医院门急诊业务管理中引入门诊医生工作站，并结合门诊医生工作站全面调整门诊就诊流程。在采用门诊医生工作站的模式中，门急诊患者的信息录入主要由门诊医生进行操作，例如，登记病史、提出检查/检验申请、开治疗单、开处方、诊断等内容，并使信息充分共享到相关科室。具有独立收费权限的科室（如放射科）可将各项目的收费明细做成模板，供门诊医生工作站在开单时调用，患者只需在收费窗口一次性计价缴费。这种方式既满足科室对计价准确性的要求，又方便患者，并能极大地缓解门诊收费压力。

门诊医生工作站是门急诊管理系统的核心，是门急诊患者信息的主要提供者，其首要目标是服务于门急诊医生的日常工作，减轻门急诊医生书写工作量，规范门急诊医疗文书，为患者就诊提供各种辅助工具，实现门急诊病历电子化，并与门急诊其他系统协同工作，提高门急诊效率。除此之外，门急诊医生工作站系统还向其他系统提供患者诊疗信息，为医院的卫生经济管理服务，提供患者在诊室发生的费用信息，为医疗体制改革和医院门诊实施医疗工作提供强有力的支持。

门诊医生工作站包括：

（1）诊室业务管理：门诊医生工作站对医生在诊室的业务行为进行管理，主要处理患者就诊的详细信息，包括建立并书写门诊病历、诊断、开处方、检查/检验申请单的录入与查询、检查/检验报告单的浏览、医学影像的调阅和患者病史的调阅等。有的系统还对登记住院提供了支持，即由门诊医生工作站直接办理入院，或由门诊医生工作站填写病案首页中的部分内容，如门诊诊断、门诊医生和收治科室等，再由患者到住院处办理住院。

（2）门诊病案管理：门诊患者的病案信息分散在身份登记、挂号处、门诊医生工作站和相应的医技科室等信息的发生点，要进行完整采集，最后综合形成完整的门诊病案信息。实施门诊医生工作站制度，可提供患者在诊间的完整信息，促进门诊病历的电子化。

除了对门诊病案进行整理归档外，病案室还需对病案流通进行管理，办理门诊病案的借阅和归档工作，登记借阅者、借阅时间、归还日期等信息。

三、住院管理系统

住院管理系统是医院信息系统中的核心部分，是医院信息系统为临床服务的最集中体现。

（一）概述

住院管理系统既属于业务管理信息系统，也可以属于临床信息系统。针对住院患者在院的医疗活动，采集和管理的数据包含患者的基础信息、医嘱信息、病程描述信息、检查/检验结果（检查/检验报告及医学图形、图像等）信息、护理信息等。在整个医院信息系统中，住院管理系统作为一个核心组成部分，还负责向其他系统提供必要的患者信息和准确翔实的临床信息，辅助管理部门进行医疗管理。

患者经过门急诊收治住院后，要经过入院、入科、病房诊治、药局摆药、相应医技科室辅助诊疗、收费处划价结算、病案室进行病案编目等多个环节，涉及部门较多。基于它的核心地位和特点，许多医院都要建立比较完善的住院管理系统。

（二）系统组成及功能

医院信息系统将患者住院期间的所有临床医疗信息都应用计算机管理，住院患者从入院、入科、转科、诊疗医嘱、病历记录、出院和病历归档，每个环节都设置了相应的功能模块，实现对患者住院期间全过程的计算机管理。住院管理系统的主要功能组成如图8-2-4所示。

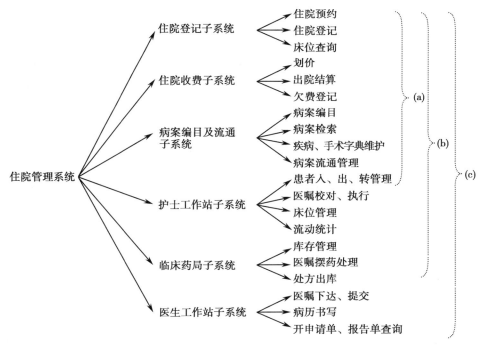

▲ 图8-2-4 住院管理系统功能结构图

一般说来，住院管理系统主要由住院登记、护士工作站、医生工作站、住院收费、临床药局和病案编目及流通子系统组成，每个子系统又分为若干个功能模块。为满足医院对住院患者信息全面管理的需要，有的医院信息系统还提供了监护、护理和营养膳食等系统。

1. **住院登记子系统**　主要提供住院预约、叫床、候床队列维护、空床信息查询、患者入院登记（身份登记）等功能。

2. **护士工作站子系统**　主要完成患者的入、出、转院管理，自动生成患者流动统计数据，床位和护士文档的管理，此外还有医嘱的转抄、校对与执行。

3. **医生工作站子系统**　主要提供下达医嘱、病历书写与打印病历、开检验/检查申请单并查询报告结果、检索和调阅病历、调阅医学影像、进行手术申请和术后登记、填写病案首页和病历归档等功能。

4. **住院收费子系统**　对患者在住院期间预交金及所发生的费用进行划价、结算管理。

5. **临床药局子系统**　包括库存、摆药处理和处方录入等功能，还有完成库存初始化、入出库处理、接收由病房发送过来的医嘱进行摆药出库处理、负责其他处方录入和出库处理，包括领导批药、出院带药和住院退药等。

6. **病案编目及流通子系统**　主要完成对疾病和手术的分类、编码填写，并提供病案检索和相关管理；办理住院病案的借阅和归档工作，登记借阅者、借阅时间、归还日期等信息。

7. **膳食管理系统**　主要完成医院膳食科的日常管理工作，查询医嘱、对膳食医嘱审核入账、自动或手工进行营养配餐，打印配餐报表，生成膳食医嘱报表、月报和年报等。

在具体应用时，各医院可根据自身情况和管理需要选择不同的功能组合模式。如有的医院只要求对患者流动和收费进行计算机管理，可采用最基本的模式，即只包含住院登记、入、出、转、住院收费和病案编目系统，如图8-2-4a所示；有些医院希望对医嘱进行计算机管理，则在基本模式的基础上加入护士工作站，由护士对医嘱进行录入，并在此基础上，加强对药品的管理，加入临床药局子系统，如图8-2-4b所示；越来越多的医院则采用了较为全面的管理，加入医生工作站，如图8-2-4c所示，由医生直接在计算机上下达医嘱、护士通过计算机转抄执行，从而彻底取代了传统的手工模式。

（三）系统工作流程

若医院采用较为全面的功能组合模式（图8-2-4c），加入医生工作站，对医嘱和病历进行全面的计算机管理，医生直接在计算机上书写病历、下达医嘱，护士通过计算机转抄执行，相关科室间即可通过计算机网络进行信息传递和共享，其基本流程一般如图8-2-5所示。

该种住院管理系统的业务流程一般为：

1. 患者经门急诊收治并开具入院申请单，住院处根据科室空床情况和候床预约计划，为患者办理入院登记（医院根据管理需要，也可在门诊医生站直接办理）。非免费患者还需缴纳预交金。

2. 患者办理住院登记后到相应病区，办理入科手续，由护士工作站安排床位，填写相关信息。

3. 经治医生为患者新建病历夹，对患者进行各种诊疗信息的处理。下达医嘱，传送到相应的护士工作站；开检查/检验和手术申请单，传送到相应科室；可查询患者检查/检验报告、护理信息和检查、手术的预约情况。

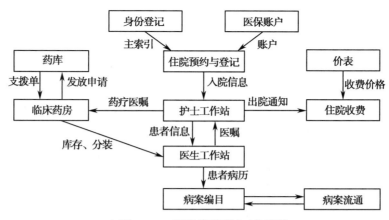

▲ 图 8-2-5　医院管理系统工作流程

4. 护士工作站转抄和校对医生提交的医嘱，自动生成各种执行单，摆药室根据护士工作站校对后产生的医疗通知单进行摆药。医院根据管理需要，可设中心摆药室进行集中摆药，也可在病区药柜摆药，还可分不同剂型在不同地点摆药。

5. 检查/检验和手术科室接收申请，进行预约，并在完成之后出具报告。

6. 患者出院前，护士工作站下达预出院通知，并停止所有长期医嘱，收费处对患者费用进行审核并结算后，护士工作站对患者办理出院。

7. 患者出院后，医生应在规定的日期内书写并整理完病历，然后将病历提交。病案室及时进行病案编目。

（四）住院患者流动及统计

住院管理系统的一个中心任务便是对患者的入院、入科、转科和出院（简称"患者流动"）这一系列的常规操作进行科学有序的管理，做到"步步准确，环环相扣"。所谓"步步准确"是指在不同的处理环节上的操作要准确无误；"环环相扣"是指相关部门之间（如住院处与护士工作站之间、转科的两个护士工作站之间）要协调好，保证统计信息准确性的同时方便患者。

1. **入院**　患者住院必须办理住院登记。根据医院管理需要，可专门设住院处办理住院登记，也可在其他相关科室进行。住院处根据科室床位情况和患者预约计划，对相应患者办理住院登记，录入患者入院信息。住院登记完成后，患者成为在院患者。

2. **入科**　患者办理住院登记后到相应病区，办理入科手续。由护士工作站安排床位，填写护理、经治医生等信息后，患者成为在科患者。

3. **转科**　转科包括转出和转入两个对接的过程，转科前应先由转出科室提出转科申请，明确转入科室确认接受后，再进行计算机操作，先停止该患者的所有长期医嘱、完成转科病历，然后转出，再由接受科室进行转入处理。

4. **出院**　患者在出院前要进行以下处理：病区医生工作站提前或当天下达出院通知信息并停止长期医嘱，并在"出院通知"中录入将要出院患者的信息，护士通过护士工作站对患者费用进行审核，病区护士审查完后，修改患者信息（如取消"危重"等）；患者到收费处结算住院费用，最后才能由护士工作站执行出院操作。

5. 流动统计　患者流动情况或流动日报是基于患者入、出、转数据统计得到的。只要各相关部门准确进行患者的入、出、转处理，科室以及全院的流动日报即可自动形成。医院信息系统允许随时统计查询任意时间区间的流动情况，可完全替代手工统计工作。

科室患者流动情况统计，可详细统计指定时间区间内病区的入科、出科和危重患者情况，以及病区的空床数量。

全院患者流动情况统计，可按科室或患者身份分别统计指定时间区间内各病区的入科、转科和出院情况。

（五）医嘱处理

医生下达医嘱是否方便快捷、护士执行医嘱是否准确及时，直接影响医院的医疗秩序和医疗质量，甚至影响整个医院的服务水平。因此，对医嘱处理进行科学管理是住院管理系统的基本任务之一。

医嘱的处理主要包括医嘱的下达、校对、作废和执行，医嘱本和医嘱执行单的管理，另外还有检查、检验和手术的申请等。

1. 医嘱的处理流程　按照医嘱处理的方式不同，可将常规的医嘱处理流程分为手工方式、护士录入方式、医生录入方式三种。

（1）手工方式：手工处理医嘱时，医生手工在医嘱本上下达医嘱，护士手工转抄到医嘱记录单，校对后抄写执行单并执行。

（2）护士录入方式：当采用护士工作站后，采用护士录入方式。医生手工在医嘱本上下达医嘱，护士将医嘱本上的医嘱录入计算机并校对，打印医嘱记录单，并根据自动生成的各种执行单进行执行。

（3）医生录入方式：当采用医生工作站后，采用医生录入方式。医生直接通过计算机给患者下达医嘱，并通过网络自动向护士工作站发出新开医嘱提示信息。护士通过计算机转抄、校对，然后打印医嘱记录单，并按自动生成的各种执行单进行执行。

目前，由于第三种处理方式较前两种能够减少转抄过程可能出现的问题，提高文档的规范性和护士的效率，避免出错，使其有更多的时间可面向患者，因此被越来越多的医院所采用。

2. 医嘱的计费　医嘱具有计费属性。医院信息系统在应用过程中，充分地利用了这一属性，使医嘱在执行过程中产生的费用记录在患者的医嘱费用单中，再通过服务器端每天定时的后台划价服务程序，将医嘱费用单中的收费信息记录到患者的收费单中，从而完成患者的医嘱计费过程。

在医嘱中，医嘱的计费属性是计价方式的描述。医嘱的计费属性一般分为计价、不计价、手工计价、不摆药和自带药。其中"计价"表示该医嘱能够自动计价，如大换药、吸氧等；"不计价"表示该医嘱是医疗描述性不收费的医嘱，如消化内科常规护理、出院等；"手工计价"医嘱一般对应于不规范医嘱，需由人工干预计价；"不摆药"类药疗医嘱一般需以处方或其他方式进行计价；"自带药"医嘱中药品本身无须计价，但一些附加的操作费和材料费还得计价。对药疗医嘱来说，医嘱的给药途径提供了更为详细的收费依据。例如，"静脉注射"途径就包含"静脉注射"操作费、"一次性输液器"和"一次性空针"材料费。

在医院信息系统中，医嘱的计费属性和给药途径的计费项目，都是通过医嘱的诊疗项目和价表项目对照产生的。要完成上述医嘱计费功能，需要在系统初始化阶段进行较为完善的字典建立工作。特别是临床诊疗项目与价表收费项目对应字典，使每条"计价"医嘱都有其对应的计价项目。

3. 申请的处理 除了医生直接下达医嘱、病区护士执行外，对患者的诊治还包括其他科室执行的项目，典型的如检查、检验和手术等，这些操作一般都由病区以外的专业科室（如放射科、检验科等）执行，因此与常规医嘱处理不同，一般是病区医生提出申请、相应科室进行安排并执行、最后返回结果。

医生工作站中提供的申请主要有检查、检验和手术三类。

（1）检查：医生通过医生工作站开检查单时，需选择检查类别和发往的科室，输入患者症状、诊断及申请的项目。相应检查科室收到申请，并安排预约时间后，医生可查看预约时间，在检查科室完成相应检查项目并出具报告后，医生可及时查询检查报告。

（2）检验：医生工作站一般提供两种检验申请单。事先将各科有固定格式的制式检验申请单输入计算机作为模板使用；没有固定格式需逐项输入申请项目的空白检验申请单。医生工作站申请单开出后，由护士工作站或相应科室确认并执行。在检验科室完成相应项目并确认检验结果后，医生可及时通过医生工作站查询结果。与检查申请一样，医生工作站与检验科室之间的信息也是通过网络进行共享和传递。

（3）手术：医生通过医生工作站向相应手术室发出手术预约申请时，需输入患者诊断及申请的手术。手术室收到手术申请，并安排手术时间、手术间和台次后，医生可通过医生工作站查询手术安排信息，并进行术前的准备工作。在手术结束后，医生和手术室操作人员还要分别进行术后登记。

（六）病历

病历是患者在医院诊断治疗全过程的原始记录，贯穿患者在医院就诊的各个环节，因此病历信息的电子化，在面向医疗的信息服务中处于核心地位。建立电子病历系统是医院信息系统发展的主要方向。

电子病历是有关患者的健康和医护情况的终身电子保存信息，它由医护人员记录诊断治疗全过程，客观、完整、连续地记录了患者的病情变化及诊疗经过，将分散的信息汇集到一起并以相关的方式提供给医生，是临床教学、科研及诊断治疗的基础资料。

（七）病案管理

病案管理是一门专业，涉及的内容很多，与信息系统关系较为密切的包括病案首页、病案编目、病案质量监控及病案流通管理四个方面。

1. 病案首页 病案首页内容可分为患者基本信息、住院及入出转信息、诊断手术信息、费用信息。在整体集成的信息系统中它们将分别由住院处、护士工作站、医生工作站、住院收费处和病案室进行录入，由病案室或统计室负责审核。审核的依据是各种医疗信息标准。因为它是各种统计分析以及上报医疗报表的主要数据来源，所以数据的准确性和完整性非常重要。

2. 病案编目 病案编目是对病案首页中所有的疾病诊断名称（如门急诊诊断、入院初步诊断、最终诊断及并发症等）和手术名称进行录入，并按照国家或国际标准进行编码。编目是一项专业性很强的工作，从事这项工作的人不仅要能熟练使用病案编目软件，更重要的是还必须具有较全面的内科和外科的基本知识，并经过专门训练。

3. 病案质量监控 为保证病案书写的质量，医院都设有病案质量检查机构，这一机构隶属于医务处或病案室，其任务是检查并纠正病案中的问题。

如果系统中有医生工作站，医生在计算机上直接书写病历，各种病历记录必须在规定时间区间内"提交"，而一旦"提交"，便不能修改。针对这一要求，有的医院信息管理系统专门研制了病案浏览检查软件，这种软件提供的功能主要有：可在网上直接查看系统内任何人的病历，发现问题后在给医生的提示栏内提出提示或修改意见。

该系统可检查出住院医生是否在规定时间内写完该写的病历或提交了病历，例如，24小时内是否写完了入院记录，患者出院后是否在3日内提交了病历。如没按时完成，则在提示栏内提出提示或警示。

采用这种检查软件，就使病历的检查由原来的终末检查变成了实时检查，还能及时发现医疗操作中的其他问题。这不只保证了医疗文书的质量，还能帮助发现其他问题，辅助医疗质量的提高。

4. 病案流通管理 病案流通管理主要办理住院病案的借阅、归档管理及丢失处理，有些类似图书馆的图书借阅管理。

病案借阅主要完成借阅病案的登记，登记借阅者、借阅时间等信息。为方便在病案室借阅病案的登记，很多系统中还提供了批量借阅的功能。

病案归档主要完成归还、入库病案的登记，登记归还日期。为方便在病案室借阅病案的归档登记，很多系统还提供了批量归还的功能。

四、医技管理系统

（一）概述

门急诊、病区以外的诊疗部门，如各种检查和检验、各种治疗，以及手术/麻醉等部门通常被称为医技部门，为这些部门配置的信息管理系统也统称为医技管理系统（medical technology management system，MTMS）。

医技信息管理的共同任务是接受门急诊和病区发来的各种申请，安排工作计划，采集或录入结果并发回给申请者，同时完成计价。

医技管理系统的共同目标是：准确采集并记录各种结果；从网上接收或手工录入申请并通过网络将结果迅速传送给申请者，以缩短诊疗周期；准确计价；通过提供需要参考的患者相关信息、提供标准化字典及书写报告模板，辅助提高诊断质量；完成各种医技工作量的统计，为深入进行统计分析提供可靠的原始数据。

（二）系统组成及功能

医技管理系统主要包括临床检查管理系统、血库管理系统、手术/麻醉管理系统、实验室信息系统、医学影像信息系统等。

1. 临床检查管理系统　医院信息系统中的临床检查管理系统通过对检查申请、预约、计价和报告的管理，实现患者检查信息的计算机网络管理，成为了医院信息系统的重要组成部分。通过临床检查管理系统将各辅助检查仪器直接连入医院信息系统，医生或护士可以直接在自己的电脑中提取患者的检查结果。同时，通过网络预约，缩短患者排队和等待检查时间；通过自动计价，使收费更加合理和准确；通过共享报告，将检查的报告信息及时提供给临床医生，极大地提高工作效率。

检查管理系统从申请、预约，到登记、检查、计价和书写报告，每个环节都设置了相应的功能模块，实现计算机辅助管理。多种检查的计算机联网及临床患者信息系统的集成，使得患者申请能及时传送到检查科室，报告的结果能及时传送到申请科室，为缩短患者诊治时间提供了支持。

临床检查管理系统分为检查申请预约管理子系统和检查报告管理子系统。

（1）检查申请预约管理子系统：主要提供申请的录入、接收/登记、预约、修改、计价等功能，它产生的申请数据是报告书写的基础。

（2）检查报告管理子系统：主要提供报告的书写、修改、删除、打印及浏览等功能，它可减轻检查医生的报告书写负担，提高检查文档的科学水平。在确定诊断意见时，可参阅患者的其他检查及检验结果，查看医学影像，从而提高诊断的准确率，提高报告质量。

临床检查管理系统的工作流程一般分为医生申请、检查科室预约、检查确认、书写报告、发出报告五个步骤。

检查科室在收到申请后进行预约，在预约时间内进行检查，当检查确认后，书写初步报告，对初步报告进行审核后，形成最终报告。最终报告发往门诊、病区，不可再修改，而在未成为最终报告之前，检查科室医生可对报告进行修改。

检查管理系统的应用，从检查申请、预约、计价收费到报告发出，完全实现了计算机网络化传递。

2. 血库管理系统　输血是医院的一项特殊又极为重要的工作。针对输血涉及患者安危的特殊性和血液来源的复杂性，医院信息系统中的输血管理系统对血液进行全程追踪管理，如在采血、库存管理和血液配发等各个环节都设计了相应软件跟踪管理，为输血科提供了一套准确无误、方便快捷的管理方法，以保证用血安全、及时。

血库管理系统设计的基本思想是对血液进行全流程的计算机管理。系统在供血者的体检、采集、配血、发血等各个环节都设置了相应的功能模块。由于有的医院不具备采血资质，因此，医院可根据具体情况选择相应的管理模块。

血库管理系统一般分为四个子系统：供血者与采血管理，在库血液管理，配、发血管理，统计与查询。

（1）供血者及采血管理子系统：主要处理供血者的身份录入，产生查体、初/复检申请单，记录查体结果信息，采集血液并进行血液入库管理。

（2）在库血液管理子系统：主要处理血液的分装、分离、合并、出库等，完成对血液的加工处理管理。

（3）配、发血管理子系统：主要实现配血、发血管理及血液的划价处理。

（4）统计与查询子系统：主要查询血液的流向，为医院血库信息统计提供各种报表。应具备的统计报表主要有供血者信息查询、供血者查体信息统计表、在库血液登记本、出库血液登记本、作废血液登记本、采血数量统计表、全院用血月报表和血液流动日报表等。

血库管理系统的工作流程可概括为三步：一采、二存、三出。一采是对供血者进行预约、编号和安排体检，然后对初检合格者采血并进行复检，复检合格者的血液入库；二存是根据患者的病情需要，将血液进行分离、分装、合并等，并对变质的血液进行作废处理；三出是根据用血申请单进行配血和发血处理。

3. 手术/麻醉管理系统　该系统针对麻醉科、手术室和外科病房开发，用于管理与手术麻醉相关的信息，实现有关数据的自动采集、报告的自动生成，以及病历的电子化，是医院信息系统的一个重要组成部分。采集和管理的数据包含患者的手术信息、麻醉信息、患者手术过程中从麻醉机、监护仪上采集到的数据和患者情况等。

手术/麻醉管理系统设计的基本思想是简化工作流程，实现手术/麻醉业务全流程的计算机管理。从术前、术中到术后，每个环节都设置了相应的功能模块，实现计算机辅助管理。手术/麻醉管理系统分为手术预约及术后登记子系统和麻醉医生工作站子系统：

（1）手术预约及术后登记子系统：主要提供手术申请的接收、录入、预约安排、修改、计价等功能，下达手术通知单，进行术后手术信息的核对录入，提供全院或各科室手术/麻醉工作量统计、医生和护士工作量统计、手术间的利用率统计，以及制作手术/麻醉科室医疗工作月报等。

（2）麻醉医生工作站子系统：主要提供术前查阅患者的各种临床信息、病历信息，完成术前访视记录；术中自动采集并记录监护仪上的患者的体征（如心率、血压、体温、血氧饱和度）等数据，下达术中医嘱。术后查询术中记录的数据、发生事件，进行麻醉总结，出具麻醉报告。

手术和麻醉工作流程中的预约登记、术前修改、术后核对过程完全一致，手术登记信息和手术安排通知的信息中已包含麻醉安排信息。

手术信息管理流程中主要是术前预约与安排、术后修改与完善。

手术申请可以有两种途径：手工申请和医生工作站申请。手术室在收到申请后预约安排手术时间、台次、手术护士等。将安排好的通知通过网络或以纸张形式发给有关部门。

麻醉信息管理流程中主要有根据术前访视完成访视记录，术中采集有关参数、记录有关事件，术后总结和书写报告。

4. 实验室信息系统（LIS）　即实验室（检验科）信息系统，是一个能实现临床检验信息化、检验信息管理自动化的网络系统。其主要功能是将实验仪器传出的检验数据经分析后，自动生成打印报告，通过网络存储在数据库中，使医生能够通过医生工作站方便、及时地看到患者的检验结果，实验室信息系统是医院数字化管理中必不可少的一部分。

先进的实验室信息系统应该具备与医嘱双向沟通、采用条码管理手段、财务自动计费、仪器双向控制等重要功能特点。

实验室信息系统强化了患者从开检验单，到最后检验报告的各项步骤，更替代了以前的缓慢、不可靠的纯手工数据接收方式，使得医疗检验的步骤更有条理、效率更高、检验结果更可靠。

实验室信息系统通过与各种检验设备进行连接，实现了检验结果数据的自动采集、自动控制及综合统计分析，为全面改善检验科室的工作现状，提高医院医疗质量和临床诊断水平提供保障。系统实现从下达检验申请单、患者检验单采样、标本核收、采集检验结果、书写检验报告、质量控制、临床科研整个流程自动化，减少检验科室信息传递过程中人为因素导致的误差及各种单据传递过程中所耗费的大量时间，大幅度提高患者检验效率，改善检验科室窗口服务质量。

实验室信息系统主要包括以下模块：

（1）检验管理模块：支持生化、血球、血凝、蛋白、小便、血气、酶标等各种检验仪器，并有开放式接口；具有检验申请、自动采样、标本核收、标本审核、报告处理等功能。

（2）质量控制模块管理：提供质量控制标本处理、质量控制报告生成、自动报警、质量控制品管理、试剂管理、质量控制项目管理、质量控制仪器标本参数管理等功能。

（3）检验字典模块：提供检验类别管理、检验项目管理、检验组合信息、样本基本信息、检验设备项目管理等功能。

（4）统计管理模块：提供工作量统计、检验结果统计、检验结果分析、检验科室权限管理、设备项目管理、检验耗材物流管理等功能。

5. 医学影像信息系统（medical imaging information system） 该系统就是计算机化的医学影像，其内容包括医学影像的所有信息，包括放射信息系统和医学影像存储与传输系统。

医学影像信息系统的主要的任务是把日常产生的各种医学影像（包括MRI、CT、超声、X线、红外、显微等设备产生的图像）通过各种接口（模拟、DICOM、网络）以数字化的方式海量保存起来，当需要的时候在一定的授权下能够很快地调回使用，同时增加一些辅助诊断管理功能。

医学影像信息系统狭义上是指基于医学影像存储与传输系统，从技术上解决图像处理技术的管理系统，是医院信息系统中的一个重要组成部分。

广义的医学影像信息系统包括了放射信息系统，以DICOM 3.0国际标准设计，以高性能服务器、网络及存储设备构成硬件支持平台，以大型关系型数据库作为数据和图像的存储管理工具，以医疗影像的采集、传输、存储和诊断为核心，是集影像采集传输与存储管理、影像诊断查询与报告管理、综合信息管理等于一体的综合应用系统，主要任务是把医院影像科日常产生的各种医学影像，通过DICOM 3.0国际标准接口保存起来。

随着现代医学的发展，医疗机构的诊疗工作越来越多地依赖医学影像检查（X线、CT、MRI、超声、内镜、血管造影等）。传统的医学影像资料的管理方法产生大量资料，如胶片、图片、资料等。年复一年存储保管，堆积如山，给查找和调阅带来诸多困难，丢失影片和资料的情况时有发生。已无法适应现代医院中对如此大量的医学影像的管理要求。采用数字化影像管理方法来解决这些问题已经成为必然趋势。目前国内众多医院已完成医院信息化管理，其影像设备逐渐更新为数字化，已具备了联网和实施影像信息系统的基本条件，实现了无胶片放射科和数字化医院，已经成为现代化医疗不可阻挡的潮流。

医学影像系统主要包括影像存储、影像管理、影像诊断及报告打印等。医学影像信息系统的作用是：

（1）减少物料成本：引入医学影像存储与传输系统后，图像均采用数字化存储，节省了大量的介质（纸张、胶片等）。

（2）降低管理成本：数字化存储带来的另外一个好处就是不失真，同时占地小，节省了大量的介质管理费用。

（3）提高工作效率：数字化使得在任何有网络的地方调阅影像成为可能，如借片和调阅患者以往病历等。原来需要很长周期和大量人力参与的事情现只需轻松点击即可实现，大大提高了医生的工作效率。

（4）提高医院的医疗水平：通过数字化，可以大大简化医生的工作流程，把更多的时间和精力放在诊断上，有助于提高医院的诊断水平。同时各种图像处理技术的引进使得以往难以察觉的病变变得清晰可见。病历调阅还使得医生能够参考借鉴以前的经验作出更准确的诊断。数字化存储还使得远程医疗成为可能。

（5）为医院提供资源积累：对于一个医院而言，典型的病历图像和报告是非常宝贵的资源，而无失真的数字化存储和在专家系统下完成规范的报告是医院宝贵的技术积累。

（6）充分利用本院资源和其他医院资源：通过远程医疗、区域医疗，可以促进医院之间的技术交流，同时互补、互惠、互利，促进双方发展。

五、医疗物资管理系统

（一）概述

医院物资管理是医院为完成医疗、教学、科研等工作，对所需各种物资进行计划、采购、保管、供应等各项组织管理工作。医院物资管理主要研究对象是物资在医院内的流转过程和科学管理，包括医院物资的分类、物资的定额管理、物资供应计划的编制、物资的采购运输、物资仓库的管理和组织领导等，如图8-2-6所示。

医院物资管理是保障医院医疗活动的基础。如何提高医院各类物资管理的科学性和合理性，加强计划预算管理，降低物流成本，提高库存周转率，减少库存资金占用和积压浪费，优化物资管理流程，加强物资的定额管理等，是医院物流管理的重点工作，也是医院加强信息化管理的一个重要课题。

（二）系统组成及功能

1. 医疗设备管理系统　医疗设备主要是指对患者在疾病预防、检查、治疗和康复过程中所使用的仪器设备，它在医院的固定资产中占有相当大的比重，是医院开展医疗、教学和科研的重要工具，也是提高医院医疗质量所应具备的先决条件。因此，医院管理者历来都十分重视医疗设备的使用和管理工作。

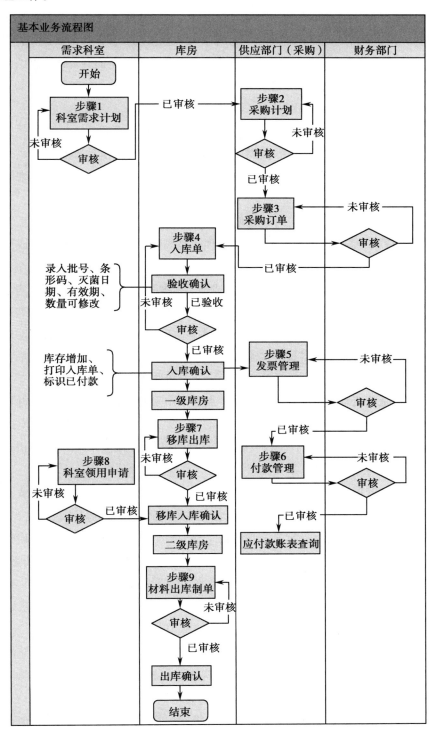

▲ 图 8-2-6 医疗物资管理系统基本业务流程

医院信息系统中的医疗设备信息管理，是以医院的各种医疗设备作为主要对象，建立起相应科学的、功能较完善的计算机管理系统，对医疗设备信息进行全过程的动态管理。通过这些全面、科学的日常管理，实现设备的定期质量分析和定期效益、效率分析，使设备始终保持良好的运行状态，从而更好地为医院服务，提高医院的医疗水平，最大限度地发挥其社会效益和经济效益。实施计算机管理，还可以减少设备管理的漏洞和资金的浪费，为医院的全面经济核算提供可靠依据。

医疗设备信息管理的目标包括计划采购、合理分布、充分利用，提高使用效率，降低运行成本，增加经济效益，延长设备的使用寿命。

（1）实现医疗设备从采购、使用、维修到报废的全过程动态管理。

（2）为设备采购部门和医院决策者提供设备状况、效益分析等信息咨询。

（3）为医院的全面经济核算提供所必需的设备效率和效益指标、设备折旧、维修经费、配件使用等基础数据。

（4）为医院领导及设备管理人员和设备使用人员提供综合查询和统计分析信息。

2. 医用消耗材料管理系统　医用消耗材料管理也是医院管理中的一个重要组成部分。在医院的医疗活动中使用了大量的医用消耗材料，这些消耗材料不仅占用了医院大量的资金，而且容易发生"跑冒漏"等现象，增加了医院不必要的医疗成本。根据我国现行的有关管理规定，一部分消耗材料的费用可以向患者收费，但也有相当部分消耗材料的使用不能直接向患者收取费用，其消耗费用由医院支出。因此，无论是从医院管理还是从成本核算的角度来讲，都必须加强对医用消耗材料的管理，在保证供应的前提下，尽量减少流失和不必要的损耗，最大限度地降低医疗成本。

医用消耗材料管理包括医用消耗品管理的库房管理和循环使用物品的管理。

消耗材料在医院的流动过程比较复杂，其特点是集中采购，分散使用。消耗材料的管理流程主要是入库（采购）、存储、出库（消耗）三项工作，也就是"进销存"的管理模式。对于消耗材料信息管理来讲，就是要按照消耗材料在医院流动的过程，在各个环节设置相应的功能模块，实现对消耗材料流动的全过程计算机管理。

（1）消耗品库房管理：是消耗材料管理的基础，也是消耗材料管理的关键环节，同时还是医院消耗材料集中采购的入口。消耗材料字典管理主要是对消耗材料的名称、别名、俗称、分类、代码、规格型号、生产厂家等信息定义。这些信息将为整个信息系统提供有关消耗材料的基础数据；消耗材料价格管理主要负责消耗材料价格的定义和调整，同时对全院价表中的消耗材料项目和价格进行更新。消耗材料价格管理是整个收费系统的重要组成部分，直接用于收费系统。库房管理包括消耗品的库存建账、计划采购、入库处理、库存管理、出库处理、盘存处理、结账处理、统计查询等功能。

（2）二级库房管理：医院信息系统中将医院中的供应室、手术室等使用、存储消耗材料的科室归纳为消耗品的二级库房。二级库房管理针对这些科室的业务特点，主要负责对物品的入库、打包、回收、消耗登记等信息的处理。

（3）科室储备基数管理：消耗品库房管理和二级库房管理可对科室消耗品及消毒物品的保有量进行实时监督监控。控制其消耗量、请领量，并及时给予补充。

（4）综合统计查询：消耗材料综合统计查询可以进行库房入库、出库及库存物品的数量、品种和金额等信息的统计查询。

3. 药品管理系统　药品是医疗活动中必不可少的基础物资，兼具物资和医疗的双重属性，药品在许多医院的运营成本比重中占第一位。因此，医院管理者历来都十分重视药品的管理工作。

药品在医院用于患者，要经过药库、药局、摆药室、病房等多个中间环节，与医生用药和收费环节紧密相关。药品的品种规格可达数千种，数量多、流动快。药品的日常管理主要包括：

（1）在库存管理方面：要随时掌握各类药品的库存数量、金额，防止不同批次的药品过期造成损失；做好库存量和采购量的控制，既保证供应，又减少资金占用；要尽量减少各环节管理上的漏洞。

（2）在药品价格管理方面：当前环境下药品不再是统一定价，定价条件更加复杂，所以要及时与物价管理人员和药品会计沟通，为管理系统制定正确的价格生成模型，确保收费人员能准确划价。

（3）在与临床沟通方面：使医护人员及时了解药品是否可供；要做好新药通报、用药指导的宣传工作。

（4）在合理用药方面：要对临床用药进行监督；对用药情况进行统计分析，特别是与病种和科室的相关分析。

药品在医院内部的流动涉及药库、药局、病房等多个环节。要实现上述管理目标，需要在药品流动的每个环节上设置相应的功能模块。整个药品使用管理流程中，各环节都以库存管理为中心。但由于业务流程和内容特点不同，各环节的库存管理模式不同，对应的功能模块也不相同。药库与药局不同，门诊药局与住院药局也不同。

整个药品信息管理系统可以分为药库管理、住院药局管理、门诊药局管理、药品综合查询四个子系统。每个子系统又可分为若干个功能模块或程序。药库是药品进入医院的入口，也是药品信息进入整个医院信息系统的入口。药库管理子系统中，药品字典管理主要负责药品的名称、品种、规格、剂型、含量、别名等信息的定义，该定义将用于整个医院信息系统中有关药品信息的处理；药品价格管理主要负责新入药品价格的设定和已有药品价格的调整，药品价表是整个收费系统价表的重要组成部分，直接作用于收费系统；库存管理包括药品的库存初始化、入库和出库处理、库存盘点、采购计划、入出库统计等功能。

住院药局管理中库存管理与药库子系统中的库存管理功能基本相同，不同之处是药局可以通过网络直接向药库提出发放申请，也可通过网络直接接收药库子系统生成的出库单；处方录入模块主要负责患者处方领药，像毒性药、精神药、麻醉药和贵重药的处方，以及一些外来处方处理；医嘱摆药处理负责药疗长期医嘱和临时医嘱摆药单的生成处理；科室药柜管理主要负责对科室小药柜的库存量、消耗量、请领量进行监督控制。

门诊药局管理中库存管理与住院药局的库存管理基本相同；处方发药处理负责在发药窗口接收由门诊收费发送过来或者由医生录入由门诊收费确认的处方，人工核对无误后，调配并进行确认出库处理；处方录入负责未经门诊收费处理的其他处方录入和药品出库处理。

药品综合查询系统中的按品种库存查询可以查询指定药品在各个药库、药局的现存量；支出统计可以统计指定时间区间内各品种或各类别药品的支出情况，入库统计可以统计指定时间区间内各品种或类别药品的入库情况。

对一个小型医院，门诊药局和住院药局可能会合并设置；对一个大型医院，门诊药局和住院药局一般分开设置，并且可能有多个门诊药局或多个住院药局。这些药局的库存各自独立管理。为了管理上的方便，住院药局和摆药中心之间可能共同使用同一个库存，也可能分开各自管理库存。因此，药品管理系统在库存管理的功能上一般可以设置多个库存管理单位，库存管理单位之间的库存互相独立。

药库与药品管理系统有关的日常工作主要有三方面：入库、出库和定价。药库从供货商采购的药品到货后，通过药库管理系统的入库开单功能，将到货药品信息录入，打印出入库单；经库房管理人员按入库单清点无误后，在药库管理系统中记账，药品入库。药库对药局的药品供应，是由药局通过药局管理系统提出请领申请，药库人员接收请领单并审核，打印出库单；由库房管理人员出库，在药库管理系统中记账，向药局管理系统发出库单。在新入库药品价格发生变化或者接到上级调价通知后，药库人员对药品的零售价格进行调整，调整后价格传递给整个医院信息系统的价表。

门诊药局与药品管理系统有关的日常工作有四个方面：入库、门诊处方发药、其他处方发药、批量出库。药局的请领入库工作，先通过药局管理系统向药库发出请领申请，药品到货后，通过药局管理系统接收药库的出库单，形成自己的入库单，清点药品入库。

任务8-3 人工智能在公共卫生领域的应用

【任务描述】

随着智慧医疗的发展，特别是人工智能技术的不断发展和日益成熟，其在各个领域中的应用越来越广泛。在公共卫生领域中，以强化信息化支撑，推动人工智能、大数据、云计算等新兴信息技术与医疗服务深度融合，推进提高全民健康管理质量和效率、提升医疗服务水平为目标，人工智能技术逐渐在这一与人民健康息息相关的民生医疗领域中得到应用。通过本任务中的案例，可以了解人工智能在公共卫生服务工作中的应用。

【知识点分析】

8.3.1 人工智能构建慢性病管理体系的应用

人工智能在医疗健康领域的应用十分广泛，在慢性病管理中以下列内容为主：健康服务管理、辅助智能诊断、辅助疾病筛查、辅助医疗助理、虚拟机器人助手、智慧养老管理等，具体应用概述如下。

一、健康服务管理

现阶段的健康管理多通过可穿戴设备，收集个人健康数据，对这些数据进行科学的管理，运用信息和医疗技术，建立一套完善、周密和个性化的服务程序。其目的在于通过健康维护、健康促进等方式提高健康素养，使人们建立健康的生活方式，降低疾病风险，也可以做到发现临床症状后及时安排就诊，达到尽快恢复健康的目的。

二、辅助智能诊断

辅助智能诊断是基于计算机辅助技术，通过深度学习，从而协助医生完成诊断等临床工作。包括人工智能肺部筛查、人工智能糖尿病视网膜筛查等。

三、辅助疾病筛查

在疾病筛查方面，通过人工智能的应用，开发一些量表筛查的应用软件，如应用于精神疾病的筛查，包括抑郁筛查、焦虑筛查、孤独症筛查等。疾病预测则是通过人工智能对医疗大数据进行收集分析处理得出的预测结果。

四、辅助医疗助理

辅助医疗助理主要是利用人工智能，将医生从一些费时费力的工作中解放出来，从而更好地做好核心业务，或者在较短的时间内提高医生的诊疗能力。目前应用的有电子病历系统、公共卫生信息系统等。

五、虚拟机器人助手

虚拟助手在医疗及公共卫生服务应用中场景较多，智能语音多用于不同场景的随访、预约服务、调查、通知服务等，并且可以实现家庭医生签约服务。

六、智慧养老管理

智慧养老管理是指利用人工智能技术提升健康养老水平，包括智能终端、健康服务机器人、智慧养老平台等。智能终端包括可穿戴设备、多功能一体机等；健康服务机器人是一种带有摄像头、触摸屏、麦克风等，内置传感器的可移动服务机器人，应用场景很广，可居家使用，也可在医院、养老机构等地使用，有不同的型号、侧重点，人性化程度高；智慧养老平台是以云平台为核心，融合物联网、互联网、大数据、云计算等打造的管理平台，具备安全管理、健康管理和服务管理的功能。

8.3.2　以专科（专病）联盟为基础的远程诊断

远程医疗作为一种新兴的医疗模式，正在逐渐被越来越多的人所接受和使用。在这个信息时代，人们需要更加便捷、高效的医疗服务。远程医疗正是为了满足这一需求而诞生的。相比传统的诊疗方式，远程医疗更加灵活、方便、快捷，可以更加精准地诊断疾病并确定治疗方案。

专科（专病）联盟远程诊断是一种基于现代通信技术的医疗服务模式，旨在通过整合特定专科领域的医疗资源，实现专家共享、技术交流和远程医疗服务，以提升诊疗效率和质量。该模式强调数据安全与患者隐私保护，预示着医疗领域未来发展的重要趋势。

案例一：区域肠胃专科联盟的远程诊疗

近年来，肠胃疾病在我国人群中的发病率不断上升，诊疗难度也越来越大。对于这个在临床常见的疾病，存在不同程度的误诊、漏诊等问题。为了解决这个问题，可通过大数据分析整合区域内的医疗数据，并建立一个肠胃专科专治联盟。联盟的目标是整合各地优秀的医生和医疗资源，提供更加精准的肠胃疾病治疗服务。患者可以通过互联网平台进行网络咨询，提交肠胃疾病的病历和诊断结果，联盟中的专家根据提交的资料进行综合分析，在规定时间内给出专业的建议和治疗方案。

某区消化病学科专科联盟以某三甲医院消化病学科中心为核心，联合全区7家区级医院和83家社区医院，打造了一个5G+智慧消化内镜专科联盟应用平台。该平台利用人工智能技术、5G、大数据以及云计算，加速实现院内外信息互联互通，打破科室间以及院内外的信息壁垒，为医护人员提供了及时全面的患者完整的信息链，提升了医疗服务水平，提高临床质量。

案例二：儿童心理行为评估筛查的远程诊疗

儿童是心理问题的高风险群体，由于年龄小、心理成熟度不如成人、缺乏自我管理能力等原因，他们更易受到身体、环境等各种因素的影响，出现各种心理行为问题，如孤独症、注意缺陷多动症、强迫症、焦虑症、抑郁症、反叛和挑战性行为问题、学习困难等。如果这些问题得不到及时的发现和治疗，会严重影响他们的学习、社交和生活，甚至对健康和成长造成长期不良影响。远程诊疗可把儿童心理筛查的服务推送给家长。

儿童心理筛查的远程诊疗中，家长只需通过手机扫描二维码登录远程医疗平台，即可进行心理评估获得心理指导方案，通过多方位全面评估儿童的心理状况，及早发现，为患儿提供适当的心理健康教育、干预和治疗，以及家庭支持服务，维护患儿心理健康稳定，使他们尽早恢复到正常状态。这种诊疗模式不仅可以方便患儿就医，还可以在一定程度上缓解家长因长时间等待就诊而带来的精神压力。

案例三：眼底筛查的远程诊疗

眼底疾病在老年人中比较常见，如白内障、青光眼等。对于这些疾病的早期筛查和治疗可以延缓疾病进展，提高治愈率。传统的眼底筛查需要患者前往医院，通过专业的仪器和设备进行检查。眼底筛查的远程诊疗通过互联网平台将患者的眼底图像传输到医院，由专业的医生进行远程诊断。这种诊疗方式省去了患者长时间等待的成本，也让患者可以更加便捷地获得医疗服务。

8.3.3　基于诊间收费和空中药房的移动医疗服务模式

移动医疗是指利用移动通信技术、移动终端设备和互联网等信息技术，对医疗健康领域进行数字化、信息化和智能化改造，实现医疗服务的在线化、无缝化和普惠化，让医疗健康服务跨越时空限制，提供更便捷、高效、安全、优质的医疗服务。移动医疗是医疗健康服务的一种新形态，它突破了传统医疗服务的地域和时间限制，为人们提供更加全面、便捷和个性化的医疗健康服务。

一、家庭医生上门服务对移动医疗的需求

目前在社区医院推行家庭医生签约服务，但因信息工具及条件的限制，家庭医生签约服务只停留在健康教育、义诊咨询、公共卫生免费服务等形式，不能真正达到解决居民看病治病等需求，如果居民需要进行诊断治疗，仍需到社区医院进行挂号登记、就诊开单、交费取药或治疗的流程，无法发挥家庭医生走进社区，现场为居民进行诊疗，实时实地完成整个诊疗流程的优势。移动医疗能实现家庭医生在服务点或上门服务时现场就可以完成诊疗过程，让签约居民，特别是行动不便的老年人足不出户就可以看病、拿药，让社区居民真正得到家庭诊疗帮助的便利。

二、移动医疗在社区医院的应用

（一）诊间支付

诊间支付是指门诊患者在医生诊室就可以直接进行支付，边诊疗边结算，不用再去收费窗口排队缴费。

患者在医生诊室就诊后，若有检查、取药等下一步医治需要，医生下达医嘱后，患者或其家属只要手机具备支付功能，就可以用手机直接扫描医生打印出的药单上的二维码，通过第三方交易平台直接支付医疗费用，进一步提高了看病的效率。

诊间支付可用于诊室、门诊部或其他诊疗场所；方便患者支付就诊费用，包括挂号费、诊查费、检验费和药品费等。另外，医院诊间支付终端还包括发票打印功能、查询功能、报告查询功能和退费功能。医院诊间支付的使用简化了患者支付流程、提高了医疗机构的收费效率。

（二）空中药房

空中药房是通过"互联网＋药品保障"服务模式建设的平台，旨在解决基层医疗卫生机构药品保障不足等问题，满足社区慢性病患者用药需求，并为患者提供院内取药和送药到家的多样化服务。空中药房是一种机制上的创新，改变的是服务的流程和药品配送的环节，但它并没有改变药品的管理流程。

1. 药品遴选　空中药房的药品需要经过遴选才能进入社区医院的空中药房药库。

2. 医生开具处方　家庭医生在本地药品目录中找不到患者所需药物时，可以在空中药房选择该类药品并开具处方；患者缴费后，由中心药师进行处方审核；审核通过后再发送到空中药房平台。平台将处方流转到配送商，由配送商进行药品配送，患者便可以在家中等待药品配送上门。

3. 药品配送　该环节由药品供应商负责。

4. 社区医疗综合服务平台　为双方提供系统解决方案，共同实现处方订单信息的在线流转。整个流程简单易操作，患者只需线上签约家庭医生，便可实现线上开药，慢性病用药还能享受免费配送上门和门诊慢性病报销服务，为慢性病患者和行动不便的老年人的生活带来了很大的便利。

移动医疗的实施有助于提高家庭医生上门服务的效率，是家庭医生上门服务必须具备的服务工具。诊间支付实现了居民就诊的实时交费，不用再到收费窗口排队；空中药房改变配药模式，实现社区医院药品的扩展，满足社区居民的用药需求，实现居民在线支付，药品配送到家，提升了居民的就医体验，可大大提升社区居民满意度。

8.3.4　助理机器人在健康档案管理中的应用

助理机器人在公共卫生项目管理中有着越来越广泛的应用，能更好地促进社区医疗服务的创新和进步。助理机器人采用自动化技术，可以模拟人类的行为和决策过程，用于完成重复性、规范性的工作。在此介绍人工智能（助理机器人）在居民健康档案的完善和质量控制，以及慢性疾病（高血压和糖尿病）患者档案管理和质量控制中的应用。

一、助理机器人技术介绍

助理机器人的技术底座是机器人流程自动化（robotic process automation，RPA）技术，RPA技术是一种基于软件的自动化技术，其基本原理是通过模拟人类操作计算机的行为，自动执行重复性、烦琐的任务。RPA技术的目标是实现流程的自动化，即在不需要进行编程的情况下，让机器人自动执行像人类一样的任务。

RPA技术可以通过图像识别、文本识别、自然语言处理等技术，识别和处理各种类型的数据，如图像、文本、语音等。RPA技术可以模拟人类在计算机上的操作，如打开软件、输入数据、点击按钮、复制和粘贴等，从而实现任务执行的自动化。

RPA技术的实现需要借助工具和平台（如助理机器人平台），这些工具和平台提供了图形化的界面和设计工具，使得用户可以快速、方便地创建和管理机器人流程，实现执行任务的自动化。

二、居民健康档案管理需求及解决思路

居民健康档案是医疗卫生机构为居民全生命周期个人健康提供医疗卫生服务过程中的规范记录。国家基本公共卫生服务是我国针对当前城乡居民存在的主要健康问题，以儿童、孕产妇、老年人、慢性疾病患者为重点人群，面向全体居民免费提供的最基本的公共卫生服务。开展服务项目所需资金主要由政府承担，城乡居民可直接受益。

居民健康档案管理包括建档以及各项公共卫生工作的记录完善，例如，对所有老年人每年提供免费体检服务的记录，对慢性病（高血压和糖尿病）患者的每年体检和日常随访的记录。居民健康档案的记录工作繁杂且琐碎，记录数据量庞大，靠人工填写非常耗费时间和精力，助理机

人系统是专门针对这些问题而设计开发的垂直领域解决方案。

三、助理机器人应用场景

随着人工智能技术的发展，基于RPA技术底座开发的助理机器人在公共卫生项目管理中得到了广泛应用。助理机器人可以帮助医务人员更快速、准确地获取和管理居民健康档案数据，从而提高医疗服务的质量和效率。助理机器人可以自动查询人口网、医保网等系统，获取建档所需的数据，自动将数据进行清洗和整理，自动将数据录入健康档案。医务人员不需要再花费时间和精力来进行烦琐的数据录入任务，从而更专注于患者的诊疗。助理机器人可以自动采集老年人体检表、慢性病年检表、高血压随访表、糖尿病患者随访表数据，根据国家规范要求进行空漏项、逻辑性、合理性、一致性等的质量控制。

助理机器人在居民健康档案管理中通常有以下应用场景，包括数据验证、数据采集、数据清洗和筛选、数据录入和整理、档案质量控制、空漏错项补全等。

1. 数据验证　通过助理机器人，可以自动对需要建档的数据进行验证，如死亡人口查询、是否已建档查询、是否为离辖人口等验证，可以自动登录人口网、疫苗网、医保网查询建档所需要的数据。

2. 数据采集　是助理机器人的重要功能，包括采集居民健康档案建档所需的数据，也包括采集公共卫生系统中的老年人体检表、慢性病年检表、高血压随访表、糖尿病随访表等基础数据。

3. 数据清洗和筛选　利用智能助理机器人技术，对居民健康档案管理过程中所涉及的数据执行自动化的清洗与筛选流程。这一过程旨在识别并排除重复性、错误性或不完整性的数据项，以确保所管理数据的精确性和完整性。

4. 数据录入和整理　通过助理机器人，可以将居民健康档案中的各种数据进行自动录入和整理，减少人工操作，提高工作效率。

5. 档案质量控制　助理机器人自动根据国家规范对居民健康档案、老年人体检表、慢性病年检表、高血压随访表、糖尿病随访表等进行空漏项、逻辑性、合理性、一致性质量控制，以确保档案符合国家规范要求。

6. 空漏错项补全　机器人按质量控制规则要求，对已录入管理的老年人健康档案的空漏错项进行检查和补全。

四、助理机器人应用总结

（一）助理机器人在公共卫生项目管理中的建设价值

基层医疗机构通过引入和使用助理机器人，可以解放劳动力，减轻医务人员烦琐的数据查询、数据录入的工作，回归医疗本质，为人民群众提供更多有价值的服务。具体价值分析见图8-3-1。

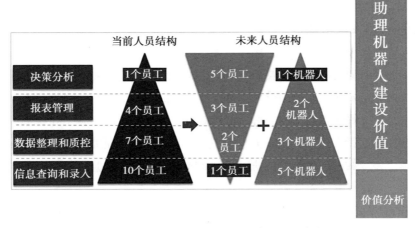

▲ 图 8-3-1　助理机器人在公共卫生项目管理中的建设价值

（二）助理机器人的特点和优势

1. 高效性　助理机器人可以自动执行重复性、烦琐的任务；可以在短时间内完成大量的任务，减少了人力成本和时间成本，从而提高工作效率和准确性。

2. 灵活性　助理机器人可以根据不同的任务需求进行定制和修改，具有很高的灵活性；可以根据任务的复杂程度和难度进行调整和优化，从而实现更好的任务执行效果。

3. 可靠性　助理机器人可以帮助机构和企业实现业务流程的自动化，减少人为因素的干扰，提高任务执行的准确性和可靠性；可以保证任务的稳定性和一致性，降低错误率和风险。

4. 可扩展性　助理机器人可以根据需求进行扩展和升级，具有很高的可扩展性；可以根据任务的变化和需求进行调整和优化，从而实现更好的业务流程管理和任务执行效果。

5. 人性化　助理机器人可以模拟人类操作计算机的行为，人性化程度很高；可以自动执行重复性、烦琐的任务，从而减轻人类的工作负担，使得人类可以更加专注于创造性的工作和创新性的思考。

6. 节约成本　助理机器人可以帮助企业和机构实现自动化的任务执行，减少人力资源的浪费和成本的支出，提高企业和机构的效益和竞争力。

总之，助理机器人具有高效性、灵活性、可靠性、可扩展性、人性化和节约成本等优势，在居民健康档案管理中的应用也具有很大的潜力。助理机器人可以帮助医务人员更快速、准确地获取和管理居民健康档案中的数据，从而提高医疗服务的质量和效率。

8.3.5　语音机器人在公共卫生管理中的应用

这里将介绍人工智能语音技术在公共卫生领域中的应用，重点关注在服务质量提升、群众获得感增强等方面的应用效果。

一、语音机器人技术介绍

人工智能语音技术是一门涉及数字信号处理、自然语言处理、人工智能、语言学、数理统计学、声学、语义理解、情感学及心理学等多学科交叉的科学。公共卫生语音机器人的应用既考验技术底层上的语言识别准确率、声学情感表达、意图判断命中率等，也考验在行业化应用中，尤其是公共卫生领域，技术应用者对业务细节的理解深度、业务与语音技术结合的逻辑结构设计、人文关怀的语言情感表达等，既要有技术规则合理性，也要有服务的温度与深度。

二、公共卫生管理需求及应用思路

人工智能语音技术可以帮助医生释放大量的人力，代替一些高频、重复、低效的通知、沟通、初步信息采集筛选等工作，将面向居民沟通后的结果直达医生，如"约定居民体检的时间""当前居民未去社区卫生服务中心接受服务的具体原因""近期身体是否有不适情况"等信息，系统自动标注出异常需关注的结果，让医生可以更直观精准地管理居民的健康状态，让"未病"被及时跟踪防控、让基层医疗机构的医务人员有充足的时间关注现场有就医需求的居民，提升居民整体就医好感度及健康管理满意度。

通过应用该技术，可以提高并发处理能力，对对话内容进行理解、分析和判断其意图，并能够将结果以结构化的形式输出。在公共卫生领域中的基层医疗单位已大范围使用，常见应用场景包括但不限于国家基本公共卫生服务老年人年度免费体检通知、儿童健康管理服务通知、儿童预防接种通知、体检报告领取告知等服务通知类，以及孕检健康跟踪、产后访视预约、慢性病患者健康管理（以高血压、2型糖尿病为主）、居民电子健康档案信息核对等信息补充、匹配、判断等复杂沟通交流类。

三、应用场景介绍

在公共卫生领域中，人工智能语音技术除在基层医疗单位中的日常居民服务场景中被应用外，在基层医疗的监管考核单位也被使用。以某省为例，疾病预防控制中心在当地是基本公共卫生服务管理与科研培训、宣传教育的技术指导中心，在2021年以前，基本公共卫生服务项目的质量监督一年开展一次，在项目效果评价中，每个地市抽取少量样本进行人工电话回访获取居民评价，存在分析样本少结果代表性缺乏、回访人员沟通能力及理解能力不同导致的部分结果记录失真、回访过程缺少录音材料佐证回溯等难点。

2021年起，该省疾病预防控制中心积极号召创新项目绩效评价方式，完善评价方法，充分利用信息化手段，推动从过程评价向健康结果评价转变，从阶段性评价向日常评价和阶段性评价结合转变，在2021—2022年，连续两年采用人工智能语音技术进行全省大范围公共卫生服务效果评价中的知晓率满意度调查，2021年调查该省居民近7万人，2022年调查下辖所有地级市居民，合计近23万人，将群众知晓率、满意度作为绩效评价的重要参考指标，构建国家基本公共卫生服务项目储备库及省内考核标准库。

在该省疾病预防控制中心考核标准库构建思路指导下，该省各地市先后启动与省保持统一的人工智能语音调查方式、统一的回访话术模板、统一考核计算标准进行公共卫生服务的效果评价考核，同时也影响着各地市下辖机构的考核方向，各地市结合群众需求和地方实践，及时完善公共卫生服务项目，其中以该省某市某区最为突出。该区两年累计采用人工智能语音技术进行居民评价超过36万人次，回访对象覆盖当年年度65%的已服务居民，其中老年人、糖尿病患者、孕产妇覆盖面超80%，在回访进行考核评价同时，完成大范围居民健康档案信息真实性的摸排，真实掌握了辖区内各街道公共卫生服务的居民评价及现状问题。经过2022年9~12月的全区针对性整改，2022年末，辖区内群众对基本公共卫生服务项目的知晓率整体提升了24.60%，图8-3-2是该省某市某区采用语音机器人居民知晓率及满意度调查评价表。

调查轮次	2021年	2022年（第一轮）	2022年（第二轮）	趋势
人工智能语音调查量	1万+	18万+	17万+	-
调查时间	2021年11月	2022年8月	2022年12月	2021年—2022年末
总体知晓率	※	※	※	↑24.60%
满意度	※	※	※	↑1.32%
服务项目知晓率	※	※	※	↑23.77%
服务项目获得率	※	※	※	↑20.87%
服务免费知晓率	※	※	※	↑17.67%

↑知晓率提升24.60%

2021年首次开展全区知晓率满意度人工智能语音调查 ➡ 2022年（第二轮）全区大范围知晓率满意度人工智能语音调查

▲ 图8-3-2　语音机器人知晓率及满意度调查评价表

四、语音机器人应用总结

人工智能语音技术在基本公共卫生领域中的应用已经取得了显著的成果和进展，但是仍然存在一些挑战和限制.

（一）语音识别的准确率

虽然语音识别技术已经取得了很大的进展，但是其准确率仍然存在一定的局限性。在嘈杂的环境中或者对于口音较重的人来说，识别准确率可能会降低，这可能会影响人工智能语音技术的实际应用。需要依靠大量的人工校正训练，帮助人工智能优化算法以适应不同环境下可能会发生的识别误差问题。

（二）数据质量

人工智能需要大量高质量的数据来进行训练和优化模型，人工智能语音技术更是需要大量的真实用户交互数据进行学习，各地方言、语言表达方式等不同，对人工智能语音技术的语言模型提出不少挑战，目前较普遍的方言模型各大算力模型平台企业正在逐个攻破中，尚需训练、完善的时间。

（三）隐私和安全

人工智能应用涉及的数据通常是敏感的，尤其是与居民个人数据、医疗相关的信息，一旦泄露或被攻击，就可能导致严重的后果。因此，保障人工智能应用的隐私和安全至关重要。开发人员需要采取适当的、严密的安全措施，以确保数据的完整性和保密性，并减少潜在的安全漏洞和攻击风险。

（四）人力资源

人工智能领域发展非常快。虽然当前的人工智能语音技术在应用过程中存在以上难点，但人工智能设计之初就是为了让计算机系统可以像人类一样思考、学习和决策，从而实现自主地完成各种任务。随着DeepSeek的诞生，人工智能语音技术开启了新的技术跃迁之路，DeepSeek能够理解和生成自然语言，包括语法、语义和上下文等，未来可以使得人工智能语音与人类进行更加自然和流畅的对话，体现出较为丰富的情感沟通能力。

未来的应用场景可能包括：

1. 智能问诊　用于智能问诊，即通过对话的形式来帮助患者诊断病情和提供治疗建议。患者可以通过语音与DeepSeek进行对话，DeepSeek可以根据患者的症状和病史进行诊断并给出建议。

2. 医学知识问答　用于回答医学相关的问题，如疾病的症状、治疗方法、预防措施等，基层医生就诊时，可以简单地问询，即帮助医生快速获取医学知识和信息，提升专业技能水平。

3. 智能健康助手　可以用于开发智能健康助手，通过对话的形式来帮助患者管理疾病。智能健康助手可以提供健康建议、定制化的治疗方案，以及监测患者的健康状况等。

面向老年人，除了健康管理服务外，还可以作为情感陪伴助手，为老年人孤单的生活点亮一盏光。

思政案例8-1　弘扬科学精神，服务健康中国——用人工智能守护生命健康

2015年，随着人工智能技术的快速发展，科大讯飞的医疗团队看到了将人工智能技术应用于医疗健康领域的远大前景。他们利用人工智能在语音识别、自然语言处理和机器学习等领域的技术优势，开发了包括智能电子病历、人工智能诊疗助理、远程会诊系统等在内的智慧卫生、智慧医院、智慧医保等多个创新产品，提出了智能医疗解决方案，不仅推动了我国智慧医疗的进步，提高了医疗工作效率，还能帮助解决医疗资源分配不均，助推我国医疗健康体系的智能化转型，对改善人民健康福祉作出了巨大贡献，更对全球医疗健康技术的发展产生深远影响。

这个事例启示我们：只有坚持科技是第一生产力、人才是第一资源、创新是第一动力，才能深入实施创新驱动发展战略，才能开辟发展新领域、新赛道，才能不断塑造发展新动能新优势。我们要牢记科技创新发展的社会责任和坚持以人为本的理念，将科技创新的成果应用到守护人民健康上来。

【学习小结】

随着信息技术的不断发展，更多的新技术应用到医疗卫生领域，为医疗卫生事业发展带来了新的机遇与挑战。在新形势下，每个医学生必须了解这些新技术和它们的应用，才能更好地适应未来的工作。

智慧医疗是智能化的新型医疗体系。智慧医疗由三部分组成，分别为智慧医院系统、区域卫生系统，以及家庭健康系统。

智慧医院系统由数字医院和提升应用两部分组成。

区域卫生系统由区域卫生平台和公共卫生系统两部分组成。而公共卫生系统又由卫生监督管理系统和疫情发布控制系统组成。

家庭健康系统可以对特殊患者进行全面的智能化健康管理。

目前信息技术在医疗卫生领域的应用主要包括电子病历、移动医疗、医疗大数据、区块链、远程医疗、虚拟/增强现实、人工智能、智慧医疗健康管理等方面。

数字化医院的主要系统包括医院信息系统、医学图像档案管理和通信系统、实验室信息系统、临床信息系统、放射信息系统和区域医疗卫生服务。

随着人工智能技术的不断发展和在公共卫生领域中的广泛应用，全民健康管理的质量和效率提高的同时，公共卫生医疗领域的服务水平也得到了提升。如在健康服务管理、辅助智能诊断、辅助疾病筛查、医疗助理、虚拟机器人助手、智慧养老管理等方面的应用。

（肖峰　黄健忠　杨翀）

复习参考题

一、单项选择题

1. 智慧医疗从技术角度上看，不包括
   - A. 基础建设
   - B. 基础数据库群
   - C. 软件基础平台及数据交换平台
   - D. 综合运用及其服务体系

2. 下列不是远程医疗应用的是
   - A. 远程手术指导、直播演示和视频教学
   - B. 实现数字资源共享
   - C. 预约挂号与远程咨询
   - D. 开展心肺复苏

3. 下列不是人工智能在医疗领域应用的是
   - A. 智能诊疗
   - B. 智能体检
   - C. 医疗机器人
   - D. 智能影像识别

4. 在移动医疗未实施前，家庭医生签约服务不能开展的是
   - A. 健康教育
   - B. 义诊咨询
   - C. 交费取药

D. 公共卫生免费服务

5. 数字化医院的技术核心是智能化与信息化的集成融合，集成优化系统资源，提高医院各系统的协同能力。下列不是其"四化"特点的是

A. 建筑智能化

B. 医疗数字化

C. 管理信息化

D. 资源数字化

答案：1. A；2. D；3. B；4. C；5. D

二、简答/操作题

1. 什么是智慧医疗？都包括哪些方面？

2. 简述信息技术在医疗卫生领域的主要应用。

3. 简述医院信息系统的主要功能。

4. 人工智能在公共卫生领域主要有哪些应用？

5. 未来信息技术在医疗卫生领域将有哪些新的应用？

6. 简述你了解的一所医院的信息化应用有哪些。

推荐阅读

［1］于双元.全国计算机等级考试二级教程——MS Office高级应用.2016年版.北京：高等教育出版社，2016.

［2］郭永青.计算机应用基础.北京：北京大学医学出版社，2021.

［3］蒋加伏.大学计算机.北京：北京邮电大学出版社，2020.

［4］袁同山，阳小华.医学计算机应用.6版.北京：人民卫生出版社，2018.

［5］胡志敏.医学计算机应用.3版.北京：人民卫生出版社，2018.

［6］蔡永铭，王丽.医学计算机应用基础.北京：人民卫生出版社，2020.

［7］李建清，刘雷医.医学大数据与人工智能.北京：人民卫生出版社，2023.

［8］赵玉虹，马敬东.卫生信息系统与项目管理.3版.北京：人民卫生出版社，2023.

索 引